Karl Stellwag von Carion

Lehrbuch der praktischen Augenheilkunde

Karl Stellwag von Carion

Lehrbuch der praktischen Augenheilkunde

ISBN/EAN: 9783742809032

Hergestellt in Europa, USA, Kanada, Australien, Japan

Cover: Foto ©Lupo / pixelio.de

Manufactured and distributed by brebook publishing software
(www.brebook.com)

Karl Stellwag von Carion

Lehrbuch der praktischen Augenheilkunde

DER PRAKTISCHEN

AUGENHEILKUNDE.

VON

DR. CARL STELLWAG VON CARION,

K. K. O. Ö. PROFESSOR IN WIEN.

II. ABTHEILUNG.

(SCHLUSS DES WERKES.)

WIEN, 1862.

WILHELM BRAUMÜLLER,

K. K. HOFBUCHHÄNDLER.

Vorwort.

Das vorliegende Werk soll angehenden Aerzten ein Behelf sein, um ihre klinischen Errungenschaften geordnet im Gedächtnisse zu fixiren und deren etwaige Lücken durch Selbststudium auszufüllen. Der Praktiker soll darin ein Mittel finden, um abgeblasste und verschwommene Bilder in der Erinnerung wieder aufzufrischen und durch die Ergebnisse der neueren Forschungen zu berichtigen und zu ergänzen.

Wie weit das Buch diesem Zwecke entspricht, wird die Folge lehren. An redlichem Streben hat es nicht gefehlt, um es dem praktischen Bedürfnisse möglichst anzupassen und auf den Standpunkt zu stellen, auf welchen die Augenheilkunde in dem letzten Jahrzehend emporgehoben wurde. Es ist dieser Standpunkt in der That ein ganz anderer, als er beim Ablauf der vierziger Jahre gewesen. Deutscher Fleiss und deutsche Gründlichkeit haben nicht nur die Behelfe zur Erkenntniss der Augenkrankheiten in erstaunlicher Weise vermehrt und tüchtig ausgebeutet; sondern auch die Grundsätze der Therapie wesentlich geläutert und die Zahl wirklicher Heilmittel beträchtlich gesteigert. Die vortrefflichsten und verhältnissmässig neueren Lehrbücher sind durch diese raschen Fortschritte lückenhaft geworden, — ein Grund mehr zur Hoffnung, man werde das Werk nicht ungünstig aufnehmen.

Die Literatur wurde, so weit sie mir zugänglich ist, zu Rathe gezogen. Ich habe mit dankbarer Anerkennung jedes Verdienstes Alles benützt, was mir ein wahrer Fortschritt und geeignet dünkte, den Praktiker auf seinem Pfade zu leiten.

Die Erörterung von Streitfragen habe ich geflissentlich gemieden. Ebenso wurde die Anführung von Namen unterlassen. Eine umfassende Kritik sämmtlicher neuzeitiger Leistungen im Gebiete der Oculistik würde nämlich den Umfang des Buches ungebührlich gesteigert haben und liegt ausser dem Interesse des Praktikers. Die Verdienste oder die Missgriffe blos einzelner Autoren hervorzuheben, fühle ich mich aber durchaus nicht berufen. Ich habe übrigens der Literatur in meiner „Ophthalmologie" bereits volle Rechnung getragen und kann mich unter Hinweisung auf dieses Werk weiterer Citationen enthalten. Ich darf wohl behaupten, dass ich mit demselben nicht die allerkleinsten Steinchen zu dem Umbau der Ophthalmologie beigeschafft habe und dass deren Spuren redlichen Forschern nicht entgehen werden, so viel Mühe sich auch Manche geben, sie durch neue Namen zu übertünchen. Ich verkenne darum keineswegs dessen grosse Fehler und bin weit entfernt, diese einzig und allein auf den Umstand zu schieben, dass ich Autodidact bin und unter den Allerersten war, welche das Mikroskop und die Gesetze der Physik in ausgedehnterem Masse auf dem Gebiete der Augenheilkunde einzubürgern strebten, welche in dieser Richtung daher auch der Vorbilder und der Gelegenheit entbehrten, aus den Fehlern Anderer zu lernen. Das vorliegende Lehrbuch wird übrigens den Beweis liefern, dass ich fremden Belehrungen willig mein Ohr öffne und gerne meine Ansichten opfere, wenn haltbarere ihnen entgegentreten.

Im Plane des Werkes und in der ganzen Anordnung des Stoffes habe ich mir einige Abweichungen von dem Gewohnten erlaubt. Ich glaube damit der Uebersichtlichkeit gedient zu haben.

Mikroskopische Details wurden nur so weit eingeflochten, als sie zu dem praktisch wichtigen Verständnisse der Processe unerlässlich sind. Wer sich speciel dafür interessirt, den verweise ich auf den „Atlas der pathologischen Histologie des Auges" von Prof. Dr. K. Wedl, 1860, 4. Es enthält derselbe in naturgetreuen Abbildungen eine Fülle des werthvollsten Materiales und ich kann nicht umhin, dankend zu erwähnen, dass die jenen Abbildungen zu Grunde liegenden schönen Präparate des genannten Autors mir eine reiche Quelle der Belehrung gewesen sind.

Die beigegebenen Illustrationen sind zum Theile schematische Darstellungen, zum Theile versinulichen sie concrete schulgerechte Fälle. Es wird dem Kundigen nicht entgehen, dass in den Augenspiegelbildern die vorzüglichen Tafeln Prof. Ed. Jäger's benützt wurden.

Meine ursprüngliche Absicht, eine kurze Anleitung zur Handhabung des Augenspiegels dem Buche beizufügen, habe ich aufgegeben, nachdem A. Zander in seinem Werke („Der Augenspiegel". Leipzig und Heidelberg. 2. Aufl. 1862. 8.) alles darauf bezügliche fasslich und mit weit grösserer Ausführlichkeit dargestellt hat, als es der mir zugemessene Raum gestattet hätte. Ich bedaure nur, dass er den Augenspiegel nicht aufgenommen hat, welchen ich seit Ende 1854 benütze, da sich eine sehr grosse Anzahl von Exemplaren desselben in den Händen des ärztlichen Publikums befindet.

Schliesslich erfülle ich eine angenehme Pflicht, indem ich die Bereitwilligkeit rühme, mit welcher der Herr Verleger allen meinen die Ausstattung des Werkes betreffenden Wünschen entgegengekommen ist, obgleich ihm daraus sehr ansehnliche Kosten erwachsen sind.

Wien, im Juni 1862.

Stellwag.

INHALTS-VERZEICHNISS.

— —

ERSTER ABSCHNITT.

Die Entzündung der Hornhaut. Keratitis.

ZWEITER ABSCHNITT.

Entzündung der Wasserhaut, der Linsenkapsel, des Strahlenblättchens und des Glaskörpers.

DRITTER ABSCHNITT.

Entzündung der Regenbogenhaut. Iritis.

VIERTER ABSCHNITT.

Entzündung der Aderhaut und des Strahlenkörpers, Chorioiditis und Kyklitis.

FÜNFTER ABSCHNITT.

Entzündung der Netzhaut. Dictyitis.

SECHSTER ABSCHNITT.

Entzündung des Sehnerven. Neuritis optica.

SIEBENTER ABSCHNITT.

Das Glaucom S. 274.

ACHTER ABSCHNITT.

Die Entzündung der Lederhaut. Scleritis.

NEUNTER ABSCHNITT.

Die Entzündung der Bindehaut. Syndesmitis.

VIERTES HAUPTSTÜCK.

Functionsfehler.

ERSTER ABSCHNITT.

Refractions- und Accommodationsfehler.

Vorbegriff S. 611.

ZWEITER ABSCHNITT.

Entoptische Erscheinungen, Scotome S. 669.

DRITTER ABSCHNITT.

Functionsstörungen des lichtempfindenden Apparates.

Kataplasmen von in Wasser gekochtem Reis, von in Malventhee gekochtem Leinsamenmehl gerühmt. Manche bestreichen den Lidrand mit *lauer Milch*, in welcher ein Stückchen Butter gelöst wurde und fomentiren sodann die Theile mit lauem Wasser, bis der Zweck erreicht wurde.

b) Nachdem das Drüsensecret fortgeschafft und auch das *letzte* Schüppchen zwischen den Basen der Wimpern beseitigt, überdies aber der Lidrand durch sanftes Abtupfen mit feinster Charpie *abgetrocknet* worden ist, muss durch Einstreichen reiner *frischer Fette die neuerliche Erzeugung von Krusten verhüthet* oder doch erschwert werden. Das hierzu dienliche Verfahren und die entsprechenden Mittel sind bereits S. 324 angedeutet worden. Vor dem *abendlichen Schlafengehen* dürfen diese Fetteinstreichungen in *keinem* Falle vernachlässigt werden; *über Tages* sind sie jedoch ebenfalls sehr erspriesslich und man thut wohl, sie nach *jeder* Reinigung der Lidränder zu wiederholen.

3. In nicht wenigen Fällen *genügt* das in Obigem skizzirte therapeutische Vorgehen, um die Blepharitis in verhältnissmässig kurzer Zeit zum Abschluss zu bringen. Höchstens wird man bei stärker hervortretenden entzündlichen Erscheinungen durch *zeitweilige kühle Ueberschläge* die Gewebswucherung als solche niederzuhalten und den Ausgleich der Störungen zu begünstigen haben. Wo die Blepharitis nachweisbarer Massen durch *äussere Schädlichkeiten* angeregt und unterhalten wird, *kurze Zeit* besteht, noch keine sehr auffälligen *materiellen* Veränderungen gesetzt hat, und wo der Kranke durch sorgfältigste Beobachtung aller therapeutischen Anordnungen die Heilwirkung begünstigt, ist die Aussicht auf einen derartigen günstigen Erfolg eine sehr grosse.

4. *Ist es jedoch bereits zu merklicher Hypertrophie und Anwulstung des Lidrandes gekommen und besteht vielleicht gar die Krankheit schon seit längerer Zeit*, so reichen die bisher erwähnten Mittel oftmals nicht mehr hin, um die Blepharitis zu heilen, und man thut wohl, *unter Beibehaltung des ganzen Verfahrens die Fette mit reizenden Mitteln*, insbesondere mit dem *rothen Präcipitate*, $^1/_2$—1 gr. ad dr. 1. ungt., zu *vermischen;* vorausgesetzt, dass nicht heftigere entzündliche Erscheinungen ein *vorläufiges* Verharren bei dem *reizwidrigen* Verfahren rathsam machen.

Irritirende Salben werden in der Regel nur *Einmal* des Tages, am besten *vor dem Schlafengehen*, seltener auch des Morgens applicirt. Ein *häufigerer* Gebrauch führt nämlich gerne zu heftigen Reizzuständen. Wo die *Krustenbildung* eine sehr reichliche ist, ersetzt man diese Salben *über Tags* mit Vortheil durch *einfache* Fette. Immer muss ihrer Anwendung eine *gründliche* Reinigung des Lidrandes vorausgeschickt und dann dafür gesorgt werden, dass die Salbe auch wirklich die *Lidrandoberfläche* und die *Follikelöffnungen* unmittelbar berühre; daher der Pinsel *zwischen die Basen der Cilien* hineingelenkt werden muss. Die auf die Application folgende *Reizung* fordert nur dann, wenn sie eine beträchtliche Höhe erreicht, Gegenmittel, insbesondere die Anwendung einiger kalten Ueberschläge. Genügen diese nicht, um den künstlich erzeugten Irritationszustand *rasch* zu beseitigen, halten die Schmerzen trotz ihnen stundenlang an, bleibt überdies eine sehr intensive Injectionsröthe zurück, oder schwillt gar der Lidrand bedeutend an: so ist es gut, die reizende Salbe nur alle 2—3 Tage in Gebrauch zu ziehen und in der Zwischenzeit sich auf *reine Antiphlogose* und die Einstreichung *einfacher Fette* zu beschränken. Häufig wird es dann wohl auch von Vortheil sein, lieber gleich zu *schwächeren* Salben überzugehen. Im Ganzen ist es zu empfehlen, mit *schwachen* Dosen zu *beginnen* und nur nach und nach, der sich steigernden Verträglichkeit entsprechend, zu *stärkeren* Salben fortzuschreiten.

Man darf übrigens nicht übersehen, dass in manchen Fällen eine ganz besondere *Empfindlichkeit der Lidränder* gegen reizende Salben besteht. Manchmal erweiset sich dann eine Beimischung von 4—6 Tropfen *Tinct. opii crocatae* ad dr. 1 ungt. erspriesslich. In anderen Fällen jedoch ist man geradezu gezwungen, die *irritirenden* Salben aufzugeben. Mitunter leisten dann *Einpuderungen* der Lidränder mit *Calomel* oder mit einer Mischung aus Rp. *Florum Zinci* gr. 5—10, Amyli pur. dr. 2. M. D. vortreffliche Dienste. Es werden dieselben mittelst eines *Pinsels* bewerkstelliget und sind nach *jedesmaliger* Reinigung und Abtrocknung der Lidränder zu wiederholen.

Eines alten Rufes erfreut sich unter den fraglichen Verhältnissen die *Scarpa*'sche Salbe: Rp. Merc. praec. rubr., Extract. Saturni aa. gr. 1 ¹/₂ ; Ungt. simpl. dr. 2. Misc. exactiss. F. ungt. — Auch der *weisse Präcipitat* ist von jeher sehr beliebt zu gr. 4—6 ad drachm. 2 ungt. simpl. Weniger häufig gebraucht wird das *Zinkoxyd*, der *calcinirte Alaun* u. s. w. in Salbenform. Doch ist das erstere in *unreinem* Zustande ein Constituens der vielfach gerühmten *Janin*'schen Salbe: Rp. Tutiae praep., Boli armen. aa. dr. 1, Merc. praec. albi dr. ¹/₂, Ungt. simpl. dr. 2. M. D. S. Sie wird besonders bei *älteren* Individuen und *inveterirtem* Uebel empfohlen.

Es kann nicht dringend genug ans Herz gelegt werden, die grösste Sorgfalt auf die *Bereitung* dieser und überhaupt *aller* Augensalben zu verwenden. Namentlich muss auf die *genaueste Verreibung* der wirksamen Stoffe gedrungen werden, damit ein *gleichmässig* wirkendes Präparat zu Stande komme und nicht etwa durch Zurückbleiben von Klümpchen Anätzungen des Lidrandes ermöglichet würden. Auch muss das Fett immer *frisch* sein. Sobald es beginnt *ranzig* zu werden, muss die Salbe *neu* bereitet werden. Die Zugabe von *ätherischen Oelen*, selbst der *kleinsten* Mengen, ist zu unterlassen, da solche Salben nicht vertragen werden.

Sehr gute Dienste leisten in Fällen dieser Art auch *starke Höllensteinlösungen* (dr. ¹/₉ ad unc. 1 aq. dest.). Es werden dieselben 1—2 Mal des Tags mittelst eines *steifen Pinsels* bei *geschlossener* Lidspalte auf die Lidränder aufgetragen und dafür gesorgt, dass das Mittel vorzüglich auf die *Mündungen* der einzelnen *Haarbälge* wirke; daher man mit der Spitze des Pinsels *zwischen* die Basen der einzelnen Wimpernbüschel eindringen muss. Man kann übrigens diese Lösungen auch in Form von *Ueberschlägen* gebrauchen, indem man kleine Charpiewülste damit tränkt und diese dann täglich 1—2 Mal durch ¹/₄—¹/₂ Stunde auf die Lidränder bei geschlossener Lidspalte wirken lässt. Bei *Kindern* thut man gut, diese Charpiebäusche durch einen Schutzverband zu fixiren. Selbstverständlich muss einer wie der anderen Applicationsweise immer eine *vollständige Beseitigung* des *Secretes* und aller *Krusten* vorangehen.

Sind die Lidränder vom Schmeere gar zu *fettig*, so kann man das Fett vorerst wohl auch durch Bestreichungen mit einer sehr schwachen *Kalisolution* entfernen. Dann wirkt das Mittel aber gewöhnlich *viel stärker*. Stellen sich *heftigere* Reizzustände ein, so müssen die Bestreichungen *ausgesetzt* und mittlerweile ein *antiphlogistisches* Verfahren eingeleitet werden. Ueberhaupt gilt auch hier die Regel, dass man zu den Höllensteinlösungen nur *dann* greift, wenn die *Entzündungserscheinungen nicht gar zu heftig* sind. Leider hat dieses Verfahren das Unangenehme, dass es die Lider *schwärzt* und den Kranken hindert, unter Leute zu gehen. Es muss übrigens stets mit den sub 1 und 2 angegebenen Heilregeln verknüpft werden, soll es zum Ziele führen.

5. Zeigen sich *Sprünge in der Epidermis* des *gewulsteten* Lidrandes oder gar schon ausgebreitete *Excorationen*, so empfiehlt sich das letztangeführte

Verfahren ganz besonders; ebenso wenn hier und da am gewulsteten Lidrande *frischentstandene offene Eiterherde* zum Vorschein kommen. Es ist in
solchen Fällen viel *verlässlicher*, als die Anwendung *reizender Salben*. Man
hat hierbei wieder nur darauf zu achten, dass das Mittel nicht bei *sehr
heftigem Reizzustande* angewendet wird; dieser verlangt erfahrungsmässig
unter *allen* Umständen einfache *Antiphlogose* und die Bestreichung der Lidränder mit *reinen Fetten* oder mit Glycerinsalbe. *Eiterpunkte und Eiterpu-
steln* sollen immer vorerst mittelst dem Bistouri oder durch Druck geöffnet und entleert, also in *offene* Eiterherde umgewandelt werden. Auch
hat man ganz besonders auf etwa *lose gewordene Wimpern* zu achten und
dieselben auszuziehen.

6. *Haben sich diese Eiterherde bereits in wahre Geschwüre umgewandelt*, welche
einzeln stehen, oder förmlich *zusammenfliessen* und den Lidrand in grösserer
oder geringerer Ausdehnung anfressen, fortwährend nässen und wenig Neigung zur Heilung zeigen, überdies wenig empfindlich sind; so sind *Aetzungen mit starken Höllensteinlösungen* unbedingt allen anderen Mitteln, darunter
also auch den lange gerühmten *reizenden Salben* vorzuziehen. In *sehr hochgradigen* Fällen thut man sogar gut, statt den Lösungen lieber gleich den
Höllenstein in Substanz zu wählen, besonders wenn die Geschwüre stark
granuliren. Doch ist auch hier sehr darauf zu achten, dass das Causticum
bis in den *tiefsten* Theil des häufig trichterförmig eingesenkten Geschwür-
bodens vordringe; daher der Aetzstift *fein zugespitzt* werden muss.

Wird mit *Lapis in Substanz* geätzt und ist die *Zahl* der Geschwüre eine
sehr grosse, so ist es sehr rathsam, in jeder Sitzung nur *einige* Geschwürchen zu
cauterisiren und diese Sitzungen öfters zu *wiederholen*; denn wollte man alle Geschwürchen auf einmal ätzen, so würde dieses bei der Nothwendigkeit, mit dem
zugespitzten Ende des Aetzmittels in die tiefsten Theile des Geschwüres einzu-
dringen, eine sehr lange Zeit in Anspruch nehmen, der Kranke würde den heftigen Schmerz kaum aushalten und es könnten leicht intensive Reizzustände und
Entzündungen resultiren.

In wie weit sich *Bepinselungen der Geschwüre mit Jodtinctur* bewähren, müssen
weitere Erfahrungen herausstellen. Bestreichungen oder Bähungen der geschwürigen Lidränder mit *Solutionen von Sublimat, Zinkvitriol, schwefelsaurem Kupferoxyd,
Bleizucker* etc. so wie mit verdünntem *Franzbranntwein* oder *Weingeist* sind jedenfalls von untergeordnetem Werthe. In der *Kinderpraxis*, wo man häufig Ursache
hat, jedes etwas schmerzhaftere Verfahren zu meiden, kommen jedoch *Bleizucker-
lösungen* öfters mit Vortheil in Gebrauch, namentlich wenn heftigere Reizzustände
bestehen. Man kann *Charpiebäuschchen* damit tränken und durch einen Schutzverband fixiren. Später ist es dann bisweilen möglich, zu den kräftiger wirkenden
Höllensteinlösungen überzugehen.

Ist die Blepharitis aus einem *Eczem* hervorgegangen, oder gar nur ein Theil
eines ausgebreiteteren Eczemherdes, so erweisen sich bisweilen auch *Einstäu-
bungen mit Flores Zinci* und *Amylum* erspriesslich.

Früher wurde bei der Blepharitis *ulcerosa* dem *weissen* Präcipitate in *Salbenform* eine ganz besondere Wirksamkeit beigemessen und derselbe entweder rein,
zu gr. 4—6 auf dr. 2. ungt., oder in Verbindung mit *Theer:* Rp. Merc. pracc. alb.
gr. 4—6, Picis liquid. scrup. 1, Ungt. simpl. dr. 1. M. D. täglich 2—3 Mal auf
die Lidränder aufgestrichen. Es hat dieses Mittel jedoch sicherlich nichts vor
dem *rothen* Präcipitate voraus.

Falls die Salben und die Aetzungen nichts fruchten und fortwährend kleine
Abscesschen in der Tiefe zur Entwickelung kommen, sollen *zahlreiche Einstiche*,
mittelst dem Bistouri in den Lidrand geführt, und *Ausreissen sämmtlicher Cilien*
öfters zum Ziele führen.

7. *Verläuft die Blepharitis neben einem Bindehautcatarrh*, so müssen *neben*
den Salben u. s. w. die der letzteren Krankheit entsprechenden Mittel

27 *

angewendet werden. Besonders zu achten hat man bei länger bestehender Blepharitis auf etwaige *Lockerungen oder Rauhigkeiten der Bindehaut.* Diese fordern unbedingt *Aetzungen* der Conjunctiva nach der bei Trachom üblichen Weise, widrigenfalls auch die Blepharitis allen Heilmitteln hartnäckigen Widerstand zu bieten pflegt.

8. *Bei Tylosis höheren Grades,* wie selbe nicht selten nach veralteter Blepharitis hypertrophica zurückbleibt, wurden in einzelnen Fällen ganz ausgezeichnete Resultate dadurch erzielt, dass *in starke Höllensteinlösungen getauchte Charpiebäusche* mittelst einer Flanellbinde über den geschlossenen Lidern befestigt und durch 8—14 Tage getragen wurden.

Einige Autoren empfehlen mit *Lapis infernalis* in Substanz einen *Aetzschorf* in der den Wulst deckenden *Lidhaut* zu erzeugen und *sämmtliche Cilien auszureissen.* Andere erwarten von der Anwendung von *Kataplasmen* in Verbindung mit *Jod- oder Mercursalben* Heilung. Auch werden Einstreichungen einer *Salbe* aus *Deutero- joduret. Hydrarg.* $\frac{1}{3}$ — $\frac{1}{2}$ gr. ad dr. 1 ungt. empfohlen.

9. *Die Madarosis* ist *unheilbar.* Sie bedingt die Nothwendigkeit, die der Wimpern beraubten Augen durch Staubbrillen, Schutzbrillen u. s. w. vor äusseren Schädlichkeiten zu bewahren.

4. Blepharitis tarsalis, Hordeolum, Gerstenkorn.

Krankheitsbild. *Das Gerstenkorn ist eine unter entzündlichen Erschei- nungen zu Stande kommende, von eiterähnlichem Producte gefüllte Knorpeldrüsenge- schwulst, welche in der Dicke des Lides selber festsitzt, über welche daher die äussere Liddecke sich deutlich verschieben lässt.*

Die Geschwulst wechselt von Haufkorn- bis Bohnengrösse. Sie ist in der Regel rundlich oder oval, zeigt eine ziemlich glatte Oberfläche, besitzt eine gewisse Elasticität und ist hart anzufühlen. Man kann sie leicht zur Wahrnehmung bringen, wenn man mit dem Finger sanft über die Fläche des Lides streicht.

Aeussere Hordeola pflegen übrigens die Lidhaut so stark nach aussen zu bauchen, dass man sie schon von weiten als mehr weniger umfangs- reiche Erhabenheiten erkennen kann. An der *inneren* Lidfläche sind die- selben jedoch schwerer zu bemerken, wegen der Dicke des zwischenlagern- den Knorpels. Erst wenn das Lid *umgestülpt* und der Knorpel mit der Bindehaut stark *gespannt* wird, tritt die Geschwulst oft etwas nach innen hervor und das eiterähnliche *Contentum* derselben scheint leicht durch, einen graulichen oder gelblichen verwaschenen Fleck bildend, welcher sich von der umgebenden tief gerötheten und bisweilen schon granulirten Bindehaut mehr weniger deutlich abhebt.

Innere Hordeola hingegen ragen nur bei beträchtlicher Grösse nach aussen vor, während sie an der *inneren* Knorpelfläche sehr deutlich durch- schimmern und an der eitergelben Farbe sehr leicht erkannt werden. Bei *umgestülptem Lide* treten sie wohl auch als flache eitergelbe dünnwandige *Blasen* von rundlicher ovaler oder gar flaschenförmiger Gestalt merklich über das Niveau der Tarsalfläche empor.

Gerstenkörner, welche sich in dem ausserhalb des Knorpels gelegenen Theile der Drüse entwickeln, stellen rundliche und gewöhnlich ziemlich umfang- reiche Geschwülste dar welche, in der Dicke des Lidrandes und näher der

inneren Lefze lagernd, die betreffende Portion *der freien* Lidrand*fläche*
und der Conjunctiva mit dem zwischenlagernden Stücke der *inneren* Lefze
buckelähnlich hervortreiben, während die *äussere* Lidlefze ihre normale
Gestalt, Lage und meistens auch ihre Verschieblichkeit behält, wodurch sich
das *randständige* Hordeolum von der *solitären Lidrandfinne* unterscheidet.
Auf der *Höhe* des Tumors zeigt sich meistens ein *Eiterpunkt*, welcher durch
seine helle Farbe stark von der umgebenden Injectionsröthe absticht. Gewöhnlich entspricht seine Lage der *Mündung* der erkrankten Drüse; er
tritt dann warzenähnlich an der abgestumpften inneren Lefze hervor und
entleert bei einigem Drucke einen Theil des purulenten Inhaltes.

Das Gerstenkorn entwickelt sich meistens unter den *Erscheinungen*
eines sehr intensiven und auch extensiven *Entzündungsprocesses*, oft sogar
unter merklichem *Fieber*; das betreffende Lid mit Einschluss der Bindehaut
röthet sich lebhaft und schwillt so stark an, dass der Drüsentumor *völlig
verdeckt* wird. Gewöhnlich begleiten dann sehr heftige *Schmerzen* den Process,
nicht selten auch Lichtscheu und Thränenfluss. In anderen Fällen jedoch
bleibt die *Entzündung eine mehr beschränkte*, man findet nur in der *nächsten
Nähe* des erkrankten Acinus Hyperämie und entzündliche Schwellung und die
subjectiven Symptome sind bisweilen so wenig auffällig, dass das Gerstenkorn
erst dann beachtet wird, wenn es einen ansehnlichen Umfang erreicht hat.

Ursachen. Es sind dieselben, welche der *Acne* im engeren Wortsinne
zu Grunde liegen; ist ja doch das Hordeolum nichts anderes als eine
Finne der Knorpeldrüse. Von hohem praktischen Belange ist die Thatsache,
dass sich die Blepharitis tarsalis sehr oft *secundär*, in Folge der *Fortpflanzung*
des entzündlichen Processes von der *Bindehaut* auf den Knorpel entwickelt,
dass Hordeola sehr häufige Complicationen veralteter *Catarrhe*, besonders
aber inveterirter *Trachome* sind, und dann nicht selten in *grosser Anzahl
auf einmal* auftreten, auch immer wieder recidiviren und am Ende sehr viel
zur *Degeneration des Knorpels* und zu Verbildungen der Lider beitragen
können.

Verlauf. Das Gerstenkorn entwickelt sich oft unter *stürmischen* Erscheinungen überaus *rasch*; innerhalb wenigen Tagen ist es an seinem
Höhenpunkt angelangt und schreitet dann ebenso rasch seinen Ausgängen
zu; oder es nehmen blos die *entzündlichen* Symptome an Intensität ab,
schränken sich auf die nächste Umgebung des betreffenden Acinus ein, das
Gerstenkorn selbst aber wird *chronisch*, es schleicht nur mehr langsamen
Schrittes seinen Ausgängen zu. In anderen Fällen kömmt das Hordeolum
unter *kaum merklichen* und auf die unmittelbare Nachbarschaft des Acinus
beschränkten entzündlichen Symptomen zu Stande, es wächst Wochen lange
und bisweilen unter auffälligen *Exacerbationen* und *Remissionen* des Poces-
ses fort, bis es das Maximum seines Volumens erreicht hat und sich nun
allmälig seinen Ausgängen zuwendet.

Ausgänge. 1. Das Gerstenkorn wird nicht gar selten *auf dem Wege
der Resorption beseitigt.* Es geschieht dieses leichter bei *rasch* entstandenen und
frischen Hordeolis, als im gegentheiligen Falle. Doch werden mitunter auch,
obwohl sehr langsam, Gerstenkörner aufgesaugt, welche seit vielen Monaten
bestehen und bereits die Eigenschaften eines *Chalazion* angenommen haben.

2. In den meisten Fällen *entleert sich das Hordeolum* und wird so in
der *raschesten* Weise der *Heilung* zugeführt.

a) Die Entleerung erfolgt öfters *durch den Ausführungsgang der Drüse* und zwar entweder *spontan*, oder unter Beihilfe eines von aussen her auf den Tumor ausgeübten *Druckes*. Bei *randständigen* Gerstenkörnern geschieht dieses am häufigsten, weniger oft bei *inneren* oder *äusseren* Hordeolis, besonders wenn sie weit entfernt von dem Lidrande sitzen.

b) Fast eben so oft entleert sich der Tumor *in den Bindehautsack*, indem eine Schichte der inneren Abscesswand nach der anderen in den Entzündungsprocess verwickelt wird, sich auflockert, eiterig schmilzt und so am Ende ein *geschwüriger Durchbruch* bewerkstelliget wird. Bei *inneren* Hordeolis ist eine solche Perforation in den Conjunctivalsack der *gewöhnliche* Ausgang; auch *randständige* Gerstenkörner entleeren sich oft auf diese Weise; *seltener* jedoch wird ein derartiger Durchbruch beobachtet bei *äusseren* Hordeolis, indem die Dicke des Knorpels zu grosse Schwierigkeiten in den Weg stellt. War die Entleerung eine *nahezu vollständige*, so schliesst sich die Abscesshöhle meistens rasch durch *Narbenbildung*. In nicht wenigen Fällen aber gelangt der Process trotz der Entleerung zu *keinem unmittelbaren* Abschluss, indem die Gewebswucherung in den *Wandungen* der Abscesshöhle fortdauert. Doch ist das Product in der Regel nicht mehr *ausschliesslich* eiterig, sondern eine mehr weniger dichte sulzähnliche Masse, welche die etwas zusammengezogene Höhle ausfüllt und oft auch noch in Gestalt von Klumpen aus der Durchbruchsöffnung herausragt, derselben das Ansehen eines hässlichen dem Chanker nicht unähnlichen oft *tiefen Geschwüres* verleihend. Es ist *embryonales Bindegewebe* mit neoplastischen Gefässen, eine *im Uebermasse* entwickelte *Narbenanlage*, deren oberflächliche Schichten meistens noch Eiter produciren. Mitunter ist diese Neubildung wohl auch gleich von vorneherein etwas dichter und gefässreicher, sie hat ganz das Ansehen von *Fleischwärzchen*, welche die Perforationsöffnung und deren nächste Umgebung überwuchern, ausnahmsweise sogar *mächtige Geschwülste* bilden, welche Wochen und Monate fortbestehen, die Eiterung unterhalten, zuletzt jedoch schrumpfen und eine kleine *sehnige Narbe* hinterlassen.

c) *Selten bahnt sich der Eiter nach aussen einen Weg.* Bei *randständigen* Gerstenkörnern geschieht dieses noch am öftesten, bei *inneren* kaum jemals, bei *äusseren* nur sehr ausnahmsweise. Das Hordeolum *externum* hat allerdings eine ganz gleiche Tendenz sich zu entleeren, und macht dieselbe auch immer geltend, es dehnt sich in der Richtung gegen die *äussere* Liddecke mehr und mehr aus, indem es eine Schichte nach der andern in den Process hineinzieht und zur Schmelzung bringt. In dem Masse aber, als die Abscesshöhle nach aussen vorschreitet, werden immer wieder *neue Strata* entzündlich infiltrirt, verdichtet und so die Eiterhöhle *nach aussen abgeschlossen*. Hier und da geschieht es nun allerdings, dass der Eiter Gelegenheit findet, sich in das submuskulare Gewebe zu *diffundiren* und dann *resorbirt* wird. In den allermeisten Fällen jedoch bleibt der Eiter in der vorhin erwähnten Weise *eingekapselt* und der Process *steht* viel früher *still*, als der die Perforation vorbereitende Entzündungswall bis an die *äussere Liddecke* herangerückt ist.

Von hohem Belange ist in dieser Beziehung sicherlich der Umstand, dass in dem Augenblicke, als der Abscess den *Widerstand des Knorpels* überwunden hat und seiner Ausdehnung nur mehr lockeres Gefüge entgegensteht, der auf dem

Inhalte lastende Druck sohin vermindert wird, auch die Bedingungen für den Ausgleich der Störungen weit günstigere geworden sind.

Sobald dann die Entzündung zurückgeht, verkleinert sich auch die Geschwulst, indem nicht nur der *Inhalt* des Gerstenkorns, sondern auch die *Wandung* desselben auf dem Wege der Resorption eine beträchtliche Einbusse erleidet. Es kann sogar die *Aufsaugung* eine *vollständige* werden und in relativ sehr kurzer Zeit den Tumor *spurlos* beseitigen. Andererseits geschieht es nicht selten, dass über kurz oder lang die *Entzündung recidivirt*, das Hordeolum wieder anschwillt, abermals theilweise zurückgeht, um neuerdings zu wachsen u. s. f., bis endlich nach Monaten der Process in dieser oder jener Weise zum Abschluss gelangt. In der Regel jedoch wird unter solchen Verhältnissen das Hordeolum in ein sogenanntes *Hagelkorn, Chalazion*, umgewandelt.

3. Das *Hagelkorn* unterscheidet sich von dem Gerstenkorne nur durch den *Abgang* der auf *Entzündung* hindeutenden Erscheinungen, in specie der Hyperämie und Empfindlichkeit, es ist ein Hordeolum, in welchem der Gewebswucherungsprocess zurückgetreten ist, oder wenigstens sich nicht mehr *deutlich* äussert, und welches in gewissem Grade *ständig* geworden ist, indem es nur in *längeren* Zeiträumen auffällige Alterationen erkennen und nachweisen lässt. Es resultirt, wie erwähnt wurde, bei weitem am häufigsten aus *äusseren* Hordeolis, da bei diesen der *Entleerung* die *grössten* Schwierigkeiten entgegenstehen, und da eine *vollständige* Resorption überhaupt nicht immer leicht gelingt. Unter ungünstigen Verhältnissen kann jedoch auch ein *randständiges* und sogar ein *inneres* Gerstenkorn in eine Chalazion übergehen. Darnach wechselt natürlich nicht nur der *Sitz*, sondern auch die *äussere Form*, unter welcher sich Hagelkörner der Beobachtung präsentiren.

Aeussere Hagelkörner erscheinen öfters als länglich *ovale* Hügel, welche mit *geringer* Convexität sich über die vordere Oberfläche des Knorpels erheben. In anderen Fällen bilden sie erbsen- bis bohnengrosse meistens *rundliche* Geschwülste, welche *steil* aus der vorderen Wand des Tarsus emporsteigen, und auf derselben entweder flach oder mit halsförmig eingeschnürtem Fusse *festsitzen*. Dadurch, so wie durch die *Verschieblichkeit* der über sie hinüberstreichenden äusseren Liddecke unterscheiden sie sich von *Balggeschwülsten*, welche sich im subcutanen Gefüge der Lider bisweilen entwickeln.

Innere Hagelkörner erreichen selten *beträchtliche* Grössen. Immer sind sie *flach* wegen dem Drucke, unter welchem sie von Seite des Lides selber stehen. Bisweilen findet man innere Chalazien, deren *Fuss halsartig* abgeschnürt erscheint, indem die blasige Decke derselben bei der Massenverminderung des Inhaltes der Höhle falzartig *eingebogen* wird.

Randständige Chalazien erreichen selten mehr als Pfefferkorn- oder kleine Erbsengrösse, sind meistens rundlich, bauchen etwas die Lidrandfläche heraus und machen in ihrem Bereiche die etwas abgestumpfte innere *Lidlefze* bogenförmig hervorspringen.

Die Metamorphosen, durch welche das Hordeolum die Bedeutung eines *Hagelkornes* gewinnt, betreffen sowohl die *Hülle*, als auch den *Inhalt* des Tumors. Der *Entzündungswall* schwillt unter Verminderung der Hyperämie und unter der Resorption eines Theiles des Entzündungsproductes etwas ab, nimmt aber an *Dichtigkeit* beträchtlich zu, und verwandelt sich am Ende in eine Art *sehniger Kapsel*. Diese hat eine *innere glatte* und eine *äussere* rauhe zottige Oberfläche, durch welche letztere sie mit den locker-gewebten nachbarlichen Stratis innig zusammenhängt. Bei inneren und bei äusseren Hagelkörnern steht diese sehnige Kapsel am Fusse des Tumors in Verbindung *mit dem Knorpel*, sie geht in den letzteren unmittelbar über und grenzt so ein gewisses Knorpelstück ab, welches nach der betreffen-den Seite hin die Wandung der Höhle ergänzt. Es ist dieses Knorpelstück nicht selten *usurirt* und bisweilen so stark *verdünnt*, dass selbst bei *äusseren* Hagelkörnern der Höhleninhalt an der Conjunctiva tarsi graulich oder gelb-lich durchschimmert.

Bei *randständigen* Chalazien bildet der Knorpel natürlich *keinen* Theil der Kapsel, diese ist ihrer *Totalität* nach *neoplastisch*. Sie schliesst den Aus-führungsgang der betreffenden Tarsaldrüse in sich und kann dessen *Obli-teration* und *Verödung* veranlassen. Sitzt das Chalazion nahe dem *inneren* Winkel, so kann auf gleiche Weise wohl auch das *Thränenrohr* gefährdet werden.

Der *Inhalt* des Chalazion behält oft lange Zeit, durch Wochen und Monate, die Consistenz und das Aussehen des *Eiters*. Am Ende jedoch *dickt* er sich in der Regel ein zu einer *krümlichen fettig kalkigen* Masse, in der sich meistens in grosser Menge Epithelplatten, seltener umfangsreichere *Concremente* finden. Es ist diese Eindickung oft mit beträchtlicher *Volumsabnahme* gepaart, das Chalazion sinkt ein und kann wohl auch so klein werden, dass es nur mehr bei *genauerer* Untersuchung des Lides zur Wahrnehmung kommt, *scheinbar* also auf dem Wege der Resorption zur *Heilung* gelangt ist. Nicht immer jedoch geht die Eindickung des eitrigen Contentums mit einer Grössenabnahme des Tumors einher. In dem Masse, als der *ursprüngliche* Inhalt sich vermindert, wird er durch eine *seröse Ausschwitzung* ersetzt, die *Wände* der Höhle bleiben *gespannt*. Daher kömmt es, dass man in *alten* Hagelkörnern als Inhalt der weiten Höhle nicht selten eine *trübe Flüssigkeit* gemischt mit einer grossen Menge von Epithelzellen, freiem Fette, Cholestearinkrystallen und Kalkkörnern trifft. Mitunter ist der Inhalt wohl gar eine bräunlich gelbe durchscheinende *fettige Flüssigkeit* oder *Sulze*, der Eiter ist völlig verloren gegangen.

Merkwürdig ist, dass die *Höhle* alter Chalazien nicht immer eine *einfache* ist, sondern dass man gar nicht selten im *Inneren* des Tumors eine Art bindege-webigen *Maschenwerkes* mit grösseren und kleineren Cavitäten findet, in welchen theils limpide Flüssigkeit, theils Reste regressiv metamorphosirten Eiters, oft auch embryonales Bindegewebe enthalten ist. Es scheint darnach, als ob bei der Massenabnahme des Eiters nicht blos in die Höhle selbst, sondern auch in die Intercellularräume *der Kapsel* Ergüsse stattfänden. In einzelnen Fällen scheinen *in der Wandung* der Hagelkörner auch *Cysten* zur Entwickelung zu kommen und dann eine rapide Vergrösserung der Geschwulst zu bedingen.

Die Behandlung des Gerstenkornes wird von denselben Grundsätzen geleitet, wie jene eines *Abscesses* überhaupt. Erste Aufgabe ist, durch Be-kämpfung des Entzündungsprocesses die *Ausbildung* des Hordeolum zu hin-dern oder wenigstens zu beschränken. Zweite Aufgabe ist, *den Eiter*, so-bald er sich zeigt, möglichst rasch und vollständig *zu entleeren*, einerseits um einen grossen Theil der wuchernden Elemente zu beseitigen, anderer-seits um durch Verminderung der *Spannung* den Ausgleich der Störungen möglichst zu fördern. *Bleiben Reste* der entzündlichen Producte *zurück*, so müssen selbe durch Anregung der *Resorptionsthätigkeit*, oder falls diese sich als unzulänglich erweist, auf *directem* Wege durch das *Messer* fort-geschafft werden.

1. *Tritt das Gerstenkorn unter in- und extensiven Entzündungserscheinungen* auf, so ist neben entsprechender Augendiät *strenge Antiphlogose*, besonders die energische Anwendung *der Kälte* am Platze. In den *übrigen* Fällen dürfen kühle Ueberschläge nur *zeitweilig* angewendet werden, um Anfällen von Schmerzen, von Brennen u. s. w. zu begegnen; im Ganzen empfiehlt sich dann mehr ein *exspectatives* Verfahren. Wo die entzündlichen Erscheinungen von vorneherein *wenig* ausgeprägt sind oder rasch zurückgingen, die Geschwulst jedoch langsam fortwächst, ohne dass es zur Eiterung kömmt, also Verhärtung droht, ist bisweilen die örtliche *Wärmeerhöhung* von Vortheil.

2. *Zeigt sich ein Eiterpunkt,* so muss sogleich die Entleerung des Abscesses angestrebt werden. Wenn sich der Eiter *an der Mündung einer Tarsaldrüse* stellt, so genügt öfters ein auf den Tumor ausgeübter *Druck*, um den Inhalt der Geschwulst nach Aussen zu fördern. Gelingt dieses nicht beim ersten Versuch oder ist die Geschwulst sehr empfindlich, so dass ein kräftigerer Druck nicht ertragen würde, so kann man unter Fortsetzung des sub 1. angegebenen Verfahrens einen oder mehrere Tage zuwarten, wo dann die Entleerung entweder *spontan* erfolgt, oder doch *leicht* bewerkstelligt wird. Sollte jedoch *gleichzeitig* ein Eiterpunkt an der freien *Lidrandfläche* oder an der dem Rande nächsten *Bindehautzone* sichtbar werden, so thut man *besser*, gleich *auf das Centrum des Tumors* einzustechen. Bei *inneren* und *äusseren weit* vom Lidrande sitzenden Hordeolis ist ein solcher Einstich beim Hervortreten eines Eiterpunktes geradezu *geboten*, will man den Process *rasch* zu Ende führen, und dem Uebergange des Gerstenkornes in ein Hagelkorn *mit Sicherheit* vorbauen.

Es muss dabei wohl erwogen werden, dass bei *äusseren* Hordeolis das eitrige Contentum oft spät oder gar nicht an der *inneren* Lidfläche zur Wahrnehmung kömmt. Es ist daher gut, nach Beschwichtigung der heftigsten entzündlichen Symptome den Augendeckel umzustülpen, etwas zu spannen und auf die *Mitte* der *fühlbaren* Geschwulst einzustechen, selbst wenn sich der Eiter für das *Gesicht* noch nicht merkbar gemacht hat.

Meistens entleert sich unmittelbar nach dem Einstiche ein *grosser* Theil des Eiters und klumpigen embryonalen Bindegewebes. Ist die Evacuation eine *ungenügende*, so fasst man das Lid zu beiden Seiten des Tumors zwischen dem Daumen und Zeigefinger der beiden Hände, zieht es weit vom Bulbus ab und *comprimirt* die Geschwulst, während man jedoch darauf Acht giebt, dass die Einstichsöffnung in das *Interstitium* der auf der Bindehaut lagernden Finger falle. Oefters bedarf es eines *starken* Druckes, um das sulzähnliche embryonale Bindegewebe, welches mitunter einen beträchtlichen Antheil der Geschwulst constituirt, aus der Wunde hervortreten zu machen. Gelingt die Entleerung trotz des Drückens *nicht*, so ist das sub 1 angegebene Verfahren einen oder mehrere Tage fortzusetzen und die Einstichsöffnung durch *tägliches Sondiren* vor der *Verwachsung* zu bewahren, bis der Eiter entweder *spontan* heraustritt oder beim *wiederholten* Versuche entleert werden kann.

Unter allen Verhältnissen nimmt nach erfolgtem Einstiche die *Entzündung* rasch ab, die oft sehr heftigen Schmerzen lassen nach und eine weitere *Vergrösserung* des Hordeolum ist kaum mehr zu fürchten. Es ist daher besser, das Hordeolum *zu früh* als *zu spät* zu eröffnen und man kann dies bei *grösserem Volumen* der Geschwulst ohne weiters auf die Gefahr hin wagen, *keine directe Entleerung* zu erzielen.

3. *Ist der Durchbruch bereits erfolgt,* so bleibt dem Arzte nur mehr übrig, die Entleerung zu *vervollständigen*. Drängen sich aus der Perforationsöffnung Klumpen der erwähnten sulzähnlichen Masse oder wirkliche Fleischwärzchen hervor, und lässt sich die Entleerung des Tumors durch *Druck*

nicht bewerkstelligen, indem die Höhle eben von festeren Neubildungen gefüllt ist, so kann man nach *Abtragung* der aus der Oeffnung *hervorragenden* Massen mit der Schere, zur *Aetzung mit Höllenstein* in Substanz schreiten. Der Aetzstift muss *tief in die Höhle selber* eindringen. Wachsen dann die Granulationen nach, so genügt meistens die tägliche Bepinselung des Neoplasma mit *Opiumtinctur*, um die Wucherung zu beschränken und am Ende den Verschluss der Höhle anzubahnen.

4. Bei *Chalazien, so alt sie auch seien, soll vorerst immer die Entleerung versucht werden.* Zu diesem Ende führt man einen *tiefen* und genügend langen Schnitt von der *inneren* Lidfläche aus in die Geschwulst, indem man bei *umgestülptem* Augendeckel eine Lanzette oder ein Bistouri senkrecht auf die Lidfläche einsenkt und die Wunde in der Richtung des *Lidrandes* nach Bedarf erweitert. Nur wenn das Hagelkorn bis sehr *nahe unter die äussere Liddecke* hervordringt und diese im Zenithe der Geschwulst vielleicht gar schon sehr verdünnt ist, ist eine *Eröffnung von Aussen* her vortheilhafter.

Bisweilen gelingt es nach diesem Vorgang schon beim ersten Versuche, das Hagelkorn *durch Druck* zu entleeren. Es sinkt dann zusammen und wenige Tage genügen, um es theils durch *Schrumpfung* der Wandungen, theils durch *Resorption* unmerklich zu machen. In der Mehrzahl der Fälle jedoch bleibt die Entleerung eine *unvollständige*, das Chalazion nimmt nur bis zu einem *gewissen* Grade an Volumen ab. *Bleibt sehr viel zurück*, sinkt das Chalazion nur sehr wenig ein und ist es überdies von ziemlich grossem Umfang, so muss die *Wundöffnung* täglich *sondirt* werden, damit sie nicht verwachse. Auch thut man wohl, die *innere Wand der Höhle* mit der Sonde mechanisch zu reizen oder, wenn der Schnitt durch die *äussere* Haut geführt wurde, eine *Charpiewieke* einzulegen, um im Inneren der Geschwulst eine etwas lebhaftere Gewebswucherung hervorzurufen, die Theile zu lockern und zur Entleerung günstig zu stimmen. In der That reicht bei solchem Vorgehen oft kurze Zeit hin, um die Evacuation zu ermöglichen. In jedem Falle *nimmt* die Geschwulst, wenn die Wunde sich nicht wieder schliesst, *beträchtlich an Umfang ab* und sehr oft wird sie auf dem Wege der Absorption und Schrumpfung auf ein kleines Knötchen reducirt, welches den Kranken nicht mehr belästigt und noch weniger entstellt. Freilich bedarf es bei ungenügender Entleerung hierzu öfters *Wochen*, oder gar einiger *Monate*. Man kann indessen diesen Ausgang einigermassen beschleunigen, indem man ausser der täglichen Sondirung der Wunde *Salben* aus *Jodkali* gr. 10, aus *rothem Präcipitat* gr. 1—2, aus *Deuterojoduretum Hydrarg.* gr. $^1/_4$ ad drach. 1. ungt., täglich 1 — 2 Mal auf die äussere Lidfläche aufstreicht und bei sehr grossen Chalazien mit weiter Höhlung durch einige Zeit einen *Druckverband* tragen lässt.

Manche *ätzen* in *hartnäckigen* Fällen wohl auch die *Innenwand* des Tumors und zerstören etwa vorhandene Querbalken u. s. w., indem sie in Zwischenpausen von mehreren Tagen zweckmässig zugespitzte Stangen von *Höllenstein* durch die Wunde einführen. Es ist bei einem solchen Verfahren die *Reaction* meistens eine sehr beträchtliche. Wichtig ist dabei die sorgfältige *Neutralisation des Ueberschusses* durch Kochsalzlösung und die Ausschwemmung mit lauem Wasser, weil widrigenfalls möglicher Weise ein *Symblepharon* zu Stande kommen kann.

In früheren Zeiten hat man öfters versucht, das Hagelkorn auf *unblutige Weise* zu entleeren, indem man *Kataplasmen* oder *reizende Pflaster* auf die *äussere* Liddecke applicirte, um so eine Schmelzung des Inhaltes und dessen eitrigen Durchbruch nach aussen zu erzwingen. Manche zogen wohl auch behufs dessen einen mit reizenden Salben bestrichenen *Seidenfaden durch die Geschwulst.* In der That führen diese Behandlungsweisen häufig zur *Eiterung.* Meistens jedoch bleibt die Entleerung eine *unvollständige,* die totale Schmelzung nimmt Wochen in Anspruch und am Ende findet man den Tumor vielleicht eben *so gross* oder *grösser,* als er gewesen war, bevor man zur Behandlung geschritten ist.

5. Bei *inneren* Chalazien genügt das oben geschilderte Verfahren *fast immer,* um den Tumor zu beseitigen; nicht so aber bei *äusseren,* namentlich wenn die *Wandungen* der Geschwulst im Verhältnisse zur Weite der Höhlung *gar zu dick* sind, die Geschwulst also *der Hauptmasse nach aus derbem Gefüge besteht.* In solchen Fällen, oder wenn der Kranke um jeden Preis wünscht, *rasch* von dem Uebel befreit zu werden und die Incision zu keinem Resultat führte, ist die *Ausschneidung der Geschwulst* am Platze.

Indem die Operation sehr schmerzhaft ist, wird sie gerne in der Narkose ausgeführt. Während ein Gehilfe den Kopf des Kranken fixirt und ein anderer sich mit einem in kaltes Wasser getauchten feinen Schwamm bereit hält, um die reichliche Blutung minder hinderlich zu machen, wird eine schmale Hornplatte oder der Zeigefinger des Operateurs *unter* das Lid geführt und dieses mit Hilfe des Daumens stark gespannt, auf dass der Tumor möglichst *hervorspringe.* Hierauf wird mit einem zarten Scalpell *über die grösste Höhe* der Geschwulst oder

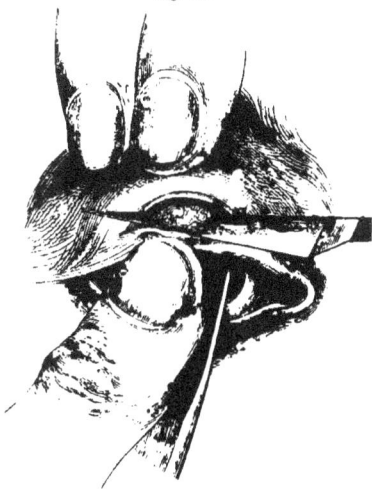

Fig. 51.

etwas darunter ein *zum Lidrande paralleler* Schnitt bis auf die Oberfläche des Tumors geführt. Dieser Schnitt muss beiderseits den grössten Durchmesser des Fusses des Tumors um Einiges *überragen.* Sodann wird die Oberfläche der Geschwulst durch Präparation der Liddecke und des Muskels blossgelegt, und nun in der Ebene des *Fusses* über dem grössten Durchmesser desselben ein *Staphylommesser* hindurchgestossen (Fig. 51), der Tumor sohin zum grossen Theile von dem Knorpel abgetrennt, mit der Pincette gefasst und mittelst einer Schere vollends ausgeschnitten. Ein oder zwei Knopfnähte genügen, um die Hautwunde zu schliessen. Die Nachbehandlung besteht in dem Tragen eines *Druckverbandes,* um den Hautlappen mit der unteren Wundfläche in Berührung zu halten, und in der Anordnung einer zweckmässigen Diät.

Ist die Geschwulst *sehr gross* und steigt sie sehr steil aus der Ebene des Knorpels empor, so kann man an der unteren Convexität des Tumors durch *zwei logige* Schnitte wohl auch ein lanzettliches Stück der *Liddecke* abgrenzen und *mit* der Geschwulst *exstirpiren,* um die Präparation der Haut auf ein kleines Terrain zu beschränken.

Es ist nicht nothwendig, die etwa stehen bleibenden Reste der Geschwulst *rein* von dem Knorpel abzuscheren oder mit Höllenstein abzunätzen, um den Erfolg zu sichern. Darum ist auch das *Abstechen* mit dem Staphylommesser dem viel mehr Zeit in Anspruch nehmenden *Lospräpariren* vorzuziehen. Uebrigens gelingt eine solche Präparation wegen der häufigen sehr beträchtlichen Verdünnung des unterlagernden Knorpelstückes nicht immer, ohne dass man in den *Bindehautsack* gelangt, oder wohl gar eine umfangsreiche Lochwunde setzt. Das Resultat kann dann eine *Verkrümmung des Knorpels* und daher auch des *Augendeckels* selber sein. Um bei der Operation den überaus lästigen *Blutungen* zu begegnen, hat man eine Art *Compressorium* erfunden. Es ist eine starke Pincette, deren eine Branche an der Spitze eine *ovale Platte* trägt, während die andere in einen auf die Platte passenden *Ring* endet. Die Platte wird *unter* das Lid geschoben, sodann der Ring durch eine Stellschraube angepresst und so das Lid rings um den Tumor *eingeklemmt.* Es dient das Instrument also einerseits als ein *Fixirmittel*, anderseits als eine Art *Tourniquet*, welches in der That den Blutzufluss zum Operationsfelde hindert. Bei der *Ausschälung* des Chalazion thut es gute Dienste, bei der *Abstechung* bedarf man dessen jedoch kaum.

Ständige Ausgänge der Blepharitis.

1. Die Verwachsung der Lidränder, Ankyloblepharon, und die Blepharophimose.

Pathologie und Krankheitsbild. Die normwidrige Verbindung wird öfters vermittelt durch *sehnenähnliche narbige Stränge oder Balken* von wechselnder Breite und Dicke, welche von dem einen *Lidrande* zu dem andern ziehen und je nach ihrer *Länge* und nach der mehr weniger *schrägen* Verlaufsrichtung die *Oeffnung der Lidspalte* in verschiedenem Grade beschränken. Es *sitzen* diese *Balken* bald an der *inneren* bald an der *äusseren Lefze*, bald an der *Lidrandfläche* selbst fest; übrigens haben dieselben auch gar nicht selten Ursprungs- und Ansatzpunkte an der *äusseren Lidhaut* und an der *Conjunctiva palpebrarum*; ja bisweilen erstrecken sich die Wurzeln sogar bis auf die *Augenapfelbindehaut*, in welchem letzteren Falle eine *Combination* des Ankyloblepharon mit *Symblepharon* gegeben ist.

In der Regel jedoch wird die Verbindung hergestellt durch ein *hautartiges Gebilde*, welches in einzelnen Fällen die *ganze Lidspalte* oder den *grössten* Theil derselben schliesst, meistens jedoch blos die *äusseren* Hälften der beiden *Lidränder* in grösserer oder geringerer Ausdehnung mit einander vereinigt und nur ausnahmsweise vom *inneren* Canthus ausgeht. Es sind diese *hautartigen* Gebilde gewöhnlich überaus *zart* und dünn, durchscheinend, oft auch in ansehnlichem Grade dehnbar und bilden dann gleichsam eine Fortsetzung der Lidbindehaut. In anderen Fällen sind sie *derb sehnenähnlich* wenig nachgiebig von beträchtlicher Dicke und heften die beiden *Lidrandflächen* ihrer ganzen Breite nach so dicht aneinander, dass die Lidspalte in deren Bereiche sich nur durch eine schmale *Furche* zwischen den beiden mit Haaren bestandenen äusseren Lefzen beurkundet.

Die *Lidränder* sowie die *Tarsi* sind dabei in ihrer *horizontalen* Ausdehnung *nicht nothwendig verkürzt* und dadurch unterscheidet sich eben die *Verwachsung* oder das *Ankyloblepharon* von der *Blepharophimose* oder normwidrigen *Enge der Lidspalte*, bei welcher die beiden *wirklichen Canthi* mehr weniger aneinandergerückt erscheinen, wodurch wieder die *Oeffnung* der Lidspalte sehr beschränkt wird.

Es liegt auf der Hand, dass durch das Ankyloblepharon und durch die Phimose das *Gesichtsfeld*, besonders bei gewissen Richtungen des Blickes, eingeengt und beziehungsweise selbst vollständig gedeckt werden könne. Uebrigens begünstigen gewisse Formen des Ankyloblepharon, nämlich solche, wo die Verbindungsstränge an der *äusseren* Lidhaut haften, und die Phimose sehr die *Einwärtsrollung* der Lider und können dadurch im hohen Grade *gefährlich* werden.

Ursachen. *Theilweise Verwachsungen* der Lidränder durch sehnenähnliche *Balken* kommen *immer* auf *entzündlichem* Wege zu Stande. Ihre gewöhnlichen Veranlassungen sind Verbrennungen, Anätzungen, Traumen, insbesondere aber die *Blepharitis* ciliaris, wenn sie mit *Excoriationen* oder gar mit *Geschwürsbildung* einhergeht und die wunden Stellen der beiden Lidränder durch Verbände oder durch Lidkrampf u. s. w. in längerer *Berührung* gehalten werden.

Auch *hautähnliche* Zwischenstücke können auf diese Weise zu Stande kommen. Doch sind Ankyloblephara der *letzteren* Art, besonders wenn die Verbindung in *grösserer* Ausdehnung besteht, in der Regel *angeboren* und dann sehr oft noch mit anderen Bildungsfehlern, wie Mikrophthalmus etc. combinirt.

Auch die *Phimose* ist gewöhnlich *angeboren*, doch kann sich letztere auch *secundär* entwickeln in Folge der *Schrumpfung der Lider* nach hochgradigem Trachom, nach ausgebreiteten Substanzverlusten der Augendeckel, in Folge phthisischer Verkleinerung des Bulbus und weiters in Folge der Schrumpfung von *Hautnarben* in der Umgebung der Lider.

Behandlung. *Sehnige Verbindungsstränge* werden am besten mit der Schere dicht an ihrer Ansatzfläche *ausgeschnitten*. Ist dieses geschehen, so muss dafür gesorgt werden, dass die Wundflächen nicht wieder zusammenkleben. Zu diesem Behufe ist es gut, die Lider stark abzuziehen, die Wundflächen gut abzutrocknen und mit *Collodium* wiederholt zu bestreichen. Zur grösseren Sicherheit möge der Kranke im Nothfalle während der ersten Nacht des Schlafes entbehren, oder falls dieses nicht thunlich ist, öfters geweckt werden, um die *Consolidation* etwa schon eingetretener Verklebungen zu verhindern.

Wo die Verwachsung *bis in den Lidwinkel* hineinreicht und durch ein *hautartiges* Zwischenstück vermittelt wird, führt die *Abtragung* des letzteren meistens nicht zu einem ganz vollständigen Resultate, selbst wenn die Wundflächen nur eine sehr geringe Breite hätten, da sich die Wiederverwachsung von dem *Wundwinkel* aus nicht ganz verhüthen lässt. Ist vollends die Wundfläche wegen *breiten* Ansatzes des Zwischenstückes eine sehr ausgedehnte, so kann der Erfolg der Operation durch Wiederverwachsung wohl auch auf Null reducirt werden. Es ist darum nothwendig, die Wundflächen *wenigstens im Winkel* durch eine Art *Transplantation des Bindehautwundsaumes vor* Verwachsung zu schützen. Das hierzu dienliche Verfahren stimmt ganz überein mit dem zweiten Theile der sogenannten *Canthoplastik*.

Die *Canthoplastik* im engeren Wortsinne ist angezeigt, wenn das Zwischenstück *breit* auf den Lidrandflächen aufsitzt und so *kurz* ist, dass die Lefzen im Verwachsungsbezirke einander fast unmittelbar berühren. Weiters ist sie am Platze bei höheren Graden der *Blepharophimose*, besonders wenn diese zu misslichen Folgen zu führen droht oder bereits geführt hat.

Bei der Operation hat ein Assistent den Kopf des Kranken zu fixiren und gleichzeitig die beiden Lider bei möglichst weiter Oeffnung der Lidspalte zu spannen, während ein anderer Assistent die Blutstillung übernimmt. Der

Operateur führt sodann ein Spitzbistouri auf einer Leitsonde *hinter den äusseren Canthus*, sticht in der Nähe des Orbitalrandes aus und schneidet die *äussere*

Fig. 52.

Commissur in der Verlängerung der Lidspalte, also horizontal, durch. Während nun der erste Assistent die Wunde stark aus einander zerrt, wird (Fig. 52) der spitze Wundzipfel der *Bindehaut* durch einen *Nahtknopf* in den Wundwinkel der *äusseren Lidhaut* geheftet und in gleicher Weise der obere und der untere Schenkel der Wundfläche je durch ein Heft geschlossen.

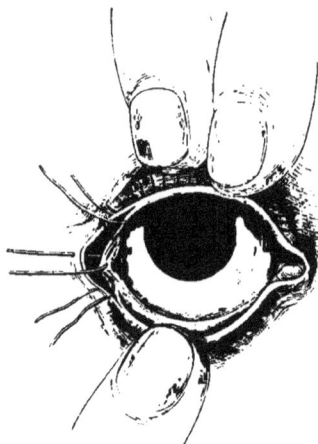

Wenn sich der Bindehautzipfel in den Wundwinkel der äusseren Lidhaut nicht ohne Gefahr übermässiger *Zerrung* hineinheften lässt, so kann man sich wohl auch mit den beiden letzterwähnten Heften, im Nothfalle sogar mit *einem* derselben, begnügen. Die *Loslösung* des Bindehautzipfels von der Unterlage, oder gar die *Präparation* eines *Lappens aus der Scleralbindehaut*, um sie in den Wundwinkel zu transplantiren, dürfte kaum jemals nothwendig sein, wurde jedoch empfohlen.

2. Die Verwachsung der Lider mit dem Augapfel, Symblepharon.

Pathologie und **Krankheitsbild.** Man unterscheidet ein *hinteres* und ein *vorderes Symblepharon*. Das *erstere* ist eigentlich eine *Verkürzung der Bindehaut*, welche entweder durch deren *Schrumpfung* allein, oder durch unmittelbare *Verklebung* und spätere *Verödung* einzelner Theile der Uebergangsfalte bedingt wird (S. 374 c). Das *Symblepharon anterius* setzt ein *neoplastisches Zwischenstück* voraus, welches die Verbindung zwischen den *Lidern* und der *Bulbusoberfläche* vermittelt.

Es sind diese *Zwischenstücke* meistens aus *lockerem* dehnsamen und gefässreichen Bindegewebe gebildet, in welchem dichtere *sehnenähnliche* Stränge und Blätter in wechselnder Menge sich verzweigen und so eine Art Gerüste darstellen. Mitunter *überwiegt* dieses schnige Balkenwerk wohl auch in Bezug auf Masse, ja es kommen Fälle vor, wo das Zwischenstück fast *ganz* aus solchem derben fibrösen Gefüge zusammengesetzt erscheint.

Es gehen die Verbindungsstücke in der Regel von der *inneren* Lidfläche, seltener von den *Lidwinkeln* aus. Letzteren Zustand hat man *Syncanthus externus* und *internus* genannt. Sie streichen von da mehr weniger *schräge* zum Bulbus hinüber und setzen sich auf der *vorderen Scleralfläche*, oder auf der *Cornea*, oder auf *beiden* diesen Organen fest. Am Ursprung und Ansatze erscheinen sie in der Regel *flächenartig* ausgebreitet. Oft haben sie *strangförmige Fortsätze*, welche strahlenähnlich nach verschiedenen Richtungen hin auf grosse Distanzen verfolgt werden können.

Es wurzeln diese Neubildungen zum grössten Theile in der *Submucosa* und in der *Bindehaut*, daher diese letztere bei Spannung des Verbindungsstückes gewöhnlich strahlig gefaltet und wohl auch in Form eines Kegels abgezogen wird.

Einzelne derbe sehnige Stränge haften jedoch in den meisten Fällen am *Knorpel* und an der *Sclera* fest. Bisweilen steht sogar die *Hauptmasse* des Verbindungsstückes mit dem Tarsus und der Lederhaut in Verbindung. Beim *Syncanthus internus* sind die *Carunkel* und die *halbmondförmige Falte* fast immer zum grössten Theile oder ganz in der Neubildung *untergegangen* und die sehnigen Balken des Verbindungsstückes setzen sich nicht nur auf die Commissur, sondern auch auf die tiefer gelegenen *Aponeurosen* und die *Periorbita* etc. fort.

Der *äusseren Gestalt* nach ähneln die Verbindungsstücke öfters *Strängen* oder Bändern, welche *brückenartig* von einem Punkte der inneren Lidfläche zum Bulbus hinüber gespannt sind. In anderen Fällen sind sie *membranartig* und streichen entweder flach von der *Lidrandfläche* zum Bulbus hinüber, oder sie gehen von der *Lidbindehaut* aus und zeigen sich dann erst bei der Abziehung des Lides in der Form von *Scheidewänden*, welche die betreffende Hälfte des Conjunctivalsackes in taschenartige Abtheilungen sondern. In der Mehrzahl der Fälle haben die Verbindungsstücke mehr *Körper* und stellen *fleischähnliche Gebilde* dar, welche grössere Partien der *inneren Lidfläche* und der Bulbusvorderfläche mit ihren Ansätzen decken. Man pflegt diese Form *Symblepharon carnosum* zu nennen, zum Unterschied vom Symblepharon *membranosum* und *trabeculare*.

Ein Symblepharon *totale* im engeren Wortsinne giebt es kaum; es scheint, als ob die aus der Thränendrüse kommende Feuchtigkeit Verwachsungen der *gesammten oberen* Hälfte des Bindehautsackes wirksam zu verhindern im Stande wäre. Gänzliche Verwachsungen der *unteren* Bindehautsackhälfte sind jedoch nichts selteneres. Die Verbindung wird dann durch eine mehr weniger dicke Schichte neoplastischen Bindegewebes vermittelt, in welchem das Conjunctivalgefüge gänzlich untergegangen ist. Es setzt sich dieses Neugebilde fast immer *über den Lidrand* fort und überkleidet in Gestalt einer bindegewebigen *Narbe* einen mehr weniger grossen Theil der *Hornhaut* und der angrenzenden *Scleralpartien*. Oft greift die Verwachsung wohl auch über die *Commissuren* hinüber, es ist auch ein *Theil des oberen* Lides an den Bulbus geheftet.

Das Symblepharon ist sehr häufig der *Functionstüchtigkeit des Auges* durch Ueberhäutung der Cornea hinderlich, oder vernichtet sie ganz. Ausserdem schliesst es in jedem Falle insoferne Gefahren in sich, als die Verbindungsstücke bei den *Bewegungen des Augapfels* gespannt werden und einen Zug auf die angrenzenden Bindehauttheile ausüben, welcher Zug gerne die Veranlassung für *andauernde Reizzustände* wird. Endlich bedingen sie nicht gar selten *Stellungsveränderungen der Lider*, besonders Ektropien, welche entweder ständig sind, oder nur zeitweise in Folge gewisser Axenrichtungen des Augapfels auftreten und immer wieder einer künstlichen Reposition bedürfen.

Ursachen. Die Veranlassung des Symblepharon ist in der bei weitem grössten Mehrzahl der Fälle eine *Verschorfung der Bindehaut* durch Einwirkung sehr hoher *Hitzegrade* oder *chemisch ätzender* Substanzen. Es sind diese Verschorfungen meistens das Werk des *Zufalles* und werden bedingt: durch Feuerbrände oder Stücke glühenden Metalles, welche das geöffnete Auge treffen; durch in der Nähe des Gesichtes explodirendes Schiesspulver; durch siedende Flüssigkeiten, geschmolzene Metalle, in Löschung begriffenen Aetzkalk, durch Schwefelsäure u. s. w., welche in das Auge spritzen oder massenweise über dasselbe ergossen werden.

Mitunter jedoch sind unvorsichtige *Cauterisationen mit Höllenstein* etc., der letzte Grund eines Symblepharon. Ausnahmsweise können wohl auch *mechanische* Verletzungen der Bindehaut zu Verwachsungen führen. Endlich ist die *Syndesmitis degenerativa* (S. 312. 4.) als mögliches ätiologisches Moment des Symblepharon zu nennen.

Die Verwachsung wird fast immer durch *Granulationen* vermittelt, welche auf dem Boden der Substanzverluste emporkeimen. Es ist klar, dass solche Verwachsungen am leichtesten zu Stande kommen, wenn *zwei einander gegenüberliegende* Stellen des Bindehautsackes *gleichzeitig* verschorft werden, wie das fast immer der Fall ist, wenn ätzende Flüssigkeiten u. s. w. in den Bindehautsack gelangen. Eine *unerlässliche* Bedingung zum Zustandekommen des Symblepharon ist jedoch die Verschorfung zweier einander gegenüber lagernder Bindehautstellen wahrscheinlich *nicht*; vielmehr dürfte mitunter die Berührung *einer* gesunden Conjunctivalportion mit Granulationen zur Verwachsung genügen. Die *Zwischenstücke* werden immer erst nachträglich *durch die Bewegungen* des Augapfels und durch die daherige *Zerrung* der verwachsenen Theile erzeugt.

Die Behandlung hat, so lange es Zeit ist, die *Entwicklung* des Symblepharon zu *verhüthen; ist* dieses aber bereits *zu Stande gekommen*, so muss das *Zwischenstück beseitiget* und die Wiederverwachsung *gehindert* oder doch auf ein Kleinstes reducirt werden.

1. In *erster* Beziehung wird, falls die Verwachsung nur innerhalb einer *sehr umschränkten* und *dem Lidrande nahen Stelle* droht, es öfters genügen, wenn der Kranke thunlichst oft stark excursive *Bewegungen des Bulbus* ausführt und wenn in kurzen Zwischenpausen, etwa von einer halben Stunde, der betreffende *Augendeckel vom Bulbus abgezogen wird*, überdies aber die granulirenden Flächen mehrmals des Tages mit *mitigirtem Höllenstein leicht bestrichen* werden, um feine Schorfe zu erzeugen, welche die Verwachsung für eine gewisse Zeit wirksam hintanhalten.

Falls die Verwachsung aber einen *Theil der Uebergangsfalte* bedroht, darf man von diesem Verfahren nur *wenig* erwarten; am *allerwenigsten*, wenn die beiden Wundflächen *im Grunde* der Falte *zusammenfliessen*. Die Verschiebungen der beiden Platten des Uebergangstheiles sind nämlich sehr gering oder Null, die Wundflächen sind in *beständiger Berührung* und überdies ist *nicht* zu verhüthen, dass die Narbe bei der *Schrumpfung* sich bis ins Niveau der oberen Wundgrenze *emporhebt*. Man wird dann die Verwachsung nach obigem Verfahren *so viel als möglich* behindern und hauptsächlich die Erfüllung jener Indicationen anstreben, welche der *Entzündungsprocess* als solcher stellt. Es haben nämlich *engumgrenzte* Verwachsungen im *Uebergangstheile* der Bindehaut verhältnissmässig *zu wenig erhebliche* Schäden im Gefolge, als dass sie, ein sehr *energisches* und in seinem Erfolge am Ende doch problematisches Vorgehen rechtfertigen könnten.

Erreicht die Verschorfung den *Umfang einer grossen Erbse* und darüber, betrifft sie überdies vorwaltend oder ausschliessend *die innere Lidfläche und eine gegenüberliegende Stelle der Bulbusoberfläche*, so ist es sehr rathsam, den betreffenden *Augendeckel umzustülpen* und in dieser Stellung *bis zur Ueberhäutung* der Wunde zu *erhalten*. Das *obere* Lid bietet in dieser Hinsicht keine sehr grossen Schwierigkeiten, indem meistens die entzündliche Schwellung hinreicht, um das Lid *nach* seiner Umstülpung unter Beihilfe eines Schutzverbandes zu fixiren. Anders ist es aber beim *unteren* Lide, dieses ist nur sehr schwer umgestülpt zu erhalten. In Anbetracht der grossen Gefahr, in welcher die Functionstüchtigkeit des Auges schwebt, darf man sich daher wohl nicht scheuen, die *äussere Commissur durchzuschneiden*. Es sinkt dann das untere Lid herab und lässt sich leicht in der zum Heilzwecke erforderlichen Lage fixiren. Die spätere Herstellung des normalen Standes unterliegt keinen Schwierigkeiten.

Am meisten wird dieses Verfahren nützen bei Verschorfungen, welche *nicht bis in die Uebergangsfalte* reichen. Im *gegentheiligen* Falle bleibt der Erfolg immer ein *unvollständiger*, trotz dem aber gewiss nicht zu unterschätzender. Bei Verschorfungen der dem *inneren Winkel* nahen Theile dürfte die Therapie nur selten wenn jemals sich *sehr erheblicher* Erfolge zu rühmen haben.

Die *Einlegung* von nach der Form künstlicher Augen gestalteten *Wachsplatten*, *Bleischeiben* u. s. w. in den Bindehautsack mag mitunter Einiges geleistet haben. *Verlassen* darf man sich darauf kaum, auch wenn dieselben von dem meistens sehr empfindlichen Auge vertragen würden. Noch weniger ist zu halten von dem Einlegen eines *Eihäutchens*, von Einträufelungen *starker Höllensteinlösungen*, des *Glycerins* u. s. w.

2. Beim *entwickelten Symblepharon* hängt die einzuschlagende Behandlungsmethode und deren Erfolg grösstentheils von dem *Sitze* und der *Ausbreitung* des Zwischenstückes ab. *Trabeculare* und *membranöse* Symblephara, wenn sie *brückenartig* einen *der Lidspalte nahen* Theil der Tarsalbindehaut mit der Bulbusoberfläche vereinigen, lassen sich bisweilen beheben, indem man das *Zwischenstück* vorerst *blos von dem Augapfel* lospräparirt und mittelst einer Fadenschlinge in der *Lidspalte fixirt*, bis die Vernarbung der gesetzten Wunde die *Abtragung* der Neoplasie *von dem Augendeckel* ohne Gefahr der Wiederverwachsung gestattet.

Falls das Zwischenstück *nicht lang genug* ist, auf dass sein Wundende durch blosses Umschlagen ganz aus dem Bereich der Bulbuswundfläche gebracht werden kann, genügt eine stärkere Spannung der Schlinge, um *das Lid von dem Augapfel abgezogen* zu erhalten. Bei *grösserer Flächenausdehnung der Bulbuswundfläche* ist es gerathen, die Wundränder durch eine oder zwei zarte *Knopfnähte* zu vereinigen. So weit die Neubildung *über die Hornhaut* reicht, muss selbe mittelst eines Lanzenmessers *abgestochen* werden. Es gelingt auf diese Weise öfters, an die Stelle der dichten sehnigen Narbenmasse eine *zarte epitheliale* Trübung zu setzen. Sollten sich wieder *Granulationen* zeigen, so müssen dieselben durch Aetzungen mit *Höllenstein* und später durch Betupfung mit *Opiumtinctur* niedergehalten werden.

Membranöse Symblephara der Uebergangsfalte, wenn sie einen *geringen* Umfang haben, lassen sich bisweilen *verkleinern*, wenn man dieselben *ausschneidet* und die Wiederverwachsung durch Aetzungen mit *Höllenstein* und durch öfteres *Abziehen des Lides* beschränkt.

Reicht das Symblepharon *aus der Uebergangsfalte weit gegen den Lidrand* heran, gleichviel ob es ein membranöses oder ein fleischiges ist, so lässt sich das letzterwähnte Verfahren *nicht* empfehlen, da sein Erfolg ein sehr unsicherer und im Verhältniss zu den vorhandenen Störungen stets ein *ungenügender* ist. Es verwachsen nämlich die Wundflächen stets von der Uebergangsfalte aus in grossem Umfange wieder. Man wird diesem Uebelstande einigermassen begegnen, wenn man die Verwachsung im Bereiche der Uebergangsfalte *zuerst* hebt und eine Ueberhäutung der Trennungsfläche erzielt, das Symblepharon also in ein *brückenförmiges* umwandelt, ehe man zur *völligen* Trennung der normwidrig verbundenen Theile schreitet.

Zu diesem Ende wird *in der Tiefe der Uebergangsfalte* und in der Richtung derselben *ein Bleidraht durch das Zwischenstück* geführt und *liegen* gelassen, bis der Wundkanal übernarbt ist, was innerhalb 8—14 Tagen geschehen zu sein pflegt. Die *Einführung* des Drahtes wird am besten mit einer gekrümmten *Stahllanze*, ähnlich der bei der umschlungenen Naht gebräuchlichen, bewerkstelligt. Im Nothfalle kann man den Wundkanal mit einer starken gekrümmten *Nadel* erzeugen und den Draht *nachträglich sondirend* einführen. Die Drahtenden werden über dem Lidrande *zusammengedreht* und auf die *äussere* Lidfläche gebogen, um daselbst mit Heftpflasterstreifen bedeckt und befestigt werden zu können.

Bisweilen gelingt es durch die Einführung des Drahtes allein, die Verwachsung zu beheben, indem der Draht nach und nach das Zwischenstück *durchschneidet*. Mit *Sicherheit* wird eine solche Trennung herbeigeführt, wenn man von Zeit zu Zeit die *Drahtschlinge verengert*, indem man die Enden mehr zusammendreht. Um unerträglichen Zerrungen des Zwischenstückes auszuweichen, ist es bei dem Zusammendrehen des Drahtes nothwendig, die beiden Schenkel der Schlinge knapp über dem Zwischenstücke mit einer Pincette zu fixiren (Fig. 53). Es dürfen diese Verengerungen nur in *längeren* Zwischenpausen vorgenommen werden, weil sonst wegen mangelnder Ueberhäutung des Kanales *unter der Schlinge* eine *neue* Verwachsung zu Stande käme. *Bei sehr massigen* Zwischenstücken thut man wohl, *einen Theil* derselben *nach dem anderen* durch die Drahtschlinge abzuschnüren.

Fig 53.

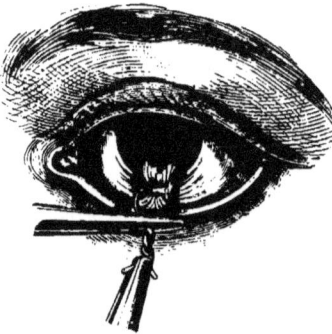

Schneller, wenn auch *nicht völlig sicher*, kann man solche Symblephara *durch die Ausschneidung* beseitigen. Diese bedarf zu ihrem Gelingen *nicht* nothwendig der vorläufigen Erzeugung eines *überhäuteten* Kanales, wird dadurch aber in ihrem Erfolge *wesentlich* begünstigt. Um sie durchzuführen, fixirt ein Assistent den Kopf des Kranken und zieht die Lider stark vom Bulbus ab, so dass das Zwischenstück gespannt erscheint, während ein anderer Assistent die Stillung der Blutung übernimmt. Der Operateur führt nun mit einer gekrümmten Nadel einen starken Seidenfaden durch den *der Cornea nächsten Theil* des Neugebildes, zieht dieses stark an, stösst ein zartes Messer durch und *schneidet das Zwischenstück möglichst knapp von der Bulbusoberfläche* gegen die Hornhaut hin los. Nachdem so ein *Lappen* erzeugt worden ist, wird derselbe mit der Pincette gefasst und der *Rest* des Symblepharon mit der Schere oder dem Scalpell *bis in den Uebergangstheil hinein* vom Bulbus lospräparirt. Ist dieses geschehen, so werden die beiden Enden der Fadenschlinge *mit Nadeln* armirt, diese *durch die Dicke des Lides* nahe am Orbitalrande an der *tiefsten* Stelle der Wunde durchgestossen und durch Anziehen der beiden Fadenenden das Zwischenstück so umgeschlagen (Fig. 54), dass bei der Reposition des Lides die *überhäutete* Fläche des Zwischenstückes mit der *Augapfelwundfläche* in Berührung kömmt. Die *letztere* wird nun, nachdem die Fadenenden um eine kleine Heftpflasterrolle an der äusseren Lidfläche geknüpft und so das Zwischenstück in seiner Lage fixirt worden ist, durch 2—3 *feine Knopfnähte* geschlossen. Die *Nachbehandlung* ist die anderer Wunden. Am dritten Tage können die Hefte entfernt werden. Nach der Vernarbung der *Conjunctivalwunde* kann man zur *Exscision* des Zwischenstückes schreiten.

Fig. 54.

Bei sehr breit aufsitzenden Zwischenstücken, überhaupt wo ein *grosser* Theil der Bindehaut, ein Drittheil und mehr, in der Neubildung untergegangen und ausserdem noch die Cornea bis auf ein Kleines oder ganz überhäutet worden ist; dort bleibt die Therapie in der Regel *erfolglos*, es sind solche Verwachsungen gleich dem Symblepharon *posterius* bis jetzt als *unheilbar* zu betrachten.

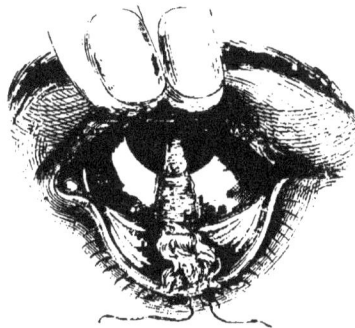

3. Distichiasis und Trichiasis.

Pathologie und **Krankheitsbild.** Das *gemeinschaftliche Criterium* beider dieser sich oft *combinirenden* Zustände ist die *Einwärtskehrung* einer Anzahl von lidrandständigen Haaren.

Die *Distichiasis* oder der *Zweiwuchs der Wimpern* ist in einer *Neubildung von Haarbälgen* begründet, welche sich an der *Lidrandfläche* öffnen. Die diesen Bälgen entsprossenen *falschen Wimpern, Pseudocilien,* haben daher schon *ursprünglich* eine *falsche* Richtung und werden überdies bei jedem Lidschlage durch den Druck des gegenüberliegenden Lidrandes in der mannigfaltigsten Weise verkrümmt und gebogen. Sie treten bald *einzeln*, bald *büschelförmig* aus der *Lidrandfläche* hervor und pflegen am *oberen* Lidrande viel reichlicher entwickelt zu sein, als an dem unteren. Ausserdem sind sie in der Regel an den *beiden Commissuren* sehr zahlreich vertreten. Theilweise haben sie nicht selten die Länge, Stärke und die Farbe der *wahren* Wimpern; die *Mehrzahl* derselben ist jedoch gewöhnlich überaus fein und farblos, so dass ein scharfes und geübtes Auge dazu gehört, um sie zu entdecken. Der *Lidrand selbst* ist dabei *nicht* nothwendig verbildet, er kann nach Entfernung der Pseudocilien ein vollkommen *normales* Aussehen darbieten.

Bei *der Trichiasis* oder der *Einstülpung der Wimpern* wachsen diese ganz *normgemäss* aus der *äusseren Lefze* des Lidrandes hervor. Die *Einwärtskehrung* wird entweder bedingt durch *Krümmung* des aus dem Balge hervorgetretenen Theiles des Haares, oder durch *Verbildung des Lidrandes* als solchen, d. i. durch *narbige Verziehungen* der äusseren Lefze oder durch *Verstreichung der inneren Lefze* und daherige Annäherung der äusseren Lefze an die Oberfläche des Bulbus. Die eingestülpten Wimpern sind *qualitativ* öfters ganz *unverändert*. In anderen Fällen sind sie in hohem Grade *verkümmert* kurz farblos überaus dünn und den Wollhaaren ähnlich. Meistens jedoch finden sich bei der Trichiasis *starke* Wimpern und *daneben* eine grosse

28*

Anzahl *feiner Wollhaare*, von welchen sehr häufig 2—4 und mehr aus *einem einzelnen* Haarbalge hervorsprossen und nach den verschiedensten Richtungen hin sich umbiegen.

Die nach einwärts gekehrten Haare erregen, indem sie gleich fremden Körpern auf die innerhalb der Lidspalte gelegenen Theile wirken, ein unerträgliches *Gefühl* von Kratzen, Stechen, Reiben im Auge und sind oft die Ursache eines mit hochgradiger Lichtscheu einhergehenden *heftigen Lidkrampfes*, durch welchen die Cilien noch weiter verkrümmt werden. Durch die fortwährende mechanische Reizwirkung werden übrigens *entzündliche Zustände* in den oberflächlichen Theilen des Sehorganes angeregt und unterhalten. Man findet die *Conjunctiva* meistens stark geröthet, etwas geschwellt, von Thränen und catarrhalischen Producten überschwemmt, oft auch sehr gelockert und auffällig *hypertrophirt*, in den *späteren* Stadien wohl auch stellenweise schon *geschrumpft*, sehnig entartet, verkürzt. Die *Cornea* bietet in der Regel alle Erscheinungen einer partiellen oder totalen *Keratitis pannosa* dar und ist nebenbei häufig mit *herpetischen* Efflorescenzen verschiedenen Alters, mit *Geschwüren* und *veralteten Trübungen* mannigfaltiger Art bestanden. Mitunter werden sogar die *inneren Bulbusorgane* in den entzündlichen Process verwickelt, es kann *der Bulbus als Ganzes* seine Functionstüchtigkeit einbüssen und selbst der *Atrophie* oder *Phthise* verfallen.

Ursachen. Die *Distichiasis* kann möglicher Weise *primär* und *selbstständig* auftreten, indem aus der *Fötalperiode* herrührende Keime von Haarbälgen aus irgend welcher Veranlassung einen Aufschwung in der Entwickelung nehmen. Man will dies insbesondere bei Individuen mit sehr starkem Haarboden während der *Pubertätsperiode*, wo überhaupt die Haare reichlicher sprossen, beobachtet haben.

In der Regel ist die *Distichiasis* und *Trichiasis* ein *secundäres Leiden*. Sie resultirt am häufigsten aus *chronischen Lidranddrüsenentzündungen*, indem diese einerseits den Anstoss zur *Neubildung* von Haarbälgen geben; anderseits durch *Ernährungsstörungen* der alten Haarbälge zur Verkümmerung der Wimpern, zur *Spaltung* derselben an der Papille führen; ausserdem aber auch durch *Verbildungen des Lidrandes*, insbesondere durch *narbige Verziehungen* der äusseren Lefze die Stellung übrigens *unveränderter* Wimpern in sehr misslicher Weise zu alteriren vermögen.

In ähnlicher Weise werden auch *chronische Bindehautentzündungen*, in specie das *Trachom*, nicht selten zur Ursache der Distichiasis und Trichiasis. Sie haben nämlich ebenfalls ziemlich oft Hypertrophien der den *Lidrand* constituirenden Theile im Gefolge und können so einmal zur *Neubildung* von Haarbälgen, das andere Mal zur *Atrophie* der *vorhandenen* Follikel führen. Ueberdies sind *Verstreichungen der inneren Lidlefze* wegen Schrumpfung der *Conjunctiva* keineswegs seltene Ausgänge. Diese sind aber schon mit *Stellungsveränderungen* der äusseren Lefze verknüpft und der *Lidschlag* thut dann das weitere, um die Wimpern mit dem Bulbus in Berührung zu bringen, wenn er nicht gar den Lidrand selbst *einstülpt* und so ein *wahres Entropium* erzeugt.

Behandlung. Die Hauptaufgabe geht natürlich dahin, den *anatomischen Grund* der Einwärtskehrung zu *beheben*. Insoferne dieser Indication *bei entwickelter* Distichiasis und Trichiasis aber kaum Genüge zu leisten ist, muss sich die Behandlung darauf beschränken: 1. die einwärts gekehrten Haare in dem Masse, als sie nachwachsen, *durch Ausziehen* zu entfernen, um einerseits den aus der *Reizwirkung* hervorgehenden Gefahren zu begegnen, anderseits aber, um eine endliche *Atrophie der Haarpapillen* herbeizuführen, oder 2. den einwärts gekehrten Haaren eine *normgemässere* und wenigstens *unschädliche Richtung* zu geben, oder endlich 3. durch *Vertilgung des Haarbodens* auf Kosten wichtiger Functionen Abhilfe zu schaffen.

1. *Das Ausziehen der Haare* wird am besten mittelst der *Cilienpincette* bewerkstelligt. Es soll das Haar immer *sammt der Zwiebel von der Papille selbst abgerissen* werden, weil dieses Gebilde durch wiederholte Verletzungen am ehesten zum Atrophiren gebracht werden kann. Zu diesem Behufe muss das Haar mit der Pincette *knapp* an der Mündung des Follikels gefasst und durch *langsamen* Zug, nicht ruckweise, ausgezogen werden. Es müssen immer *alle* nach einwärts gekehrten Haare entfernt werden. Auch muss man die Operation *so oft* wiederholen, als sich nachwachsende Häärchen zeigen. *Jede* Versäumniss ist dabei vom Uebel. Es ist oft sehr schwer, die aus den Bälgen hervortretenden *feinen* Stümpfe zu erkennen. Am besten gelangt man zum Ziele, wenn man den Lidrand bei *schief einfallendem* guten Lichte Punkt für Punkt an der Pupille des hinterliegenden Auges vorbeizieht und mustert.

Bei *partieller* Distichiasis und Trichiasis leistet dieses Verfahren am meisten und für einwärtsgekehrte Haare im Bereiche *der inneren Commissur* ist es bisher das einzige vernünftige. Doch wird es auch sehr oft, namentlich bei sehr messerscheuen Individuen und als *provisorische* Massregel, *bei totalem Zweiwuchs* und bei *totaler Einstülpung* der lidrandständigen Haare in Anwendung gebracht. Nach wochen- oder monatlangem fleissigen Ausziehen beginnen die Haare sparsamer und langsamer zu wachsen und werden wohl auch dünner. Während man im Beginne täglich oder jeden zweiten Tag Haare zu extrahiren gezwungen war, genügt es nunmehr, in Zwischenpausen von 1—2 Wochen die einzelnen nachgewachsenen Stümpfe zu entfernen und am Ende kann *der Kranke* bei gutem Gesichte *selbst* die Operation, wenn es Noth thut, vornehmen.

Bei *totaler* Distichiasis und Trichiasis darf man auf ein endliches *Ausbleiben* des Haarwuchses wohl kaum rechnen. Bei *partiellem* Leiden geschieht dieses bisweilen.

Neuerer Zeit hat man zur Entfernung einwärts gekehrter Haare die Anwendung des *Calciumsulfhydrates* empfohlen. Es soll der Lidrand mittelst einer untergeschobenen Hornplatte möglichst weit vom Bulbus abgezogen und dann, so weit er von falsch gerichteten Haaren bestanden ist, mit der genannten Masse bestrichen werden. Nach 4—6 Minuten ist die letztere sammt den Haaren mit einem weichen Linnenfleck oder Charpie abzuwischen und der Rest durch laues Wasser mit einem Pinsel abzuschwemmen. Es sollen Monate lang keine Haare an der betreffenden Stelle nachwachsen.

2. Um den einwärts gekehrten Haaren unter Schonung ihres Fortbestandes *eine bessere Richtung* zu geben, dient am besten eine Art *Transplantation der äusseren Lidlefze und des unter ihr gelegenen Haarbodens*.

Es wird diese Operation wegen ihrer grossen Schmerzhaftigkeit und längeren Dauer am besten in der Narkose des Kranken ausgeführt. Ein Gehilfe, welcher zugleich den Kopf fixirt, schiebt eine Hornplatte unter den betreffenden Augendeckel, hebt ihn weit vom Bulbus ab und zieht den Lidrand durch Spannung der äusseren Liddecke empor, damit er von der

Platte etwas abstehe und für das Messer leicht zugänglich sei. Nun wird die *Randzone* des Augendeckels *von der Randfläche aus* mittelst eines feinen

Fig. 55.

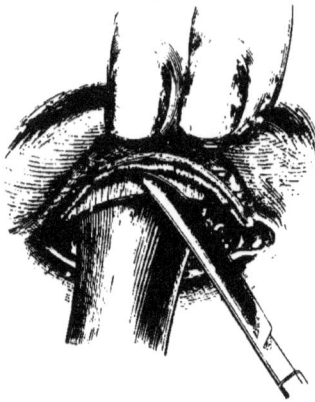

Skalpells (Fig. 55) unter Schonung der Thränenwärzchen auf 2''' Tiefe *in zwei Platten gespalten*, deren *hintere* die Bindehaut mit dem Knorpel und den Ausführungsgängen der Tarsaldrüsen, die *vordere* aber die übrigen Schichten *mit sämmtlichen Haarbälgen* in sich fasst. Der Schnitt muss daher *hart* an der Oberfläche des *Knorpels* geführt werden. Hierauf wird *ein zweiter* Schnitt, 1 1/2—2''' *oberhalb* und *parallel der äusseren Lefze* durch die ganze Dicke der *vorderen* Platte *bis auf den Knorpel* geführt und zwar so, dass die beiden *Wundwinkel* innen und aussen *über* die Enden des ersten Schnittes *hinüber* reichen. Es wird jene Platte dadurch in eine Art *Brücke* umgewandelt, an deren hinterer Fläche die Haarbälge haften und welche nur mittelst ihrer beiden *Enden* an dem Lide festhängt. Ist dieses geschehen, so wird von dem einen Ende des zweiten Schnittes *ein dritter* im *Bogen* so durch die *äussere* Lidhaut zu dem anderen Ende geführt, dass ein *halbmondförmiger Hautlappen* umschrieben wird, welcher mit der Pincette zu fassen und unter thunlichster Schonung des Kreismuskels *abzupräpariren*

Fig. 56.

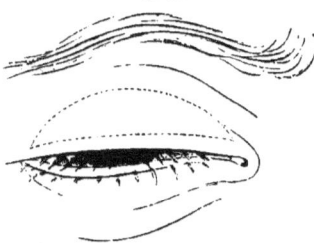

ist. Es muss dieser Lappen, dessen Grenzen (in Fig. 56) durch punktirte Linien angedeutet sind, um so grösser sein und namentlich einen um so grösseren *verticalen* Durchmesser haben, je stärker die Einwärtswendung der Haare und je schlaffer und faltiger die Haut ist, ein *je stärkerer Zug* also auf die Brücke ausgeübt werden soll. Hierauf ist die *halbmondförmige Wundfläche* zu schliessen, indem der *concave* Rand derselben mit dem *wagrechten* durch 4—5 Hefte vereiniget wird. Unter dem Zuge dieser Hefte richten sich die in der Brücke enthaltenen Haare in die *horizontale* Stellung oder gar gegen den Orbitalrand hin. Die *Nachbehandlung* ist jene anderer Wunden. Sehr zu empfehlen ist die *Bedeckung* der geschlossenen Lider mit einem *Bausch von Baumwolle.* Am dritten Tage sind die Hefte zu entfernen.

Einen ganz gleichen Effect kann man auf einfachere Weise dadurch erzielen, dass man nach der Spaltung des Lidrandes eine nach Bedarf grosse *horizontale Falte der äusseren Liddecke mit dem unterlagernden Muskel* durch eine Krückenzange fixirt, nun mittelst krummer Heftnadeln in *verticaler Richtung* 2—3 gewichste starke Fäden hindurch führt und *die Falte mit dem Muskel fest zusammenschnürt.* (S. S. 446 a.)

Es passt diese Operation am meisten für *die totale Trichiasis*, besonders wenn die *äussere* Lefze wegen Verstreichung der *inneren* Lefze nach einwärts gezogen erscheint. *Weniger* leistet sie bei *Distichiasis*, wenn zahlreiche Haare *nahe der inneren Lefze* aus der freien Lidrandfläche hervorbrechen. Auch eignet sie sich mehr für das *obere* als für das *untere* Lid, da bei letzterem auf eine Schonung der ohnehin sehr sparsamen Wimpern kein sehr grosses Gewicht zu legen ist und die *Abtragung* des Lidrandhaarbodens mehr Sicherheit bietet.

Der gefährlichste Feind des Erfolges ist das *Erysipel*, da unter seinem Einflusse die Brücke gerne abstirbt oder vereitert. Zum Glücke tritt der Rothlauf nur sehr selten auf. Mitunter heilt die Brücke stellenweise unter *Eiterbildung* an. Es gehen dann die *Wimpern* im Bereiche des Eiterherdes gerne zu Grunde. Oefters zieht sich die äussere Lefze unter fortschreitender Schrumpfung der Narbe *wieder nach einwärts*, die Haare gerathen abermals in ihre frühere falsche Richtung. Namentlich ist dieses zu fürchten in Bezug auf die den beiden *Commissuren* entsprossenden Haare, denn auf *deren* Richtung hat die Transplantation jener Brücke nur *sehr geringen* Einfluss.

Bei *partiellen Recidiven* muss man sich zur fortgesetzten *Extraction* der einwärts gekehrten Haare entschliessen oder eine der im Folgenden angedeuteten und für *partielle* Distichiasis und Trichiasis passenden Operationen wagen. Bei *totalen* Recidiven ist zur *Abtragung des gesammten Haarbodens* zu schreiten.

Ist schon die eben geschilderte *Transplantationsmethode* bei *totaler* Distichiasis und Trichiasis in ihren Erfolgen nicht ganz sicher, so darf man dieses um so weniger erwarten von einer *blossen Verkürzung der äusseren Lidhaut* bei Schonung des *Lidrandes*, wie selbe durch Beseitigung verschieden geformter Portionen der Liddecke mittelst des Messers, caustischer Stoffe, des Glüheisens, des galvanocaustischen Apparates u. s. w. angestrebt worden ist. Für *partielle* Distichiasis und Trichiasis mögen diese höchst mannigfaltigen Verfahrungsweisen hier und da genügen. Doch hat man für solche Fälle weit sicherere Methoden.

Ganz erfolglos ist in der Regel der mehrfach empfohlene Versuch, *falsch gerichteten* Haaren durch Pflaster, Verbände, durch Ankleben an die Lidhaut mittelst Collodium, durch subcutane Reizung und Narbenbildung des die betreffenden Bälge umgebenden Gefüges eine *entsprechende Stellung* zu geben.

3. *Die Abtragung des Haarbodens* der Lidränder kömmt in Betreff der dabei nothwendigen Handgriffe *theilweise* mit der Transplantation überein. Der Hauptunterschied besteht darin, dass die in ganz ähnlicher Weise gebildete *Brücke gänzlich entfernt* und *nicht* geschont wird. Nachdem nämlich eine Hornplatte unter das betreffende Lid eingeführt und dessen Randfläche für das Messer leicht zugänglich gemacht worden ist, *spaltet* der Operateur *die Randzone* des Augendeckels mittelst eines hart an der Knorpelvorderfläche geführten bei 2‴ tiefen Schnittes in 2 Platten, deren vordere sämmtliche Haarbälge in sich fassen soll (Fig. 55, S. 438). Ein *zweiter senkrecht auf die Lidfläche* bis auf den *Knorpel* geführter Schnitt trennt nun jene Platte soweit nöthig aus ihren Verbindungen. Es darf dieser zweite Schnitt jedoch *nicht parallel* dem Lidrande laufen. *Ist die äussere Commissur frei* von einwärtsgekehrten Haaren, so ist er *bogenförmig* zu führen, so dass seine beiden *Enden* innerhalb der Lidspalte die *äussere Lidlefze durchtrennen* und *alle* Bälge der falsch gerichteten Haare zwischen sich fassen (Fig. 57). *Finden sich aber in der äusseren Commissur* einwärtsgekehrte Haare, so ist diese vorerst durch einen *horizontalen* bis auf die *Fascie* reichenden Schnitt zu trennen und sodann die *Umschneidung* des Haarbodens

vorzunehmen. Der betreffende Schnitt (Fig. 58) hat dann von dem freien
Lidrande in der Gegend des Thränenwärzchens nach aufwärts zu steigen,

Fig. 57.   Fig. 58.

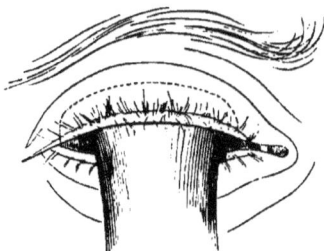
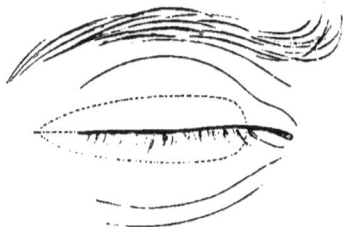

über den Haarbälgen parallel der äusseren Lefze fortzulaufen und jenseits
der Commissur in 2''' Entfernung davon in den *horizontalen* Schnitt unter
einem spitzen Winkel einzumünden. Am *rechten* Auge kann man bequem-
lichkeitshalber den 1. und 3. Schnitt auch in *umgekehrter* Richtung führen.
Ist solchermassen *die Brücke umschrieben*, so muss selbe, falls sie noch an
einzelnen Stellen haftet, mit der Pincette gefasst und mittelst der Schere
oder dem Messer *lospräparirt* werden. Zeigen sich dann *im Bereiche der
Wundfläche* noch einige *Bälge* mit den darin festhaftenden und durch ihre
dunkle Färbung stark hervorstechenden Haarstumpfen, so müssen dieselben
mit der Schere sorgfältigst vom Knorpel *losgeschnitten* werden. Ein besonderer *Verband* ist nicht nothwendig. Innerhalb weniger Tage ist die Wunde,
meistens ohne Eiterung, völlig geheilt und die sich zusammenziehende Narbe
vereinigt bald die äussere Haut mit der Mucosa.

Es hat diese Methode vor den übrigen insoferne etwas voraus, als
durch sie am ehesten *alle* nach einwärts gekehrten Haare *für die Dauer*
entfernt werden. *Völlige* Sicherheit gegen das Nachwachsen *einzelner* Haarbüschel gewährt sie jedoch nicht, ganz abgesehen davon, dass die Abtragung
des Haarbodens sich nicht ohne Gefahr auf die *innere Commissur* erstrecken
lässt. Uebrigens hat diese Methode auch einige erhebliche *Nachtheile*. Erstlich wird das betreffende Auge eines natürlichen *Schutzmittels* gegen äussere
Schädlichkeitseinwirkungen beraubt und so mannigfaltigen Gefahren ausgesetzt. Weiters bedingt die Operation, besonders wenn sie am *unteren* Lide
ausgeführt wird, eine sehr missliche Störung der *Thränenleitung*, da die
beölte Lidrandfläche verloren geht. Es schwimmt das Auge daher gerne in
Thränen und diese pflegen bei jeder selbst der kleinsten Reizeinwirkung
überzufliessen. Nicht selten *obliteriren*, trotz aller Vorsicht bei der Operation,
die Ausführungsgänge der Tarsaldrüsen in dem schrumpfenden Narbengefüge.
Späterhin *atrophirt* öfters sogar *der Knorpel* und *contrahirt* sich auf einen
kleinen dicken Wulst, in dessen Innerem sich nicht selten *Hagelkörner*, wohl
auch *Cysten* entwickeln. Endlich schlägt sich nicht immer die *Mucosa* unter
der Zusammenziehung der Narbe *nach aussen* und rundet und faltet den
Lidrand; in einzelnen Fällen wird vielmehr *die Narbe stark nach innen
gezerrt* und kömmt mit dem Bulbus wohl gar in Berührung. Insoferne

diese Narbe meistens ziemlich unregelmässig und rauh ist, wird dadurch der Bulbus nicht gar viel weniger geschädigt, als durch die einwärts gekehrten Haare.

Diese üblen Folgen treten in gesteigertem Masse und um so sicherer hervor wenn, wie dieses früher üblich war, *der Lidrand seiner ganzen Dicke nach sammt dem Knorpel* abgetragen wird. Dann macht sich nebstbei auch wohl die *Verkürzung des Lides* durch die Schwierigkeit des völligen Lidschlusses, besonders am *äusseren Canthus*, geltend.

4. *Für einzelne einwärtsgekehrte Haarbüschel* dürfte sich zu therapeutischen Zwecken am besten eine Art *Abstechung* der betreffenden Bälge eignen. Nachdem eine Hornplatte unter das Lid geführt und dieses vom Augapfel ab in eine günstige Lage gebracht worden ist, wird (Fig. 59) ein starkes *Lanzenmesser* hinter dem falschgerichteten Haarbüschel *senkrecht* auf die *Lidrandfläche* zwischen die Knorpelvorderfläche und die Haarbälge auf 2''' Tiefe eingestossen. Nun wird durch *zwei* etwas gekrümmte fast senkrecht auf die *Lidfläche* geführte und bis an den Knorpel dringende Schnitte *A* ein V-förmiger *Lappen* abgegrenzt, welcher die Haarbälge in sich fasst, mit der Pincette gefasst und nöthigenfalls mit der Schere aus seinen noch etwa bestehenden Verbindungen *gelöst*. Die *Wundränder* werden durch eine umschlungene *Karlsbader Naht* oder einfach durch 2 *Knopfnähte* mit einander vereinigt. Im Falle das Haarbüschel aber seinen Sitz *in der äusseren Commissur* hat, wird (Fig. 59 *B*) der abzulösende Hautlappen begreiflicher Weise eine *spiessförmige* Figur haben. Die Wundfläche wird dann nur *ausserhalb* der Commissur durch 1—2 Knopfnähte, oder durch Karlsbader Nadeln geschlossen. Sie vernarbt innerhalb weniger Tage, während welchen durch einen Schutzverband die Lider vor *Bewegungen* zu bewahren sind.

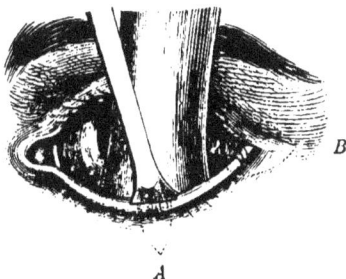

Fig. 59.

Manche haben zu gleichem Zwecke *die Bälge* der nach einwärts gekehrten Haarbüschel durch entsprechende Schnitte blossgelegt und mittelst *Aetzungen* zerstört; oder die Haare *ausgezogen* und *glühende* oder mit starken Aetzmitteln z. B. im Zerfliessen begriffenem Kali causticum bestrichene *Nadeln*, oder einen auf *galvanocaustischem* Wege zu erhitzenden Draht in die Follikel eingeführt. Es sind diese Verfahrungsweisen weniger verlässlich und, wo ein *stärkeres* Haarbüschel zu vertilgen ist, schmerzhafter und langweiliger als die Ausstechung.

4. Das Entropium.

Pathologie und **Krankheitsbild.** Das Entropium ist in einzelnen seltenen Fällen ein *partielles*, insoferne nämlich nur die *der äusseren Commissur nahen* Portionen des *einen* oder *beider* Lidränder sich *nach einwärts* gewendet haben. Weitaus in der Mehrzahl der Fälle ist die Einstülpung eine *vollständige*, es erscheint der Rand des *einen* oder *beider* Lider seiner *ganzen Länge* nach einwärts gekehrt, oder gar der Augendeckel selber nach innen umgeschlagen. Meistens betrifft das Entropium nur das *untere* Lid eines oder beider Augen, oder ist daselbst wenigstens in *höherem Grade* entwickelt, als am oberen Lide.

Man kann *mehrere Grade* der Einstülpung unterscheiden. Der *erste* ist eigentlich nur eine Einwärtskehrung *der äusseren Lidlefze* und beruht auf *Verstreichung und Retraction der inneren Lefze*, ein Zustand, welchen man gewöhnlich noch in der Bedeutung einer *Trichiasis* auffasst. Der *zweite* Grad lässt sich als *Einstülpung des Lidrandes* bezeichnen. Es ist nämlich der letztere *seiner ganzen Dicke* nach gegen den freien Rand des Tarsus umgebogen, so dass die äusserste Randzone der *Liddecke* mit dem *Bulbus* in Berührung kömmt. Der *dritte* Grad ist eine *Einstülpung des Lides als solchen*, der *Knorpel* selbst ist umgeschlagen, der betreffende *Augendeckel* bildet eine Dupplicatur und berührt mit einem grösseren Theile seiner *äusseren Liddecke* den Bulbus. Im *höchsten* Grade endlich erscheint das *Lid* förmlich *eingerollt*, indem der Rand des umgeschlagenen Deckels eine *zweite* Drehung erlitten hat, vermöge welcher seine *freie* Fläche in die *ursprüngliche* Richtung gelangt ist und die *äussere Lefze* mit der *Tarsalbindehaut* in Berührung kömmt.

Das Entropium ist gleich der Trichiasis und aus demselben Grunde eine *Quelle sehr heftiger Reizzustände*, welche sich einerseits durch kratzende stechende reibende Schmerzen, durch Lichtscheu und ansehnliche Verstärkung des etwa schon vorhandenen Blepharospasmus, anderseits durch starke Injection der Gefässe, Schwellung der Gefüge, reichliche Aussonderungen u. s. w. offenbaren. Sie steigern sich, wenn das Entropium nicht alsbald beseitiget wird, rasch zur *wahren Entzündung*, während *vorhandene* entzündliche Processe einen Aufschwung und damit auch oft eine für die Functionstüchtigkeit des Auges verderbliche Wendung nehmen. Man findet darum *frische* Entropien fast immer combinirt mit *Keratitis*, mit *herpetischen Efflorescenzen*, theilweisen *Verschwärungen der Cornea* und deren *Folgen*, mit entzündlicher *Auflockerung* und oft auch schon mit sehr weit gediehener *Hypertrophie der Bindehaut* und des *Knorpels*. Später *gewöhnt* sich gleichsam das Auge an die Reizwirkung des eingestülpten Lides, die Entzündung geht zurück und tritt nur *zeitweise* wieder hervor. Während solcher *Exacerbationen* wird das *Entropium* nicht selten vorübergehend oder dauernd *gesteigert*. Am Ende *obsolescirt* die hypertrophirte Bindehaut, *verkürzt* sich mehr und mehr, der *Knorpel* beginnt zu *schrumpfen* und in seiner Verkrümmung zu *erstarren*, das Entropium wird in wahrem Sinne *ständig*.

Ursachen. *Die leichtesten Grade* des Entropium, welche noch vielfältig zu der *Trichiasis* gerechnet werden, finden ihre Veranlassung in *Abschleifungen* und *Einziehungen* der *inneren Lidlefze*, sowie in *Abrundungen* und *narbigen Verbildungen des Lidrandes als Ganzen*, wie selbe als Ausgänge der *Blepharitis ciliaris* und höhergradiger *Bindehautentzündungen*, vornehmlich des *diffusen Trachomes*, ziemlich häufig vorkommen (S. 376 d).

Wahre Einstülpungen der Lider sind in *letzter* Instanz immer auf die Wirkung des *Musculus subtarsalis* und *orbicularis palpebrarum* zu beziehen. Jene Alterationen des *Lidrandes* können dabei allerdings *wesentlich mitwirken*. Sie sind jedoch nur als *disponirende* Momente zu betrachten, welche eben so gut *fehlen* können. In der That reichen *Krämpfe der genannten Muskeln an und für sich* hin, um Entropien bei vollkommen *normaler* Gestaltung der Lider und ihrer Ränder zu erzeugen und *ständig* zu machen (*Entropium spasticum*); daher denn auch *alles*, was derlei *Krämpfe anzuregen* und besonders auch durch einige Zeit zu *unterhalten* vermag, möglicher Weise zum pathogenetischen Momente eines Entropium werden kann. Obenan stehen in dieser Beziehung *gewisse Ophthalmien*, namentlich *Keratitis*, da diese häufiger als andere Augenentzündungen mit *sehr bedeutender* Lichtscheu und heftigen Lidkrämpfen einhergeht.

Die *beiden Köpfe* des Musculus subtarsalis sind eben nur Fortsetzungen des *Thränenmuskels*, welcher als ein breiter und dicker Bauch an der *Crista lacrymalis* entspringt. Sie laufen in der Dicke der beiden Lidränder, der *inneren Lidlefze* näher, bis gegen die *äussere Commissur* und gehen auf diesem Wege *zahlreiche* Verbindungen mit der *äusseren Decke* der Lidränder ein. Zieht sich der Thränenmuskel mit seinen beiden Köpfen zusammen, so werden *sämmtliche* Ansatzpunkte des Musculus subtarsalis, also vornehmlich die *innere Lefze*, gegen den inneren Canthus und mittelbar gegen die Crista lacrymalis verschoben, so zwar, dass *entsprechende* Punkte *beider* Lefzen sich um ein Bedeutendes von einander entfernen. Gleichzeitig wird, weil der *Muskel als Ganzes* in einem grossen *Bogen* über die *grösste* Convexität des Bulbus gespannt ist und seine beiden Köpfe in der Gegend der äusseren Commissur als *fixirt* zu betrachten sind, die innere Lefze gegen die Oberfläche des Bulbus *gedrückt* und ihr das Streben mitgetheilt, sich in *verticaler* Richtung zu verschieben, um so den Bogen zu *verkürzen*. Es nähern sich in Folge dessen die *äusseren* Lidlefzen der Bulbusoberfläche und daher treffen die Lidränder nicht mehr mit den *Flächen* auf einander, sondern diese stellen sich zu einander in einem *nach hinten offenen Winkel*.

Man kann diese Wirkung sehr deutlich nachweisen bei *Krämpfen des Thränenmuskels*, wie selbe bisweilen in der Praxis beobachtet werden. Hier geht die Verschiebung der einzelnen Theile des Lidrandes bisweilen so weit, dass der letztere sich förmlich *umrollt*. Die ganze Bewegung macht dabei den Eindruck, als würde der Lidrand in einer sehr weiten Spirale um den freien Rand des Lidknorpels nach innen und hinten *gedreht*.

Sind durch den Musculus subtarsalis die Lidrand*flächen* einmal nach *innen* gewendet, so thut der *gleichzeitig* contrahirte *Kreismuskel* leicht das übrige, um die *Einstülpung zu vervollständigen*. Es wird der letztere nämlich aus einer Anzahl muskulöser Schlingen gebildet, welche einerseits in dem Balkenwerke des Lidbandes, andererseits aber im Niveau des äusseren Canthus an der Aponeurose *befestiget* sind und eine *doppelte* Curve, einmal in *senkrechter* Richtung, das andere Mal in *wagrechter*, von vorne nach hinten, beschreiben und bei ihren Contractionen, indem sie sich aus dem Bogen in dessen Sehne zu verkürzen suchen, einen *Druck* auf die in ihrer *Concavität* gelegenen Theile ausüben. Dieser Druck wirkt in der einen und in der anderen Richtung je nach Massgabe der *respectiven Krümmung* der Fleischbündel. Die *innersten* Faserlagen ziehen bei *geschlossener Lidspalte* fast *horizontal* über die grösste Convexität. Ihre Wirkung in *verticaler* Richtung ist dann also fast *Null*, während sie in *horizontaler* Richtung das Maximum erreicht und ganz geeignet ist, die *äussere Lidlefze* um ein *weiteres* dem Bulbus zu nähern, in gewisser Beziehung also die Wirkung des M. subtarsalis zu *verstärken*. Ist aber die äussere Lefze dem Bulbus stark genähert, so bildet der *gesammte* Lidtheil des Kreismuskels *nicht mehr eine einzige* Wölbung, sondern die obere und die untere *Hülfte je eine für sich*, und diese beiden Wölbungen stossen an der Lidspalte unter einem nach hinten sehenden *Winkel* auf einander. Dieser Winkel wird dann noch *weiters verkleinert* durch die Wirkung der *ferner stehenden* Faserbündel des Kreismuskels, da diese die Lidränder mit um so grösserer Kraft *zusammenpressen*, je stärker ihre Krümmung in *verticaler* Richtung ist. Es wirken also der M. subtarsalis und *sämmtliche* Faserbündel des Lidtheiles des Kreismuskels zusammen, um die Lidränder einem *Ausweichen nach hinten* zu bestimmen und es kömmt nur auf die *Kraft* an, mit welcher sich die Muskeln contrahiren, ob ein Entropium zu Stande kommt, oder nicht. Ist dann der Lidrand einmal *eingestülpt*, so ist die Stellung der beiden Hälften des Kreismuskels der *ferneren Steigerung* des Entropium um so günstiger und hat sich einmal das Lid wirklich *umgeschlagen*, so genügt schon die Wirkung des *mechanisch* gezerrten M. subtarsalis, um die Einstülpung zur *Umrollung* zu gestalten.

Es liegt nach allem dem auf der Hand, dass *Abschleifungen der inneren Lid-lefze* so wie *Abrundungen der Lidränder* das Entropium sehr *begünstigen*, da sie eben das Ausweichen nach hinten *erleichtern* und überdies durch Annäherung der äusseren Lefze an den Bulbus einen *Theil* der zur Entropionirung erforderlichen *Muskelwirkung überflüssig* machen. Es ist weiters auch klar, dass *starke Schwel-lungen der Conjunctiva* der Einstülpung der Lider förderlich sind. Sie drängen nämlich die Lidränder etwas vom Bulbus ab, sind aber nicht resistent genug, um dem Ausweichen der Lidränder nach hinten ein bedeutendes Hinderniss zu setzen. Dazu kömmt dann noch, dass solche Schwellungen in der Regel besonders stark im *Uebergangstheil* der Bindehaut hervortreten, dass sie daher die *Flächen* der beiden Lider gewöhnlich *weit mehr* nach vorne drängen, als die *straffer* gespannten *Lidränder* und dass sie sonach schon von vorneherein den *Winkel* sehr verkleinern, unter welchem die beiden Hälften des Kreismuskels auf einander wirken.

Selbstverständlich hat auf das schwierigere und leichtere Zustande-kommen eines Entropium auch die *Resistenz des Knorpels* einen sehr gewich-tigen Einfluss. Je *geringer* diese, um so leichter kömmt es zur wahren Einstülpung. Daher findet man das Entropium auch viel häufiger am *unteren Lide*, als am oberen; es entwickelt sich mit *Vorliebe* im Verlaufe von Ophthalmien, welche mit starker Lockerung und Schwellung des *Knor-pels* einhergehen und kommt ganz unverhältnissmässig häufig *bei Greisen* mit welker schlaffer Haut vor. Bei letzteren genügen bisweilen schon *ganz geringfügige* Lidkrämpfe, um das untere Lid zu entropioniren, ein Um-stand, welcher sich mitunter in der misslichsten Weise geltend macht nach Staaroperationen, besonders wenn etwa noch ein schlecht angelegter Verband oder ein unrichtig angeheilter und am unteren Lidrande sich spiessender Hornhautlappen begünstigend mitwirkt.

Es sind *Lidkrämpfe* übrigens durchaus *kein unerlässliches* Erforderniss zur Entstehung von Entropien. Es genügen zur wahren Einstülpung der Lider die *normalen* Kraftäusserungen der Lidmuskeln, wenn durch *Schrumpfungen des Knorpels*, z. B. in Folge von Trachom, durch *Symblepharon*, durch *nar-bige Contractionen* der äusseren Lidhaut oder Conjunctiva Theile der Lid-ränder oder diese ihrer ganzen Länge nach in eine *falsche gegenseitige* Stel-lung gekommen sind, vermöge welcher sie bei Schliessung der Lidspalte unter einem *nach einwärts* sehenden Winkel auf einander stossen. Ausser-dem führt *Abspannung der Augendeckel* wegen phthisischem *Untergange* oder *Exstirpation des Bulbus*, ganz abgesehen von etwaigen *kräftigeren* Contrac-tionen des M. subtarsalis und Kreismuskels, in der Regel zur Verenge-rung der Lidspalte und zur Einwärtskehrung der Lidränder, indem dann eben die *Widerstände* wegfallen, welche sich *sonst* der Wirkung dieser Mus-keln entgegenstellen *(Entropium organicum)*.

Behandlung. Deren *Aufgabe* ist in erster Linie, der *Entstehung* und *Consolidirung* von Entropien *entgegenzuwirken*. Ist die Einstülpung bereits *älteren Datums* und fusst sie theilweise sogar auf *ständigen materiellen* Ver-änderungen der Lider oder des Bulbus, so zielt die Indication darauf hin, den betreffenden Augendeckel *in seine normale Stellung rückzustülpen* und darin unter thunlichster Schonung seiner Gestalt, Grösse und Functions-tüchtigkeit auf *operativem* Wege *für die Dauer zu fixiren*.

1. *In erster Beziehung* ist richtige Behandlung des *Grundleidens* das Haupterforderniss. In der Regel schwindet unter einem rationellen Kur-verfahren der Lidkrampf, worauf nicht selten *geringgradige* und *frische* Entropien *von selber* zurückgehen, wenn nicht *Formveränderungen* der Lid-

ränder oder Erschlaffung der Theile im Wege stehen. Zum mindesten wird durch eine solche Behandlung der Blepharospasmus insoweit besänftigt, dass sich die gegen die Einstülpung der Lider *direct* gerichteten Heilmethoden leichter und mit grösserer Aussicht auf Erfolg durchführen lassen. Nöthigenfalls wird neben der Behandlung des Grundleidens auch noch dem Lidkrampfe *speciel* Rechnung zu tragen sein.

Je nach Umständen können dann kalte oder laue *Fomente*, Ueberschläge von Lösungen des *Belladonnaextractes*, *Atropineinträufelungen*, die *endermatische* Anwendung des Atropin, die Befestigung von in eine Mischung von *Chloroform* und Oel getauchten Charpiebäuschchen auf der Supraorbitalgegend von Nutzen sein. Auch wird sehr das zeitweilige Untertauchen des Gesichtes unter kaltes Wasser gelobt.

Immerhin gibt es *ausnahmsweise* Fälle, in welchen der Lidkrampf allen diesen Versuchen spottet, mit der grössten Heftigkeit und unter intensiven Schmerzen hartnäckig fortbesteht, das Entropium mehr und mehr steigert und umgekehrt von demselben unterhalten wird, während gleichzeitig der Augapfel durch die mechanische Einwirkung der Wimpern in seiner Functionstüchtigkeit geschädigt wird. In solchen *seltenen* Fällen hat man mit gutem Erfolge die *mehrfache subcutane Durchschneidung des Orbicularmuskels* ausgeführt. In neuester Zeit zieht man die *Durchschneidung des Nervus supraorbitalis* vor. Nach den vorliegenden Berichten hat diese Operation bei den hartnäckigsten Lidkrämpfen der verschiedensten pathogenetischen Formen die ausgezeichnetesten Resultate geliefert und *niemals* eine dauernde vollständige *Anaesthesie* der betreffenden Theile zurückgelassen. In mehreren Fällen genügte die *einseitige* Durchschneidung für den binocularen Erfolg. In anderen Fällen musste die Durchschneidung an *beiden* Seiten ausgeführt werden.

2. *Stülpt sich bei Greisen mit sehr schlaffen Augendeckeln* im Verlaufe einer voraussichtlich *in kurzer Zeit zu bewältigenden* Ophthalmie der *sonst unveränderte Lidrand nach einwärts* und ist der *Lidkrampf nicht sehr erheblich*, so wird der Heilzweck öfters ganz vollständig erreicht, wenn man eine *breite horizontale Hautfalte* aus der *Fläche* des Lides zwischen die Arme einer *federnden Entropiumzange* zwängt und so den Lidrand in seiner normalen Stellung erhält (Fig. 60). Es ist diese Zange nach dem Principe der Serres fines aus federndem *Pak-*

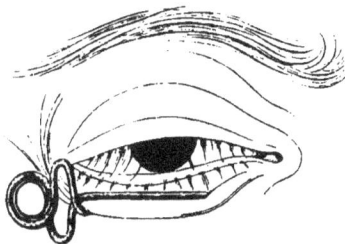

Fig. 60.

fongdraht gebildet, ihre beiden Arme sind jedoch *abgeplattet* und an ihrer Innenseite *zart gerifft*, damit sie besser haften. Bei *starken* Contractionen der Muskeln pflegen sie sich trotzdem mit der Zeit etwas zu *verschieben*; daher es gut ist, die Zange im Laufe des Tages ein und das andere Mal wieder in die entsprechende Lage zu bringen und, um ausserdem den Druck nicht immer auf dieselben Theile der Haut wirken zu lassen, die Stellung des Instrumentes so weit es thunlich ist zu wechseln.

Serres fines könnten zu demselben Zwecke verwendet werden. Doch *drücken* dieselben, auch wenn sie noch so fein und zart gebaut sind, öfters die Haut *durch* und erregen gerne heftige *Entzündungen*. Ueberdies verursachen sie auch starke *Schmerzen*, welche den Kranken zu um so kräftigeren Contractionen der Lidmuskeln verleiten und dann die Wirkung *unzulänglich* machen.

Zu gleichem Behufe kann man auch eine *quere Hautfalte* aus der Fläche der Lider durch 3''' breite und 1''—1½'' lange, *in Collodium getauchte Leinwandstreifen*

(Fig. 61 *A A*) fixiren. Sie kleben rasch an und ziehen sich dabei etwas zusammen, wodurch ihre Zugwirkung verstärkt wird. Am besten werden dieselben *schräg
nach unten und aussen* aufgelegt, da sie solcher Weise am wirksamsten den Lidmuskeln entgegenarbeiten. Leider

Fig. 61.

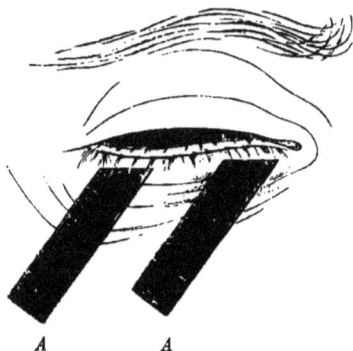

A   A

vertragen sie *kein Wasser* und wo starkes *Thränenträufeln* gegeben ist, was bei Entropium häufig vorkömmt, lösen sie sich immer binnen kurzem wieder ab, entsprechen also dem Zwecke nicht. Dazu kömmt dann noch die *reizende* Wirkung des Collodium, welche bei öfterem Anlegen frischer Streifen gerne zu Hautentzündungen führt und so zum Aufgeben des ganzen Verfahrens zwingt, ehe der Zweck erreicht wurde.

3. *Besteht ein durch Lidkrämpfe veranlasstes Entropium schon längere Zeit*, so reicht eine blos *mehrtägige* Verkürzung der äusseren Lidhaut *nicht* mehr aus; es muss das Lid

wenigstens durch *Wochen* oder *Monate* in seiner normalen Stellung fixirt werden, um darin erstarken zu können und ausserdem muss selbstverständlich auch die der Einstülpung günstige *Wirkung der Lidmuskeln* paralysirt werden. Zu diesem Behufe dient, *wenn der Lidrand in keiner Weise alterirt ist*:

a) Die Abschnürung einer horizontalen Hautfalte und der unterliegenden Muskelfasern. Um diese auszuführen, zieht der Operateur, während ein Gehilfe den Kopf des Kranken festhält, die äussere Liddecke in der Mitte der Breite des Augendeckels mittelst dem Daumen und Zeigefinger der linken Hand möglichst weit ab und fasst sodann einen *genügend breiten* Theil dieser Hautfalte zwischen die Arme einer *Krückenzange*. Es ist hierbei wohl zu achten, dass die Falte wirklich *horizontal* laufe, damit der auf die äussere Lefze wirkende Zug ein *gleichmässiger* sei. Auch muss die gefasste Hautfalte *so breit* sein, dass die äussere Lidlefze einigermassen *nach*

Fig. 62.

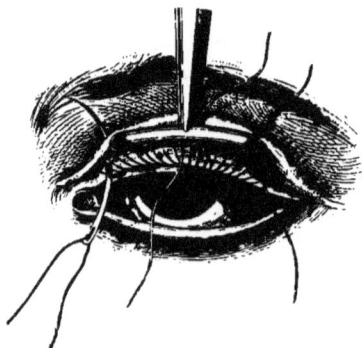

aussen gekehrt erscheint. Ist die Falte innerhalb der Krückenzange gehörig *gerichtet*, so wird erstlich (Fig. 62) in der Nähe der *äusseren* Commissur eine mit einem stark gewichsten Faden armirte krumme Nadel, 1''' weit von der äusseren Lefze entfernt, eingestochen, *hart am Knorpel* unter der Hautfalte fortgeführt und dann in entsprechender Distanz wieder ausgestochen. Ein *zweiter* Faden wird in der *Mitte* der Lidbreite oder in der Gegend der grössten Einstülpung und ein *dritter* nahe der *inneren* Commissur in derselben Weise eingeführt. Nun wird

die Krückenzange entfernt und *jeder einzelne* Faden in einen *Knoten* geschürzt und fest zusammengezogen.

Es ist dieses Manöver sehr *schmerzhaft*, doch verliert sich der Schmerz ziemlich bald. Es entwickelt sich hierauf eine *Entzündung*. Tritt dieselbe nicht unter gar zu stürmischen Erscheinungen auf, so kann man sie ganz gut sich selbst überlassen, nur muss für gutes Verhalten des Kranken gesorgt und die *Bewegung der Lider* durch einen *Schutzverband* mit Baumwolle gehindert werden. Bei *sehr intensiven* Entzündungssymptomen können *Eisumschläge* in Anwendung gebracht werden. Kömmt es zum *Erysipel*, so thut man gut, die Hefte zu lösen und eine *andere* Methode zu versuchen. Widrigenfalls *bleiben die Hefte liegen*, bis sie von *selbst durch Eiterung* abgestossen werden.

Der Erfolg dieses Verfahrens ist in der *Mehrzahl* der Fälle ein sehr günstiger, vorausgesetzt, dass es sich um *nichts Anderes* als um *Rückstülpung* des entropionirten Lides handelt. Durch die Entzündung werden nämlich die in die Ligatur gefassten Theile der Lider *unter einander verlöthet* und wohl auch in derbe sehnige *Narbenmassen* verwandelt, welche kurze Zeit nach der Verheilung noch deutlich zu sehen und zu fühlen sind, später aber sich ziemlich verlieren, während das Lid *gewöhnlich* in seiner *normalen* Stellung verharrt. Mit *Sicherheit* darf jedoch hierauf *nicht* gerechnet werden, weil die Narben unter fortgesetzter Zugwirkung der Lidmuskeln bisweilen wieder so weit ausgedehnt werden, dass der Lidrand *neuerdings* in eine *falsche* Stellung geräth.

b) Die Erzeugung schrumpfender Hautnarben durch Ausschneidung eines oder mehrerer Lappen aus der äusseren Decke des entropionirten Lides. Am meisten entsprechen dürfte in Berücksichtigung der Zugwirkung der Lidmuskeln die Exstirpation *zweier myrthenblattähnlicher Lappen* welche, je einer der inneren und äusseren Commissur näher, eine *schräge Rich-*

Fig. 63.

tung nach unten und aussen haben und bei einer grössten Breite von 2‴ etwa ³/₄ Zoll in der Längs-axe messen (Fig. 63). Sie werden am leichtesten gebildet, indem mittelst der Finger die äussere Decke des Lides in der erwähnten Richtung emporgehoben, die Falte mit einer *Krückenzange* gefasst, gehörig abgemessen und sodann mittelst der *Schere* in *einem* Schlage abgeschnitten wird. Die Wundränder sind durch *Knopfnähte zu vereinigen.*

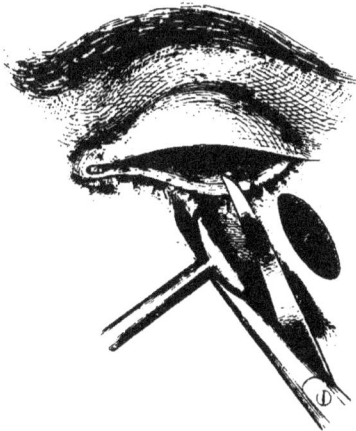

Die *verticale* Stellung der beiden Lappen ist *theoretisch* weniger entsprechend; doch werden damit erfahrungsmässig ebenfalls ganz gute Erfolge erzielt. *Völlige* Sicherheit gewährt das Verfahren überhaupt nicht, da die Schrumpfung der Narben keineswegs immer so gross ist, dass der Lidrand in seiner normalen Stellung erhalten werden könnte. Am häufigsten fällt die Zugwirkung *ungenügend* aus, wenn nach älterem Brauche eine *einzige horizontale breite Hautfalte* exstirpirt wird.

3. *Ist die innere Lefze stark abgeschliffen* oder *narbig verbildet* und *verzogen,* so genügt die *blosse Aufrichtung* des entropionirten Augendeckels nur selten, um den Bulbus vor der Einwirkung der Wimpern zu sichern. Man empfiehlt dann ganz allgemein die *Transplantation der äusseren Lefze* (S. 437. 2.) oder die *Abtragung des Lidrandes* (S. 439. 3.). *Vorzüglicher* scheint in derartigen Fällen jedoch nach den Erfahrungen der Neuzeit *die Combination der Umschnürung einer horizontalen Hautfalle mit der Cantho-plastik* (S. 429).

4. Ganz besonders ist dieses *letztere combinirte Verfahren* angezeigt, *wenn das Entropium durch Schrumpfung des Knorpels und der Bindehaut veranlasst* worden und bereits *veraltet,* vielleicht gar *mit Verkürzung der Lid-spalte gepaart* ist. Es wird durch die Spaltung der äusseren Commissur nämlich die *entropionirende* Wirkung der Lidmuskeln zum grossen Theile aufgehoben und der Lidrand sonach unter Cooperation der schrumpfenden Hautnarbe leicht in geringem Grade *nach aussen gestülpt erhalten,* der Haupt= zweck also *unbeschadet dem Fortbestande der Wimpern* erreicht.

Um dem Lidrande *bei Verkrümmung des Knorpels* eine *unschädliche* Richtung zu geben, ihn vom Bulbus *abzukehren,* wird in neuester Zeit noch ein anderes Verfahren, besonders für das *obere* Lid, empfohlen. Vorerst wird der *Lidrand* an jener Stelle, wo die Cilien am meisten nach innen gekehrt sind, auf 1''' Tiefe *gespalten* (S. 438); hierauf *parallel* dem äusseren Lidrande und ungefähr 2''' *über* demselben die Haut durchschnitten, nach oben gezogen und in der nun klaffenden Hautwunde mittelst Pincette und Schere einige Bündel des *Kreismuskels* der ganzen Lidbreite nach ausgeschnitten, um den Knorpel bloszulegen. Nun wird auf der *Elfenbeinplatte* der *Knorpel* seiner Breite nach in *horizontaler* Richtung *schief* durchschnitten. Hierauf werden *Hefte* angelegt mittelst krummer Nadeln und gewichster *Doppelfäden,* welche vorerst durch den *oberen convexen Rand des Tarsus* und dann je ein Faden *unter* und *über die Hautbrücke* des Lidrandes geführt und stark zusammengezogen werden, so dass der *untere* Theil des Knorpels *unter den oberen* weicht und der Lidrand leicht ectropionirt erscheint. Es genügen immer 3 solche Hefte. Die Fäden werden an der Stirne befestigt und die Lider durch einen *Schutzverband* unbeweglich erhalten. Nach 2—3 Tagen können die Hefte entfernt und die *äussere* Wunde mit *Collodium* bestrichen werden. Die Verheilung ist dann meistens schon so weit gediehen, dass die beiden Knorpelhälften nicht mehr aus einander weichen, der Lidrand also seine zweckdienliche Stellung erhält.

Zu gleichem Zwecke wurde früher *die Durchschneidung des Knorpels und Aus-wärtsstülpung des Lidrandes* in anderer Weise und theilweise mit gutem Erfolge geübt. Es kann dieses Verfahren auch *dermalen* in gewissen Fällen als *passend* erachtet werden.

Während ein Gehilfe den Kopf des Kranken fixirt, wird das eingestülpte Lid zwischen die Branchen einer *Krückenzange* gefasst. Das Querstück derselben soll *parallel dem Lidrande* stehen und das der Conjunctiva anliegende Blatt des Querstückes mit seinem freien Rande die *grösste verticale* Concavität des Knorpels *halbiren.* Hierauf wird der Augendeckel seiner *ganzen Dicke nach* von innen nach aussen durch zwei *senkrecht auf den Lidrand geführte Schnitte* gespalten, indem ein *Bistouri* an den beiden *Enden* des Querstückes der Zange, 1½'''—2''' *über* den Commissuren entfernt, in der Höhe der grössten Concavität oder der Umbiegungs-linie des Knorpels durchgestossen und dann in *einem* Zuge gegen den Lidrand und *senkrecht* auf diesen ausgeschnitten wird. Nun wird das Lid durch eine Wendung der Zange *umgestülpt* und der *Knorpel* durch einen *horizontalen Schnitt* getrennt, welcher die Wundwinkel der beiden senkrechten Schnitte mit einander vereinigt (Fig. 64). Ist dieses geschehen, so wird eine *horizontale Falte der äusseren* Liddecke und des *Kreismuskel* in die Branchen der Krückenzange gefasst, mit einer *Schere ausgeschnitten* und die Ränder der länglich ovalen Wundfläche durch 2—3 *Knopfnähte* vereinigt. Diese Hautfalte muss *so breit* sein, dass nach Anlegung der Hefte der zwischen beiden senkrechten Schnitten gelegene Theil des Lidrandes etwas *nach aussen gestülpt* erscheint, und so die beiden Wundränder des *Knorpels* gezwungen werden, in einem *nach hinten sehenden Winkel* mit einander zu verwachsen. Das Resultat ist meistens ein geringgradiges und unschädliches *Ectropium* des mittleren Theiles des Lidrandes. Auch bleiben an der Stelle der beiden *senkrechten* Schnitte gerne seichte Colobome der Lider zurück.

Fig. 64.

Es ist klar, dass diese Operation auf die *Stellung der den Commissuren nächstgelegenen Theile des Lidrandes* nur *geringen* Einfluss zu nehmen im Stande sei. Bleibt daher an diesen Orten eine geringe Einstülpung oder Trichiasis zurück, so muss die *Abtragung* des betreffenden Lidrandtheiles (S. 441) vorgenommen werden. Bleibt die Durchschneidung des Lidknorpels *auch* im *mittleren* Theile des Augendeckels *ohne* Erfolg oder kömmt es zu einer *Recidive*, so ist der Lidrand seiner *ganzen* Länge nach *abzutragen* (S. 439).

5. *Ist Phthisis oder Exstirpation des Bulbus die Veranlassung* eines wegen Einwärtskehrung der Wimpern lästigen und gefährlichen *Entropium*, so kann die *Einlegung eines künstlichen Auges*, oder einer ähnlich geformten elfenbeinenen oder porcellanenen *Platte* mitunter die Operation ersetzen.

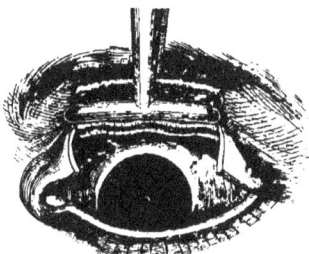

5. Das Ectropium.

Pathologie und **Krankheitsbild.** Die *Auswärtskehrung* beschränkt sich bisweilen auf einen *Theil* des einen oder des anderen Lidrandes. Meistens jedoch ist das Ectropium insoferne ein *totales*, als der Lidrand seiner *ganzen Länge* nach in eine falsche Stellung gekommen ist. Es betrifft das Ectropium öfter das *untere* als das *obere* Lid, findet sich übrigens auch an *beiden* Augendeckeln des *einen* oder *beider* Augen.

Man kann mehrere *Grade* des Ectropium unterscheiden. Auf der *niedersten* Entwickelungsstufe ist es nur eine *Abhebung der inneren Lidlefze*, ein nicht völlig genaues Anschliessen des Lidrandes an den Bulbus. In anderen Fällen erscheint *der Lidrand in Wahrheit nach auswärts gekehrt*, es ist die Randzone des Lides nach vorne gebogen, so dass der eigentliche Lidrand weit vom Bulbus absteht und dessen *Randfläche nach vorne* sicht. Beim Lidschlusse trifft der Rand des gesunden Lides auf den vordersten Theil der *Innenfläche* des kranken Lides und schiebt sich gleichsam *hinter* dieses hinein; oder es stossen, falls beide Lider in *gleicher* Weise alterirt sind, die Ränder derselben unter einem *spitzen nach vorne sehenden Winkel* auf einander. Als *dritten* Grad kann man die *Umstülpung des Lides als solchen* bezeichnen. Der betreffende Augendeckel ist in seiner verticalen Breite *umgebogen*, die Fläche des Lidrandes sieht nach *unten*, beziehungsweise nach *oben*, beim Lidschlusse trifft das gesunde Lid auf die Umbiegungslinie der *Lidbindehaut*, deren Randzone bleibt demnach *entblösst*. Die *äussere Commissur* erscheint dabei in der Regel *verrückt*, sie sinkt beim Ectropium des *unteren* Lides beträchtlich nach *abwärts*, beim Ectropium des *oberen* Lides aber wird sie *emporgezogen*. Die *höchsten* Grade des Ectropium endlich stellen sich als eine *totale Umkehrung des Lides* dar. Dieses hat sich zur Oberfläche des Bulbus in einen *stumpfen* Winkel gestellt, seine *hintere* Fläche ist zur *vorderen* geworden, so dass die *ganze* betreffende Hälfte des *Conjunctivalsackes zu Tage liegt* und der Bulbus gar nicht oder nur schwierig mehr gedeckt werden kann.

In der *Natur* sind diese vier Grade begreiflicher Weise *nicht scharf* von einander getrennt, sondern hängen durch zahlreiche *Zwischenglieder* mit einander zusammen. Die *Umstülpung* des Lides entwickelt sich übrigens nicht selten *aus* einer vorläufigen *Auswärtskehrung* des Lidrandes und dieser geht oft eine blosse *Abhebung* des Lidrandes voran.

Die *gradweise Zunahme* des Ectropium erscheint dann bedingt durch das Fortbestehen der disponirenden Momente, besonders aber durch die mit der falschen Stellung der Lidränder zu einander veränderte Wirkung der *Kreismuskelfasern*. Es treibt nämlich, falls die Lidränder unter einem *nach vorne sehenden spitzen Winkel* auf einander stossen, die Hauptmasse der Kreismuskelfasern beim Lidschlusse die Lidränder mit überwiegender Kraft *nach vorne*. Die dem Lidrande *nächsten* Bündel des Orbicularis mit dem Subtarsalmuskel sind viel zu schwach, um diesem Drucke das Gleichgewicht zu halten. Sie können sich daher nur dadurch verkürzen, dass sie den nach *auswärts* gekehrten Lidrand *völlig umstülpen*.

Die *veränderte* Stellung der Lidränder zur Oberfläche des Bulbus ist der normalen *Thränenleitung* hinderlich. Ist das *untere* Lid ectropionirt, so sammeln sich unverhältnissmässig grosse Mengen von Thränen in der tiefen Furche zwischen der inneren Fläche des abgehobenen unteren Augendeckels und der Bulbusconvexität. Das Auge scheint daher in Thränen zu schwimmen, namentlich wenn äussere Reize auf dasselbe wirken. Eine unmittelbare Folge dessen, so wie auch einfacher Abhebungen des *oberen* Lidrandes, sind *Störungen des Sehvermögens* wegen ungleichmässiger Befeuchtung der Hornhaut beim Lidschlage. Bei den *höheren* Graden des Ectropium, besonders des *unteren* Lides, *überfliessen* wohl auch die Thränen, sobald sie sich in grösserer Menge sammeln und bedingen *Excoriationen der Wangenhaut*, *Entzündungen* derselben u. s. w. Die Einwirkung der atmosphärischen Luft und anderer äusserer Schädlichkeiten auf *blosgelegte Theile der Bindehaut* oder gar auch *der Cornea* führt endlich, wenn auch langsam, zu *ähnlichen* krankhaften Vorgängen, wie das *Entropium*. Die *Bindehaut* wird in einem fortwährenden Reizzustand erhalten und *hypertrophirt*, sie überzieht sich mit verhornendem Epithel, *schrumpft* am Ende, während der mitleidende *Knorpel atrophirt* und unter mannigfaltigen Verkrümmungen sich zusammenzieht und erhärtet. Die *Hornhaut* trübt sich dann meistens *pannös*, wenn sie nicht gar unter den häufigen Entzündungsanfällen durch *Verschwärung* geschädigt oder vernichtet wird.

Die **Ursachen** des Ectropium sind überaus mannigfaltig. 1. In einzelnen Fällen ist *Functionsschwäche oder wirkliche Lähmung des Kreismuskels* die hauptsächlichste Veranlassung. Insoferne können

a) *Gehirnleiden* oder *Leitungshemmungen* im Bereiche des *Nervus facialis* das ätiologische Moment abgeben (*Ectropium paralyticum*). Bei den *niedersten* Graden der Parese äussert sich der krankhafte Zustand blos durch *weniger festes* Anschliessen des Lidrandes an den Bulbus und durch gehinderte Thränenleitung. Bei den *höheren* Graden der Parese jedoch *hängt* das untere Lid *schlaff* herab oder *schlägt* sich wohl auch förmlich um, während das *obere* Lid durch den Levator palp. sup. *emporgehoben* und so der Augapfel *entblösst* wird (Lagophthalmus paralyticus).

b) Anderseits kann die Functionsbehinderung des Kreismuskels auch in Veränderungen der *Fleischbündel* selber, vornehmlich in *Atrophie* derselben, ihre Quelle haben und durch vorausgegangene *Entzündungen* der Lider, Abscesse u. s. w., ferner durch übermässige *Ausdehnung der Lidränder* von Seite orbitaler *Geschwülste*, wegen mächtiger *Volumsvergrösserung* oder eines *Vorfalls des Bulbus* etc., begründet worden sein.

c) Am gewöhnlichsten ist die Schwäche des Kreismuskels jedoch der Ausdruck hochgradiger *seniler Involution*. In der That ist das Herabsinken des unteren Augendeckels bei *hochbetagten* Greisen keine sehr seltene Erscheinung, namentlich wenn das Individuum seit langer Zeit an *chronischem Bindehautcatarrh* gelitten hat, da dann meistens der *Knorpel* in Mitleidenschaft gezogen wird, sich auflockert, seine Steifigkeit einbüsst, sich etwas ausdehnt und sohin dem Bulbus nicht mehr fest anschliesst, also zu dem anderen Lide leicht in eine *falsche* Stellung geräth (*Ectropium senile*).

2. Das letztgenannte Moment, die *Auflockerung Erweichung* und ganz vorzüglich die *Ausdehnung des Lidknorpels*, macht auch *hochgradige Trachome* zu einer sehr ergiebigen Quelle von Ectropien. Besonders gerne kömmt es unter solchen Verhältnissen *dann* zur Umstülpung, wenn der Process eine Zeit lang unter *starker Schwellung der Augapfelbindehaut* verlief und nebstbei aus irgend einer Ursache *Lidkrämpfe* angeregt wurden. Es ist nämlich schon die entzündliche Auflockerung des Knorpels mit einiger *Verlängerung der Lidränder* gepaart und diese nimmt beträchtlich zu, wenn von hintenher ein *Druck* auf die Lider wirkt. Die Lidränder schliessen daher nach der Abschwellung nicht mehr genau an den Bulbus an. Unter dem Drucke des Kreismuskels stülpen sie sich dann immer mehr *nach vorne*. Am Ende schlägt sich das *untere* Lid ganz um, so dass die geschwollene und von trachomatösen Granulationen rauhe *Lidbindehaut* blos liegt, während der *obere* Augendeckel schlaff an dem Bulbus herabhängt (*Ectropium luxurians oder sarcomatosum*).

3. Das Ectropium entwickelt sich übrigens auch ziemlich häufig *acut* im Verlaufe der *Blennorrhoe*, der *Pyorrhoe*, der *Diphtheritis*, stürmisch auftretender ganz frischer *Trachome* etc., überhaupt bei Bindehautentzündungen, welche mit *starker Chemosis* einhergehen (S. 333, 3.). Wird die *Rückstülpung* nicht *alsbald* bewerkstelliget, so *dehnt sich* nach und nach der Knorpel, vornehmlich aber der am meisten gespannte *Lidrand* aus und das Lid verliert die Fähigkeit, sich in seiner normalen Stellung zu behaupten, um so mehr, als die blosgelegte Portion der *Bindehaut* sammt dem *subconjunctivalen* Gewebe in Folge der anfänglichen *Einschnürung* der Bindehautwülste und wegen der dadurch bedingten mechanischen Hyperämie nicht selten *hypertrophirt* und in Form eines mächtigen härtlichen Tumors aufgebläht bleibt.

4. In ähnlicher Weise kömmt es bisweilen zu Ectropien des *unteren* oder *beider* Lider, wenn sich in der *Bindehaut* oder *in der Orbita* umfangsreiche *Aftergebilde* entwickeln, oder wenn der *Augapfel* aus irgend einer Ursache bedeutend *an Umfang zunimmt*. Es werden dann nämlich die *Lider* mehr und mehr nach vorne gebaucht, *ausgedehnt* und wohl auch an der Schliessung gehindert. Am Ende drängt sich der Tumor oder der Bulbus *aus der Lidspalte heraus* und stülpt so die Lidränder um (*Ectropium mechanicum*).

5. Nicht minder sind *Wunden*, welche *das Lid* seiner ganzen Dicke nach in einer auf den Lidrand *senkrechten* oder *schiefen* Richtung *spalten*,

so wie *geschwürige krebsige lupöse Zerstörungen* der einen oder anderen *Commissur (Peribrosis)* eine Quelle *mechanischer* Ectropien, da sie den Lidrand seiner natürlichen Stützen berauben.

6. Am häufigsten jedoch liegt dem Ectropium eine *Verkürzung der äusseren Lidhaut*, oder eine *Zerrung* derselben durch nachbarliche *schrumpfende Narben* zu Grunde (*Ectropium symptomaticum*). Vorzüglich disponirt das *untere* Lid vermöge der Kürze seiner Decke und der Biegsamkeit seines Knorpels zu einem derartigen Ectropium. Doch auch das *obere* Lid wird oft durch Narben umgestülpt und sogar völlig umgekehrt.

a) Als Ursache der Verkürzung der äusseren Lidhaut fungiren bisweilen *chronische Ophthalmien*, besonders wenn sie mit Thränenfluss oder mit reichlicher Absonderung schleimig citriger Producte einhergehen und so die äussere Lidhaut fortwährend befeuchtet wird. Es bedeckt sich dann die letztere allmälig mit einer dicken Schichte spröder öfters rissiger Epidermis, während das *Corium* selbst hypertrophirt und weiterhin *zusammenschrumpft*, sich *verkürzt*, nachdem vielleicht auch schon der *Knorpel* sich aufgelockert hat. Es ist diese Verkürzung relativ gering und reicht nur hin, das *untere* Lid zu ectropioniren.

b) Häufiger ist die Verkürzung der äusseren Lidhaut eine Folge von *Substanzverlusten* derselben mit nachfolgender Entwickelung schrumpfender Narben. *Risswunden* mit consecutiver Eiterung, *Verbrühungen*, *Verbrennungen*, *Anätzungen*, confluirende *Blattern* und *Eczem*, *Erysipel*, *Abscess der Lider* mit Verschwärung oder Absterbung der Liddecke geben die *entfernteren* Ursachen ab. Je nach der *Grösse* des Substanzverlustes wird dann bisweilen der *grösste Theil* oder die *ganze* äussere Lidhaut durch Narbengewebe *ersetzt*, oder es bilden sich blos mehr weniger breite und dicke *Narbenstränge*, welche entweder ihrer ganzen Länge nach in der Lidhaut wurzeln, oder *brückenartig* von einem Punkte zum andern ziehen und das Integument des Augendeckels in Falten emporheben.

c) Von ganz besonderer Wichtigkeit erscheint in dieser Beziehung wegen ihrer Häufigkeit, so wie wegen der Hochgradigkeit und schwierigen Heilung der dadurch bedingten Ectropien, die *Caries des knochigen Orbitalrandes*. Es wird in Folge dieses Leidens nicht nur ein grosser Theil *der äusseren Liddecke zerstört*, durch Narbengewebe ersetzt und sohin ansehnlich *verkürzt*, sondern die Narbe schliesst auch den meistens stark verkrümmten *Knorpel* und eine Portion der *Fascia tarso-orbitalis* in sich und *hängt unmittelbar mit dem Knochen zusammen*. Es kömmt diese Caries am häufigsten an der *unteren äusseren* Partie des knochigen Orbitalrandes vor. Entwickelt sie sich an dem *äusseren* Randtheile, so wird durch die nachfolgende Narbe bisweilen eine *partielle* Ausstülpung des oberen oder unteren oder *beider* Augendeckel in der Nähe des kleinen Winkels veranlasst.

d) Als pathogenetische Momente von *Narben*, welche durch *Zug* die sonst *unverletzte äussere Lidhaut* relativ verkürzen und dadurch ein Ectropium bedingen können, gelten *grossartige Substanzverluste* der äusseren Decke der Wangen-, Stirn-, Schläfengegend, wie selbe als Folge von *Syphilis*, *Lupus, Brand, Verschwärung, Anätzung, Verbrennung* etc. vorkommen.

Die Behandlung verfolgt dieselben Zwecke wie beim Entropium und wechselt natürlich ausnehmend je nach der Verschiedenheit des Grundleidens.

1. *Beim Ectropium acutum* und *sarcomatosum* reicht zur Beseitigung der falschen Lidstellung oft die richtige Behandlung des entzündlichen Gewebswucherungsprocesses und die *Rückstülpung* des etwa umgeschlagenen Augendeckels hin. In der Mehrzahl der Fälle jedoch wird nebstbei ein zweckmässiger *Verband* angelegt und längere Zeit getragen werden müssen (S. 338, 4., S. 355, S. 385. 7.). Ist aus irgend einer Ursache das umgestülpte Lid durch den Verband nur *schwer* in seiner normalen Stellung zu erhalten, so thut man gut, es nach gehöriger Reposition und nach Schliessung der Lidspalte durch 1—2 Streifen *englischen Pflasters* zu fixiren und den Verband *darüber* anzulegen. Immerhin jedoch kommen Fälle vor, wo *alle diese* Versuche scheitern, oder nur einen *zeitweiligen* Erfolg haben, indem das untere Lid alsbald wieder in seine *falsche* Stellung zurücksinkt. Es ist dies besonders *dann* zu fürchten, wenn das Ectropium *sehr hochgradig* ist, seit langer Zeit besteht, zum Theile auf einer *beträchtlichen* Verlängerung des Lidrandes beruht und ausserdem vielleicht gar an einem *sehr alten* Individuum zur Behandlung kömmt. Es zieht sich unter solchen Umständen nämlich der aufgelockerte und ausgedehnte Knorpel trotz der entsprechendsten Therapie nur sehr langsam und *unvollständig* zusammen, die Heilung nimmt einen ganz unverhältnissmässigen Aufwand an Zeit und Mühe in Anspruch und missglückt am Ende doch.

2. In derartigen Fällen, so wie überhaupt bei Ectropien des *unteren* Lides, welchen eine *ansehnliche Verlängerung des freien Lidrandes*, eine Ausdehnung und Erschlaffung des *Knorpels* zu Grunde liegt, empfiehlt sich die *Tarsoraphie*, eine Operation, welche ausserdem noch mit Vortheil ausgeführt werden kann: a) Bei *Ectropien des unteren Lides*, welche durch *Narben* oder durch traumatische oder geschwürige *Zusammenhangstrennungen der äusseren Commissur* bedingt sind. b) Bei *höheren* Graden des *Ectropium paralyticum*. c) Als *Hilfsoperation* bei Ectropien des *unteren* Lides, welche ihr pathogenetisches Moment in schrumpfenden *Narben der äusseren Liddecke* oder *nachbarlicher Theile der Gesichtshaut* finden, wenn es darauf ankömmt, die äussere Commissur um ein Gewisses zu *heben* und dauernd oder für eine Zeit in dieser Lage zu *erhalten*. d) In *cosmetischem* Interesse, um durch *Verengerung* der Lidspalte wirkliche oder scheinbare *Vortreibungen des Augapfels zu maskiren*.

Ehe man zur Operation schreitet, muss man vorerst die Lidspalte *schliessen* lassen, das *untere* Lid in seine *normale* Lage bringen, sodann den unteren *Lidrand* in *horizontaler* Richtung von innen nach aussen *leicht spannen* und etwa ³/₄'''—1''' von der äusseren Commissur entfernt durch eine *senkrechte* mit Tinte gezogene Linie *die zwei Punkte der beiden Lidränder markiren*, welche bei *normaler* Stellung und *leichter* Spannung des unteren Lides *auf einander passen*. Hierauf wird, während die Lider in der erwähnten Stellung erhalten werden, die Haut über der äusseren Commissur in eine horizontale Falte emporgehoben und *nach und nach so viel* von dem Integumente des *unteren* Lides zwischen die Finger gefasst, als erforderlich ist, um das letztere in seiner *normalen* Lage zu *erhalten* und die *äussere* Commissur in das Niveau des *inneren* Winkels zu *heben*. Ist auch die *Breite* dieser horizontalen Hautfalte durch 2 dem Lidrande *parallele* Striche bezeichnet, so schreitet man zur *Exstirpation der innerhalb der erwähnten Grenzlinien gelegenen Portion der äusseren Decke*.

Während ein Gehilfe den Kopf des Kranken fixirt und ein anderer die Stillung der Blutung übernimmt, schiebt der Operateur (Fig. 65) eine *schmale Hornplatte* unter die äussere Commissur, hebt sie vom Bulbus ab und *spaltet* sie von der *Randfläche* aus in *zwei Platten*, indem er ein breites *Lanzenmesser* hart *über* der Fascia tarso-orbitalis einstösst und die Wunde mittelst eines Scalpells an beiden Lidern bis in die Gegend der *senkrechten* Grenzlinie (bei *a* und *b*) erweitert. Ist diese *intermarginale* Spaltung in genügender Ausdehnung bewerkstelligt, so wird zuerst die *untere* und dann die *obere Lidrandfläche* nach *innen* von der senkrechten Grenzlinie in einer Länge von $^1/_2'''$—$^3/_4'''$ durch einen *horizontalen* Schnitt *angefrischt*, welcher seiner *ganzen* Breite nach *hinter* die Wimpern fällt, diese also *schont*. Nun wird der untere Lidrand *in der verticalen Grenzlinie* bis auf den *Knorpel* durchschnitten, die Wunde senkrecht nach abwärts bis in das Niveau der *horizontalen* Grenzlinie verlängert, die Klinge sodann unter einem abgerundeten Winkel nach *aussen* gewendet, *parallel* dem Lidrand fortgeführt und *jenseits* der Commissur im Bogen nach *aufwärts* gelenkt. In ganz ähnlicher Weise verfährt man am *oberen* Lide. Je nachdem die äussere Commissur *mehr* oder *weniger gehoben* werden soll, wird der *horizontale* Schnitt in grösserer oder geringerer Entfernung von dem Lidrande, immer aber so geführt werden müssen, dass er in dem *Niveau* der verlängerten äusseren Commissur

Fig. 65.   Fig. 66.

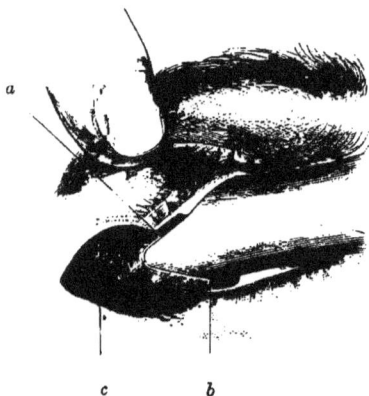

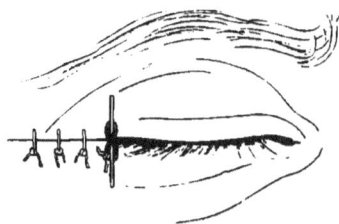

unter einem Bogen mit dem *unteren* Umgrenzungsschnitte *zusammenläuft*. Das solchermassen *umschnittene* Hautstück wird nun von den noch bestehenden Verbindungen *lospräparirt* und die Wundfläche durch die *umschlungene Naht* mittelst Karlsbader Nadeln geschlossen. Die erste Nadel hat (Fig. 66) die *angefrischten* Portionen der beiden *Lidrandflächen knapp* innerhalb der *senkrechten* Grenzlinie zu vereinigen. Die übrigen 2—3 Nadeln, welche übrigens ganz gut durch einfache Knopfnähte ersetzt werden können, verbinden die entsprechenden Punkte des unteren und oberen *Bogenschnittes* und verwandeln dadurch die Wundfläche in eine *horizontale Wundspalte*. Als

Schutzmittel gegen äussere Reizeinwirkungen und gegen die sehr verderblichen Bewegungen der Lider wird sodann ein Baumwollenbausch aufgelegt und durch eine elastische Binde befestigt. Dieser *Verband* ist wenigstens durch eine Woche zu tragen. Die Hefte sind am 3. bis 4. Tage zu entfernen.

Bei *sehr grossen* Differenzen in der Länge der Lidränder wird der Erfolg dieser Operationsmethode leicht dadurch gefährdet, dass der Knorpel und die Fascia *unter der Naht* in Gestalt einer mächtigen Falte hervorgebaucht werden. Es ist daher räthlich, nach der Ablösung des umschnittenen Lappens aus der *hinteren* Platte nächst der äusseren Commissur einen Zwickel (Fig. 65 c) auszuschneiden, dessen Axe nach *aussen* und etwas nach *unten* sieht und dessen *Basis* dem *Unterschiede* in der Länge der *Lidränder* nahezu gleichkömmt. Es müssen dann die Wundränder des *Knorpels* und der *Fascie in die Naht gefasst* werden.

Wo ulceröse Substanzverluste oder Narben der Commissur dem Ectropium zu Grunde liegen, wird es in vielen Fällen zweckmässiger sein, den Umgrenzungsschnitt *durch die ganze Dicke der Lider und ihrer Commissur* zu führen und denselben nach aussen in einen *schärferen* Winkel umbiegen zu lassen. Es ist dieses die *ursprünglich* in Uebung gewesene Art der *Tarsoraphie.*

Bei Ectropien in Folge *linearer Zusammenhangstrennung der Lider oder der Commissuren* genügt die *Auffrischung* der übernarbten *Wundränder* und deren Vereinigung durch die *umschlungene* Naht mit Karlsbader Nadeln.

Beim *Ectropium paralyticum* höherer Grade reicht die Tarsoraphie an der *äusseren* Commissur öfters *nicht* hin, um dem Lide eine leidlich gute Stellung zu geben. Es ist dann gut, den *Lidrand* auch in der Nähe des *inneren* Winkels mit Schonung der Thränenwärzchen *anzufrischen* und die Verwachsung durch eine umschlungene Naht zu veranlassen.

Die Ausschneidung eines V-förmigen Stückes aus der ganzen Dicke des ectropionirten Lides, sei es in *senkrechter* Richtung aus *der Mitte* der Lidbreite, oder in *schräger* Richtung aus dem *äusseren* Theile des Augendeckels, ist *nicht* zu empfehlen. In der Regel bleibt eine *zwickelförmige Einbuchtung* am Lidrande zurück, welche am unteren Lide die *Thränenleitung* einigermassen zu behindern im Stande ist. Hauptsächlich aber kömmt in Betracht, dass durch ein solches Verfahren die *äussere* Commissur *nicht gehoben* wird und dass der verkürzte Lidrand, besonders bei stark hervorstehenden Augen, sich gerne an dem unteren Theile der Bulbusconvexität *stemmt*, die *Schliessung* der Lidspalte hindert und eine Quelle von Reizzuständen werden kann.

Ganz verwerflich ist der Versuch, Ectropien der in Rede stehenden Arten *durch Zerstörung eines Theiles der Uebergangsfalte* mittelst Causticis, dem Glüheisen etc., also durch Erzeugung einer sich contrahirenden *Bindehautnarbe* zur Heilung bringen zu wollen. Bei höhergradigen Ectropien ist ein solcher Vorgang ganz unzureichend; aber auch *niedrigradige* Ectropien setzen, sollen sie durch den Zug einer *Bindehautnarbe* aufgehoben werden, eine *sehr umfangsreiche* Zerstörung der Conjunctiva voraus, und diese ist für die Functionstüchtigkeit des Auges nicht ohne sehr erhebliche Gefahr.

3. *Drohet* sich ein Ectropium *symptomaticum zu entwickeln* wegen ausgebreiteten *Substanzverlusten der äusseren Haut*, der Lider oder der nachbarlichen Portionen des Gesichtes in Folge von Verbrennungen, Brand, Anätzung etc.: so kann man demselben öfters dadurch *vorbeugen*, dass man *die Lidspalte zur Verwachsung bringt* und während dem Vernarbungsprocesse in der äusseren Haut verwachsen *erhält*. Zu diesem Ende werden *beide* *Lidränder* ihrer grössten Länge nach, von den Thränenwärzchen beginnend bis nahe an die äussere Commissur, *wund gemacht* und sodann durch 5—6

Knopfnähte vereinigt. Nach 2—3 Tagen ist die Verwachsung meistens erfolgt, daher die Nähte entfernt werden und, um die Narbe in ihrem Widerstande zu unterstützen, die Lidspalte öfters mit *Collodium* bestrichen wird. Um dem *Bindehautsecrete* den Ausweg zu sichern, ist es gut, Charpie in die Winkel einzulegen. Nach 2—3 Monaten, wenn die Hautnarben der Umgebung keine weitere Schrumpfung mehr befürchten lassen, kann dann die *Trennung der Lidränder* auf der Hohlsonde leicht bewerkstelligt werden.

Ist ein solches Ectropium schon *förmlich ausgebildet* und durch ganz *oberflächliche diffuse Narben*, also durch blosse *Verkürzung der äusseren Lidhaut* begründet, oder resultirt es aus einer *Zerrung* der letzteren von Seite ganz *oberflächlicher* Narben *der äusseren Gesichtshaut*, so ist die *operative Zuziehung des Integumentes* das am meisten entsprechende Verfahren. Es wird behufs dessen eine Hornplatte unter das umgestülpte Lid gebracht und mittelst zweier geradliniger Schnitte ein *dreieckiger Hautlappen* umschrieben, dessen Basis der umgestülpte Lidrand ist und dessen Scheitel dem am *meisten* ectropionirten Punkte des Augendeckels gegenüber liegt. Dieser Lappen wird nun mit der Pincette gefasst und von dem Scheitel gegen seine Basis von seiner Unterlage getrennt, worauf es leicht gelingt, das Lid in seine normale Lage zu bringen. Der losgetrennte Hautlappen (Fig. 67) deckt dann die Wundfläche nur mehr *theilweise*, es bleibt ein pfeilspitzenförmiger Substanzverlust zurück, welcher durch Zuziehung der *nachbarlichen* Haut zu decken ist. Zu diesem Ende werden die gegen den *Scheitel* der Wunde convergirenden Ränder bis in die *Höhe* der Lappenspitze durch 1—2 *umschlungene Karlsbader Nähte* vereinigt und hierauf der Rest mit den entsprechenden Punkten des Lappenrandes durch *Knopfnähte* verbunden (Fig. 68).

Fig. 67.　　　　　　　　　　　　　　　Fig. 68.

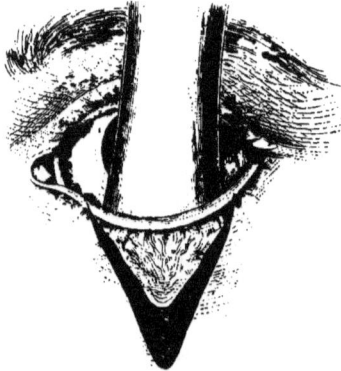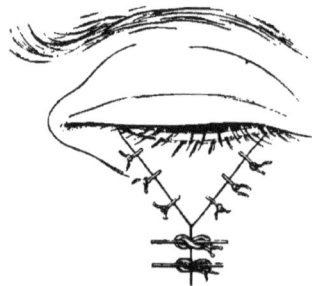

Es passt diese Operation am meisten für das *untere* Lid, weniger für das *obere*, weil dann ein Theil des Lappens in den Bereich der Brauen fällt. Sie kann indessen auch öfters mit Vortheil bei *narbigen Verziehungen der äusseren Commissur* ausgeführt werden. Insoferne sie Verlängerungen der *Lidränder* kaum in *unmittelbarer* Weise zu neutralisiren vermag und ebenso wenig einen Einfluss auf *Hebungen* oder *Senkungen* der äusseren

Commissur nimmt, wird sie öfters *mit der Tarsoraphie combinirt* werden müssen.

4. Ectropien, welche durch *schmale und tief in der Liddecke wurzelnde Narbenstreifen* bedingt werden, lassen sich öfters beheben durch *Ausschneidung der Narbe.* Behufs dessen wird zu *beiden* Seiten des Narbenstranges ein *bogiger* Schnitt geführt, dessen *Sehne* nahezu senkrecht auf den freien Lidrand steht, die Narbe sofort von den Unterlagen getrennt und die solchermassen entstandene *lanzettförmige* Wundfläche durch die *umschlungene* Naht geschlossen. Bei *brückenförmigen Narbensträngen* genügt es bisweilen, die Brücke zu *durchtrennen* und die beiden Wundflächen bis zu ihrer Ueberhäutung vor gegenseitiger Berührung zu bewahren.

5. Ist die *äussere Decke* des ectropionirten Lides zum *grössten* Theile und ihrer *ganzen Dicke nach*, vielleicht gar *sammt dem Muskel*, in eine *dichte narbige Masse* von geringem Umfange zusammengeschrumpft, so bleibt zur Behebung der Umstülpung wohl nichts anderes übrig, als die Narbe *auszuschneiden* und in die Wundfläche einen der Form und Grösse nach entsprechenden *Lappen aus der umgebenden Haut zu transplantiren.* Das Detail der *Blepharoplastik* wird je nach der Verschiedenheit der Fälle mannigfaltige Abänderungen erheischen, indem es von grösster Wichtigkeit ist, den überzupflanzenden Lappen aus *gesunden* Hautpartien zu entnehmen und die *Brücke*, durch welche er in der ersten Zeit sein Nahrungsmaterial zugeführt bekömmt, *möglichst breit* zu gestalten, ohne die *Verschieblichkeit* ungebührlich zu beeinträchtigen. Im Ganzen dürften aber die beiden folgenden Operationsweisen mit geringen Modificationen in der grössten Mehrzahl der Fälle dem Zwecke genügen.

a) Es wird die Narbenmasse durch *zwei bogige Querschnitte* umschrieben, welche an der *inneren* Grenze der Narbe in einem mässig spitzen Winkel zusammenlaufen, gegen den *äusseren* Orbitalrand hin aber etwas *divergiren* und sich zugleich etwas nach *abwärts* senken (Fig. 69). Nun wird die Narbenmasse von *innen* her von ihrer Unterlage *lospräparirt*, das Lid in seine normale Lage gestreckt und die nunmehr klaffende Wundfläche durch einen gleichgestalteten, aber etwas *längeren* und *breiteren* Lappen *A* gedeckt, welcher mit *senkrechter* oder *schräger* Axe durch entsprechende Schnitte aus der *vorderen Schläfengegend* abzugrenzen ist. Der *vordere* Grenzschnitt dieses Lappens muss mit dem *unteren Rande der Lidwundfläche* zusammenstossen, der *hintere* Grenzschnitt aber etwas *nach aussen* divergiren und *unter* dem Niveau des *oberen*

Fig. 69.

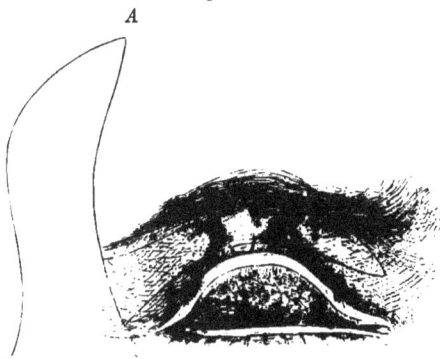

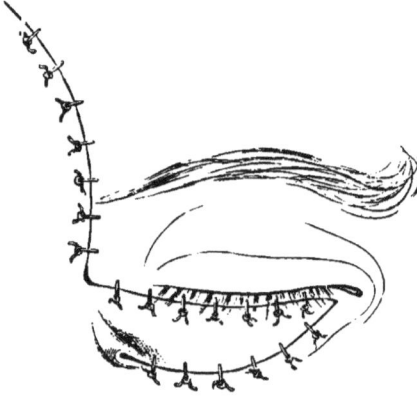

Fig. 70.

Randes der Lidwundfläche enden. Nun wird die Narbenmasse bis zur inneren Grenze *des Lappens* vollends losgelöst, entfernt und der Lappen nach seiner Präparation auf die Lidwundfläche umgeschlagen und durch eine genügende Anzahl von *Knopfnähten* (Fig. 70) mit deren Rändern vereinigt.

b) Die Narbenmasse wird durch *drei ein gleichschenkeliges Dreieck umschreibende Schnitte*, von welchem einer *nahe dem Lidrand und parallel* demselben geführt wird, umgrenzt (Fig. 71), herauspräparirt und die Wundfläche durch *seitliche* Verschiebung eines zur Seite derselben gebildeten *rechteckigen Lappens A gesunder Haut* gedeckt und durch Anlegung von *Knopfnähten* (Fig. 72) geschlossen.

Fig. 71.   Fig. 72.

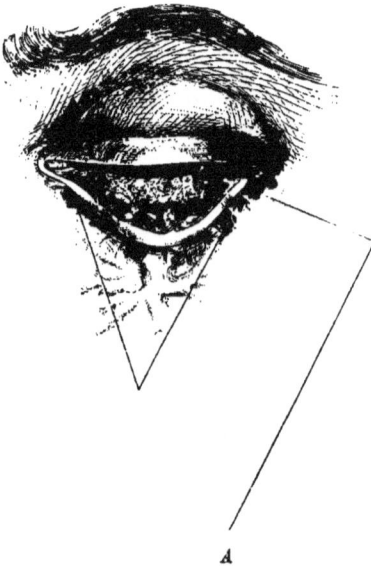

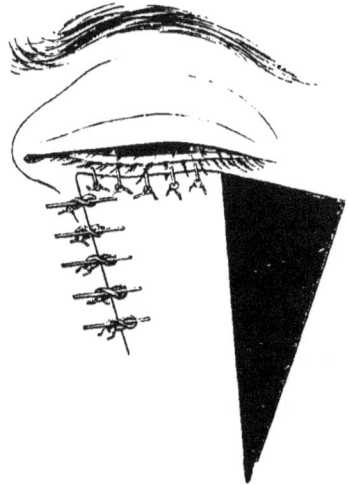

A

Die nach Ueberpflanzung des Lappens *klaffenden* Wundflächen können, so weit dieses *ohne Zerrung* des ersteren thunlich ist, durch Annäherung und blutige Vereinigung der Wundränder *verkleinert* oder gar völlig *gedeckt* werden. Was *unbedeckt* bleibt, muss unter *Granulationsbildung* heilen. Als

Verband empfiehlt sich am meisten ein durch eine elastische Binde zu befestigender Baumwollenbausch. Er macht auch die Lider *unbeweglich*, was von höchster Wichtigkeit während der Heilungsperiode ist. Ausserdem ist mit aller Strenge auf ganz *ruhiges Verhalten* des Kranken, am besten in der *Bettlage*, und auf *antiphlogistische Diät* zu dringen.

Die *Hauptgefahr*, welche man bei der Durchführung dieser Arten der Blepharoplastik läuft, besteht in dem öfteren *brandigen Absterben* so wie in der *theilweisen Vereiterung* des Lappens. Man wird diese Gefahr am ehesten umgehen, wenn man den Lappen aus *ganz gesunder* und daher *sehr dehnbarer* Haut entnimmt, die *Brücke* recht *breit* anlegt und jede stärkere *Zerrung* meidet. *Sicherheit* gewährt aber auch das zweckdienlichste Verfahren nicht. Besonders misslich ist auch das Auftreten des *Rothlaufes*, da dann immer, wenigstens theilweise, Vereiterungen eintreten und *hässliche Narben* zurückbleiben, welche wieder die *Stellung der Lidränder* alteriren können. Uebrigens kömmt es auch nicht selten vor, dass der Lappen, obwohl er ohne Eiterung ganz gut angeheilt ist, *nachträglich* zur *Wulstform zusammenschrumpft*, da er eben keine ganz genügend resistente Unterlage findet.

6. Bei Ectropien, welche durch *narbige Verwachsungen der Lider mit dem knöchernen Orbitalrande* bedingt sind, wird es, im Falle die Narbe *schmal* ist, genügen, dieselbe *subcutan vom Knochen zu lösen* und das Lid nach seiner Streckung mittelst einer durchgezogenen und an der Stirne befestigten *Fadenschlinge* oder mittelst der *Tarsoraphie* bis nach erfolgter Verheilung in seiner erzwungenen Stellung zu erhalten.

Mehr Sicherheit gewährt bei *schmalen* Narben folgende Methode. Es wird die Narbe durch *zwei* eine *Ellipse* bildende *Bogenschnitte*, deren Sehne möglichst *senkrecht* zum Lidrande zu laufen hat, *umschnitten* (Fig. 73 A), an ihrer ganzen Oberfläche sodann *angefrischt*, hierauf die *umgebende Haut* in genügender Ausdehnung von ihrer Unterlage getrennt, um das Lid *ohne Zerrung* in die normale Stellung bringen zu können und sodann die Ränder der elliptischen Wundfläche *über* der angefrischten Narbe durch die *umschlungene Naht* vereinigt, so dass also die Narbe von den zugezogenen nachbarlichen Hautpartien vollkommen *gedeckt* wird und an deren *hintere* Fläche anheilt.

Bei *breiteren* derartigen Verwachsungen muss 2‴—3‴ *unter* der Narbe ein dem betreffenden Stücke des Orbitalrandes *paralleler* Schnitt (Fig. 74 A)

Fig. 73.   Fig. 74.

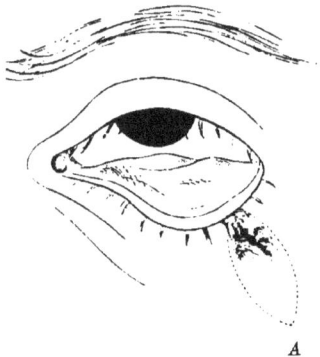

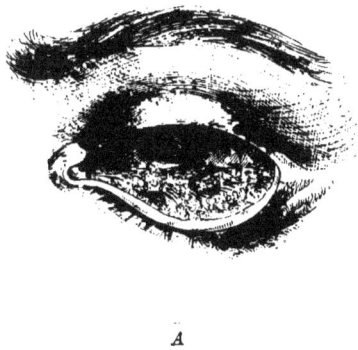

A   A

bis auf den Knochen geführt, sodann die Haut *sammt* der Narbe in genügendem Umfange *subcutan* von der Unterlage getrennt werden, auf dass das Lid in seine normale Stellung gebracht werden könne. Ist dieses geschehen, so wird, um das Lid zu *fixiren*, die *Tarsoraphie* ausgeführt, jedoch durch Anfrischung der Lidränder in *grösserer* Ausdehnung die *Lidspalte* um fast ein *Drittheil* verengert und der *Verband* angelegt. Nach *völliger Vernarbung* der Wunden und Beseitigung der Gefahr einer abermaligen Verkürzung durch Contraction der Narbe wird dann durch die *Canthoplastik* die Lidspalte wieder *nach Bedarf erweitert.*

EILFTER ABSCHNITT.

Die Entzündung der Thränenorgane.

Anatomie. Man unterscheidet *absondernde* und *leitende* Organe. Zu den ersteren zählt die *Bindehaut* und die *Thränendrüse*, zu den letzteren die *Thränenröhrchen* und der *Thränenschlauch*, welcher wieder in den *Thränensack* und den *Thränennasengang* zerfällt.

Die *Thränendrüse* erscheint getheilt in eine *grössere* und *kleinere* Portion. Die erstere lagert in der *Thränengrube* des Orbitaldaches und wird daselbst durch eine von der Fascia tarso-orbitalis nach rückwärts laufende Aponeurose am Knochen befestigt. Unmittelbar *unter* dieser Aponeurose liegt die *kleinere* Portion. Ihr vorderer Rand reicht bis an die convexe Grenze des oberen Lidknorpels. Dem Baue nach stimmt die Thränendrüse überein mit den Speichel- und Milchdrüsen. Ihre *Ausführungsgänge*, 6—12 an der Zahl, sind haarfein und münden in Einer Reihe im *äusseren* Drittheile der oberen Uebergangsfalte der Bindehaut.

Die *Thränenröhrchen* sind $3'''—4'''$ lange, weniger als $^1\!/_3'''$ in der Lichtung haltende Kanälchen, welche von einer überaus zarten innen glatten *Schleimhaut* gebildet werden. Sie beginnen an dem Vorsprunge, welchen die innere Lefze der beiden Lidränder nächst der Carunkel bildet, mit einer feinen Oeffnung, dem *Thränenpunkte.* Die Schleimhaut führt hier einen sehr entwickelten *Papillarkörper*, daher die betreffende Partie merklich *hervorspringt* und mit dem Namen der *Thränenwärzchen* belegt wird. Von den Thränenwärzchen aus streichen die Röhrchen zuerst am inneren Rande der beiden Tarsi in *senkrechter* Richtung *empor*, beziehungsweise *herab* um, etwa $^3\!/_4'''$ von der inneren Lidlefze entfernt, in einem etwas *ausgeweiteten Knie* in die *horizontale* Richtung umzubiegen und dann in einem schwach convexen Bogen gegen die äussere Wand des *Thränensackes* zu convergiren. Sie erreichen dieselbe ungefähr im Niveau des Lidbandes und durchbohren sie, bald zu *Einem* Rohre vereinigt, bald knapp *neben* einander, bald in einiger gegenseitiger *Entfernung.* Sie münden *klappenlos* in die Höhlung des Thränensackes. Die Thränenwärzchen sind von derbem sehnigen Gewebe umgeben. Die *senkrechten* Portionen der Röhrchen werden von bindege-

webigen Fäden an den inneren Rand des Knorpels festgeheftet und sind
so wie die horizontalen Portionen reichlich umsponnen von Bündeln des
M. subtarsalis und orbicularis und zwar laufen diese Fleischbündel zum
Theil in Bögen, welche ihre *Convexität* der Rohrlichtung zukehren und diese
sonach bei ihren Zusammenziehungen zu *erweitern* oder wenigstens *klaffend*
zu erhalten vermögen.

Der *Thränenschlauch* wird von einer viel dickeren ziemlich derben
Schleimhaut dargestellt, welche ein geschichtetes Epithel und zahlreiche
Schleimdrüsen führt. Der *obere* Theil desselben, der *Thränensack*, ist bei
5''' lang und 2''' breit. Er hat im Allgemeinen die *Mandelform*, indem er
von vorne und aussen nach hinten und innen *flach gedrückt* erscheint, und
dieses bisweilen so stark, dass am Cadaver die *Lichtung fehlt* oder nur
einen feinen *Spalt* darstellt. Es lagert der Thränensack in der sogenannten
Thränenrinne zwischen der Leiste des Thränenbeines und dem Stirnfortsatze
des Oberkieferbeines. Mehr als die Hälfte seiner verticalen Ausdehnung
steht *unter* dem Niveau des inneren unteren Winkels des knöchernen Orbitalrandes. Die *obere* Hälfte des Sackes wird in einer ziemlich grossen Entfernung von dem wagrecht streichenden *Lidbande* gekreuzt. Das *obere* blind-
sackähnliche Ende, der *Fundus*, ragt bei 1 ½''' über das Niveau des oberen
Randes jenes Ligamentes empor. *Hinter* dem letzteren münden die Röhrchen
in die äussere Wand. Die dem Knochen anliegende *innere* Wand des Sackes
fällt entsprechend der Conformation der Thränenrinne *senkrecht* ab und geht
ohne irgend eine Marke in die innere Wand des häutigen Nasenganges
über. Die *äussere* Wand des Thränensackes lässt bisweilen nach unten hin,
d. i. ober der Mündung des knöchernen Nasenkanals, eine kleine Ausbuch-
tung, einen seichten *Recessus*, nachweisen. In der Mehrzahl der Fälle fehlt
dieser Recessus und dann scheidet sich der Thränensack von dem Nasengange ganz *undeutlich* oder *gar nicht* ab, indem auch die äussere Wandung
des Sackes *ohne* Grenzmarke in jene des Nasenganges übergeht.

Der *häutige Nasengang* ist bei 6''' lang, walzlich und von der Seite
her etwas flach gedrückt. Er ist in dem *knöchernen Thränenkanal* eingeschlossen, dessen Verlaufsrichtung im Allgemeinen eine nach unten aussen
und hinten gekrümmte ist. Die *Convexität* dieser Krümmung ist aber fast
in jedem Falle eine *andere*, bald nach aussen, bald nach hinten mehr ausgesprochene. Es hängt dieses zum Theile von der senkrechten Höhe des
Oberkiefers, der horizontalen Breite der Nasenhöhle und dem etwas variablen
Stand der unteren Nasenmuschel ab. Ausserdem werden noch sehr bedeutende Differenzen dadurch begründet, dass die häutige Nasengang durchaus
nicht immer unmittelbar unter der Ansatzlinie der unteren Nasenmuschel
mündet, sondern häufig noch eine Strecke weit zwischen der äusseren
Nasenhöhlenwand und der sie überkleidenden Schneider'schen Haut nach
abwärts dringt, ehe er sich in die Nasenhöhle öffnet. Es kommen Fälle
vor, wo die Mündung *nahe über dem Boden* des Cavum narium, tief unter
dem freien Rande der unteren Muschel, gefunden wird.

Die *Form dieser unteren Mündung* des häutigen Nasenganges wechselt
ausserordentlich. Liegt sie *weit oben*, knapp unter dem Ansatze der
Muschel, so ist sie gewöhnlich rund, oval oder schreibfederartig und steht
weit offen. Liegt sie aber *tief unter* der Muschelinsertion, so nähert sie sich
in der Mehrzahl der Fälle der *Spaltform*. Die Wandungen des Nasenganges

werden dann nämlich nicht mehr von dem Knochenkanale, dem sie *anhaften*
und welcher bisweilen eine ganz *erstaunlich weite* Lichtung besitzt, *aus einander* gehalten, sondern sie legen sich in dem Raume zwischen der Schneider'schen Haut und der äusseren Nasenhöhlenwand *an* einander, der *untere*
Theil des Nasenganges erscheint dann platt von innen nach aussen zu-
zammen gedrückt.

Es finden sich in solchen Fällen an der Mündung nicht selten *kleine Dupplicaturen* der Schleimhaut, welche bald von oben herab, bald von vorne *und
hinten*, bald blos von hinten her etwas vorspringen, immer aber der Schneider'-
schen Haut *flach anliegen*. Sie machen, dass die *Spalte* bald horizontal, bald schräg,
bald senkrecht, bald im Bogen gekrümmt erscheint. Das untere Ende dieser
Falten verlängert sich bisweilen unter allmäliger Verflachung bedeutend und macht
dann ganz den Eindruck, als setze sich der häutige Nasengang in der Schneider'-
schen Haut eine Strecke weit unter der Form einer *flachen Rinne* fort.

Der schleimhäutige *Thränenschlauch* wird seiner *ganzen* Länge nach von
einem engen *Maschenwerke* ziemlich derben *Bindegewebes umhüllt*, welchem
elastische und wahrscheinlich auch unvollkommen entwickelte organische
Muskelfasern beigemischt sind. Es ist dieses Maschenwerk ausnehmend *blut-
reich*. Die Gefässe, welche mit denen des umliegenden Knochens in inniger
Verbindung stehen, füllen die Lücken des Balkenwerkes vollkommen aus
und ihre Wandungen hängen mit den Wänden der einzelnen Hohlräume
zusammen, daher sie am Cadaver nicht collabiren, sondern klaffend bleiben.
An Durchschnitten kann man die weit offenen Mündungen der grösseren
Venenzweigchen sogar mit freiem Auge erkennen. Das ganze Gefüge gewinnt dadurch einigermassen die Bedeutung eines *Schwellkörpers*. Am eigentlichen *Thränensacke* bildet dasselbe nur ein *ganz dünnes* Stratum. Am *Nasengange* aber nimmt es sehr an Dicke zu, besonders nach unten hin, so dass
der Nasengang daselbst beträchtlich *verengt* und dessen Schleimhaut in
zahlreiche und stark vorspringende *Falten* geworfen wird.

Nach aussen hin verdichtet sich das Bindegewebe zu einer *derben sehnigen Hülle*, welche den Thränenschlauch seiner ganzen Länge nach *schei-
denartig* umgibt. So weit dieser dem Knochen anliegt, hängt die Scheide
dem letzteren lose an und fungirt als dessen *Beinhaut*. An der äusseren
Wand das *Thränensackes* aber bildet sie eine Art *Aponeurose* welche, an
den Rändern der Thränenrinne allenthalben festhängend, diese zu einem
Kanale oder *geschlossenen Hohlraume* ergänzt. Es steht diese Aponeurose
in inniger Verbindung mit den zahlreichen Ausläufern der hinteren Fläche
des Lidbandes und wird durch dieselben wesentlich verstärkt. Es gewinnt
dadurch das Lidband bewegenden Muskeln Einfluss auf die äussere
Wandung des Thränensackes; diese hebt und senkt sich, je nachdem das
Lidband durch den Kreismuskel der Lider nach vorne gezogen wird oder
bei dessen Erschlaffung wieder nach hinten tritt. Die Höhlung des Thränensackes wird solchermassen abwechselnd *erweitert* und *verengt*.

Fig. 75 vergegenwärtiget die relative Lage der hier interessirenden Theile
in einem *horizontalen* Durchschnitte, welcher an einem gefrorenen Präparate durch
die fest geschlossene Lidspalte und in der Verlängerung derselben durch das
Lidband und die Seitenwände der Nasenhöhle geführt wird. Die äussere Decke
des inneren Drittheiles des *Lidrandes* ist nachträglich abgetragen worden, um das
Lidband in seinen Beziehungen zu den Nachbartheilen weiter verfolgen zu können.
Es ist *a* der *Nasenfortsatz* des *Oberkieferbeines*. Ihm liegt nach aussen die *Vena*
und dahinter die Arteria *angularis* auf. *b* ist der *Thränenbeinkanm* und *c* das vordere Ende der *Papierplatte* des *Siebbeines*. Von *a* entspringt das *Lidband d e* und

läuft, von der äusseren Haut gedeckt, in einem nach hinten convexen Bogen bis zur inneren Lidcommissur, wo es sich in zwei Theile spaltet, die sich am inneren Winkel des oberen und unteren Lidknorpels festsetzen. Die *innere Lefze* der

beiden Lidränder, von welchen blos der *untere f* gezeichnet ist, schmiegt sich genau der vorderen Fläche des Bulbus *g* an. Der innerste Theil der Lefze weicht beträchtlich weit *nach hinten* zurück und bildet so einen *Vorsprung*, welcher dem durchschnittenen *Thränenpunkte h* gekrönt wird. Es ist dieser Vorsprung um so auffälliger, als nasenwärts die *Carunkel i* hervortritt und so dem inneren Grenztheile das Bindehautsackes eine ungefähr S-förmige Krümmung verleiht. Die *hintere* convexe Wand des *Lidbandes d e* ist nicht flächenartig begrenzt, sondern löst sich in eine Unzahl von verzweigten und mannigfaltig mit einander anastomosirenden *sehnigen Blättern* und *Balken* auf, welche zum Theile dem *Knochen* anhaften, zum Theile aber zwischen der Knochenwand und dem Bulbus sich nach hinten fortsetzen. Es ist unter denselben besonders

Fig. 75.

einer *k* auffällig durch seine Mächtigkeit. Er steigt von dem äusseren Grenztheile des Lidbandes gerade nach hinten und verschmilzt mit dem Perioste des Thränenbeinkammes. Ein *zweiter* solcher Ausläufer, welcher jedoch nicht constant zu sein scheint, findet sich mehr nach *innen*, löst sich jedoch gleich den übrigen zahlreichen kleineren Ausläufern sehr bald in dem Maschenwerke auf, welches den relativ sehr bedeutenden Raum zwischen dem Lidbande und der äusseren Wand des Thränensackes *l* ausfüllt und durch seine Verdichtung die erwähnte *Aponeurose* darstellen hilft. *In* diesem Maschenwerke entspringen oder setzen sich fest Fleischbündel des *Kreismuskels der Lider m*; weiter nach hinten aber werden die Maschen oder Lücken von lockerem theilweise fetthältigen Bindegewebe ausgefüllt. Nach aussen von diesem Maschenwerke lagert der *Musculus lacrymalis n*.

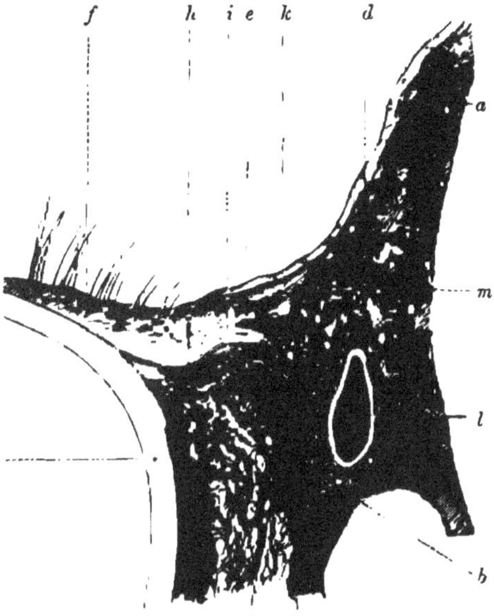

Der *Thränenmuskel, M. lacrymalis* oder *Horneri*, ist ein ziemlich dickes und breites Fleischbündel, welches hauptsächlich von dem *Perioste* der hinteren äusseren Fläche der *Crista lacrymalis* und der angrenzenden Partien des *Thränenbeines*, mitunter jedoch auch theilweise von der die Thränenrinne schliessenden *Aponeurose* entspringt und in einem *nach innen convexen* Bogen gegen den *Canthus internus* der Lider hin streicht. Bevor es denselben erreicht, theilt sich der breite platte Muskelbauch in einen *oberen* und *unteren Kopf*, deren einer zum oberen, der andere zum unteren *Lidrande* geht. Einzelne der Bündel heften sich hier an das Balkenwerk der hinteren Lidbandfläche, andere umspinnen die Thränenröhrchen; die *Hauptmasse* der Faserbündel setzt sich jedoch als *Musculus subtarsalis*, grösstentheils *hinter* den Wimpern und ihren Bälgen gelegen, bis gegen die äussere Lidcommissur fort.

Die *Gefässe* des Thränenapparates so wie dessen *Nerven* sind grösstentheils nur Zweige der für die Nachbarorgane bestimmten Stämmchen. Doch besitzt die *Thränendrüse* einen ihr eigenthümlichen Ast der Arteria ophthalmica, die *Thränendrüsenschlagader,* und eine entsprechende Vene, welche in die Vena ophthalmica mündet. Auch geht ein *besonderer* Nerv, der *Nervus lacrymalis* vom ersten Aste des *Quintus,* zur Thränendrüse und beherrscht deren Absonderungsthätigkeit in ähnlicher Weise, wie gewisse andere Nerven die Secretion der Speicheldrüsen. Seinem Einflusse ist die *massenhafte* Thränenerzeugung zuzuschreiben, welche bei gewissen Gemüthsaffecten, oder wenn äussere Schädlichkeiten das Auge treffen, unter der Form des *Weinens* oder beziehungsweise des *Thränenflusses* zum Ausdrucke kömmt. Unter *gewöhnlichen* Verhältnissen liefert die Thränendrüse *nur wenig* Secret; die das Auge befeuchtenden Thränen sind dann zum *grossen* Theile Product des *Bindehautsackes.*

Die *Thränen* sind reines Wasser, welchem nur eine ganz geringe Menge von Kochsalz und Eiweiss beigemischt ist. Sie werden durch den Lidschlag gleichmässig über die Convexität des Bulbus vertheilt und dienen so als *Glätter* der vordersten *wichtigsten* Trennungsfläche des dioptrischen Apparates. Bei *offener* Lidspalte sinken sie vermöge ihrer specifischen Schwere an der Oberfläche des Bulbus herab und sammeln sich zwischen der beölten äusseren Lefze des unteren Lidrandes und der Oberfläche des Bulbus in Gestalt eines Meniscus, welcher als *Thränenbach* beschrieben wird und in welchen der obere Lidrand bei jedem Lidschlage eintaucht. Gegen den inneren Canthus hin erweitert sich der Thränenbach zum sogenannten *Thränensee.* Dieser ist jene Vertiefung, welche durch das nicht genaue Anschliessen der äusseren Oberfläche der Carunkel an die Convexität des Bulbus gebildet wird. Bei *offener* Lidspalte erscheint er nach oben und unten, bei *geschlossener* Lidspalte nach *vorne* begrenzt von jenen Vorsprüngen der inneren Lidlefze, auf welchen sich die Thränenpunkte öffnen. *Diese* sind in *steter Berührung mit dem Inhalte* des Thränensee's.

Die Art und Weise, in welcher *die Thränen aus dem Thränensee in den Thränensack und von da in die Nasenhöhle geleitet werden,* ist bisher nicht vollständig aufgeklärt worden. So viele Theorien man aufgestellt hat, *alle* haben ihre schwachen Seiten. Immerhin jedoch steht es fest, dass das *eigentliche mechanische Moment* der Thränenleitung in dem *Zusammenwirken des Kreismuskels der Lider und des Thränenmuskels beim Lidschlage* gesucht werden müsse. Am meisten für sich hat die Ansicht, nach welcher die Thränen aus dem Thränensee in die Thränenröhrchen durch die Wirkung jener Muskeln *gepresst* werden. Der Vorgang wäre hierbei der folgende. Vorerst wird bei jedem Lidschlusse das *Lidband* nachweisbar *nach vorne* gezogen, indem die daran befestigten *innersten* Fleischbündel des *Kreismuskels,* welche bei *geschlossener* Lidspalte über die *grösste* horizontale Convexität des Bulbus ziehen, bei ihrer Contraction den *nach hinten convexen* Bogen des Lidbandes in die *gerade* Linie spannen. So wird *der Thränensee erweitert* und, insoferne die *beölten* Lidränder *luftdicht* auf einander passen, eine *Saugwirkung* auf die *im* Bereiche der Lidspalte gesammelten Flüssigkeiten ausgeübt. Diese rücken demnach gegen den inneren Canthus, um so mehr, als auch dem beim Lidschlusse auf sie wirkende *Druck* ein *Ausweichen* nothwendig macht und die Verschiebung der inneren Lidlefzen nach innen eine solche Bewegung unterstützt. In einem *zweiten unmittelbar darauf folgenden* Momente wird das bereits im Thränensee *angelangte* Fluidum durch die Wirkung des *Thränenmuskels comprimirt* und in die Thränenröhrchen *getrieben.* Indem sich nämlich der im Bogen um die seitliche und vordere Wölbung des Augapfels herum gespannte Muskel contrahirt, wird der erweiterte und nach vorne luftdicht abgeschlossene Thränensee wieder *verengt,* da die Carunkel sammt den nachbarlichen Portionen der Bindehaut gegen die seitliche

Convexität des Bulbus *gedrückt* werden ausserdem aber die von den Thränenwärzchen gekrönten Vorsprünge der inneren Lidlefzen durch die sie umspinnenden Faserbündel des Muskels *zwischen die Carunkel und den Bulbus hineingezogen* und dabei nach Art der Zitzen eines Euters beim Melken *beträchtlich verlängert* werden. Ein Ausweichen nach *aussen* hin in den *Thränenbach* ist darum nicht thunlich, weil die Lidränder unter dem Einfluss des Kreismuskels und M. subtarsalis fest zusammenschliessen, so lange der Lidschluss dauert. Es werden also die Thränen *gezwungen, in die Thränenröhrchen einzutreten.* Die *Saugwirkung* der sich hierbei *verlängernden* senkrechten Portionen der Thränenröhrchen ist ein belangreiches unterstützendes Moment.

Als ein weiteres *beihelfendes* Moment kann auch die mit der Hebung des Lidbandes und vielleicht auch mit der Contraction des Thränenmuskels verbundene, während *beiden* erwähnten Momenten *andauernde, Erweiterung* des Thränensackes aufgefasst werden. Jedenfalls ist aber die *Saugwirkung* des Thränensackes nur von *ganz untergeordneter* Bedeutung, da dessen Höhlung *nach unten offen* steht und diese Oeffnung *viel grösser* zu sein pflegt, als die Mündung der beiden Thränenröhrchen zusammengenommen.

Auch die mit jeder *Inspiration* gesetzte *Verdünnung der Luft in der Nasenhöhle* ist zweifelsohne ein der Thränenleitung *förderliches* Moment, kann aber ebenso wenig wie die Erweiterung des Thränensackes zur *Erklärung* des Phänomens hinreichen, da die Thränenleitung fortdauert, wenn der Nasengang *geschlossen* ist.

Nosologie. 1. *Die Entzündung der Thränendrüse, Dacryoadenitis,* ist bisher nur in seltenen Ausnahmsfällen beobachtet worden. Sie verlief dann meistens ausserordentlich *langsam* und schleppend und charakterisirte sich durch die allmälige Entwickelung eines unverschieblichen mehr oder weniger harten drusig höckerigen unschmerzhaften *Tumors,* welcher unter dem *oberen äusseren* Theile des Orbitalrandes sichtbar und fühlbar hervortrat und mitunter vermöge seiner beträchtlichen Grösse den Bulbus nach ein- und abwärts verdrängte. Es führte die Gewebswucherung am Ende zur völligen *Degeneration* der Drüse, mitunter auch zur *chronischen Vereiterung* derselben, wobei öfters das *Orbitaldach* cariös zerstört wurde. In anderen Fällen trat die Entzündung *sehr rasch* auf, verlief unter allen Erscheinungen der *Phlegmone*, machte ganz den Eindruck eines mächtigen *Abscesses* und führte endlich zur *Vereiterung*, welche sich in einzelnen Fällen dem nachbarlichen *Knochen* mittheilte und wohl auch den stark hervorgetriebenen *Augapfel* zu Grunde richtete. Sehr selten wurde als Folge der eitrigen Schädigung eines *Ausführungsganges* der Drüse und der Aussickern der Thränenflüssigkeit das Auftreten einer sogenannten *Thränendrüsenfistel* beobachtet, welche letztere an der äusseren Lidhaut oder an der Bindehaut sich öffnete.

2. Oefter kömmt es zu *Entzündungen der Thränenwärzchen*. Es sind diese nämlich *äusseren* Schädlichkeitseinwirkungen nicht ganz entrückt und werden auch bisweilen *direct* durch Sondirungen, Einspritzungen u. s. w. empfindlich beleidigt. Ueberdies *participirt* der sie darstellende Papillarkörper sehr gerne an Entzündungsprocessen des freien Lidrandes, der Tarsalbindehaut und des Thränenschlauches. Er trägt dabei ganz ähnliche Alterationen ein, wie der Papillarkörper der entzündeten Bindehaut. Bei minder intensiven aber andauernden Wucherungsprocessen wird er nicht selten in sehr auffälligem Grade *hypertrophirt*, um gleich der trachomatösen Bindehaut später zu *schrumpfen* und unter Verödung den Thränenpunkt zu verengern oder gar narbig zu schliessen. In anderen Fällen kömmt es zur *Eiterung*, indem das Product sich übermässig rapid entwickelt. Besonders häufig wird dieses beobachtet, wenn *nachbarliche Geschwüre* sich über die Wärzchen ausbreiten oder wenn *Blattern* und den Wärzchen aufschiessen. Das Resultat ist dann fast immer eine *narbige Verengerung* oder *Schliessung des Thränenpunktes*.

3. Auch die *Thränenröhrchen* entzünden sich bisweilen, indem auf ihre Schleimhaut von *aussen* her Schädlichkeiten einwirken, z. B. eingedrungene fremde Körper, Sonden etc.; oder indem die Mucosa von Seite des Thränensackes oder der Bindehaut in entzündliche *Mitleidenschaft* gezogen wird; oder indem ein *in der Dicke der Lider* zur Entwickelung gekommener Entzündungsherd seine Grenzen über ein oder das andere Kanälchen ausdehnt. Es trägt diese Entzündung oft den Charakter des *Katarrhes* und kann bei längerer Dauer zur *Hypertrophie* der Mucosa führen, welche ihrerseits wieder mit theilweiser *Verödung* des Rohres und mit Bildung von *Stricturen* enden kann. In anderen Fällen hingegen hat die Ent-

zündung *eitrige Zerstörung* eines Theiles des Rohres im Gefolge. Das Resultat kann dann *narbige Verengerung und Verschliessung* sein; eben so gut kann aber auch der Eiter *durchbrechen* und eine nach innen oder nach aussen sich öffnende *Thränenrohrfistel* hinterlassen.

4. Am *häufigsten* ist unstreitig die lockere gefäss- und drüsenreiche Schleimhaut und der umgebende Schwellkörper *des Thränenschlauches* das Substrat einer entzündlichen Wucherung. Es hat dieser Process in der Mehrzahl der Fälle blos die Bedeutung eines leichten *acuten Katarrhes*, welcher ohne erhebliche Folgen rasch abläuft und nur ausnahmsweise Gegenstand der Beobachtung wird. In anderen Fällen tritt der Katarrh gleich von vorneherein mit *ziemlicher Heftigkeit* auf und geht dann nur selten *spontan* in Heilung über, der Process wird vielmehr meistens *chronisch*, ja *habituel*. Es gewinnt dann die Schleimhaut ein dunkelrothes ins Bläuliche oder Bräunliche spielendes Colorit, sie lockert sich sammt der cavernösen Schlauchhülle unter beträchtlicher Verdickung mächtig auf, wird schwammig schlaff und mürbe.

In einzelnen Fällen sollen sich an der Oberfläche der wuchernden Mucosa *Granulationen* erheben, welche denen der Bindehaut sehr ähneln, bisweilen aber sich zu wahren *Polypen* auswachsen, welche den Thränensack ansehnlich erweitern. Auch hat man in einzelnen Fällen die *Schleimdrüsen* stark angeschwollen und ausgedehnt gefunden. Hier und da vereitern wohl auch diese Drüsen und so kömmt es am Ende bisweilen zur Entwickelung von *Geschwüren*, welche sich allmälig ausbreiten, öfters durchbohren und so zur Entstehung von *Fisteln* so wie zu *narbigen Verbildungen des Schlauches* führen, welche letztere der Thränenleitung gefährlich werden.

Von der *Oberfläche* der entzündeten Thränensackschleimhaut stossen sich, gleichwie bei der Syndesmitis, fort und fort *schleimig eitrige Producte* los, welche je nach der Intensität des Processes bald mehr trübem *Schleime*, bald *flüssigem Eiter* gleichen. Indem diese Producte das normale Secret der Thränensackschleimhaut an Masse bedeutend überwiegen, andererseits aber ihre *Abfuhr* wegen der Anschwellung der *Schlauchwandungen* und der damit gesetzten Verengerung des Nasenganges wesentlich beeinträchtigt wird: kömmt es alsbald zu einem *Missverhältnisse* zwischen dem Inhalte des Sackes und seinem Abzuge, um so mehr, als fortwährend *Thränen* eingepresst werden und die katarrhalischen Producte an der tiefsten Stelle des Sackes sich sammeln, durch Resorption ihrer flüssigen Bestandtheile sich verdichten und sohin pfropfartig die Lichtung des Schlauches vollends verlegen. Es dehnt sich dann die vom Knochen nicht gedeckte äussere Wandung des Thränensackes aus und so wird ein Zustand gesetzt, welchen man *Dacryocystoblennorrhöe* nennt.

Es unterliegt eine solche *Ausdehnung* aber auch keiner weiteren Schwierigkeit. Gleichwie nämlich bei Wucherungsprocessen in der Bindehaut das Gefüge des Lidknorpels in Mitleidenschaft geräth, sich auflockert und ausdehnt, wird bei *Thränenschlauchentzündungen* auch die den Sack nach aussen deckende *Aponeurose* in den entzündlichen Process hineingezogen und dadurch genug nachgiebig gemacht, um dem Drucke des sich sammelnden Inhaltes zu weichen. Der gefüllte Thränensack tritt dann *geschwulstartig* aus der knöchernen Rinne unter dem Lidbande hervor und drängt auch dieses nach vorne.

In einer grossen Anzahl von Fällen entwickelt sich der Process gleich von vorneherein mit *sehr grosser Intensität* unter den Erscheinungen der Phlegmone, daher der Name *Dacryocystitis phlegmonosa*. Die Schleimhaut und cavernöse Hülle des Schlauches schwellen dann wegen der massenhaften

entzündlichen Productbildung *in ihrem Gefüge* mächtig an und machen bald
den Nasengang und die Thränenröhrchen unwegsam, während grosse Mengen
von *purulenten* Secreten *in die Höhlung* ergossen werden und sich in dem
allein ausdehnsamen *Thränensacke* sammeln. Dieser tritt daher in Gestalt
einer *mächtigen Geschwulst* hervor, welche jedoch nur selten in ihren wahren
Umrissen sich präsentirt, indem auch das *überlagernde lockere* Gefüge sammt
der Bindehaut und äusseren Decke an dem Processe theilnehmen und bedeutend anschwellen von entzündlichem Infiltrate. Bald beginnt dann auch
die *eitrige Zerfällniss in den infiltrirten Wandungen des Schlauches*, diese
werden stellenweise *zerstört* und so der eitrige Durchbruch vorbereitet.

Bisweilen scheint das der Aponeurose des Thränensackes von aussen aufliegende
lockere Gefüge den *ursprünglichen* Sitz der Entzündung abzugeben und die Wandungen des Schlauches erst *später* in Mitleidenschaft zu ziehen. Man hat solche
Abscesse, welche sich *ausserhalb* der Aponeurose entwickeln, *Anchylops* genannt,
falls sie aber schon zum Durchbruch nach aussen gekommen sind, *Aegilops*.

1. Die phlegmonöse Thränenschlauchentzündung.

Krankheitsbild. Die *Dacryocystitis phlegmonosa* macht anfänglich in
der Regel ganz den Eindruck eines im inneren Augenwinkel zur Entwickelung gekommenen *Abscesses* und lässt sich im Beginne nur schwer oder gar
nicht von dem sogenannten *Anchylops* mit Sicherheit unterscheiden. Es
tritt nämlich am inneren Winkel, über und unter dem Lidbande, eine mächtige nicht streng begrenzte, anfangs harte überaus schmerzhafte und gegen
Druck sehr empfindliche, später fluctuirende Geschwulst hervor, über welcher die entzündlich geschwellte heisse tief geröthete gespannte äussere
Decke sich nicht verschieben lässt. Nur ausnahmsweise kann man den von
entzündlichen Producten aufgetriebenen Thränensack in Gestalt einer *scharf*
begrenzten bohnengrossen harten empfindlichen Geschwulst sehen und fühlen,
indem die äussere Decke nur wenig geschwollen ist.

Meistens sind auch die *Lider* von entzündlichem Oedeme beträchtlich
aufgetrieben, oft erscheinen sie sogar wahrhaft *erysipelatös*. Gleiches gilt
von der *Bindehaut*, insbesondere von der *inneren* Portion derselben, welche
häufig alle Charaktere der *Chemosis* darbietet. Ausserdem macht sich nicht
gar selten auch eine Theilnahme der *Schneider'schen Haut* bemerklich; die
betreffende *Nasenhöhlenhälfte* erscheint dem Kranken in höchst lästigem Grade
trocken und unwegsam, während sich aus ihr wässerige Secrete entleeren.
Oftmals participirt auch der ganze Körper unter der Form von *Fieber*.

Beim *Drucke auf die Geschwulst*, welche bis zum Momente des Durch-
bruches gleichmässig fortzuwachsen pflegt, entleert sich gleich wie beim
Anchylops *nichts*, weder durch die Thränenröhrchen noch durch den Nasengang, da die Oeffnungen des Thränensackes vermöge der Schwellung der
Wandungen verlegt zu sein pflegen. Bei der *Eröffnung* des Sackes und
längere Zeit darnach, sie möge spontan oder auf operativem Wege durch
einen Einschnitt bewerkstelliget werden, entleert sich *reiner Eiter* ohne
Beimischung von Thränen, da wegen Unwirksamkeit der im Entzündungs-
herde streichenden Muskeln die Thränenleitung unterbrochen ist. Erst wenn
der Process schon in Abnahme begriffen und die Abschwellung weit gediehen ist, gelangen Thränen wieder in den Sack und entleeren sich durch

diese Perforationsöffnung, während umgekehrt beim Drucke auf die Geschwulst eitrige Massen aus den *Thränenpunkten* quellen.

Ehe dieses geschieht, wird die Diagnose immer zwischen Dacryocystitis und Anchylops schwanken, es wäre denn, dass Thränensack*blennorrhöe* vorausgegangen, oder eine entzündliche Theilnahme der *Nasenschleimhaut* zu constatiren ist, oder aber dass nach erfolgter Oeffnung die Richtung und Tiefe der eindringenden *Sonde* keinen Zweifel übrig lässt. Man wird übrigens nur selten fehlen, wenn man bei Entwickelung einer solchen Geschwulst gleich von vorneherein auf eine phlegmonöse *Dacryocystitis* schliesst, da der *Anchylops* nur *selten* vorkömmt und ausserdem meistens sehr bald den Thränensack in *Mitleidenschaft* zieht, worauf in Folge particieller Vereiterung der Wandung des Sackes dessen Höhle mit der Abscesshöhle in Verbindung tritt.

Ursachen. Die phlegmonöse Thränensackentzündung entwickelt sich oft *primär* ohne zureichende nachweisbare Veranlassung; selten in Folge von *Schädlichkeiten*, welche den Thränensack *direct* getroffen haben, z. B. in Folge des Eindringens *fremder Körper* von der Nasenhöhle oder den Thränenpunkten her, in Folge der Bildung von *Thränensteinen* im Thränenschlauche u. s. w. Häufiger kömmt sie im Verlaufe eines *Gesichtsrothlaufes* zu Stande und es ist dann oft schwer zu entscheiden, ob dieses oder jenes Uebel als das primäre zu betrachten sei.

Ziemlich oft entwickelt sie sich *secundär*, durch Fortpflanzung entzündlicher Processe von den Nachbarorganen aus. Sie kömmt vor in Folge entzündlicher Processe in der *Schleimhaut* und im *Periost der Nasen- und Highmorshöhle*, in Folge von *Caries der umliegenden Knochen* und in Folge von *Bindehautentzündungen*. Auch ist sie bisweilen in der Bedeutung einer *Metastase* aufzufassen.

Ausserdem stellt sie öfters eine Art *Ausgang der Thränenschlauchblennorrhöe* vor und vermittelt bei dieser gewöhnlich den Durchbruch, wenn sich der Entleerung der Producte Hindernisse in den Weg legen.

Verlauf und **Ausgänge.** Der Process entwickelt sich in der Regel überaus rasch und unter stürmischen Symptomen. Er pflegt binnen wenigen Tagen den Höhenpunkt überschritten zu haben.

1. In seltenen Ausnahmsfällen *geht die Entzündung zurück, ohne dass es zum Durchbruch kömmt*, indem unter Verminderung der Production die angesammelten entzündlichen Producte entweder durch Absorption oder durch die Mündungen des Thränensackes entfernt werden. Es kann dann möglicher Weise *vollständige Heilung* eintreten. Gewöhnlich aber bleibt eine *Thränenschlauchblennorrhöe* zurück.

2. Mitunter kömmt es zu *partiellen Verschwärungen der Thränenschlauchwandungen* und nachträglich zu *narbigen Verziehungen* derselben, es möge übrigens ein *Durchbruch* erfolgt sein oder nicht. Es scheint, als ob die *obere* Portion des *Nasenganges* hierzu am meisten disponirt sei; denn an diesem Orte hat man bisher relativ am öftesten solche Narben und in Folge derselben *Verengerungen und Verschliessungen* der *Schlauchlichtung* nachweisen können. In einzelnen Fällen wurde der häutige Nasengang nach vorausgängiger phlegmonöser Thränenschlauchentzündung sogar in *grosser Ausdehnung* zu einem *soliden sehnigen Strang* verwandelt gefunden, welcher locker in dem knöchernen Kanale eingelagert war.

3. In der Regel *bricht der Eiter*, wenn ihm nicht *künstlich* ein Ausweg geöffnet wird, *durch*, nachdem sich allmälig *Fluctuation* in dem Abscesse geltend gemacht hatte. Es nehmen dann die entzündlichen Erscheinungen

bald ab und die Geschwulst sinkt ein. Es kann hierauf möglicher Weise die *Durchbruchsöffnung wieder verheilen* und selbst vollständige *Genesung* eintreten, oder eine gewöhnliche *Thränenschlauchblennorrhöe* zurückbleiben. Meistens aber *recidivirt* die phlegmonöse Thränenschlauchentzündung alsbald und führt *neuerdings* zur Perforation, wenn die Durchbruchsöffnung sich geschlossen hat, so lange noch der entzündliche Process im Gange ist und in der Höhle des Thränensackes *eitrige* Producte abgesondert werden.

In der bei weitem überwiegenden Mehrzahl der Fälle wird die Verheilung der Perforationsöffnung durch den beständigen Ausfluss schleimig eitriger Producte und später der Thränen *gehindert*. Es überkleidet sich am Ende, nach Verlauf von Wochen oder Monaten, der falsche Gang mit *Epithel* und stellt dann *eine wahre Thränensackfistel* dar, welche entweder *reine Thränen* oder *Thränen mit schleimig eitrigen Producten gemengt* entleert, je nachdem die Mucosa zum Normalzustande zurückgekehrt ist, oder aber im Zustande des chronischen Katarrhes verharrt. Diese Fisteln bestehen in der Regel Zeit Lebens fort, wenn nicht die Therapie in entsprechender Weise gehandhabt wird.

Meistens bohrt der Eiter *nach aussen* gegen die äussere Decke hin durch und das Resultat ist eine sogenannte *äussere Thränensackfistel*. Es können sich gleichzeitig *mehrere* Fistelgänge bilden, welche nach verschiedenen Richtungen verlaufen. Gewöhnlich aber findet man nur *Eine* Fistel, welche unter dem inneren Lidbande sich öffnet und in mehr weniger schiefer Richtung alle Schichten bis zur Thränensackhöhle durchbohrt. Doch verlaufen solche Hohlgänge auch bisweilen in Gestalt ganz unregelmässiger und vielfach *gekrümmter* Kanäle lange Strecken unter der äusseren Haut fort und münden in ziemlicher *Entfernung* vom Thränensacke *unter* oder nach *aussen* von ihm, bisweilen sogar in der Nähe des *äusseren* Orbitalrandes.

In einzelnen seltenen Fällen entleert sich der Abscess *in den Bindehautsack* und der Gang wird fistulös. Auch bricht der Eiter bisweilen an der *hinteren Wand* des Thränensackes durch. Er kann sich dann möglicher Weise einen Weg *zwischen der sehnigen Hülle des Thränensackes und dem Knochen* bahnen und seinen Ausfluss durch eine geschwürige Oeffnung der *Schneider'schen Haut* unter der unteren Nasenmuschel nehmen. In einzelnen Fällen kömmt es unter solchen Umständen wohl auch zur *Entblössung des Thränenbeines*. Es ist diese nicht von sehr grosser Bedeutung, da meistens die Verwachsung ohne sonderliche Schwierigkeiten bewerkstelliget wird. Ausnahmsweise führt eine Entblössung jedoch zur *Caries des Thränenbeines* und weiterhin sogar zur *Perforation der Nasenschleimhaut*. Es beurkundet sich diese letztere Art der Thränensackfistel durch entzündliche Mitleidenschaft der Nasenschleimhaut, durch Ausschneuzen stinkender eitriger Secrete, zuweilen auch durch den Abgang kleiner Knochenstücke. Indem jedoch eine solche *innere* Thränensackfistel mit Caries des Thränenbeines kaum längere Zeit besteht, ohne dass es zum Durchbruche nach *aussen* und sohin zu einer *äusseren* Fistel käme, wird meistens die Diagnose sicherer und bestimmter durch *Sondirungen* hergestellt werden können. Man nennt einen solchen Zustand *complicirte äussere Thränensackfistel*.

Caries des Thränenbeines hat indessen keineswegs *nothwendig* eine *innere* Fistel im Gefolge. Wenn auch der Thränensackabscess nach *hinten* durchbricht und den Knochen durch Bloslegung in Mitleidenschaft zieht, so wird letzterer doch nur selten perforirt, der Eiter sucht sich vielmehr in der Regel nach *aussen* seinen Weg und hinterlässt eine *einfache äussere* Fistel.

Es kömmt übrigens hierbei in Betracht, dass Caries und Necrosis des Thränenbeines öfters das *primäre* Uebel sind und erst *nachträglich* die Dacryocystitis phlegmonosa hervorrufen, oder auch *ohne diese* fortbestehen und zu eitrigem Durchbruch nach aussen führen können, dass es also *scheinbare äussere Fisteln gibt*, welche zeitweilig oder dauernd mit dem Inneren des Thränensackes *nicht* communiciren. Namentlich bei *scrophulösen* und *syphilitischen* Individuen wird ein solcher Zustand nicht gar selten beobachtet und es ist die Caries und Necrosis dann entweder *auf das Thränenbein* beschränkt oder aber nur die Theilerscheinung eines *weiter verbreiteten* Knochenleidens, einer *Ozäna*. Ein solches *durch Caries* bedingtes Hohlgeschwür mit oder ohne Thränensackfistel zeichnet sich, abgesehen von der durch Sonden cruirbaren Rauhigkeit des Knochens, in der Mehrzahl der Fälle aus durch Missfärbigkeit und Schlaffheit der die *äussere Mündung* umgebenden Haut, sowie durch die Entleerung eines jaucheähnlichen oder doch missfärbigen und stinkenden Eiters. Auch entleeren sich durch diese Hohlgeschwüre in längeren Zeiträumen öfters kleine abgestossene rauhe Knochenfragmente. Von grösstem Belange ist hier, dass bei der *Vernarbung* nach Abstossung des cariösen oder nekrotischen Knochentheiles der *Thränenschlauch* nur ausnahmsweise seine normale Leitungsfähigkeit beibehält, vielmehr in dem Narbengewebe wesentlich geschädigt wird und *leitungsunfähig* wird, da er sich eben immer im Entzündungsrayon befindet und wenn er auch nicht verschwärt, doch schrumpft und sich verengert.

Die Behandlung verfolgt dieselben Zwecke, wie bei Abscessen anderer Theile. Es ist vorerst die *Entzündung als solche*, die übermässige Production, zu *beschränken* und wo möglich auf das normale Mass herabzusetzen. Hat sich bereits eine *grössere* Menge Eiter *in* oder *um* den Thränensack gesammelt, so muss rasch die *Entleerung* desselben bewerkstelliget werden, um die Zahl der wuchernden Elemente zu vermindern, hauptsächlich aber um durch *Entspannung* der Theile günstigere Ernährungsmöglichkeiten zu setzen und geschwürigen *Durchbrüchen* mit ihren üblen Folgen *vorzubeugen*. Ist die *Entleerung* aber bereits geschehen, so kommt es darauf an, einen *möglichst günstigen Verheilungsmodus* anzubahnen.

1. In erster Beziehung ist neben sorglicher Beachtung der *Causalindication* strenge *Antiphlogose*, sowohl locale als allgemeine, geboten. Im Beginne, bei sehr starker Hyperämie und besonders bei hochgradiger Temperaturerhöhung, empfehlen sich *kalte Ueberschläge*, allenfalls auch wiederholte Anwendung von *Blutegeln*. Wo die erwähnten Symptome aber minder gebieterisch auftreten, genügt bei strengem antiphlogistischen Verhalten des Kranken die Bedeckung der Geschwulst mit einem trockenen Linnenlappen, oder noch besser mit einem Bausch von Watta.

2. *Zeigt sich bereits Fluctuation*, wenn auch nicht ganz deutlich; oder lässt sich in der Tiefe der Geschwulst der ausgedehnte und mächtig gespannte *Thränensack* durch das Gefühl eruiren; oder verräth sich die zunehmende Spannung des Thränensackes und die Eiterbildung in seinem Inneren durch wüthende, insbesondere *klopfende* Schmerzen: so ist es räthlich, nicht länger mit der *Eröffnung* des Thränensackes zu zögern. Es ist nicht schwer,

den letzteren zu treffen, wenn er wirklich schon *ausgedehnt* ist, und in diesem Falle ist eben nur an seiner Eröffnung etwas gelegen.

Es kann hierbei nicht, wie beim *normalen* Zustande der äusseren Haut, die *Mitte des Lidbandes* als Marke für den Einstich benützt werden, da dieses Ligament von der Geschwulst völlig gedeckt wird. Doch ist der *untere Lidrand* ein ganz guter Leiter. Man setzt in der idealen Verlängerung desselben, etwa 2''' von der Commissur entfernt, die Spitze des Bistouri oder der Lanzette senkrecht auf die Oberfläche der Geschwulst und stösst das Instrument mit nach *unten und aussen* gekehrter Schneide in die Tiefe der Geschwulst, sorgfältig dem inneren unteren *Orbitalrand* ausweichend. Eine Verletzung des *Lidbandes* ist durchaus ohne sonderliche Bedeutung. Liegt das Centrum einer *vor* dem Thränensacke befindlichen Abscesshöhle nicht gerade in der Richtung des Einstiches und fürchtet man diese Höhle nicht genügend eröffnet zu haben, so kann man das Fehlende beim *Ausschneiden* leicht nachholen.

Nach der Eröffnung der Geschwulst wird deren *Inhalt so weit entleert*, als dieses unter *sanftem* Drucke möglich ist. Es muss dieser Druck wegen der *tiefen* Lage des Thränensackes in der Richtung von oben und aussen nach innen und unten wirken, soll er dem Zwecke entsprechen. *Um der Wiederverwachsung zu begegnen*, ist hierauf eine mässig dicke gewächste Charpiewieke in den Wundkanal einzuführen und sorgfältig vor dem Herausfallen zu bewahren, indem deren umgebogenes Ende mittelst eines Streifchens von englischem Pflaster an der äusseren Haut befestiget wird. Es muss diese Wieke täglich zum mindesten einmal erneuert werden. *Ausserdem* sind, falls sich noch *ausgedehnte Härten* in der Geschwulst finden, *Cataplasmen* oder *Fomente* mit lauem Wasser anzuwenden, oder auch wohl nur ein Baumwollenbausch darüber zu befestigen, bis die entzündliche Hyperämie und die Schwellung der Theile, sowie die Massenhaftigkeit des Eiterabflusses eine beträchtliche Abnahme zeigen. Dann genügt es, die Geschwulst vor äusseren Schädlichkeiten durch ein Leinwandläppchen zu schützen, es wäre denn, dass *über* dem Thränensacke eine *weite Abscesshöhle* bestände, deren Verwachsung durch einen leichten monocularen *Druckverband* wesentlich begünstigt wird.

Gleich anfänglich nach Eröffnung der Geschwulst zu *sondiren*, oder die Gangbarkeit des Thränenschlauches durch *Einspritzungen* auszukundschaften, dazu fehlen ausreichende Gründe und es wird daher besser *unterlassen*, bis die Verhältnisse sich einem solchen Vorhaben günstiger gestalten. Das Sondiren führt zu jener Zeit in der Regel erst nach langem Herumsuchen, wenn überhaupt, zu einem verlässlichen Resultate, weil die übermässig geschwollenen Schlauchhüllen den Nasengang für die Sonde gewöhnlich unwegsam machen. Die mechanische Reizwirkung eines solchen Verfahrens ist übrigens für den weiteren Verlauf des Processes nicht ohne üble Bedeutung. Aehnliches gilt von den *Einspritzungen*, bei welchen man ausserdem Gefahr läuft, dass das Wasser zum Theile *in das aufgelockerte Gewebe*, der Aussenwand des Thränensackes eindringt, sich förmlich infiltrirt, die Geschwulst beträchtlich steigert und unter Vermehrung der Intensität des Processes die Eiterung über die ursprünglichen Grenzen hin ausdehnt.

3. Sind unter dieser Behandlung *die entzündlichen Erscheinungen mehr und mehr zurückgegangen*, ist die Geschwulst fast ganz gesunken und deutet der *mit Thränen gemischte* Ausfluss eines *schleimig eitrigen* Productes darauf hin, dass die Mucosa des Thränensackes in einem *katarrhalischen* Zustande verharre: so wird die Behandlung nach den für die *Dacryocystoblennorrhöe* geltenden Regeln (S. 478 und 480) fortgesetzt.

4. *Ist der Abscess bereits spontan zum Durchbruche gekommen* und mündet der Hohlgang *nicht allzuferne* von dem Lidbande an der *äusseren Haut*, so

ist nach der in 2. und 3. angegebenen Weise vorzugehen. *Ist der Hohlgang aber ein langer* und sehr unregelmässig gekrümmter, oder hat sich der Eiter durch *mehrere* Oeffnungen entleert, nachdem er die Haut unterminirt hat, so ist es räthlich, den oder die Hohlgänge auf der Hohlsonde zu *spalten*, um so eine möglichst *kurze* und *einfache* Fistel zu gewinnen, welche alle weiteren erforderlichen Manipulationen wesentlich erleichtert (S. 471).

Innere Fisteln verlangen *nach Tilgung* der heftigsten entzündlichen Erscheinungen die *Verödung des Thränensackes*, da auf eine andere Weise eine relative Heilung erfahrungsmässig kaum möglich ist.

5. *Caries und Necrosis des Thränenbeines* fordern neben der localen Behandlung öfters eine *allgemeine Kur*, dann nämlich, wenn secundäre *Syphilis* oder hochgradige entschiedene *Scrophulose* bei dem Knochenleiden im Spiele sind. Die *locale* Behandlung hat vor allem anderen auf *freien Abzug des Eiters* zu zielen, da ungenügender oder gar gehemmter Abfluss des purulenten Productes immer wieder neue Anfälle *phlegmonöser* Entzündung veranlasst, welche ihrerseits die Zerstörungen sowohl im Knochen als in den nachbarlichen Weichtheilen weiter und weiter ausbreiten. Die zweite Aufgabe zielt auf *Regelung des vorhandenen Entzündungsprocesses;* übergrosse Intensitäten müssen gemässigt, im gegentheiligen Falle aber muss eine *genügende Reaction* hervorgerufen werden, auf dass entweder die entblöste Knochenfläche übernarben oder aber die säumige Abstossung lebensunfähig gewordener Theile mit erwünschter Beschleunigung vor sich gehen möge.

In ersterer Beziehung ist es nothwendig, die vorhandenen Hohlgänge nach den sub 4. angegebenen Regeln bis auf *Einen* zu schliessen, diesen aber thunlichst zu *kürzen* und *weit offen* zu erhalten, welches letztere leicht dadurch bewerkstelligt wird, dass man täglich eine ziemlich starke mit Cerat bestrichene Charpiewieke in den Hohlgang einführt und sie vor dem Herausfallen durch Anklebung ihres umgebogenen Endes an die Nasenwand bewahrt. Stellen sich *heftige* Entzündungen ein, so sind kalte Ueberschläge, allenfalls in Verbindung mit Blutegeln zu appliciren. Bei *mässigen* Intensitäten des Processes genügt die Abhaltung aller äusseren Schädlichkeiten. Auch sind dann täglich 1—2 Mal wiederholte *Einspritzungen lauen Wassers* behufs der Entfernung der letzten Reste des Eiters zu empfehlen. Ist die Reaction eine *sehr geringe*, und nimmt die Entzündung einen sehr schleppenden Verlauf, so werden mit Vortheil Einspritzungen von schwachen *Höllensteinlösungen*, von *Kalilauge*, von verdünnter *Jodtinctur* und ähnlichen *reizenden* Mitteln angewandt. Auch kann man die einzuführende Charpiewieke mit *reizenden Salben* bestreichen. Führen diese Mittel nach wochen- und monatelangem Gebrauch zu *keinem* Resultat, so kann der Hohlgang gespalten und der Knochen durch das *Glüheisen* oder durch den *galvanocaustischen* Apparat zur Abstossung gezwungen werden. Zeigt sich ein *losgelöstes* Stück desselben im Hohlgange, so ist es alsogleich auf die schonendste Weise zu entfernen. Der Versuch, cariöse oder necrotisch gewordene Knochenstückchen *loszumeisseln*, misslingt in der Regel und ist kaum zu befürworten. Hat sich *alles Cariöse* ausgestossen, so muss der *Thränensack verödet* werden, da an eine Herstellung seines Normalzustandes nicht zu denken ist. Manche thun dieses wohl auch gleich *von vorneherein*, oder obliteriren wenigstens die *Thränenröhrchen*, um den steten Zufluss von Thränen zu der cariösen Stelle zu verhindern.

2. Die Thränenschlauchblennorrhöe.

Krankheitsbild. *Das charakteristische Merkmal ist eine umschriebene rundliche in ihrem Umfange sehr oft wechselnde Geschwulst welche, hinter dem Lidbande mit breiter Basis und unverschieblich festsitzend, die innere Winkelgegend mehr weniger hervorbaucht, bei einem auf sie ausgeübten Drucke schleimig eitrige Producte mit Thränen gemischt durch die Thränenröhrchen und oft auch durch den Nasengang entleert und mit der äusseren Decke nicht unmittelbar im Zusammenhange steht, daher diese über der Geschwulst in Falten emporgehoben werden kann.*

Der ectatische Thränensack erreicht, *wenn er gerade angefüllt ist*, oft den *Umfang* einer grossen Bohne, einer Haselnuss, selten eines Taubeneies oder darüber. Je nach der Grösse seiner Ausdehnung drängt er das *Lidband* mehr oder weniger nach vorne, tritt aber ausserdem auch noch *oberhalb* und vornehmlich *unterhalb* dieses Ligamentes geschwulstartig hervor. *Bei geringeren Graden* der Entwickelung ist diese Geschwulst nur greifbar und durch das Gesicht an einiger Ausfüllung der Angulargegend zu erkennen. Es ist dann auch die darüberliegende verschiebliche äussere Decke in keiner Weise verändert. *Bei höheren Entwickelungsgraden* hingegen steigt die Geschwulst mit ziemlich steilen Wandungen aus der Tiefe hervor und wird schon von weitem als ein rundlicher Vorsprung bemerkt, welcher um so auffälliger zu sein pflegt, als dann die ihn überkleidende Portion der äusseren Haut gewöhnlich bläulich oder bläulichroth gefärbt und mit stark ausgedehnten Venen übersponnen ist.

Die *Füllung* des Thränensackes *wechselt* übrigens in einem und demselben Falle sehr beträchtlich je nach *äusseren Umständen* und nach der grösseren oder geringeren Leichtigkeit, mit welcher sich der Inhalt der Geschwulst entleeren kann. Es *schwankt* daher auch die *Grösse* des Tumors innerhalb sehr weiter Grenzen, und ebenso die *Consistenz* desselben.

In der That findet man bei Vorhandensein einer Dacryocystoblennorrhöe den Thränensack bald mächtig ausgedehnt hart und elastisch, bald ist die Geschwulst fast ganz verstrichen und teigig weich. Bei *heiterer trockener und warmer Witterung*, überhaupt unter Verhältnissen, unter welchen der abzuleitende Ueberschuss der Thränen sich vermindert und katarrhalische Zustände eine Besserung zu erfahren pflegen, die schleimhäutigen Wandungen des Thränenschlauches sonach etwas abschwellen: leiden die Kranken viel weniger, ja nicht selten verschwindet der Tumor ganz oder sinkt beträchtlich ein. Umgekehrt aber tritt die Geschwulst auffällig hervor und belästigt überaus stark durch die Spannung ihrer Wandungen, wenn *rauhe stürmische nasskalte Witterung* die Secretion der Thränen sowie die Schwellung und Absonderungsthätigkeit des schleimhäutigen Thränenschlauches vermehrt. Ueberdies pflegt die Geschwulst während des *nächtlichen Schlafes* und bei längerer Verschliessung der Lidspalte im wachen Zustande an Umfang merklich zu verlieren und wohl auch *völlig einzusinken*, indem unter solchen Umständen die katarrhalische Absonderung sich sehr vermindert und wegen ruhendem Lidschlage auch die Thränenleitung stockt. Sobald aber der Lidschlag wieder beginnt, tritt die Geschwulst neuerdings hervor und steigt rasch bis zu einer gewissen Höhe, so weit nämlich, bis die Wandungen des Thränensackes einen gewissen Grad von Spannung erreicht haben; dann hört die Thränenleitung auf, der Ueberschuss der Thränen fliesst über die Wangen herab, es stellt sich ein dem Kranken sehr peinliches *Thränenträufeln* ein. Indem aber die *katarrhalische Absonderung* der Mucosa des Thränensackes nicht gleichzeitig mit der *Thränenleitung* sistirt wird, sondern ungehindert fortdauert, nimmt der Inhalt des Tumors mehr und mehr zu und die steigende Spannung der Sackwände beurkundet sich alsbald durch das Gefühl von Druck und Schwere, häufig auch durch ziehende spannende Schmerzen, welche mitunter in die Nase, in die Augenbrauengegend und den Bulbus ausstrahlen. Bisweilen geschieht es dann, dass unter dem Drucke der gespannten Sackwandungen und unter Beihilfe einer kräftigeren Zusammenziehung des Orbicularmuskels ein Theil des Inhaltes *durch die Thränenröhrchen in den Bindehautsack entweicht* und dieser daher von einer mit Thränen gemischten eitrig schleimigen Flüssigkeit überschwemmt wird. Die Folge ist natürlich ein vorübergehendes *Nebelsehen* welches, da es sich im Laufe des Tages öfters oder gar häufig wiederholt, den Kranken ungemein belästigt, so zwar, dass dieser es in der Aufzählung seiner Leiden gewöhnlich in den Vordergrund stellt. Allmälig wird der Patient mit seinem Uebel aber vertrauter und lernt seinen Zustand dadurch erträglicher machen, dass er nach Bedarf von Zeit zu Zeit den Thränensack durch einen geschickt angebrachten *Druck* entleert und so übermässigen Ansammlungen von katarrhalischen Producten und Thränen mit allen daraus folgenden Belästigungen thunlichst begegnet.

Die *Entleerung* gelingt in der Regel blos in der Richtung nach aussen, *durch die Thränenröhrchen*, indem die Lichtung des Nasenganges durch die Schwellung der Schlauchhülle verlegt ist. Oefters und besonders in den *späteren* Stadien des Processes lässt sich der Inhalt der Geschwulst jedoch auch *in die Nasenhöhle* treiben. Es kömmt dann eben nur auf die Richtung an, in welcher der Druck ausgeübt wird, um das Entweichen nach aussen oder unten zu bewerkstelligen.

Erwähnenswerth ist noch die häufige *Combination* der Dacryocystoblennorrhöe mit *Bindehautkatarrh* und *Blepharitis ciliaris.* Es werden diese Zufälle oft *secundär* hervorgerufen durch die Berührung der Conjunctiva mit den Producten des Thränenschlauchs und beziehungsweise durch die Gelegenheit zu massenhaften Krustenbildungen an den Lidrändern.

Ursachen. 1. Die Thränenschlauchblennorrhöe entwickelt sich nur in den seltensten Ausnahmsfällen *primär* in Folge von *äusseren* Schädlichkeiten, welche *direct* auf den Thränenschlauch eingewirkt haben. So kömmt es beispielsweise vor, dass *fremde Körper*, wie Schnupftabak u. dgl. bei kräftigen *Exspirationen* mit dem Luftstrom aus der Nasenhöhle in den Thränenschlauch dringen und, indem sie sich daselbst verhalten, einen Entzündungsreiz auf die Mucosa ausüben. Abgesehen hiervon lässt sich die Thränenschlauchblennorrhöe fast constant als ein *secundäres* Leiden in der eigentlichsten Bedeutung des Wortes erweisen.

2. Häufig stellt sie nur einen *Ausgang* der *phlegmonösen* Thränenschlauchentzündung dar und zählt darum die ätiologischen Momente der letzteren, alle wie sie sind, zu den ihrigen. In Fällen dieser Art erscheint die Dacryocystoblennorrhöe in der Regel mit der *Thränensackfistel* gepaart. Auch findet man unter solchen Umständen relativ am häufigsten *Stricturen*, stellenweisen *Verschluss* oder völlige *Verödung* des Nasenganges.

3. Ebenso oft entwickelt sich die Dacryocystoblennorrhöe in Folge der *Fortpflanzung* entzündlicher Processe von der *Nasenschleimhaut* auf den Thränenschlauch. Die Entzündung der Schneider'schen Membran kann dabei ein *primäres* Leiden, ebenso gut aber auch ein von der Mucosa der Rachenhöhle, von den unterliegenden Knochen u. s. w. überkommenes sein. So sieht man Thränenschlauchblennorrhöen zu Stande kommen im Gefolge von heftigen *Nasenkatarrhen*, der Grippe, der Angina etc. Insoferne können auch die *acuten Exantheme*, das Eczem der Nasenhöhle u. s. w. eine Rolle in der Aetiologie der Thränenschlauchblennorrhöe spielen. Nicht minder kommen in dieser Beziehung in Betracht: *syphilitische* und *scrophulöse*

Leiden der Knochen und der *Schleimhaut* der Nasenhöhle, weiters *Afterge-wächse*, wie Polypen, Krebse u. s. w., welche sich in der Nasen-, Rachen-, Highmorshöhle etc. entwickeln.

4. Auch *von den Lidrändern* pflanzt sich die Entzündung nicht un-schwer auf den Thränenschlauch fort und führt am Ende zur Dacryocysto-blennorrhöe. Besonders berüchtigt ist in Betreff dessen die *ulceröse Form der Blepharitis ciliaris.* Sie ist auch eines der Bindeglieder, welche den ätiologischen Zusammenhang zwischen Thränenschlauchblennorrhöe und den *exanthematischen Processen*, den Blattern, Masern, Scharlach, der *Impetigo* und dem *Eczeme* vermitteln. Es kömmt hierbei die nicht ganz selten aus derartigen Affectionen der Lidränder resultirende *Verengerung* und *Ver-schliessung* der Thränenpunkte als begünstigendes Moment in Rechnung, da Behinderung der Thränenleitung jedenfalls die Stockung der im Sacke sich sammelnden entzündlichen Producte zu fördern vermag.

5. Nicht minder behauptet man die Möglichkeit der Fortpflanzung der Entzündung *von der Bindehaut* auf die Mucosa des Thränensackes. Wirklich kommen Dacryocystoblennorrhöen nicht gar selten im Gefolge hochgradiger acut auftretender diffuser *Trachome, pyorrhoischer* etc. Processe vor. Es scheint hierbei jedoch weniger ein eigentliches *Fortschreiten* des Processes, als vielmehr die ursprüngliche Ausdehnung des Entzündungsherdes als nächster Grund des Thränenschlauchleidens angenommen werden zu müssen. Ist doch die chemotische Schwellung unter solchen Verhältnissen eine sehr ausgebreitete und eben der Ausdruck für die *entzündliche* Mitleidenschaft der näheren und ferneren Umgebung der Conjunctiva.

6. Es ist diese Chemosis sehr analog dem *Erysipele* und dieses ist eines der *häufigsten* pathogenetischen Momente der Thränenschlauchblennorrhöe. *Rothlaufartige* Entzündungen sind es ausserdem, durch welche Puerperal-processe, der Typhus, die Pyämie u. s. w. bisweilen Veranlassung von Thränenschlauchblennorrhöen werden.

7. Nicht Jedermann wird unter gleichen Verhältnissen gleich leicht von der Dacryocystoblennorrhöe heimgesucht. *Erwachsene* sind mehr als Kinder, *Greise* mehr als im Mannesalter stehende Individuen, *Weiber* mehr als Männer, *schlaffe* blasse sehr herabgekommene Leute mehr als kräftige stramme disponirt. Auch sollen *Plattnasen* zu dem in Rede stehenden Uebel sehr geneigt machen.

Verlauf. Bei sehr disponirten Individuen, besonders bei welken schlaffen herabgekommenen Individuen, entwickelt sich die Thränenschlauchblennorrhöe öfters *ganz unmerklich;* sie besteht meistens schon längere Zeit, wenn der Kranke durch das zeitweilige Thränenträufeln, durch das öftere Ueber-fliessen des Inhaltes des Thränensackes und durch das darin begründete Nebelsehen auf seinen krankhaften Zustand aufmerksam gemacht wird. Entwickelt sich das Leiden jedoch in Folge der *Fortpflanzung* entzündlicher Processe von den *Nachbarorganen* her, so markirt es sich meistens gleich im Anfang durch leichte Röthung, Empfindlichkeit und Aufschwellung der Angulargegend, durch Thränenträufeln und öftere Entleerung schleimig eitriger Producte aus den Thränenpunkten. Die *grösste Intensität* zeigen die entzündlichen Erscheinungen, wenn das Leiden unter der Form der phleg-monösen Dacryocystitis, eines Anchylops oder eines ausgebreiteten Erysipelas faciei zur Entwickelung kömmt.

Ist die *Ectasie* des Thränensackes einmal bis zu einem gewissen Grade gediehen, so verlieren sich alsbald die entzündlichen Symptome und die Dacryocystoblennorrhöe besteht ohne weitere sonderliche Veränderungen Jahre lang, ja zeitlebens fort. In vielen Fällen machen sich jedoch *Exacerbationen* geltend, welche von Zeit zu Zeit mit oder ohne nachweisbare Veranlassungen auftreten, sich durch mehr weniger heftige entzündliche Erscheinungen auszeichnen und in der Regel eine *Volumszunahme* der Geschwulst im Gefolge haben. Umgekehrt tritt aber auch bisweilen das Leiden zurück und kann unter günstigen Verhältnissen zeitweilig *ganz verschwinden*, um später plötzlich wieder hervorzutreten.

Ausgänge. 1. Die Thränenschlauchblennorrhöe kann, wenn sie *nicht veraltet* ist und wenn übrigens *günstige äussere* Verhältnisse zu Hilfe kommen, ausnahmsweise *spontan heilen* Es gilt dieses vornehmlich von Dacryocystoblennorrhöen, welche im *Kindesalter* entstanden sind; diese sollen nicht ganz selten beim Eintritte in das Mannesalter oder während der ersten Schwangerschaft von selbst zurückgehen.

2. In der Regel jedoch besteht die Thränenschlauchblennorrhöe, wenn nicht Kunsthilfe einschreitet, *durch das ganze Leben fort.* Die Ectasie pflegt dann im weiteren Verlaufe noch etwas zuzunehmen, während die constituirenden Theile des Thränenschlauches nach und nach gewisse Veränderungen eingehen, welche die Rückkehr zur Norm immer schwieriger und die Therapie mehr und mehr unzulänglich machen.

So wird öfters die *Knochenleiste* vom Nasenfortsatze des Oberkieferbeines, welche die Thränengrube bilden hilft, verdrängt und theilweise resorbirt, und indem gleiches Los auch die *Crista ossis lacrymalis* trifft, verstreicht sich die Thränenrinne völlig. Die den Thränensack umgebenden Theile des *Orbicularmuskels* verlieren in Folge des Druckes und beziehungsweise der Zerrung, welcher sie ausgesetzt sind, allmälig ihre Contractionsfähigkeit und atrophiren theilweise bis zum Unkenntlichwerden. Dasselbe gilt von dem *bindegewebigen Maschenwerke*, welches die äussere Wandung des *Thränensackes* deckt und mit dem Lidbande zusammenhängt. Es wird dieses von hintenher zusammengedrängt und *verdichtet* sich zu einer mehr weniger dicken und *dichten sehnenähnlichen Schichte*, welche den Thränensack von dem Panniculus adiposus der äusseren Haut trennt und nur *schwer* wieder sich lockert, so dass die unter einander verwachsenen Balken auseinander treten und ihre Lücken sich neuerdings mit zartem lockeren Gefüge füllen könnten. Die *Schleimhaut* und das *cavernöse Gefüge* des Thränenschlauches *hypertrophiren* unter der andauernden Gewebswucherung mehr und mehr und *letztere* granulirt bisweilen wohl auch nach Art der trachomatösen Bindehaut. Sie können in diesem Zustande eine lange Reihe von Jahren verharren. Manchmal jedoch, namentlich bei *hochgradiger* Ectasie des Sackes und seiner Hüllen, verlieren sie nach und nach ihren eigenthümlichen Charakter, ihr hypertrophirtes Gewebe *verödet*. Die *Sackwandungen* verwandeln sich in eine gefässarme blasse derbe dichte ihrer ganzen Dicke nach *sehnenähnliche Membran*, welche mit der *fibrösen Hülle* vollkommen zusammenschmilzt und im Vereine mit der letzteren ein *einheitliches* Stratum von relativ geringer Mächtigkeit darstellt. Das *Secret* ändert dann seinen Charakter, es wird einer durchscheinenden gelblichen oder bräunlichen Gallerte ähnlich, welche in Folge der Aufsaugung ihrer flüssigen Bestandtheile sich bis zur Consistenz eines halberkalteten *Tischlerleimes* eindicken kann. Man hat diesen Zustand früher unter dem Namen „*Bruch und Wassersucht des Thränensackes, Hernia und Hydrops sacci lacrymalis*" beschrieben. Er wird in seinem Zustandekommen begreiflicher Weise sehr begünstigt durch *Unwegsamkeit des Nasenganges* und diese ist unter den fraglichen Verhältnissen ein ziemlich häufiges Vorkommniss. Abgesehen von *narbigen* Verengerungen und Verschliessungen, welche oftmals durch partielle *Verschwürungen* der Schlauchhüllen bedingt werden, kömmt hier nämlich die *Schrumpfung* in Rechnung, welche im Bereiche des Nasenganges der Hypertrophie der Mucosa und des Schwellkörpers zu folgen pflegt, da hier *nicht* wie im Thränensacke das angesammelte Secret *erweiternd* auf die Wandungen wirkt, einer zunehmenden *Verkleinerung der Lichtung* also nichts im Wege steht.

3. Den hervorragendsten Einfluss auf die weitere Gestaltung der Krankheit nehmen die *entzündlichen Exacerbationen*, welche sich im Verlaufe der Dacryocystoblennorrhöe ziemlich häufig geltend machen. Allerdings gehen diese Entzündungen öfters wieder zurück, ohne merkliche Folgen zu hinterlassen. Häufig jedoch führen sie zum eitrigen *Durchbruch.* Die *Perforationsöffnung* schliesst sich dann gar nicht selten, so dass der *frühere* Zustand wieder hergestellt ist. Ebenso oft jedoch bleibt eine *Thränensackfistel* zurück. Auch veranlassen solche zwischenlaufende Entzündungen mit oder ohne eitrigem Durchbruche oftmals *partielle Verschwärungen* der *inneren* Wand des Thränensackes, besonders aber des häutigen Nasenganges. Die weiteren Folgen sind *narbige Verziehungen des Thränensackes,* vornehmlich aber *Stricturen* und *völlige Verschliessungen des Nasenganges.* Ueberhaupt kommen die Ausgänge dieser *intercurrenten* Entzündungen ganz mit denen der *phlegmonösen* Thränenschlauchentzündung überein (S. 468).

4. In einzelnen seltenen Fällen bilden sich im Inneren des Thränenschlauches *Dacryolithen* oder *Thränensteine.* Diese können sehr heftige Entzündungen anregen und so die nächste Veranlassung der sub 3. geschilderten Zustände werden.

Auch combinirt sich weiterhin die Thränenschlauchblennorrhöe bisweilen mit dem *Emphysem des Thränensackes,* welcher Zustand sich dadurch charakterisirt, dass bei jeder kräftigeren Exspiration, namentlich beim Schneuzen, Niesen u. s w. ein Theil der in der Nasenhöhle comprimirten *Luft* in den Thränensack dringt und diesen beträchtlich aufbläht, oder auch mit dem Inhalte desselben unter Blasenbildung durch die *Thränenpunkte* entweicht. Kömmt es bei Vorhandensein eines solchen Emphysems zur partiellen *Verschwärung* der Thränensackwand, so entwickelt sich leicht eine *Luftgeschwulst* in der *Angulargegend*, im subcutanen und subconjunctivalen Gewebe.

Die Behandlung hat den Ausgleich der vorhandenen *Ernährungsstörungen* und die Rückkehr des ausgedehnten Thränensackes zu seinem normalen *Umfang* zu ermöglichen. Damit im Zusammenhange steht die weitere Aufgabe, *Leitungshindernisse* jedweder Art zu *beseitigen.* Wo die Erfüllung dieser Indicationen *unthunlich* erscheint, müssen die aus der Leitungsstörung hervorgehenden Leiden des Kranken auf ein möglichst kleines Mass beschränkt werden.

1. Im Interesse der *Causalindication* wird öfters die allgemeine und örtliche Behandlung einer *Ozäna*, die Entfernung von *Polypen* oder anderen *Aftergewächsen* aus der *Nasen-* oder *Highmorshöhle*, die Tilgung chronischer Entzündungsprocesse im Bereiche der *Schneider'schen Haut* u. s. w. nothwendig. Sehr selten sind *fremde Körper*, Thränensteine, Polypen etc. aus dem Thränenschlauche selber zu entfernen.

2. *Bei einfachen Thränenschlauchblennorrhöen* stellt sich zuvörderst die Aufgabe, *Anhäufungen* von Thränen und krankhaften Secreten im Inneren des Thränensackes unmöglich zu machen. Es stehen solche Productansammlungen nämlich der *Zusammenziehung* des Thränensackes auf seinen natürlichen Umfang direct im Wege und werden dadurch *mittelbar* ein *Hinderniss* für die Wiederherstellung der normalen *Vegetationsverhältnisse* der Schleimhaut. Ueberdies unterliegt es kaum einem Zweifel, dass die abnorme *Spannung* und namentlich der oftmalige *Wechsel* zwischen Spannung und Erschlaffung der Wandungen als eine *directe Schädlichkeit* aufgefasst werden

müsse, welche den *entzündlichen* Process unterhält und steigert. Wirklich genügt erfahrungsmässig die *dauernde Entspannung* des Thränensackes in vielen Fällen, um *einfache* Thränenschlauchblennorrhöen zur Heilung zu bringen. Die *Mittel* zu diesem Zwecke sind mannigfaltig:

a) Als das erspriesslichste Mittel gilt dermalen die *Spaltung der Thränenröhrchen und die nachherige wiederholte Sondirung des Nasenganges.* Seine Wirksamkeit scheint vornehmlich darauf zu beruhen, dass durch die Schlitzung der von Muskelfasern dicht umsponnenen Kanäle die *Entleerung des Thränensackes nach oben* ungemein erleichtert wird, während durch die Sondirungen des Nasenganges der *Abzug nach unten* begünstiget wird.

Auf dass die *Spaltung der Röhrchen* leicht und sicher bewerkstelliget werden könne, müssen vorerst die *Thränenpunkte* bis auf ein gewisses Mass *erweitert* werden. Es geschieht dieses am besten mittelst ungeknöpften Sonden, von welchen man erstlich eine *möglichst zarte* einführt, sodann aber zu *stärkeren* übergeht.

Wohl zu bedenken ist bei diesen Sondirungen, dass die Thränenröhrchen von den *Punkten* aus etwa $^3/_4'''$weit *senkrecht* nach ab- beziehungsweise nach aufwärts streichen, sodann aber unter einem fast rechten Winkel in die *horizontale* Richtung einbiegen, um so zur äusseren Wand des Sackes zu gelangen. Bei Vernachlässigung der durch diese Verlaufsweise gebotenen Vorsichten kann man leicht die Röhrchen *durchbrechen*, einen *falschen* Weg bahnen und zu höchst misslichen Entzündungen Veranlassung geben.

Klafft der Thränenpunkt genügend, so wird wieder eine sehr *dünne* Sonde eingeführt und an dieser das Kanälchen mittelst eines sehr feinen Messerchens oder mittelst einer sehr spitzen und zarten Schere bis gegen die Carunkel hin *aufgeschlitzt.*

Sind die *Thränenpunkte narbig verwachsen*, was freilich nur selten vorkömmt, so muss die Oeffnung dadurch hergestellt werden, dass man von der *inneren Lidlefze* aus ein spitzes Scherenblatt *durch das Thränenwürzchen* hindurchstösst, oder dass man von der *Bindehaut* aus, etwa $^1/_2'''$ vom Lidrand entfernt und diesem parallel, einen Schnitt *quer auf das senkrechte Stück* des Kanälchens führt. Letzteres ist besonders dann nothwendig, wenn die Verwachsung durch Narbengewebe in *grösserer* Ausdehnung stattgefunden hat. An der *Schnittfläche* lässt sich dann leicht die künstliche Oeffnung der Röhrchen durch Sondirung erörtern und die Spaltung unterliegt weiter keiner Schwierigkeit.

Es wird durch ein solches Verfahren die *Leitungsfähigkeit des Thränenschlauches* keineswegs gefährdet, in gewissem Sinne vielmehr *gefördert*, so zwar, dass meistens die Schlitzung des *unteren* Thränenröhrchens *allein* zureicht, um das angestrebte Ziel zu erreichen.

Es wird die *Schlitzung* der Thränenröhrchen daher auch mit grösstem Vortheil ausgeführt, wenn es sich bei *Abhandensein* einer Dacryocystoblennorrhöe darum handelt, dem höchst lästigen *Thränenträufeln* zu begegnen, welches sich öfters einstellt, wenn die Thränenpunkte durch vorausgängige Entzündungen der Lidränder oder durch was immer für Zufälle *narbig verengt* oder gar *geschlossen* worden sind; oder wenn der Lidrand nicht vollkommen dem Bulbus *anschliesst*, jedoch nicht soweit abgehoben ist, dass sich eine eingreifendere Operationsmethode lohnt oder ausführen lässt.

Ist unter solchen Umständen das *Thränenpünktchen* blos *etwas enger*, als in der Norm, oder durch eine dicke Lage Epidermis *verlegt* — und dieses kömmt nicht ganz selten vor — *so genügt meistens die einfache Sondirung* nach der oben angegebenen Weise, um dem überaus lästigen *Thränenträufeln* dauernd Einhalt zu thun.

Nach der Spaltung des *unteren* oder *beider* Thränenröhrchen wird zur *Sondirung des ausgedehnten Thränensackes und des Nasenganges* geschritten.

Es dient hierzu eine Reihe von graduirten *Sonden* aus *biegsamen* Metall, aus Elfenbein oder Horn, welche unten abgerundet aber *nicht geknüpft*, allenthalben *gleich dick* sind und von dem Caliber eines Zwirnfadens bis zu dem eines mässig dicken Spagates aufsteigen. Man nimmt zuerst eine *dünne* Sonde, *krümmt sie* in einen leicht convexen Bogen und führt sie bei abgezogenem unteren Lide in *wagrechter* Richtung durch das geschlitzte Thränenröhrchen bis an die hintere innere Wand des Thränensackes. Hierauf wird die Sonde mit nach hinten und innen gekehrter Convexität an der genannten Wand des Thränensackes nach abwärts geleitet und (Fig. 76) mit grösster Vorsicht durch die obere Mündung des Naseuganges geführt.

Fig. 76.

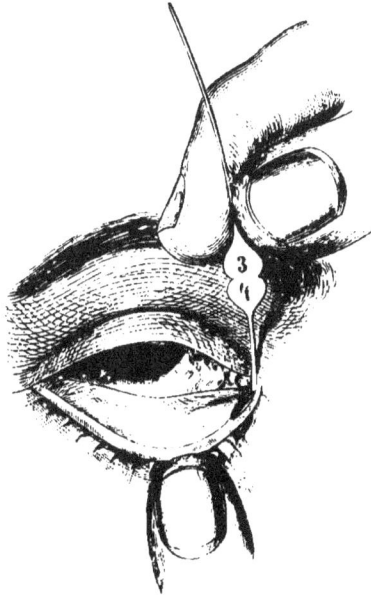

Das *Auffinden* dieser Mündung gelingt öfters sehr schwer, da die Mucosa stark gewulstet ist und die Sonde sich häufig zwischen den die fragliche Oeffnung umgebenden *Falten* fängt. Vieles Herumtappen und gar rohes Gebaren, *gewaltsames* Vordrängen des Sondenendes, sind dann von grösstem Uebel. Es wird dadurch die *Entzündung* mächtig angefacht, die *Schwellung* der Mucosa vermehrt und so dem Zwecke des Sondirens gerade *entgegen* gearbeitet. Bisweilen wird sogar die Schleimhaut *durchstossen*, ein *falscher Weg* gebahnt, der *Knochen* stellenweise entblösst und so möglicher Weise Veranlassung zur Entwickelung von *Narben* gegeben, welche die Function des Thränenschlauches in hohem Grade gefährden.

Gelingt es nicht *ohne sonderliche Mühe*, in den Nasengang zu kommen, so ist es besser den Versuch vor der Hand *aufzugeben*, namentlich wenn die Intensität der vorhandenen *Entzündung* noch einigermassen Berücksichtigung verdient. Gewöhnlich macht sich nach Schlitzung des Röhrchens alsbald ein *Rückschreiten* des entzündlichen Processes geltend, die Wege werden von Tag zu Tag gangbarer und was vor kurzem noch sehr schwer und nur unter Gefahr durchführbar war, lässt sich etwas später leicht und mit sichtlichem Vortheile in's Werk setzen. Im Ganzen muss bei der Sondirung des Naseuganges sehr wohl im Gedächtnisse behalten werden, dass derselbe nicht *gerade nach abwärts* steige, sondern etwas *nach hinten und aussen* abweiche. Ist die Sonde in dem Nasengange eine Strecke nach abwärts gegleitet, so muss ihr oberes Ende (Fig. 76) nahe an der Incisura supraorbitalis des oberen Augenhöhlenrandes *anliegen* und die Sonde in dieser Stellung *ohne Beihilfe* der Finger *stehen* bleiben.

Ist die Sonde in den Nasengang eingedrungen, so lässt man sie *einige Minuten liegen*, ehe man sie wieder herauszieht. Den nächsten Tag wiederholt man das Verfahren und so fort, *verlängert* aber allmälig die Zeit, während welcher die Sonden in dem Nasenkanale liegen bleiben, auf eine halbe Stunde und schreitet allmälig zu *dickeren* Sonden, bis der Zweck erreicht ist, was meistens nach einigen Wochen gelingt.

Oftmals lernen es die Kranken bald *selbst*, ihren Thränenschlauch zu sondiren. Um die Wirkung der Sonden zu *verstärken*, kann man selbe wohl auch einen *halben Tag* und noch *länger* liegen lassen. Um sie nicht immer *halten* zu müssen und ihr *Herabschlüpfen* zu verhindern, sollen sie, wo es nöthig scheint, oberhalb der Eingangsöffnung hakenförmig *umgebogen* werden.

b) Eines alten und wohlbegründeten Rufes erfreuen sich bei *einfachen* Thränenschlauchblennorrhöen tägliche *Einspritzungen adstringirender Lösungen in Verbindung mit Sondirungen des Nasenganges von einer äusseren Fistel aus,* welche letztere, wo sie nicht schon besteht, durch *blutige Eröffnung des ectatischen Thränensackes* herzustellen ist.

Die *Eröffnung des Thränensackes* von der äusseren Decke aus wird am besten mittelst eines spitzen Bistouri oder mit einer Lancette bewerkstelligt. Man sticht das Instrument knapp unter der *Mitte* des Lidbandes und nahezu *senkrecht* auf die Oberfläche der Geschwulst ein und erweitert die Wunde beim Herausziehen des Messers nach unten und aussen. Der *Einstich* soll nicht über Bedarf *tief* sein und immer nur bei *stark gefülltem* Thränensacke vorgenommen werden, damit die *Hinterwand* des Schlauches nicht verletzt werde. Dass man den Thränensack *wirklich* eröffnet habe, erkennt man leicht an dem *Ausflusse* von Thränen und schleimig eitrigen Producten aus der Wunde, sowie aus dem *Zusammenfallen* der Geschwulst.

Nach der Eröffnung ist der *Nasengang* durch *Sonden* auf seine Wegsamkeit zu prüfen. Findet man ihn *gangbar*, so werden die Sondirungen gleich den Einspritzungen *täglich*, oder alle 2—3 Tage, mit denselben Vorsichten, wie nach Schlitzung der Thränenröhrchen wiederholt. Wichtig ist dabei, *nicht zu forciren* und, wenn es nicht leicht geht, die Sondirungen lieber auf eine spätere Zeit zu verschieben, mittlerweile sich also *auf tägliche Einspritzungen zu beschränken.* Unter deren Einfluss und in Folge der Abspannung des Sackes geht nämlich sehr oft die Schwellung rasch zurück und die Sonden passiren ohne Schwierigkeit, während früher die Sondirung kaum oder doch nur unter Anwendung *schädlicher* Gewalt thunlich war.

So lange die *Entzündung* noch eine *grössere Intensität* beurkundet, ist es klug, jedes Irritament zu meiden. Man thut dann wohl, zu Einspritzungen blos *laues oder gestandenes Wasser* zu benützen und Sondirungen ganz zu unterlassen. Spricht sich aber in allen äusseren Symptomen und in der Qualität der Producte entschieden der *katarrhalische Charakter* der Schleimhautaffection und die *Erschlaffung* der hypertrophirten Mucosa aus, so sind *adstringirende Lösungen* ohne weiters am Platze.

Die Injectionen werden mit der *Thränensackspritze* ausgeführt, einer kleinen gläsernen Spritze mit silbernem Ansatze, welcher in ein feines bogig gekrümmtes Röhrchen ausläuft. Man benützt als Adstringens in der Regel *schwächere* Lösungen von *Zink-* oder *Kupfervitriol*, gr. 1—3 ad unc. 1 Aq. dest. Der *Höllenstein*, die *Opiumtinctur*, die *Jodtinctur*, obwohl sie vielfach anempfohlen werden, sind *widerräthlich*, da sich nicht immer verhüthen lässt, dass eine Portion der Injectionsflüssigkeit durch die Choanen *in den Rachen* gelange und verschluckt werde, daher leicht sehr üble Zufälle hervorgerufen werden könnten. Um die adstringirende Wirkung möglichst zu *begünstigen*, ist es gut, der Application der erwähnten Heilmittel eine Einspritzung von *lauem Wasser* voranzuschicken und so den Thränenschlauch vorerst *auszuspülen.*

Die Spritze wird zwischen Zeige- und Mittelfinger der rechten Hand gefasst, während der Daumen in den Ring des Stämpels gelegt wird. Bei der Einführung des Spritzenröhrchens in den Thränensack sind dieselben Vorsichten wie bei Sondirungen zu beobachten. Seine *Mündung* muss in der Sackhöhle gegen den *Nasengang* gerichtet werden und darf nicht etwa an die Wandung *angepresst* werden, weil sonst das *Ausströmen* der Flüssigkeit gehindert wird. Es muss das Spritzenende innerhalb des Sackes während dem Ausspritzen also *beweglich* bleiben. Die Injection selbst muss *langsam* erfolgen, damit das Fluidum Gelegenheit finde, in dem Masse aus den Oeffnungen des Sackes herauszutreten, als es einströmt, damit nicht künstlich *durch* das Einspritzen eine *Ausdehnung* des Thränensackes herbeigeführt werde. Die Injection muss weiters *gleichmässig* von Statten gehen; beim ruckweisen Vorschieben des Stämpels wird leicht der Spritzenansatz gegen die hintere Wand des Sackes gestossen, und diese *verletzt* oder doch ein beträchtlicher *Schmerz* erregt, welcher den Kranken unruhig macht. *Während* der Einspritzung muss der Kopf des Kranken *nach vorne* gebeugt werden, damit der in die Nasenhöhle gelangende Theil der Flüssigkeit nicht etwa durch die Choanen in die Rachenhöhle fliesse und verschluckt werde, sondern durch die Nasenlöcher nach aussen gelange. Ein vorgehaltenes Becken schützt die Kleider des Kranken vor Verunreinigung und Fleckenbildung.

Von grösster Wichtigkeit ist es, *die Wiederverwachsung der künstlichen Oeffnung zu verhindern*, um so dem Inhalte des Thränensackes einen *steten* Abzug zu sichern und die Wandungen des Schlauches *erschlafft zu erhalten.* Zu diesem Ende wird nach der Injection eine *mit Fett bestrichene Charpiewieke* durch den Wundkanal in den Thränensack eingeführt und deren umgebogenes Ende mittelst eines Heftpflasterstreifens an der äusseren Haut nahe der Wunde befestigt.

Es soll die Wieke *nicht länger* sein, als nöthig ist, damit sie sicher in der Wunde hafte. Ist sie *zu lang*, so wirkt das in dem Thränensacke befindliche knäuelförmig zusammengeballte Ende als *fremder Körper* auf die Schleimhaut und wird leicht die Veranlassung zu Steigerungen des entzündlichen Processes. Die Bestreichung mit Fett ist nothwendig, um das *Verkleben* der Fistelöffnung durch vertrocknende Secrete zu verhindern.

c) Eine *dritte* Methode, den ectatischen Thränensack dauernd zu entspannen und den Normalzustand herzustellen, besteht darin, dass der Inhalt, sobald er sich in einiger Menge angesammelt hat, durch einen *von aussen* auf die Geschwulst ausgeübten Druck *gegen die Nase* hin entleert und öfters des Tages adstringirende Lösungen von dem *Bindehautsacke* aus in den Thränenschlauch geleitet werden. Es hat diese Methode den Vortheil, dass sie *unblutig* ist, steht an *Verlässlichkeit* aber den beiden vorerwähnten Methoden *weit* nach, ja sie leistet überhaupt nur bei ganz *frischen* Dacryocystoblennorrhöen des *niedersten* Grades Erspriessliches. Hier kann man sie *versuchen*, um *wo möglich* die beiden anderen umständlicheren und operativen Verfahren zu umgehen.

Es ist dabei von Wichtigkeit, dass das Contentum des Sackes *nicht* durch die Röhrchen, sondern durch den *Nasengang* getrieben werde. Der Druck muss daher von der äusseren und vorderen Seite der Geschwulst in der Richtung *nach hinten und unten* wirken und der drückende Finger dabei so aufgelegt werden, dass er gleichzeitig *die Thränenröhrchen comprimirt.* Manchen Kranken gelingt es auch, den Inhalt des Thränensackes dadurch in die Nasenhöhle zu entleeren, dass sie bei *geschlossener* Mund- und Nasenöffnung *kräftig einathmen* und so die Luft in der Nasenhöhle *verdünnen.*

Ausser der *möglichst häufigen* Entleerung des Sackes muss täglich 3—5 Mal eine adstringirende Lösung, wie sie zu Einspritzungen verwendet wird, *eingeträufelt* werden. Der Kranke muss sich zu diesem Behufe ganz *horizontal* legen, so dass eine Quantität der Flüssigkeit sich in der Winkelgrube *halten* könne. Um selbe in den Thränensack zu leiten, werden kräftige und häufige Lidbewegungen vorgenommen.

Manche ziehen es vor, die adstringirenden Flüssigkeiten *durch die Thränen-röhrchen einzuspritzen.* Man bedient sich hierzu einer Thränensackspritze mit *sehr feinem* Ansatzrohre, damit dieses ohne sonderliche Zerrung die Punkte passiren könne. In der Regel wird durch das *untere* Röhrchen eingespritzt. Damit die Flüssigkeit nicht durch das *obere* regurgitiren könne und gewiss durch den Nasengang getrieben werde, hat man während der Injection den *oberen* Thränenpunkt durch eine Sonde mit *kegelig geformtem* Ende zu *verstopfen* gerathen und wohl auch die Spitze des Spritzenansatzes *konisch* gebaut. Es erfordern diese Manipulationen eine sehr geübte und ruhige Hand, widrigenfalls Zerrungen und selbst Zerreissungen, heftige Entzündungen und sogar Verschliessungen der Punkte und der Röhrchen herbeigeführt werden.

Ganz *verwerflich* sind *Sondirungen des Nasenganges durch die Thränenröhrchen,* wie selbe durch einige Zeit im Gebrauche waren. Sie sind ohne arge Verletzungen der Röhrchen oder wenigstens ohne starke Reizung derselben kaum ausführbar.

Man hat auch vielfach *Sondirungen* und *Einspritzungen* des Schlauches *von der Nasenhöhle aus* empfohlen. Man bediente sich hierzu *catheterähnlicher* Instrumente. Es bietet dieser Weg indessen vor dem durch die *geschlitzten Thränenröhrchen* oder durch eine *äussere Thränensackfistel* gebahnten keinerlei Vortheil. Ueberdies ist seine Benützung eine vielmal schwierigere, um so mehr, als die untere Mündung des Nasenganges sowohl in Bezug auf äussere Gestalt, als auch in Bezug auf ihre Lage *sehr grossen Wechseln* unterworfen ist. Daher kann dem ganzen Verfahren kein sonderlicher praktischer Werth beigemessen werden.

3. *Aeussere Thränensackfisteln,* welche *nahe* dem Lidbande an der Haut münden, schliessen sich oftmals *von selbst,* nachdem die nebenhergehende Dacryocystoblennorrhöe *wirklich zur Heilung gebracht* worden ist. Doch geschieht dies durchaus *nicht immer,* indem beim Lidschlage fortwährend Thränen in den Sack und theilweise in *die Fistel* getrieben werden, welche der Verwachsung unübersteigliche Hindernisse setzen. Es ist darum nothwendig, will man *mit grösserer* Sicherheit den *Verschluss der Fistel* anbahnen, *den Lidschlag* während einiger Tage *durch einen Druckverband völlig zu sistiren.* Sind die Fistelwandungen bereits *mit Epithel* überkleidet, so müssen sie natürlich vorerst *angefrischt* werden, was am besten dadurch geschieht, dass man sie mittelst eines feinen Stiftes von *Höllenstein anätzt* und dann nach Ablauf einiger Stunden den Aetzschorf durch Einspritzungen mit lauem Wasser entfernt. Ist die Fistel *sehr lang,* mündet sie in *grösserer* Entfernung von dem Lidbande, so ist es rathsam, dieselbe *zu spalten,* ehe man den Verband anlegt.

Am leichtesten wird der Zweck erreicht, wenn die Thränensackblennorrhöe nach der *ersten* Methode, durch *Schlitzung der Thränenröhrchen* und Sondirungen des Nasenganges, behandelt wird. Hier schliesst sich die Fistel *meistens sogar* ohne alles Zuthun, *bevor* die Grundkrankheit behoben ist. *Viel schwerer* gelingt es oftmals die Fistel zur Heilung zu bringen, wenn nach der *zweiterwähnten* Methode vorgegangen wurde. Man ist dann gezwungen, das Verfahren ein oder mehrmals zu wiederholen. In einzelnen Fällen widersteht wohl auch die Fistel allen Obliterationsversuchen hartnäckig. Es soll sich dann *die Spaltung des unteren Thränenröhrchens* erfolgreich erweisen. Kömmt man auch damit nicht zum Ziele, so ist wohl alle Mühe vergeblich und es scheint die *Verödung des Thränensackes* gerechtfertigt zu sein.

Selbstverständlich darf bei der Behandlung einer nebenhergehenden Thränensackblennorrhöe durch Einspritzungen und Sondirungen *von dem Fistelgange aus* an dessen Schliessung erst gedacht werden, wenn die Blennorrhöe *vollständig* beseitigt ist und *blos* mehr Thränen und etwas glasheller Schleim durch die Fistel entleert werden; widrigenfalls das Uebel mit Sicherheit in der früheren Form zurückkehren würde.

4. *Verengerungen des Nasenganges*, wenn sie blos durch die *entzündliche Schwellung* und *Hypertrophie* der Schleimhaut und ihrer Hüllen begründet sind, machen specielle therapeutische Eingriffe kaum nothwendig, da sie unter der sub 2. *a. b* geschilderten Behandlung der Dacryocystoblennorrhöe gewöhnlich rasch zurückgehen, so dass die Sondirungen von Tag zu Tag leichter ausführbar werden und am Ende auch eingespritzte Flüssigkeiten im *vollen Strome* sich aus der *Nasenhöhle* entleeren. Anders ist es, wenn der häutige *Nasengang* unter *Verödung* seines Gefüges schon begonnen hat zu *schrumpfen*, oder wenn in Folge streckenweiser Verschwärungen sich *sehnige Narben* gebildet haben, welche sich mehr und mehr zusammenziehen und so an einer oder der anderen Stelle *Stricturen* erzeugen. Unter solchen Umständen genügen täglich wiederholte Sondirungen nicht mehr, um den Normalzustand herzustellen und es muss wenigstens der *Versuch* gemacht werden, die verengerte Stelle zu *erweitern* und der *ferneren* Contraction des schrumpfenden obsolescirenden Gewebes einen Damm zu setzen.

Das Mittel hierzu sind *Darmsaiten, Bleidrähte* und, wo es geht, zarte dünne elastische *Bougie's*, wie sie bei der Behandlung von Harnröhrenstricturen üblich sind. Es werden dieselben durch eine bereits vorhandene oder künstlich zu beschaffende *äussere* Thränensackfistel in den Nasengang eingeführt *und getragen, bis der Zweck erreicht ist.* Daneben wird die Behandlung der Thränenschlauch*blennorrhöe* nach den unter 2. *b.* erörterten Grundsätzen fortgeführt, bis sich der Thränensack auf den *normalen* Umfang zusammengezogen hat und bis seine Schleimhaut nur mehr *wasserhellen* Schleim ohne alle Beimischung trüber Elemente absondert. Erst dann darf man sich auf das die *Erweiterung* des Nasenganges anstrebende Verfahren *beschränken.* Man wählt anfangs nach Bedarf *dünne* Saiten, Bougie's oder Drähte und steigt allmälig nach Thunlichkeit zu dickeren empor. Zuletzt kann man wohl auch zu dem allbekannten *Scarpa'schen Bleinagel* greifen.

Das einzuführende Dilatatorium muss so lang sein, dass sein *unteres* Ende bis nahe an die *Mündung* des Nasenganges oder über diese hinaus in die Nasenhöhle reicht, *ohne* deren Boden jedoch zu berühren, da es sonst unnöthiger Weise reizt. Es muss vor der Einführung immer gut *abgerundet* werden, damit es die Schleimhaut nicht ritze. Das *obere* Ende, welches aus der Thränensackfistel herausragt, muss hakenförmig geknickt und mit einem Streifen englischen Pflasters an der äusseren Haut befestigt werden, damit es nicht in den Nasengang hineinschlüpfe. Bei *Saiten* von etwas stärkerem Caliber und *Bougies* wird, um sie besser knicken zu können, ein Einschnitt an der Umbiegungsstelle gemacht. Saiten sind täglich zu erneuern. Auch Bleidrähte und Bougie's müssen, so lange noch Einspritzungen erforderlich sind, täglich herausgezogen werden, um diese möglich zu machen. Später kann man sie mehrere Tage liegen lassen und braucht sie erst zu wechseln, wenn ihre Oberfläche sich angefressen oder mit Incrustationen bedeckt zeigt.

Dieses Verfahren muss unter allen Umständen *Monate lang* fortgesetzt werden, soll es möglicher Weise seinen Zweck erfüllen. Im Ganzen ist es nicht gerade sehr verlässlich, denn es geschieht ziemlich oft, dass nach langen Mühen die Schrumpfung des häutigen Nasenganges sogleich wieder rasche Fortschritte macht und zu hochgradigen Verengerungen oder gar zur Verschliessung des unteren Schlauchtheiles führt, wenn man die Dilatatorien entfernt.

Grosse Beachtung verdient ein in neuerer Zeit warm empfohlenes Verfahren, Stricturen des Nasenganges durch Einführung von *mit Höllenstein getränkten Darmsaiten* zu erweitern oder gar zu heilen. Die Einführung geschieht nach der oben geschilderten Weise durch eine äussere vorhandene oder erst künstlich zu erzeu-

31 *

gende Fistel. Die Saiten werden vor ihrer Anwendung in Stücke von entsprechender
Länge geschnitten, durch Waschen mit Aetzkalilauge ihres Fettüberzuges beraubt
und sodann in eine *starke Höllensteinlösung* (1 : 10) durch 4–8 Stunden so tief
eingetaucht, als sie in die verengerte Stelle eindringen sollen. Sind sie gehörig
durchtränkt, so werden sie an einem dunklen Orte bis zum Trocknen vertical
aufgehängt und sodann in einem dunklen Glase bis zum Gebrauch aufbewahrt.
Zuerst werden dünnere und später nach Thunlichkeit dickere Saiten eingeführt,
so tief, dass ihr getränktes Ende von der Strictur festgehalten wird. Die Saite
wird täglich durch eine neue ersetzt, bis der Zweck erreicht ist und Einspritzungen
im vollen Strome durch die Nasenhöhle dringen. Dann wird durch längere Zeit
ein Bleidraht oder eine Bougie von entsprechender Dicke getragen und nachdem
auch die nebenhergehende Blennorrhöe getilgt ist, zur Schliessung der Fistel geschritten. Weitere Erfahrungen müssen über den Werth dieser Methode entscheiden.

Vor Jahren hat man den Versuch gemacht, die Durchgängigkeit des unteren
Schlauchtheiles durch *Einheilung von metallenen Röhrchen* zu erzwingen. Es wurden
diese Röhrchen aus edlen Metallen nach der Form des knöchernen Nasenganges
gebildet und hatten an ihrem oberen Ende einen kleinen Saum, um an der oberen
Mündung des Nasenganges einen Stützpunkt zu gewinnen und vor dem Einsinken
gesichert zu sein. Nachdem die Dacryocystoblennorrhöe auf dem gewöhnlichen
Wege geheilt und der Nasengang gehörig erweitert worden war, wurden diese
Canulen eingeführt und *darüber die Thränensackfistel zur Heilung gebracht.* Manche
Kranke trugen diese Röhrchen lange Zeit. Bei anderen jedoch erweiterte sich
der knöcherne Kanal allmälig durch *Usur,* die Canulen wurden *locker* und *senkten*
sich. Bei anderen kam es zu den bedauerlichsten *Knochenleiden,* die die gewalt-
same Entfernung der Canule zur Nothwendigkeit machten. Bei *keinem* war der
Erfolg ein *dauernder,* da die Canule sich stets durch *Thränensteine verstopfte,* worauf
alsbald das Thränenschlauchleiden wieder in verstärktem Grade wiederkehrte. Es
ist dieses Verfahren darum auch schon längst allseitig ausser Uebung gekommen.

Erwähnenswerth sind endlich noch die Versuche, welche angestellt wurden,
*um bei Verschluss des Nasenganges die Leitung der Thränen und des Secretes der
Sackschleimhaut in die Nasenhöhle* zu ermöglichen. So hat man die verschliessende
Narbenmasse durch eine in den Nasengang geführte *Troikarsonde durchbohrt* und
die Oeffnung durch Einlegung von Bleidrähten, Bleinägeln und Canulen ständig
machen wollen. Indem es wegen der Krümmung des Thränennasenkanales aber
nicht möglich ist, den Troikar genau *in der Axe* des häutigen Nasenganges nach
abwärts zu führen, so dringt die schneidige Spitze fast immer *neben* der vernarbten
Stelle durch die Wand des Nasenganges und wird *zwischen* dieser und dem Knochen weiter geführt. Es wird also ein *falscher* Weg gebahnt, welcher sich immer
wieder schliesst, man möge thun, was man will.

Noch weniger zum Ziele führt die *Durchbohrung des Thränenbeines.* Selbst
wenn die künstlich erzeugte *Knochenlücke* gangbar bliebe, *verschliesst* sich doch
immer die Wunde in der Wandung des *Thränensackes* und noch mehr die Oeffnung in der dicken mit einer mächtigen submucösen Schichte versehenen *Schneider'schen Haut.*

5. Scheitern die Versuche, den Thränenschlauch in den natürlichen Zustand zurückzuführen oder wenigstens die Leitungsfähigkeit desselben dauernd
herzustellen; oder sind gleich von vorneherein die Aussichten auf ein solches
Resultat sehr gering oder Null: so ist es das beste, *den Thränensack zu
veröden.* Im Einzelnen erscheint die Obliteration des Thränensackes gerechtfertigt oder gar geboten: Bei *narbiger Degeneration* des häutigen *Nasenganges* mit sehr beträchtlicher *Verengerung* oder völliger *Verschliessung* seines
Lumens; bei der sogenannten *Hernia* und dem *Hydrops sacci lacrymalis,*
selbst wenn der Nasengang noch einige Durchgängigkeit bewahrt hätte;
bei Gegensein einer *inneren Fistel* und selbst bei *äusseren* Fisteln, wenn
selbe allen Versuchen, sie zur Schliessung zu bringen, hartnäckig widerstehen; bei *umfangsreicheren Entblössungen des Knochens* und besonders bei
Caries oder Necrose des Thränenbeines, da unter solchen Umständen es immer

zu narbigen Verbildungen und unheilbaren Leitungsstörungen des Thränenschlauches kömmt; bei Thränenschlauchblennorrhöen, welche mit dem sogenannten *Emphysema sacci lacrymalis* gepaart sind; bei ausgebreiteten Verschwärungen und Narbenbildungen in den Wandungen der *Nasenhöhle*, wenn sie im Causalnexus mit der Thränenschlauchblennorrhöe stehen.

Die Obliteration des Thränensackes gelingt ausserordentlich schwer, so lange durch die Thränenröhrchen fort und fort *Thränen eingepresst* werden. Diese bahnen sich nämlich immer wieder einen Weg durch die Granulationen, welche nach Verschorfung der Sackschleimhaut aus dieser hervorschiessen, so dass stets eine Fistel zurückbleibt. Selbst die Verschorfung der *Mündungsstelle* der Thränenröhrchen führt nicht mit Sicherheit zum Ziele. Es müssen daher *vor* oder *gleichzeitig mit* der eigentlichen Obliteration des *Sackes* immer die *Thränenröhrchen* in grösserer Ausdehnung zur Verwachsung gebracht* werden. Das Mittel hierzu sind sehr feine Sonden aus *reinem Silber*, deren unteres Ende in Salpetersäure getaucht und über einer Flamme leicht erwärmt wird, wodurch es einen Ueberzug von geschmolzenem Höllenstein annimmt. So präparirt wird das untere Ende der Sonde durch die *vorläufig erweiterten* Thränenpunkte in die Kanälchen eingeführt und behufs einer genügenden Verschorfung einige Augenblicke lang darin hin und her geschoben.

Um den Thränensack zum Verschlusse zu bringen, wird dessen *Schleimhaut ihrer Totalität nach verschorft.* Das beste Mittel hierzu ist der *Höllenstein.* Weniger entsprechen *Antimonbutter*, starke *mineralische Säuren* u. dgl. da sie sich weniger leicht appliciren und in ihrer Wirkung beschränken lassen. Ganz brauchbar ist das *Glüheisen* sowie der *galvanocaustische Apparat;* doch hat deren Anwendung viel Abschreckendes für den Kranken.

Um mit dem *Lapis* in entsprechender Weise hantiren zu können, muss die *äussere Wand des Thränensackes thunlichst weit geschlitzt* oder, falls schon eine Oeffnung gegeben ist, diese durch *Pressschwamm* stark erweitert werden. Hierauf wird eine Stange von Höllenstein in die Höhlung des Sackes geführt und dessen Wandung *ihrer ganzen Ausdehnung nach sammt dem nach aussen mündenden Kanal sehr nachdrücklich geätzt*, so dass man der Erzeugung eines *dicken* und *sehr zähen* Schorfes *gewiss* sein kann. Die *Reaction* ist meistens eine mässige und wird leicht durch Anwendung kalter Ueberschläge innerhalb eines Tages vollkommen beschwichtiget. Nach Ablauf von etwa 48 Stunden wird der bis in die äussere Oeffnung des Fistelganges ragende Schorf mit der Spatelsonde von der Wandung des Ganges getrennt und mittelst einer *tief* eingesenkten Pincette gefasst. Es gelingt in der Regel unter vorsichtigem Zuge, den *ganzen Aetzschorf in Zusammenhang* aus dem Hohlraume zu ziehen. Um nun möglicher Weise eine *Zuheilung per primam intentionem* zu erzielen, wird sogleich ein fest zusammengedrehter bohnengrosser Charpiebausch auf die Gegend des Thränensackes gelegt, darüber ein grösserer und lockerer Bausch und das Ganze mit einer elastischen Monokelbinde befestigt, welche *stark angezogen* und mit grösster Sorgfalt *in ihrer Lage erhalten* wird. Es hat dieser Verband nicht nur den Zweck, die wunden Wände des Thränensackes *in gegenseitige Berührung* zu bringen, sondern auch den *Lidschlag zu sistiren.*

Es ist von der *grössten* Wichtigkeit, dass ein *dicker* und *zusammenhängender* Aetzschorf erzeugt und derselbe nach Ablauf von 48 Stunden, wo er sich bereits hinlänglich *abgelöst* hat, *in continuo* aus der Wunde gezogen werde, so dass *nichts zurückbleibe*. Jeder *Rückstand* muss nämlich durch *Eiterung* entfernt werden und diese hält die Verheilung ausserordentlich auf. In der *Vernachlässigung* dieser Vorsichtsmassregel und des Druckverbandes, sowie in der Unterlassung der Obliteration der *Thränenröhrchen* liegt der Grund der langen Dauer, welche Verödungen des Thränensackes bisher in Anspruch genommen haben.

Es wäre übrigens eine arge Täuschung, wenn man glaubte, dass auf diese Weise der Thränensack *immer sogleich* zur Verödung gebracht werde. Trotz aller Sorgfalt gelingt dies in einzelnen Fällen *nicht*, namentlich wenn es zur *Eiterung* kömmt oder die *Thränenröhrchen gangbar* bleiben. Dann muss das ganze Verfahren *wiederholt* werden.

Wuchern *Granulationen* aus der Wunde heraus, so müssen sie mit *Höllenstein* abgeätzt und durch Betupfung mit *Opiumtinctur* niedergehalten werden. Ist die *Entzündung* gar *zu heftig*, so muss sie durch *kräftige Antiphlogose* bekämpft werden. Schlimm ist es, wenn sich *Erysipel* entwickelt. Ausnahmsweise kann der Kranke dadurch sogar in *Lebensgefahr* gerathen.

Das nach erfolgter Verödung des Sackes zurückbleibende *Thränenträufeln* mindert sich meistens bald so, dass es dem Kranken nicht sonderlich lästig wird.

ZWÖLFTER ABSCHNITT.
Die Entzündung der Orbitalgebilde.

Anatomie. Die beiden *Augenhöhlen*, deren *linksseitige* von Fig. 77 in einem *horizontalen* durch die *Mitte* geführten Durchschnitte dargestellt wird, gleichen ihrer *Form* nach schiefen vierseitigen *Pyramiden* mit abgerundeten Kanten. Ihre *Axen* messen bei 1 ½ Zoll, sind *horizontal* und zwar so gelagert, dass sie verlängert gedacht sich hinter dem Türkensattel in einem Winkel von ungefähr 45 Graden treffen würden.

Die *Eingangsöffnung*, welche die *Basis* der Pyramide abgibt, bildet ein Viereck mit abgerundeten Winkeln, dessen Ebene etwas *nach aussen* geneigt ist, so dass sich ihre Verlängerung mit der der anderen Seite in der Gegend des Nasenrückens unter einem *stumpfen* Winkel schneiden würde. Ihr *Rand* ragt in Gestalt einer sehr starken und dichten Knochenleiste etwas hervor, besonders in der Gegend des oberen *äusseren* Winkels.

Die *innere Wand* der Orbita steht beinahe senkrecht, läuft dem geraden Schädeldurchmesser parallel von vorne nach hinten und wird von der *Papierplatte des Siebbeines a* und nach vorne von dem *Thränenbeine b* gebildet. Letzteres steht nach vorne mit dem *Stirnfortsatze des Oberkieferbeines c* im Zusammenhang. Die *obere Wand* hat den grössten Flächeninhalt. Sie ist einem Dache gleich *gewölbt* und fällt nach hinten stark ab. Der *äussere vordere* Theil derselben ist grubenartig ausgehöhlt und stellt so die *Fossa lacrymalis* dar. Sie wird zum grössten Theile von der *Pars horizontalis des Stirnbeines* gebildet, ist überaus dünn, bisweilen sogar *durchlöchert* und scheidet die Orbita von der *Schädelhöhle*, nach vorne und innen aber von der *Stirnhöhle*. Die *untere Wand* ist ziemlich eben, steigt von vorne nach hinten etwas an und trennt die Augenhöhle von dem *Antrum Highmorsi*. Sie wird grösstentheils vom *Oberkieferknochen* dargestellt, ist ziemlich dick und schliesst den *Canalis infraorbitalis* mit dem Nerven und der Arterie

gleichen Namens in sich. Die *äussere Wand* ist die festeste widerstandsfähigste solideste. Ihre Fläche ist fast *senkrecht* gelagert und sehr stark *gegen die Axe geneigt.* Sie wird zumeist von dem grossen Flügel des *Keilbeines d* hergestellt; nach vorne concurrirt jedoch auch der Jochfort-
satz des *Stirnbeins* und
das *Jochbein e.* Hinter
diesem Knochen lagert
der *Musc. temporalis f.*

In der *inneren oberen
Kante* der pyramidenför-
migen Orbita haftet die
Rolle für den *Musculus
trochlearis.* Die *äussere
obere Kante* zeigt nach
hinten eine bei $^3/_4$ Zoll
lange und 1—2 Linien
breite Oeffnung, die *obere
Augenhöhlenspalte*, durch
welche die Vena ophthal-
mica cerebralis in den
Sinus cavernosus nach
hinten, der Nervus oculo-
motorius, trochlearis, abducens und der erste Ast
des trigeminus aber her-
aus in die Orbita ge-
langen. *Die untere äussere
Kante* ist nach hinten in
ähnlicher Weise von der
unteren Augenhöhlenspalte
durchbrochen und stellt
so eine Verbindung der
Orbita mit der Schläfen-

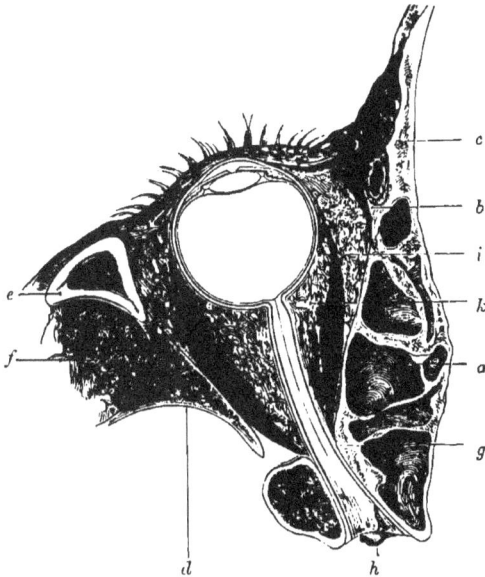

Fig. 77

grube und Flügelgaumengrube her. Es geht durch diese Spalte die Vena ophthalmica facialis heraus, der Nervus infraorbitalis und subcutaneus malae aber hinein.

An der *Spitze der Orbita* befindet sich, umgrenzt von den zwei Wurzeln des kleinen *Keilbeinflügels* (bei *g*), das *Foramen opticum* oder *Sehloch*, durch welches der Sehnerv und die Arteria ophthalmica *h* aus der Schädelhöhle hervortreten.

Die knöchernen Wandungen der Orbita sind allenthalben mit *Beinhaut, der Periorbita,* überkleidet. Diese hängt den Knochenflächen weniger fest an, als den *Nähten* und Spalträndern. Sie setzt sich an letzteren *unmittelbar* in die *Dura mater* und das Periost der umgebenden Theile des *Gesichts-skeletes* fort, während sie gleichzeitig *Scheiden* für die durchtretenden Nerven und Gefässe abgibt. Am Sehlochrande verdichtet sich die Periorbita zu einem *dichten sehnigen Ringe,* von welchem die vier geraden und der obere schiefe Augenmuskel so wie der Aufhebemuskel des oberen Lides ihren Ursprung nehmen.

Der Zwischenraum zwischen dem Augapfel *i* und den Wänden der Augenhöhle wird von einem sehr *lockeren* mit *Fett* reichlich durchsetzten *Bindegewebe k* ausgefüllt. Dieses Bindegewebe verdichtet sich stellenweise und constituirt solchermassen *Scheiden* für die in der Orbita gelegenen Mus-keln, Gefässe und Nerven; andererseits aber auch *fascienähnliche Blätter,* welche die Verbindung zwischen den einzelnen Orbitalgebilden unter sich und zwischen diesen und der Periorbita vermitteln.

Eine solche Scheide ist auch die *Tunica vaginalis bulbi,* die *Scheidehaut des Augapfels.* Sie beginnt am Umkreise des *Sehloches,* umschliesst lose den

Schnerven und erweitert sich an dessen vorderem Ende becherförmig zur Aufnahme des Bulbus. Sie umgibt diesen bis über den Aequator hinaus gleich einer Kapsel (*Bonnet'sche Kapsel*), ist daselbst nur durch äusserst spärliches *lockeres* Bindegewebe mit der Oberfläche der Sclera verbunden und so glatt, dass der Bulbus *in ihr rotiren* kann. *Jenseits* des Aequators des Bulbus wird sie von den Sehnen der *schiefen* Augenmuskeln durchbohrt und hängt mit deren Scheiden zusammen. Weiter nach vorne lässt sie in schiefer Richtung die Sehnen der *geraden* Augenmuskeln durchtreten, verbindet sich mit denselben und *verschmilzt* endlich sammt den erwähnten Sehnen *mit der Sclerotica.* Dieser *vorderste* Theil der Scheidenhaut des Augapfels, von der Durchtrittsstelle der Muskelsehnen bis zur Verschmelzung mit der Lederhaut, wird auch als *Tenon'sche Kapsel* beschrieben.

Nosologie. Entzündungen der *eigentlichen* Orbitalgebilde kommen im Ganzen nicht gar selten vor. Der Gewebswucherungsprocess *beschränkt* sich öfters auf die zwischen Augapfel und Periorbita gelegenen *Weichgebilde*, während in anderen Fällen *die Beinhaut* als solche oder *die Knochenwand* selbst den Sitz der Entzündung abgeben. Auch geschieht es ziemlich oft, dass *alle die genannten Organe* in den Process einbezogen werden, sei es *primär*, sei es *secundär*, in Folge der Fortpflanzung von Einem Gebilde auf die übrigen. Es fliessen hieraus praktisch hochwichtige Unterschiede, die noch weiter vermehrt werden durch die Differenzen in der *Intensität* des Processes und in der *Gestaltung der Producte.* Es neigen diese letzteren nämlich bald zur *Höhergestaltung* und begründen *hypertrophirende Formen*; bald stellt sich das Product als *Eiter* dar und verleiht so der Entzündung den *suppurativen* Charakter.

1. Unter den *hypertrophirenden Entzündungen der Orbitalweichgebilde* ist eine Form durch ihre ganz besonderen Eigenthümlichkeiten ausgezeichnet. Sie kömmt im Ganzen *sehr selten* vor, ist meistens *beiderseitig* und verläuft gewöhnlich *sehr chronisch* unter *wenig* auffälligen Entzündungserscheinungen. Ihr Ergebniss ist *Massenzunahme* und *Verdichtung* des fettreichen Orbitalbindegewebes, in Folge dessen weiters *Hervortreten des Augapfels (Exophthalmus).* Sie steht zweifelsohne unter dem Einflusse *mechanischer Hyperämien*, welche sich von Anfang an in der oberen Körperhälfte, namentlich im Bereiche der Augenhöhle, geltend machen und nebenbei constant zur Entwickelung eines mehr weniger beträchtlichen *Kropfes* Veranlassung geben. Es findet diese Hyperämie grossentheils ihre Erklärung in einer sehr auffälligen und durchaus nicht immer auf *materielle* Veränderungen des Herzens zurückführbaren *Alteration der Herzthätigkeit*, welche sich oft schon in den *Prodromalstadien* bemerklich macht und sich durch beschleunigte verstärkte und unregelmässige Contractionen, durch systolische Blasegeräusche, Beklemmung, Dyspnoe, überhaupt durch Symptome äussert, welche sonst nur bei *ausgesprochenen Herzfehlern* beobachtet werden. *Wie tief* dieses Herzleiden in den Process eingreift, geht daraus hervor, dass *vor* Beschwichtigung desselben *jede* Behandlung fehlschlägt, während *nach* gelungener *anhaltender* Beruhigung des Herzens sowohl der *Kropf als auch der Exophthalmus* gerne *von selbst* oder unter Anwendung resorptionsbethätigender Mittel und beziehungsweise eines Druckverbandes schwindet. Es ist übrigens das Herzleiden wahrscheinlich *kein selbstständiges*, sondern steht vielmehr in Abhängigkeit von einer *viel tiefer gelegenen krankhaften Affection*, welche ihrem Wesen nach noch nicht erkannt ist, daher denn auch *jenes* der Therapie oft bedeutende Schwierigkeiten bietet und keineswegs immer wirksam durch Digitalis bekämpft wird. Manche Autoren glauben eine Erkrankung der *sympathischen Nerven* als den letzten Grund des ganzen Leidens annehmen zu dürfen. Der Umstand, dass nebenbei meistens *Verdauungsbeschwerden*, oft auch eine sehr hochgradige Mangelhaftigkeit der Blutbildung, selbst *Anämie* oder *Chlorose*, mit davon abhängiger Verkommenheit des ganzen Individuums beobachtet werden, unterstützt einigermassen diese Meinung. Man hat das Leiden in vorzugsweiser Würdigung

der *äusseren* Erscheinungen *Exophthalmus mit Kropf und Herzleiden,* auch *Exophthalmus anaemicus* oder *cachecticus* genannt.

2. Ausserdem können auch *reine* Entzündungen, welche durch *äussere* Schädlichkeiten veranlasst oder durch *Fortpflanzung* des Processes von den Nachbarorganen auf die Orbitalweichgebilde begründet wurden, zur *Hypertrophie* der letzteren und in Folge dessen zu *ständigem Exophthalmus* führen.

So sieht man bisweilen nach der Einwirkung *traumatischer* oder *physikalischer* etc. Krankheitsursachen, im Verlaufe eines *Erysipelas faciei,* einer Entzündung der knöchernen Augenhöhlenwandungen, einer suppurativen *Panophthalmitis,* im Verlaufe hochgradiger *Syndesmitides* den Bulbus hervortreten aus der Orbita, indem das lockere Bindegewebe, welches ihn umhüllt, in einen entzündlichen Wucherungsprocess gerathen ist und eine beträchtliche *Volumszunahme* erlitten hat. Bei genauerer Untersuchung erweiset sich dann die Schwellung gewöhnlich zum allergrössten Theil bedingt durch massenhafte *seröse* oder *gelatinöse Infiltrate,* der Process trägt mehr den Charakter des *entzündlichen Oedemes.* Es geht dieses in der Regel alsbald zurück, wenn der entzündliche Process seinem Ausgleiche näher kömmt. In einzelnen Ausnahmsfällen jedoch nimmt das Bindegewebe an Masse zu, verdichtet sich theilweise wohl auch zu *derbem sehnigen* Gebälke, in dessen Maschen ein ziemlich consistentes *sulzartiges* Product eingeschlossen erscheint. Am ersten geschieht dieses, wenn die Entzündungen des Orbitalgefüges sich oft wiederholen oder längere Zeit unterhalten werden.

3. Weitaus in den allermeisten Fällen führt die Entzündung der Orbitalweichgebilde zur *Eiterung.* Bisweilen beschränkt sie sich auf *kleine Bezirke.*

So will man z. B. Fälle gesehen haben, in welchen die *Scheidenhaut des Bulbus* allein ergriffen war und unter lebhaften reissenden Schmerzen grosse Mengen von Product zwischen die Sclera und die Bonnet'sche Kapsel abgelagert hatte, durch welche der Augapfel nach vorne getrieben wurde. Nicht minder spricht man von Entzündungen *einzelner Muskelscheiden.*

Gewöhnlich jedoch wird das Orbitalbindegewebe *seiner grössten Masse nach, einschliesslich der Muskelscheiden* und selbst *der Muskeln,* in den Process verwickelt. Es bilden sich dann entweder *kleine zerstreute* Abscesse, welche nicht immer mit einander zusammenhängen und durch *derb infiltrirte* Partien wuchernden Bindegewebes, in grösserer Entfernung aber von *entzündlich* ödematösem Gefüge, umgeben sind: oder aber es entwickelt sich eine *einzelne grössere Abscesshöhle* mit Hohlgängen und Seitenkammern, deren Seitenwandungen, soweit sie nicht von der Periorbita gebildet werden, durch *entzündliche Gewebswucherung* in grösserer oder geringerer Dicke *verhärtet* erscheinen.

4. An den *Wandungen* der Augenhöhle wird öfters die *Periostitis* beobachtet. Die gefässreiche Periorbita wird dabei in grösserem oder geringeren Umfange dicht *injicirt* und *schwillt* mehr weniger an, bisweilen so stark, dass bei *oberflächlicher* Lage des betreffenden Knochenstückes *Erhabenheiten* von ziemlicher Consistenz *gefühlt* werden können.

In einzelnen Fällen, besonders bei mehr *chronischem* Verlaufe des Processes, wird eine ansehnliche Menge *seröser* oder *sulzähnlicher* Intercellularsubstanz in das wuchernde Gefüge abgeschieden, die Beinhaut langsam vom Knochen *ab-* und blasenartig emporgehoben. Es kömmt solchermassen mitunter zu *beträchtlichen Geschwülsten,* welche bei geringer Consistenz eine undeutliche Fluctuation erkennen lassen. Es *gehen* diese Tumores nach Ablauf der Entzündung oft wieder *zurück.* Mitunter jedoch hinterlassen sie eine ansehnliche *Verdickung* der Beinhaut. In einzelnen Fällen *wächst der Tumor* wohl auch fort, verdichtet sich allmälig zu einem *faserig knorpeligen* Gefüge oder *verknöchert* gar und wird solchermassen *ständig.*

Viel häufiger indessen ist das Product der Periostitis ein *eitriges,* sei es, dass der Process gleich von vornherein mit *grosser Intensität* auftrat, oder dass die Ungunst der obwaltenden Verhältnisse, namentlich der *Druck*, unter welchem sich die wuchernden Elemente zwischen Beinhaut und Knochen befinden, eine Höhergestaltung der Neubildungen unmöglich macht. Es wird dann von dem sich sammelnden Eiter die Beinhaut rasch in grösserer oder geringerer Ausdehnung *abgehoben*, sohin die *Blutzufuhr* zu dem unterlagernden *Knochen* beschränkt oder gar *verhindert* und sohin dessen Absterben, *Necrosis*, veranlasst.

5. In der Regel erscheint die Periostitis gleich *von vorneherein mit Entzündung des unterlagernden Knochentheiles* gepaart. Bisweilen ist blos die dem Perioste *zunächst* gelegene *Cortical*substanz in den Process hineingezogen. Häufiger jedoch leidet die entsprechende Partie der Knochenwandungen ihrer *ganzen Dicke* nach und dann ist meistens auch das Periost der *zweiten* Oberfläche mit den daran gränzenden *Weichtheilen* in den Process verwickelt. Das *entzündete Knochengefüge* erscheint geröthet, schwillt etwas an und verliert mehr weniger an Consistenz.

Es werden nämlich die *Kalksalze* im Bereiche des Entzündungsherdes theilweise oder ganz aufgesaugt, während die hyperämirte *bindegewebige* Auskleidung der Markkanäle und Markzellen durch die Proliferation ihrer Elemente sich beträchtlich ausdehnt und auflockert.

Bei *geringer Intensität* des Processes und übrigens *günstigen* Verhältnissen kann der *Ausgleich* ein vollständiger werden. Oefters jedoch stellt sich das Knochengefüge im Bereiche des Entzündungsherdes nicht wieder vollständig und in seiner ursprünglichen Form her, der Knochen *bleibt* etwas *aufgebläht, porös* oder *sclerosirt*. Bisweilen erheben sich in Folge fortgesetzter Wucherung wohl auch *mächtige Geschwülste* aus dem Knochengefüge, welche den aus der *Periostitis* hervorgehenden in jeder Beziehung gleichen.

In den meisten Fällen jedoch, und bei *höheren* Intensitätsgraden der Entzündung fast immer, ist *Eiterung* das Resultat der Ostitis. Es erscheint dann der aufgelockerte schwammig gewordene stark geröthete Knochen im Centrum des Entzündungsherdes von Eiter wie durchdrungen, es erfüllt der letztere in Gestalt kleiner Tröpfchen die Markkanälchen und Markzellen und erweitert sie, indem das wuchernde Bindegewebe sammt der knorpeligen Grundlage des Knochens schmilzt, die Kalktheilchen aber mehr und mehr aufgesaugt werden. Man findet endlich nur mehr ein knöchernes Netzwerk, dessen Maschen ganz von weichem wuchernden gefässreichen Bindegewebe und von kleinen Eitertröpfchen ausgefüllt werden, und welches die *Oberfläche* des Knochenstückes auffällig *rauh* macht.

Bei *grosser* Intensität des Processes geschieht es übrigens auch ziemlich oft, dass ein Theil des entzündeten Knochens ganz *abstirbt*, indem einerseits die Abhebung des Periostes die Blutzufuhr erschwert, anderseits aber auch der enorme Druck, unter welchem das wuchernde Gefüge von Seite der umlagernden Gebilde gesetzt wird, die weitere Ernährung unmöglich macht.

Gleichwie bei Abscessen in *Weichtheilen* die *Eiterung* nur im *Centrum* des Entzündungsherdes stattfindet, die Abscesshöhle aber von Theilen umschlossen erscheint, in welchen die entzündliche Wucherung mit *geringerer* Intensität einhergeht und sohin Elemente producirt, welche der *Höhergestaltung* fähig und zum Ersatze des Verlorenen bestimmt sind: eben so wird die cariöse oder theilweise necrosirte Knochenpartie immer umgrenzt von Knochengewebe, in welchem die wuchernden Elemente der *Höhergestaltung* zustreben und *Granulationen* bilden, die das lebensunfähig gewordene allmälig von der Unterlage abheben, ausstossen und, indem sie später sich selbst zu *Knochen* oder zu *Narbengewebe* umwandeln, die Knochenlücke theilweise oder gänzlich wieder ausfüllen.

1. Der Augenhöhlenabscess.

Krankheitsbild. *Charakteristisch ist ein unter Entzündungserscheinungen rasch zu Stande kommender und mit Schwellung der Bindehaut und Lider gepaarter Exophthalmus.*

Die *entzündlichen Erscheinungen* sind einigermassen wandelbar je nach der In- und Extensität des Processes. Gewöhnlich geht der letztere unter mehr weniger lebhaftem oft sogar synochalem *Fieber* und unter intensiven *Schmerzen* einher, welche je nach dem Sitze des Herdes bald tiefer bald oberflächlicher in der Orbita ihren Ausgangspunkt haben und von da über Stirne und Schläfengegend auszustrahlen pflegen, sich bis zur Acme des Processes mit geringen Remissionen steigern und jede Berührung des Bulbus unerträglich machen. Die *Bindehaut* tritt dabei in Gestalt mächtiger *Wülste* hervor und deckt nicht selten den grössten Theil der Cornea, während die *Lider* und oft auch deren *Nachbarschaft* beträchtlich anschwellen.

Bei *tieferem* Sitze des orbitalen Entzündungsherdes und *geringerer* Intensität des Processes trägt *diese* Geschwulst meistens den Charakter des *reinen Oedemes*. Bei *hochgradiger* Intensität des Processes oder mehr *oberflächlicher* Lage des Herdes hat sie indessen häufig ein *chemotisches* oder *rothlaufartiges* Ansehen, ist heiss elastisch gespannt und tief geröthet. In letzterem Falle *stockt* dann meistens die *Absonderung* der Conjunctiva und diese erscheint dort, wo sie der Luft ausgesetzt war, vertrocknet. Bei mehr *ödematösem* Charakter der Schwellung ist hingegen die Secretion meistens *verstärkt* und kann selbst einen *blennorrhoischen* Zustand vorspiegeln.

Der *Exophthalmus* steht *meistens* im Verhältniss zur Ausdehnung des Entzündungsherdes, aber *nicht immer*, da derselbe bisweilen in den *vorderen* Regionen der Orbita, *seitwärts* des Bulbus seinen Sitz aufschlägt. Es ist die Hervortreibung des Augapfels öfters nur eine *unbedeutende* und blos durch einen genauen Vergleich des Standes der beiden Cornealcentra zu ermitteln. In anderen Fällen aber tritt der Augapfel so weit aus der Orbita heraus, dass die Lider nicht mehr geschlossen werden können und die von mächtigen Bindehautwülsten ausgefüllte Lidspalte weit klafft. Bei mehr *seitlicher* Lage des Herdes findet man den Bulbus nach der entgegengesetzten Richtung abgelenkt, *seitlich verdrängt*. Die *Bewegungen* des Augapfels sind dabei immer wesentlich behindert, oft überaus schmerzhaft und gewöhnlich sogar völlig aufgehoben.

Die *Cornea* erscheint anfänglich vollkommen rein stark glänzend, die Pupille meistens zusammengezogen starr glänzend schwarz. *Bei der ophthalmoscopischen Untersuchung* findet man gewöhnlich die *Centralvenen* merklich erweitert und nicht gar selten ist auch der *Sehnerveneintritt* etwas vorgebaucht, schmutzig graugelb getrübt und seine Grenze stark verschwommen von entzündlichem *Oedem* oder wirklicher *entzündlicher* Infiltration.

Selten fehlen *subjective Gesichtserscheinungen*, immer ist das Gesichtsfeld stark *umnebelt*, oft *eingeengt*, ja in vielen Fällen ist das Lichtempfindungsvermögen sogar völlig vernichtet.

Ursachen. Die Krankheit entwickelt sich öfters *ohne nachweisbare genügende Ursache.* Manchmal wird *rascher Temperaturwechsel* als nächste Veranlassung angeklagt. Das *gewichtigste* unter den ätiologischen Momenten sind jedoch *Verletzungen*, besonders *Erschütterungen, eindringende* und *durchdringende*, vornehmlich aber *verunreinigte* Wunden.

Ausserdem entzündet sich das Orbitalbindegewebe ziemlich oft in *secundärer* Weise, in Folge der *Fortpflanzung* eines phlogistischen Processes von den Nachbarorganen aus. So wird bisweilen eine *Meningitis* die Veranlassung von phlegmonösen Entzündungen in der Orbita. *Knochencaries* an einer oder der anderen Wand der Orbita combinirt sich *in der Regel* mit Vereiterung des Augenhöhlenbindegewebes. Nicht minder kommen Orbitalabscesse im Verlaufe einer *Panophthalmitis suppurativa* zu Stande. Auch die *Phlebitis* kann sich aus der mittelbaren oder unmittelbaren *Nachbarschaft* auf die Venen der *Orbita* fortpflanzen und so die Quelle von suppurativen Entzündungen in der Augenhöhle werden. Ausserdem ist das *Erysipel des Gesichtes und der behaarten Kopfhaut* wegen seiner Fähigkeit verrufen, sich auf das Innere der Orbita fortzupflanzen. Ueberdies bietet das Orbitalbindegewebe erfahrungsmässig einen sehr günstigen Ort für *metastatische* Ablagerungen und es sind metastatische Augenhöhlenabscesse im Verlaufe der *Pyämie, puerperaler* Processe, *anomaler Exantheme* u. s. w. gar nicht selten Gegenstand der Beobachtung. In einzelnen Fällen kann der Augenhöhlenabscess die Bedeutung eines *tuberculosen Localherdes* haben.

Der Verlauf ist öfters ein *wahrhaft stürmischer*, in der Regel aber wenigstens insoferne ein *acuter*, als der Process innerhalb 8—14 Tagen seinen Höhenpunkt überschreitet und von da an unter allmäliger Abnahme der entzündlichen Erscheinungen seinen Endausgängen zuschreitet. Der *völlige Ausgleich* der durch den Process gesetzten Schäden nimmt dann freilich nicht gar selten Wochen und Monate, wenn nicht gar Jahre in Anspruch.

Manchmal hat die Krankheit einen *mehr subacuten* Verlauf oder neigt gar von vorneherein zur *Chronicität*. Der Process tritt dann gewöhnlich unter *minder auffälligen* entzündlichen Erscheinungen hervor oder es nehmen dieselben bald ab, wenn sie *anfänglich* eine grössere Intensität gezeigt haben. Der Bulbus wird inzwischen langsam bis zu einem gewissen Grade hervorgedrängt, während die Bindehaut sammt den Lidern von weichem *Oedeme* schwellen. Es vergehen so einige Wochen, ohne dass sich der Zustand, unerhebliche Exacerbationen und Remissionen der Entzündung abgerechnet, wesentlich ändert, bis endlich Kunsthilfe einschreitet oder anderweitig ein bestimmter Ausgang angebahnt wird.

In höchst seltenen Ausnahmsfällen wurden auch sogenannte *kalte Abscesse* beobachtet. Es hatte sich während Monaten und Jahren ganz allmälig Eiter innerhalb der Augenhöhle angesammelt und den Augapfel um ein Geringes nach vorne gedrängt, ohne dass irgend welche auffällige Erscheinungen das Vorhandensein einer Entzündung angedeutet hätten. Endlich aber nahm der Process einen lebhaften Aufschwung und führte unter den gewöhnlichen Symptomen eines *acuten* Orbitalabscesses zu dessen Folgezuständen.

Ausgänge. 1. Es kann der Process auf dem Wege der *Zertheilung* zu seinem Ausgleiche gelangen. Verhältnissmässig am *leichtesten* geschieht dieses, ehe sich noch eigentliche Abscesse gebildet haben, also in den Anfangs-stadien der Entzündung, wenn diese nicht mit allzugrosser Intensität auf-getreten ist. Bei der subacuten Form kömmt es übrigens bisweilen auch nach längerem Bestande des Exophthalmus zur Zertheilung, also zu einer Zeit, in welcher das Vorhandensein kleiner zerstreuter Eiterherde mit Wahr-scheinlichkeit angenommen werden kann. Es tritt dann der Augapfel unter Nachlass der entzündlichen Erscheinungen wieder in die Orbita zurück, wird gewöhnlich wieder vollkommen beweglich und auch sonst functions-tüchtig. Die ödematösen Bindehautwülste bestehen meistens noch einige Zeit fort, weichen aber leicht einer gehörigen Therapie. Immer bleibt die Con-junctiva durch längere Zeit hyperämirt aufgelockert schlaff, in einem Zu-stand chronischen Katarrhes, wenn nicht gar Trachom sich entwickelt hat.

2. In der Regel aber bilden sich eine Anzahl kleinerer zerstreuter Ab-scesse oder eine einzige grosse Eiterhöhle welche, wenn nicht künstlich deren Entleerung bewerkstelligt wird, nach kürzerer oder längerer Zeit den Durch-bruch erzwingen. Es bereitet sich die Abscessbildung gewöhnlich vor unter steter Zunahme des Fiebers, oft sogar unter heftigen Schüttelfrösten und Delirien. Die Geschwulst tritt dabei immer mehr hervor und die Schmerzen werden mehr pochend oder klopfend. Ist es einmal zur Bildung grösserer Eiterherde gekommen, so lässt das Fieber nach, die Schmerzen werden erträglicher und weichen wohl ganz einem Gefühle von Schwere, Druck und Kälte in der Orbitalgegend; die Geschwulst der Bindehaut und Lider wächst zwar noch, wird aber weicher und nimmt mehr den Charakter des einfachen Oedemes an. Endlich wird, während der Augapfel immer weiter nach vorne dringt und sich mehr und mehr zur Seite schiebt, an einem Punkte Fluctuation bemerklich und, wenn auch jetzt noch nicht zur künst-lichen Entleerung geschritten wird, so erscheint hinter der Bindehaut oder an der äusseren Lidhaut, mitunter gar in grösserer Entfernung vom Orbital-rande, ein Eiterpunkt, welcher allmälig sich vergrössert und zuletzt durch-bricht. Es sinkt dann der Bulbus nach Massgabe der mehr oder minder vollständigen Entleerung des Abscesses zurück. Die normale Lage und Be-weglichkeit erreicht er jedoch erst nach Verlauf einiger Zeit, da die Eite-rung meistens eine geraume Weile fortdauert und auch die Induration der Höhlenwände sowie das Oedem ihrer weiteren Umgebungen nur ganz allmälig zurückgehen. Die Durchbruchsöffnung schliesst sich am Ende durch Granu-lationen.

In der Mehrzahl der Fälle öffnet sich der Abscess an einer einzigen Stelle. Mitunter erfolgt jedoch der Durchbruch an mehreren Punkten gleich-zeitig oder in kurzen Zwischenpausen. Bisweilen bildet sich sogar eine grosse Anzahl von Hohlgängen, welche in dem Orbitalgefüge nach den ver-schiedensten Richtungen hinstreichen und weit entfernt von einander sich öffnen.

Manchmal geschieht es, dass der Hohlgang sich nahe seiner äusseren Oeffnung durch Granulationen schliesst, ehe die Eiterung an den Wänden der eigentlichen Abscesshöhle zum Abschluss gekommen ist. Es sammelt sich dann wieder der Eiter und das Resultat ist eine Wiederholung des ganzen Processes.

3. Der Augapfel wird häufig arg beschädigt. Allerdings verträgt er mitunter ausserordentlich viel. Es sind Beispiele bekannt, nach welchen

er *weit* aus der Lidspalte hervorgetrieben werden und *wochenlang* in dieser Lage verharren kann, ohne dass er die Fähigkeit verliert, nach Rückgang der entzündlichen Erscheinungen seine Functionen im *vollen* Umfange wieder aufzunehmen. Doch ist dieses lange nicht die Regel. Nicht gar selten *pflanzt sich der Process auf den Bulbus* fort, dieser geht unter allen Symptomen einer *Panophthalmitis* zu Grunde. Mitunter *stirbt* bei grosser Intensität des Processes und hochgradigem Exophthalmus die *Cornea brandig ab*, oder es entwickeln sich in ihr *Abscesse* oder *Geschwüre*, die zum Durchbruche führen und am Ende *Phthisis des Bulbus* bedingen. Uebrigens gehört es nicht zu den Seltenheiten, dass der Bulbus *scheinbar* völlig unverändert in seine normale Lage zurückkehrt, nichts desto weniger aber *amblyopisch* oder gar *amaurotisch* bleibt. Die Augenspiegeluntersuchung liefert dann wohl häufig aber *nicht immer* eine genügende Erklärung, indem ziemlich oft auffälligere *materielle* Veränderungen im Inneren des Bulbus *vermisst* werden. Am *häufigsten* findet man, wenn nicht der Process als solcher sich auf die constituirenden Theile des Augapfels fortgepflanzt hat, auffällige *Erweiterung* der retinalen *Centralvenen* neben den Symptomen des fortschreitenden Schwundes im vordersten Opticusstücke.

Abgesehen hiervon wird aber auch die *Beweglichkeit* des in seine normale Lage zurückgekehrten Augapfels nicht immer vollständig hergestellt, es bleibt eine mehr oder minder auffällige *Luscitas* zurück. Es leidet nämlich nicht gar selten, namentlich bei ausgebreiteteren Abscessen, ein oder der andere *Muskel* oder *Nerve*, sei es *direct* durch Entzündung und partielle Vereiterung, oder *indirect* in Folge der Bildung dichter derber und weit verzweigter *Narben* im Augenhöhlenbindegewebe. Auch in Folge narbiger Contractionen der *Conjunctiva* und *Lider* wird gar nicht selten die Beweglichkeit des Bulbus sehr vermindert oder dieser gar in einer falschen Stellung *fixirt*.

4. Von der allergrössten Wichtigkeit ist in *prognostischer* Beziehung der Umstand, dass nicht gar selten die *knöchernen Wandungen* der Orbita unter der Form einer *Periostitis* oder *Ostitis* in Mitleidenschaft gezogen werden. Die weitere Folge ist dann sehr gewöhnlich *Caries* oder *Necrosis*. Durch eine solchermassen entstandene Lücke kann sich ausnahmsweise der Orbitalabscess in die *Nasen-* oder *Highmorshöhle*, gegen die *Flügelgaumengrube* hin, oder wohl gar in die *Schädelhöhle* entleeren.

5. Im *letzteren* Falle ist meistens aber nicht immer *Tod* der Ausgang. Der *Tod* kann übrigens auch durch *directe Fortpflanzung* der Entzündung auf das *Gehirn* und seine *Häute* bedingt werden. Bisweilen stirbt der Kranke schon *sehr frühe*, *ehe* es noch zu massenhaften Ansammlungen von Eiter in der Orbita gekommen ist. Der lethale Ausgang ist am meisten zu fürchten, wenn der Process unter *sehr stürmischen* Symptomen auftritt, oder wenn er auf einer *Phlebitis* fusst, da sich diese ausnehmend leicht sowohl durch *Contiguität* als auf dem Wege der *Thrombose* von der Orbita auf das Gehirn verbreiten kann. Indem nicht gar selten die Phlebitis unter den äusseren Erscheinungen des *Erysipels* verläuft, ist es dringend zu rathen, bei rothlaufartigen Entzündungen in der Augengegend den Zustand der Venen auf das genaueste zu prüfen, um prognostischen Irrthümern auszuweichen.

Die Behandlung ist im Grunde genommen dieselbe, wie bei Abscessen in anderen Körpertheilen. Doch treten die Indicationen vermöge der hohen Gefahr, welche der Process nach verschiedenen Richtungen hin mit sich bringt, viel dringender und bestimmter heraus. Die erste Aufgabe ist es, der *übermässigen Gewebswucherung entgegenzutreten*, sie in In- und Extensität möglichst zu beschränken oder gar zu unterdrücken. *Ist einmal Eiter* in grösserer Menge als *vorhanden* zu vermuthen, so muss so rasch als möglich zur *Entleerung des Abscesses* geschritten und weiterhin für einen *leichten Ausfluss* des purulenten Secretes sowie für einen möglichst günstigen *Verheilungsmodus* gesorgt werden.

1. Wenn ein *Trauma* mit Wahrscheinlichkeit oder Gewissheit als die Veranlassung des Leidens anzunehmen ist, muss die grösste Aufmerksamkeit auf den Umstand gelenkt werden, dass möglicher Weise ein *fremder Körper* in die Orbita gedrungen und dort stecken geblieben ist. Man untersuche namentlich die *Bindehaut* auf das genaueste, um etwaige Wunden oder Narben zu entdecken. Zu wiederholten Malen hat man hinter ganz unscheinbaren Wunden oder Narben Schrottkörner, Metallsplitter, selbst abgebrochene Pfeifenspitzen u. dgl. gefunden. Diese waren in das Orbitalbindegewebe eingedrungen und bisweilen schon *incapsulirt*. Weiset die Sonde einen solchen Körper nach, so muss darauf eingeschnitten und die *Extraction* bewerkstelligt werden.

Entwickelt sich der Orbitalabscess in *secundärer* Form, so muss nebenbei das *primäre* Leiden nach allen Regeln der Kunst und je nach den gegebenen Verhältnissen auch ein etwa vorhandenes *Allgemeinleiden* behandelt werden.

2. *Die Indicatio morbi* zielt in erster Linie auf ein der *jeweiligen Intensität* des Processes entsprechendes *antiphlogistisches Verfahren*. Grösste körperliche und geistige Ruhe, in der Regel Bettlage, schmale und leicht verdauliche Kost u. s. w. sind *unter allen Umständen* geboten.

Bei *grosser* Intensität der Entzündung und lebhaftem Fieber wird man oft gedrungen sein, *innerlich* antiphlogistische Mittel, kühlende Getränke, bei *heftigem Gefässsturme* die Digitalis, das Aconit und ähnliche Mittel zu verabfolgen. *Oertlich* sind *Eisüberschläge* energisch und in *ununterbrochener* Folge zu appliciren und durch eine wiederholte Anlegung einer grösseren Zahl von *Blutegeln* zu unterstützen. Es werden die Blutegel am besten an der *Schläfengegend* applicirt; falls aber die äussere Haut in der nächsten Umgebung der Orbita *erysipelatös* wäre, oder falls das *Gehirn* deutliche Spuren der Mitleidenschaft erkennen liesse, wird man besser thun, die Blutegel in der Gegend des *Zitzenfortsatzes* anzulegen. Ist die *Spannung* der Theile eine übermässige und sind auch die *Schmerzen* höchstgradig, droht der *Bulbus* in Folge dessen vielleicht gar schon unter der Form einer *Panophthalmitis* ergriffen zu werden, oder durch Verschwärung, oder durch Brand der Hornhaut zu Grunde zu gehen: so zögere man keinen Augenblick länger mit der *Eröffnung* des Abscesses.

Es wird zu diesem Ende ein spitzes Bistourie auf 1 Zoll Tiefe zwischen den Bulbus und der Orbitalwand an jener Seite eingesenkt, an welcher der erstere durch die Geschwulst am weitesten von der Knochenwand weggedrängt erscheint. Bei dem Einstiche muss man sich sehr gut die Streichungsverhältnisse der betreffenden Wand vergegenwärtigen, an der *Innenseite* des Augapfels das Messer etwas schief nach hinten und nach aussen von der Medianlinie des Kopfes, an der *Aussenseite* aber schief nach innen und hinten horizontal vorschieben. Entleert sich in den ersten Stadien auch noch *kein* Eiter, so fliesst doch viel *Blut* aus und das Resultat ist gewöhnlich eine sehr auffällige Erleichterung des Kranken und Milderung der bedrohlichen Erscheinungen.

Halten sich die Entzündungssymptome innerhalb der Grenzen der Mässigkeit, so genügen neben strengem antiphlogistischen Verhalten des Kranken *zeitweilige* Eisüberschläge. Bei der *subacuten* Form, wenn keine örtliche Temperaturerhöhung nachweisbar ist, empfiehlt sich der *Verband mit Watta*. Bei der *mehr chronischen* Form dürfte ein *Druckverband* am meisten leisten. Damit nichts vernachlässigt werde, was möglicher Weise den Erfolg zu fördern im Stande wäre, kann man in Fällen der letzterwähnten Arten resorptionsbethätigende *Mercurialsalben* in die Stirn- und Schläfengegend einreiben.

3. Sobald man Grund hat, *Eiteransammlungen innerhalb der Orbita als gegeben zu vermuthen*, muss unter allen Verhältnissen sogleich deren *Entleerung* durch einen in der vorerwähnten Weise auszuführenden operativen Eingriff angestrebt werden, widrigenfalls man Gefahr läuft, dass die eitrige Zerstörung weiter und weiter greift, dass sich Hohlgänge nach den verschiedensten Richtungen bilden, der Knochen und Bulbus in Mitleidenschaft gezogen werden und am Ende hässliche und für die Functionstüchtigkeit des Augapfels höchst verderbliche Narben zu Stande kommen.

Es ist besser *zu früh*, als zu spät den Einstich zu machen. Wartet man, bis sich an einer Stelle *Fluctuation* oder gar schon ein *Eiterpunkt* bemerklich macht, so wird man häufig die eben genannten und noch schlimmere Folgen zu beklagen haben. Operirt man aber zu früh und entleert sich nur sehr wenig oder gar kein Eiter, so ist damit durchaus *kein Schaden* gestiftet, im Gegentheile geschieht es dann sehr gewöhnlich, dass alle Erscheinungen überraschend schnell an Intensität abnehmen und der Process seinem Ausgleiche zugeht. Es ist nämlich der *Druck*, unter welchem sich das wuchernde Gefüge befindet, *an und für sich* ein die Vegetationsverhältnisse missliebig beeinflussendes Moment. Dieser Druck wird aber durch die theilweise Trennung der Fascien, sowie durch die Blutung und auch durch die Entleerung kleiner Abscesshöhlen wesentlich herabgesetzt. Ausserdem öffnen sich kleine Abscesse leichter in den nahen Wundkanal, als sie nach vorne durchbrechen. Falls sich daher unmittelbar nach der Eröffnung *nichts* entleeren würde, darf man mit einiger Zuversicht hoffen, dass dieses *nach der Hand* in kurzer Zeit geschehe und dass so der Zweck erreicht wird. Im schlimmsten Falle muss man nach einiger Zeit den Eingriff *wiederholen*.

4. *Nach dem Einstiche* darf man den Ausfluss immer nur durch einen *sehr mässigen* Druck fördern. *Einspritzungen* in den Wundkanal, behufs der Ausschwemmung eitriger Producte sind zu *unterlassen*, da sich das Wasser in dem lockeren Gefüge *diffundiren* und Veranlassung zu einer beträchtlichen Steigerung der Entzündung, somit auch zur Erweiterung der Grenzen der Eiterung geben kann. Wohl thut man, alsbald nach der Operation mittelst vorsichtiger *Sondirung* nach etwaigen Erkrankungen der *Knochenwandungen* zu forschen. Findet sich *Caries* oder *Necrosis*, so ist nach den später zu erörternden Regeln vorzugehen. *Jedenfalls muss der Wundkanal offen erhalten werden*, bis sich kein Eiter mehr entleert und die Abscesshöhle Zeit gefunden hat sich vom *Grunde* aus durch Granulationen auszufüllen. Das Mittel hierzu ist die *Einführung einer Charpiewieke*, welche täglich zu erneuern ist.

Mittlerweile ist das antiphlogistische Verfahren fortzusetzen. So lange die örtliche Temperatur *erhöht* bleibt oder eine Mitleidenschaft des *Gehirnes* aus den Symptomen wahrscheinlich ist, sind kalte Ueberschläge, nöthigenfalls auch örtliche Blutentziehungen und innerliche entzündungswidrige Mittel, anzuwenden. Ist die örtliche Wärme auf das *normale* Mass gesunken, das Gehirn frei, so ist es rathsam die Eiterung und Granulationsbildung durch *laue* Ueberschläge zu begünstigen. Wo diese in entsprechender Art schwer durchführbar scheinen, ist ihnen ein *Wattaverband* vorzuziehen.

Wuchern die Granulationen gar zu üppig über die Oberfläche der Bindehaut hervor, so sind selbe durch Betupfung mit *Opiumtinctur* niederzuhalten und nöthigen Falls mit der Schere abzutragen.

Bleibt nach Verschluss der Oeffnung der *Bulbus* noch etwas *vorgedrängt* und zögert das Oedem der Conjunctiva mit der Rückbildung, so ist ein *Druckverband* anzulegen und durch einige Zeit zu tragen. Er führt meistens rasch zu dem gewünschten Ziele.

Der öfter zurückbleibende *chronische Bindehautkatarrh* ist nach den bekannten Grundsätzen mit *Adstringentien* zu behandeln.

5. Zeigt sich im Verlaufe des Leidens der *Bulbus überaus hart und gespannt*, oder entwickelt sich ein *Hypopyon*, so ist die *Paracentesis corneae dringend* geboten und nöthigenfalls auch zu *wiederholen*. Hat sich Eiter im *hinteren Augenraume* angesammelt, so ist es um den Bulbus geschehen, doch versäume man nicht, den Eiter so bald als möglich durch einen *Einstich in die Sclera* zu entleeren, um die Qualen des Kranken zu mildern und zu retten, was zu retten ist.

Versuche, *Stellungsanomalien des Augapfels und der Lider*, wie sie öfter durch die Zusammenziehung der Narben bedingt werden, durch Verbände u. s. w. zu verhindern, bleiben fast immer fruchtlos. Wo die Verhältnisse die Möglichkeit eines günstigen Erfolges zulassen, darf man derartige Versuche natürlich nicht vernachlässigen.

Die Regeln für die Behandlung, welche Affectionen des *Gehirnes* erheischen, gibt die specielle Therapie.

2. Caries und Necrosis der Orbitalknochenwandungen.

Krankheitsbild und **Verlauf.** *Charakteristisch ist nur die fühlbare Rauhigkeit der Knochenoberfläche, nachweisbar durch Sondirung der geschwürigen Hohlgänge, welche sich in den entzündlich geschwellten Weichtheilen nach aussen öffnen.*

Im *ersten Beginne* macht die Krankheit meistens ganz den Eindruck eines *einfachen Abscesses* und lässt sich davon oft platterdings nicht mit Gewissheit unterscheiden, bis sich der Eiter entleert hat und durch den solchermassen entstandenen geschwürigen Hohlgang eine Sonde eingeführt werden kann. Sitzt der Entzündungsherd *tief*, so wird der Bulbus wie beim einfachen *Orbitalabscess* nach vorne und zur Seite gedrängt. Ist aber ein Theil des *Knochenrandes* der *vordersten Wandzone* ergriffen, so wird der Bulbus in seiner Lage kaum sonderlich alterirt, das Krankheitsbild gleicht meistens ganz dem eines *Lid-* oder *Subconjunctivalabscesses*.

Der Process entwickelt sich öfters in *acuter* Form, unter *lebhaftem Fieber* und *intensiven Entzündungserscheinungen*, welche sich rasch zu steigern pflegen, bis die Eiterung im Gange ist und der Durchbruch sich allmälig vorbereitet. Die Geschwulst der über dem erkrankten Knochenstücke gelegenen *Weichtheile* und deren Consistenz ist dann gewöhnlich so gross, dass selbst bei *oberflächlicher* Lage des Herdes die vielleicht schon beträchtliche Auftreibung des Knochens oder der Beinhaut *nicht* durchgefühlt werden kann. Einen immerhin sehr unsicheren Anhaltspunkt zur Diagnose des Knochenleidens gibt dann die Unerträglichkeit jedes auch des leisesten Druckes auf die nachbarlichen *Knochenpartien.*

In anderen Fällen ist die *Intensität* des Processes gleich von vorneherein eine *mässige.* Derselbe entwickelt sich dann weniger rapid, oder neigt gar zum *subacuten* Verlaufe, indem Wochen vergehen können, ehe es zum eitrigen Durchbruche kömmt. Das *Fieber* fehlt gänzlich oder macht sich nur zeitweise bemerkbar. Die entzündliche Geschwulst der Weichtheile trägt mehr den Charakter des *einfachen Oedems.* Die *Schmerzen* jedoch sind meistens ziemlich bedeutend. Sie treten mitunter, z. B. bei *syphilitischer* Grundlage, nur *periodisch,* zu gewissen Tageszeiten auf; in der Regel aber sind sie *continuirlich* und schwanken zwischen Exacerbationen und Remissionen. Sie werden gewöhnlich als spannend oder reissend bezeichnet und durch Druck auf die nachbarlichen Knochen bis zur Unerträglichkeit gesteigert. Ist der knöcherne *Augenhöhlenrand* oder dessen *nächste Umgebung* ergriffen, so kann man bisweilen die *Auftreibung* des Knochens oder die Abhebung der Beinhaut, letztere durch das Auftreten eines undeutlich fluctuirenden härtlichen *Tumors,* nachweisen.

Sehr häufig endlich entwickelt sich das Knochenleiden *überaus langsam und schleichend* unter so *unmerklichen* Erscheinungen, dass es lange Zeit ganz *umbeachtet* bleiben kann, bis endlich nach Wochen oder Monaten der Process einen Aufschwung nimmt und der Eiter zum Durchbruche gelangt. Besonders bei *tiefem* Sitze des Herdes wird die Krankheit oft übersehen, da *objective* Symptome fast ganz fehlen und höchstens ein mehr weniger heftiger von Zeit zu Zeit exacerbirender *Schmerz* auf die vorhandene Störung hindeutet. Bei *mehr oberflächlicher* Lage des erkrankten Knochenstückes ist jedoch die ödematöse Schwellung der umgebenden Weichtheile, bisweilen auch die merkliche Verdickung des Knochens oder die blasige Hervorbauchung der Beinhaut, im Vereine mit den durch Druck steigerbaren Schmerzen auffällig genug, um diagnostische Irrthümer zu verhindern.

Der *Durchbruch* erfolgt in der Regel nach aussen durch die *Bindehaut* oder die *Lidhaut,* ersteres wenn der Eiterherd *hinter* der Fascia tarsoorbitalis gelegen ist, letzteres wenn der Knochen*rand* den Sitz des Leidens abgibt. Meistens bildet sich nur *Ein* Hohlgang, selten bohrt sich der Eiter an *mehreren* von einander entfernten Stellen eine Bahn. Ausnahmsweise kömmt es indessen wohl auch vor, dass nach partieller Zerstörung der Wandknochen der Abscess sich *in die Nasen-, Stirn- oder Highmorshöhle entleert,* oder dass er in die *Schädelhöhle* sich ergiesst.

Der *Eiter,* welcher sich durch den Hohlgang entleert, ist gemeiniglich von übler Beschaffenheit, schwärzt silberne Sonden oder zeigt wohl gar schon durch Missfärbigkeit und Gestank seine fortgeschrittene *Zersetzung.* Erst wenn das Knochenübel seiner *Heilung zuschreitet,* wird er dicker und gutartiger. Dem entsprechend tragen denn auch die Wandungen der Eiterhöhle und des Hohlganges ganz den Charakter einer wahren *Verschwärung,* was sich besonders an der *Mündung* der Cloake offenbart, welche meistens in grösserem oder geringeren Umfange von geschwelltem aber schlaffen, mit einem Stiche ins Blaue oder Braune tief gerötheten, nicht selten granulirenden Gefüge umgeben erscheint.

Eine durch den Hohlgang eingeführte Sonde lässt dann leicht die *Rauhigkeit* des betreffenden Knochenstückes so wie etwa bereits aufgeschossene Granulationen durch das Gefühl wahrnehmen. Selten nur findet man gleich anfänglich ein *Knochenstück lose* und *verschiebbar*, da die *Abstossung* necrosirter Splitter gewöhnlich längere Zeit in Anspruch nimmt. Ausnahmsweise gelangt man mittelst der Sonde durch eine von rauhem Knochengefüge umgrenzte Oeffnung in eine *nachbarliche Höhle;* doch geschieht dieses sehr selten, da eben die Caries und Necrose meistens nur *oberflächlich* sind.

Der Hohlgang schliesst sich *dauernd* erst dann, wenn die Caries *wirklich getilgt* oder das etwa abgestorbene Knochenstück *ausgestossen* ist. Erfolgt die Schliessung *früher,* sei es durch üppig wuchernde Granulationen oder durch förmliche *Narbenbildung,* so sammelt sich der Eiter in der Tiefe und der Process *wiederholt* sich, wobei gewöhnlich die eitrige Zerstörung der Weichtheile sowohl als auch des Knochens eine bedauerliche Ausbreitung gewinnt. Sehr häufig vergehen viele Monate und selbst Jahre, ehe der Process seinen Abfluss findet.

Ursachen. *Primär* entwickelt sich die Krankheit nicht gar selten in Folge von *Erschütterungen* und *Verletzungen* der Augenhöhlenwände, wobei wohl zu merken ist, dass öfters Wochen und Monate vergehen, ehe sie sich durch *äussere* Erscheinungen zu erkennen gibt. Ausserdem stellt sie öfters einen *Localherd* der allgemeinen *Syphilis* dar und verläuft dann gewöhnlich *subacut.* Auch die *Mercurialdyscrasie* und *Gicht* werden als pathogenetische Momente betrachtet. Am häufigsten jedoch liegt der Caries und Necrose *Scrophulosis* zu Grunde, daher sich dieselbe denn auch in einem überaus grossen procentarischen Verhältnisse bei elenden schlecht genährten Kindern findet. Sie tritt dann oft an einer *grossen Anzahl von Knochen gleichzeitig* oder in kurzen Zwischenpausen auf und zeichnet sich meistens durch ausserordentliche *Torpidität* und überaus *schleppenden Verlauf* aus. Ihr Lieblingssitz ist der knöcherne *Orbitalrand* und besonders dessen *äussere untere* Partie. Oft fehlt wohl auch *jede nachweisbare* Veranlassung, der Process tritt scheinbar *spontan* in sonst *völlig gesunden* Individuen auf.

Secundär kömmt es zur Caries und Necrose ziemlich häufig im Gefolge von *Orbitalabscessen,* von *Dacryocystitis phlegmonosa,* mitunter auch nach *Erysipelas faciei* und durch *Embolie.* In einzelnen Fällen werden die Orbitalknochenwandungen durch *Fortpflanzung* des Processes von den umgebenden Theilen des *Gesichtsskeletes* in den Process verwickelt. Auch *Geschwülste,* welche sich in den *nachbarlichen Höhlen* entwickeln und deren Wandungen aus einander treiben, werden nicht selten Veranlassung der Caries und Necrose. Endlich ist noch die *Meningitis suppurativa* und der *Gehirnabscess* als mögliches pathogenetisches Moment zu erwähnen. In der That weisen nicht wenige Erfahrungen darauf hin, dass *primär in der Schädelhöhle* auftretende Eiterherde durch cariöse oder necrotische Zerstörung der Orbitaldecke sich einen Weg nach aussen bahnen und dadurch zur Heilung gelangen können.

32 *

Ausgänge. In der Regel endet der Process mit *Heilung*, nachdem der cariöse Knochentheil seine Rauhigkeit verloren und eine etwa lebensunfähig gewordene necrosirte Partie sich abgestossen hat, was meistens ganz allmälig in *kleinen* oft mikroskopischen Splittern, selten in *grösseren* Fragmenten geschieht. Es entwickeln sich dann an der früher rauhen Stelle oder am Rande der Knochenlücke *Granulationen*, der aus dem Hohlgange abfliessende Eiter wird sparsamer und gewinnt ein besseres Aussehen, die Cloake selbst wird enger, die Umgebung ihrer äusseren Mündung wird blässer und zeigt eine *hellere* Nuance von Roth, endlich schliesst sich die Cloake um nicht mehr aufzubrechen.

Bisweilen wird auf diese Weise die Heilung vollendet, *ohne dass erhebliche Schäden* aus dem Processe resultiren. Viel häufiger indessen führt die *Narbenbildung* zu höchst bedauerlichen ständigen *Folgeübeln*, welche an und für sich die *Function* des Auges und selbst den *Bestand* desselben in Frage stellen können. Es hängt dieses natürlich zum grossen Theile von der *Oertlichkeit* des Krankheitsherdes und von dessen *Ausbreitung* ab.

Am häufigsten kömmt die Caries und Necrose am *Augenhöhlenrande* vor und zerstört kleinere oder grössere Portionen der *Randleiste*, was sich zum Theile daraus erklärt, dass diese Partie am meisten der *Verletzung* ausgesetzt ist und dass bei disponirten Individuen, in specie bei *scrophulösen* Kindern, schon anscheinend ganz *geringfügige* Traumen hinreichen, um Entzündungen üblen Charakters im Knochen hervorzurufen. Das Resultat ist eine tiefe trichterförmige *narbige Einziehung der äusseren Haut*, welche in den meisten Fällen ein mehr weniger hochgradiges *Ectropium* mit sich bringt (S. 452, c).

Auch im *vorderen Drittheile der Orbitalwände* wird der Process ziemlich oft beobachtet. Bei scrophulösen Kindern ist vornehmlich die *Thränendrüsengrube* ausgesetzt. Die Folge davon ist meistens *narbige Umstülpung des oberen Lides* oder ein durch Verkürzung der *äusseren Lidhaut* bedingter *Lagophthalmus.* Es verschwärt unter solchen Verhältnissen nämlich ganz gewöhnlich die äussere Decke rings um die Mündung der Cloake und zieht sich weiterhin unter narbiger Schrumpfung sehr bedeutend zusammen, während gleichzeitig die der *Knochenoberfläche* entsprossenen Granulationen und das die Abscesshöhle sowie die Cloake *umgebende* wuchernde Gefüge sich in *dichtes Narbengefüge* umwandeln, welches sich mehr und mehr contrahirt und so die Lidnarbe oft fast unmittelbar an die Knochennarbe heranzieht. Ist die *innere* Partie der *vorderen* Wandportion der Sitz des Leidens, so wird meistens der *Thränensack* functionsuntüchtig (S. 470) und es wird dessen Verödung nothwendig.

Minder häufig kömmt die Caries und Necrose an den *hinteren Portionen* der Orbitalwände vor. Es sind dieses die *schlimmsten* Fälle. Das Knochenleiden führt dann nämlich *immer* zu *sehr ausgebreiteten* Vereiterungen des Orbitalzellgewebes und deren Folgen. Ueberdies liegt unter solchen Verhältnissen der *lethale Ausgang* nicht gar ferne. Es ist nämlich die *massenhafte* und durch *lange Zeit anhaltende Eiteraussonderung* an und für sich genügend, um ohnehin schon sehr herabgekommene schwächliche Individuen völlig zu erschöpfen. Sind die Augenhöhlenwandungen vielleicht gar nur *secundär*, z. B. durch eine weiter und weiter fortschreitende *Ozäna* in

Mitleidenschaft gezogen worden, oder hat sich, wie dieses besonders bei *syphilitischem* Grundleiden bisweilen geschieht, eine anfänglich enge umgrenzte Caries der Orbitalwandungen allmälig über *grosse Theile des Gesichtsskeletes* ausgebreitet, so unterliegen am Ende wohl auch *kräftige* Leute. Abgesehen hiervon ist die *Nähe des Gehirnes* von grösstem Belange. Bei Caries und Necrose des *Orbitaldaches* leiden früher oder später immer die *Meninges* und wohl auch das *Gehirn* mit und verrathen dieses gewöhnlich auch durch ganz auffällige Symptome. In manchen Fällen wird hierdurch schon *sehr frühzeitig* der Tod herbeigeführt. Bisweilen erfolgt derselbe *urplötzlich* unter apoplectischen Erscheinungen, indem der orbitale Eiterherd durch die cariöse oder necrotische Lücke des Augenhöhlendaches in die Schädelhöhle *perforirt*. Häufig tritt der Tod jedoch erst *spät* und nach *langen* Leiden ein. Es ist überhaupt ganz merkwürdig, was der Organismus in dieser Beziehung vertragen kann. Es sind nicht wenige Fälle bekannt, in welchen die orbitale Abscesshöhle durch eine solche cariöse, oder einfach in Folge von *Usur* entstandene, Knochenlücke mit nuss- bis hühnereigrossen *Gehirnabscessen* im Zusammenhang stand, so dass letztere in der nach aussen führenden Cloake ihren Abzugskanal hatten. Derartige Gehirnabscesse bestanden Monate und Jahre ohne sonderlich auffallende darauf hinweisende Symptome und gelangten am Ende wohl gar zu *dauernder Heilung* durch Narbenbildung.

Behandlung. Wie bei Caries und Necrosis an anderen Theilen des Skeletes zielt die erste Indication auf *Tilgung* oder *thunlichste Beschränkung* des entzündlichen *Gewebswucherungsprocesses*. Die *zweite* Sorge ist auf *möglichst rasche Entleerung* des etwa schon angesammelten Eiters und auf *Erhaltung eines freien Abflusses* so wie auf *Begünstigung der Ausstossung* abgestorbener Knochentheile zu richten. Endlich hat die Therapie auch noch Einfluss zu nehmen auf den *Vernarbungsprocess*, um wo möglich die darin begründeten misslichen Folgen auf ein Kleinstes zu reduciren.

1. Die *Causalindication* tritt besonders drängend bei *dyscrasischem* Grundleiden hervor und fordert häufig eine energische *allgemeine* Behandlung. Ohne diese ist bei *syphilitischer* oder *scrophulöser* Basis in der That wenig oder nichts zu erwarten. Aber auch dann, wenn in Folge des Knochenleidens der *gesammte* Organismus hart mitgenommen worden ist, kann eine entsprechende *allgemeine* Behandlung nicht entbehrt werden, indem missliche Vegetationsverhältnisse des ganzen Körpers höchst ungünstig auf das *Localleiden* zurückwirken. Es versteht sich von selbst, dass dort, wo die Caries oder Necrose der Augenhöhlenwandungen ein *secundäres* Leiden ist, der *primären* Affection die gebührende therapeutische Beachtung gezollt werden müsse.

2. Die *directe* Behandlung fällt mit der des Orbitalabscesses nahe zusammen. Im *ersten Stadium* ist die *Antiphlogose* je nach Massgabe der Intensität des Processes mehr minder streng zu handhaben. Bei *sehr chronisch* einhergehenden Processen ist allerdings die *locale* Antiphlogose von geringem Erfolg und muss sich meisthin auf die in ihrer Wirkung sehr problematischen Einreibungen von *Mercurialsalben*, auf Anlegung eines *Wattaverbandes* u. dgl. beschränken. Doch sind derlei Processe meistens *dyscratischer* Natur und gelingt es das *Grundleiden* zu heben, so sind *locale* auf Antiphlogose zielende Eingriffe in der Regel ganz entbehrlich.

3. *Sobald sich die Bildung eines Eiterherdes verräth*, muss *sogleich zur Eröffnung* geschritten werden. Die Regeln hierfür sind S. 495 angegeben worden. Zeigt sich dabei die *Beinhaut* stark verdickt oder gar blasig vom Eiter emporgehoben, so ist es von grösster Wichtigkeit, dieselbe *bis auf den Knochen* zu spalten, um einerseits die Spannung zu beheben, anderseits aber auch die *weitere* Ablösung des Periostes vom Knochen zu verhindern. Bei *mehr oberflächlichem* Sitze des Entzündungsherdes unterliegt dieses keinerlei Schwierigkeiten. Bei *tiefer* Lage des Herdes ist es öfters nicht ausführbar. Da ist es aber auch oft kaum möglich, den fraglichen Zustand mit Sicherheit zu *erkennen*, daher gewöhnlich der *spontane* Durchbruch abgewartet wird.

4. *Hat sich der Eiterherd nach aussen entleert*, so muss die Schliessung der Cloake *gehindert* werden, was durch Einführung von mit Fett bestrichenen Charpiewieken geschieht. Es müssen dieselben alle Tage erneuert werden. Nicht zu vernachlässigen sind hierbei *öftere Sondirungen*, um den Zustand des erkrankten Knochens zu prüfen und etwa bereits *abgestossene* in der Cloake liegende Knochensplitter bald zu entdecken und mit der Pincette nach aussen zu fördern. Nimmt der Process einen *sehr schleppenden Verlauf*, fehlen alle Reizsymptome, entleert sich ein dünnflüssiger Eiter, so kann wohl auch durch Bestreichung der Charpiewicke *mit reizenden Salben*, durch *Aetzungen* mit Höllenstein und, bei oberflächlicher Lage des afficirten Knochentheils, durch Anwendung des *Glüheisens* der Abschluss des Processes gefördert werden. *Uebermässig wuchernde Granulationen* sind immer durch Höllenstein oder Opiumtinctur niederzuhalten. Erst wenn der Knochen *jede Rauhigkeit verloren* hat und *alles necrotische abgestossen* ist, ausserdem aber auch nur *sehr wenig gutartiger Eiter* ausgeschieden wird, darf die Cloake *zur Heilung* geführt werden.

5. Um *Verkürzungen der Lidhaut* und *Ectropien* zu verhindern, dürfte bei Caries oder Necrose des Orbitalrandes die *Tarsoraphie* erspriessliche Dienste leisten. Bei *tieferem* Sitze des Knochenleidens sind alle Versuche vergeblich, welche gemacht werden könnten, um den aus der Narbenbildung direct resultirenden Schäden wirksam entgegenzutreten.

ZWEITES HAUPTSTÜCK.

Aftergebilde oder Pseudoplasmen.

Nosologie. Es kommen in dem *Augapfel* so wie in seinen *Hilfs- und Schutzorganen* Aftergebilde der mannigfaltigsten Art vor. Manche trifft man *hier* sehr *selten*, manche werden *häufiger* beobachtet. Gewisse finden sich nur in *bestimmten* Organen; andere können hier und da und wohl auch in *jedem* beliebigen gefässhältigen Theile ihre Wurzeln schlagen.

Falls sie sich *auf oder in dem Bulbus* entwickeln, behindern oder vernichten sie in der Regel dessen *Functionstüchtigkeit*, indem sie wichtige Bestandtheile des Sehorganes verbilden, oft auch die Ernährungsverhältnisse

des Augapfels als Ganzen alteriren und denselben am Ende formel zu
Grunde richten.

Die *in der Bindehaut und in den Lidern* auftretenden Pseudoplasmen
werden öfters nur durch die damit verbundene Entstellung lästig. Sie
können jedoch auch durch theilweise Bedeckung der Cornea, durch Behin
derung des Lidschlages, durch Stellungsveränderungen der Augendeckel,
durch Leitungshemmungen der Thränen etc. eine schlimme Bedeutung gewinnen und dem *Bulbus* durch Beraubung seiner natürlichen Schutzmittel
in *secundärer* Weise verderblich werden.

Aftergebilde, welche sich hinter der Fascia tarsoorbitalis und Bindehaut *im Vordertheile der Orbita* entwickeln, drängen die Conjunctiva und
Lider nach vorne, beirren oder hindern gänzlich die Bewegungen der ersteren,
geben ihnen nicht selten eine falsche Stellung und drücken häufig den
Bulbus seitwärts, wodurch nicht nur der gemeinschaftliche Sehact beider
Augen wegen binocularem Doppelsehen, sondern möglicher Weise auch
die weitere normale Ernährung des dislocirten Augapfels gestört wird und
dieser sogar seinem Untergange zugeführt werden kann.

Am schlimmsten sind Aftergewächse, welche *tief in der Orbita, hinter
dem Augapfel,* ihren Ausgangspunkt haben, und dieses zwar ganz abgesehen
von ihrer schwierigeren Beseitigung durch operative Eingriffe. In dem
Masse, als sie wachsen, nimmt das fetthältige Orbitalbindegewebe ab und
tritt der Bulbus hervor, es entsteht ein *Exophthalmus* mit mehr weniger
beträchtlicher Motilitätsbehinderung der Lider und des Bulbus und mit
Schiefstellung der optischen Axe. Im ersten Anfang äussert sich das Leiden
nur durch *Doppelsehen,* welches übrigens häufig nur *zeitweise* sich geltend
macht. Später aber tritt der Bulbus immer weiter aus der Orbita hervor,
stellt sich schief, wird am Ende fast unbeweglich und macht die Bewegung
der hervorgedrängten Lider immer schwieriger. Es kann nun dieser Zustand allerdings längere Zeit dauern und der Exophthalmus selbst noch
etwas steigen, *ohne dass* damit die Functionstüchtigkeit des Augapfels unrett-
bar verloren gienge: in der Regel aber leidet dann der Bulbus argen *Schaden*
oder wird *völlig* zu Grunde gerichtet (S. 493, 3.) Mit grösster Wahrscheinlichkeit ist *dieser* Ausgang zu erwarten, wenn der Exophthalmus seinen
Höhenpunkt erreicht, der Augapfel sammt der ihn nach vorne drängenden
Geschwulst *aus der weit geöffneten Lidspalte hervortritt* und die Cornea somit
allen äusseren Einflüssen blosgestellt wird.

Es steht indessen *die Grösse des Exophthalmus* keineswegs nothwendig
in geradem Verhältnisse zum *jeweiligen Umfange eines tief in der Orbita
wurzelnden Pseudoplasmas.* Es geschieht nämlich gar nicht selten, dass eine
oder die andere *Wand* der Augenhöhle unter dem Drucke des Afterge-
wächses *usurirt* oder durch *Caries zerstört* wird, dass sie *necrotisirt*, oder
endlich *in die Afterwucherung hineingezogen* wird, dass solchermassen das
Pseudoplasma einen Weg in die *Nasen-*, *Stirn-* oder *Highmorshöhle*, in die
Flügelgaumengrube oder wohl gar in die *Schädelhöhle* findet und daselbst
sich rasch ausbreitet, alle in seiner Bahn gelegenen Theile zur Seite drängt,
oder durch Entzündung oder durch Einbeziehung in den Afterprocess
vernichtet. So werden Aftergebilde nicht selten *tödtlich*, ehe der Exophthalmus höhere Grade erreicht hat.

Uebrigens wird die Grösse der mit der Afterwucherung verbundenen Gefahr nicht blos von der Oertlichkeit und räumlichen Ausdehnung des Herdes, sondern in weitaus überwiegendem Masse von dem *Charakter* des Pseudoplasmas bestimmt. Man unterscheidet in dieser Beziehung vom praktischen Standpunkte aus *gutartige* und *bösartige* Aftergebilde und bezeichnet mit dem letzteren Namen eine Reihe von Geschwülsten mit entschieden *heteroplastischem Gefüge*, welche bei mehr weniger *raschem* Wachsthume sich auf Gewebe der *verschiedensten* Art ausbreiten und diese destruiren, auch gerne durch Vermittelung der *Lymph-* und *Blutbahnen* weiter schreiten, in Organen der differentesten Systeme neue Herde bilden, daher schwer zu beseitigen sind, in der Regel recidiviren und am Ende mehr weniger *allgemein* werden, einen *constitutionellen Habitus* annehmen.

˙A. Gutartige Aftergebilde.

Pathologie und **Krankheitsbild.** Aus der langen Reihe der hierher gehörigen und zum Theile noch nicht genug erforschten Pseudoplasmen sind *vornehmlich* von Belang:

1. *Die Pinguecula, der Lidspaltenfleck.* Es findet sich dieses Neugebilde immer nur im *Lidspaltentheile der Scleralbindehaut*, reicht mit seinen Wurzeln jedoch öfters bis in das *Episcleralgefüge* und selbst bis in die *Lederhaut.* Es sind hirse- bis hanfkorngrosse, selten umfangsreichere, plattrundliche bisweilen *gelappte* Klümpchen einer weissgelblichen Masse, welche äusserlich viel Aehnlichkeit mit *Fett* hat, sich bei genauerer Untersuchung aber als *embryonales Bindegewebe* beurkundet. Es werden diese Klümpchen meistens von einigen stark ausgedehnten *Gefässen* um- oder übersponnen, sind ganz unschmerzhaft und bestehen, einmal entwickelt, gewöhnlich *zeitlebens* unverändert fort. Man trifft sie bei *alten* Leuten häufiger als bei jungen. Es scheint, dass die *Blossstellung* des genannten Bindehautstückes gegenüber *äusseren* Schädlichkeitseinwirkungen als *Grund* des häufigen Vorkommens dieser Art von *Hypertrophie* aufzufassen sei. Jedenfalls *begünstigen* häufig wiederkehrende *Reizzustände* der Bindehaut das Auftreten der Pinguecula.

2. *Warzen, Dermoidgeschwülste.* An der äusseren *Lidhaut* und an der *freien Lidrandfläche* kommen sie *oft* vor. *Ausnahmsweise* trifft man deren jedoch auch an dem *Augapfel.* Sie sitzen dann meistens an der *Cornealgrenze*, so dass sie mit einem Theile ihres Umfanges in der *Cornea*, mit dem anderen Theile in der *Bindehaut* wurzeln. Sie greifen oft *tief* ein in die Hornhaut und in die Lederhaut. Sie sind pfefferkorn- bis bohnengross und darüber, meistens rundlich oder oval und treten mehr weniger stark über ihre Grundlage hervor. Ihre *Consistenz* ist oft schwammähnlich weich, oft aber auch ziemlich derb und selbst knorpelartig hart. Die *Farbe* wechselt ausserordentlich, indem sie bald sehnig weiss, bald fettgelb, bald roth, braunroth oder gar dunkelbraun gefunden wird. Die *Oberfläche* der Geschwulst ist bald glatt, bald nach Art einer Erd- oder Himbeere drusigkörnig und trägt häufig eine Anzahl von zarten kurzen blassen und von steifen langen dunklen *Haaren.* Es bestehen diese Geschwülste aus einem von einer dicken Lage Epithel gedeckten Polster von *Bindegewebe* und elastischen Fasern, in welchem *Haarfollikel* mit den dazu gehörigen *Schmeerdrüsen* und häufig auch Gruppen von Fettzellen eingebettet sind. Sie sind stets *angeboren* und vergrössern sich mit dem Wachsthume des Körpers allmälig.

3. *Polypen.* Man hat sie an der *Bindehaut* beobachtet und zwar am häufigsten an der *halbmondförmigen Falte* und *Carunkel.* In einzelnen seltenen Fällen

entwickeln sich Polypen auch auf der Schleimhaut des *Thränensackes.* Sie sitzen immer mit verhältnissmässig *schmaler* Basis auf, in der Regel hängen sie sogar auf einem mehr weniger langen *Stiele*, welcher im *submucosen* Gefüge oder in dem *Perioste* der unterlagernden Knochen wurzelt. Bisweilen sind sie *zahlreich*, übersteigen aber kaum die Grösse eines Hanfkornes. Meistens ist jedoch nur *Ein* Polyp gegeben, der dann mitunter Haselnussgrösse und selbst ganz beträchtliche Dimensionen erreichen kann. Die *Oberfläche* desselben ist gewöhnlich glatt und schleimhautähnlich oder sehnig, oft aber auch *gelappt* oder beerenartig *warzig* wie Wundgranulationen. Die *Farbe* wechselt vom Weissröthlichen zum Blutrothen, die Consistenz von schleimähnlicher Weichheit bis zur Muskelhärte und selbst bis zu knorpelähnlicher Derbheit. Die Polypen sind völlig schmerzlos, entwickeln sich in der Regel ohne alle nachweisbare Veranlassung aus der scheinbar gesunden Schleimhaut, und kehren nach ihrer Abtragung leicht wieder.

Eine besondere Erwähnung verdient das öftere Auftreten von Polypen *in den die Orbita umgrenzenden Höhlen.* Hier erreichen diese Gewächse nicht selten einen *ganz erstaunlichen* Umfang, treiben die Wandungen des sie beengenden Cavums aus einander und werden durch *Verengerung und Missstaltung der Orbita* sowie durch den damit verknüpften *Exophthalmus* verderblich. Dieser steigt oftmals bis zu den *höchsten* Entwickelungsgraden, besonders wenn die *knöcherne* Scheidewand durch *Usur* oder *Caries* zerstört wird und der Polyp Gelegenheit findet, sich *in* die Augenhöhle hineinzudrängen.

4. *Lipome.* Sie werden bisweilen unter der *äusseren* Decke gefunden, seltener in der *Bindehaut*, höchst selten, wenn jemals, im *Orbitalbindegewebe.* Die an der *Bindehaut* vorkommenden wurzeln meistens im *Conjunctivalgefüge* selbst, selten tiefer und sind daher gewöhnlich verschiebbar. Sie präsentiren sich bald als stark hervorragende lappig bucklige *Geschwülste* von *fettgelber* Farbe; bald als eine mehr weniger dicke gleichmässige *Schichte* körnigen Fettes, welche zwischen dem oberen und äusseren geraden Muskel unter der Bindehaut und in dieser lagert und nach hinten sich unmittelbar in das Orbitalbindegewebe fortsetzt. Der *Keim* zu Lipomen ist wohl immer *angeboren.* Bisweilen findet man schon das *Lipom* schön entwickelt am *Neugeborenen*; häufiger indessen tritt es erst *später* merklich hervor und wächst dann mehr weniger schnell mit oder ohne Unterbrechungen und langen Stillständen. Die Lipome sind unschmerzhaft und nur durch die damit verbundene *Entstellung* so wie durch ihre *Schwere* lästig.

5. *Blutgefässschwämme, cavernöse Geschwülste*, entwickeln sich nicht selten in den tieferen Schichten des *Unterhautbindegewebes der Lider* und deren nächsten Umgebungen, wurzeln bisweilen aber auch im *Orbitalgefüge* und zwar in *wechselnden* Tiefen. Sie sind immer von einer dünnen *Zellgewebshülle* umgeben und daher *ausschälbar.* Bisweilen erscheinen sie auch *gestielt* und hängen dann an einer Stelle fest. Wenn sie *oberflächlich* lagern und ungehindert nach allen Richtungen wachsen können, so erscheinen sie meistens rundlich und undeutlich lappig, beurkunden einen ziemlichen Grad von Elasticität und bisweilen sogar eine dunkle Schwappung. Auch macht sich dann ihre *Schwellbarkeit* sehr auffällig geltend, sie vergrössern sich beim Schreien Drängen Husten etc., überhaupt bei jeder Blutstauung in der oberen Körperhälfte, lassen sich aber leicht zusammendrücken und gehen sogleich wieder auf ihren früheren Umfang zurück, wenn die mechanische Hyperämie behoben wird. Sie drängen bei ihrem Wachsthume und bei vorübergehenden Anschwellungen die äussere Lidhaut vor sich her und scheinen meistens auch bläulich durch. Später verwachsen sie mit der äusseren Decke und brechen in Gestalt kleiner beerenartiger rothbrauner Auswüchse durch, nachdem die Venennetze der Haut sich stark und oft in weitem Umkreise ausgedehnt haben. Entwickeln sie sich *tiefer hinten* im orbitalen Fettgewebe, so kommen ihre Eigenthümlichkeiten nicht so deutlich zur Aeusserung wegen dem Drucke, unter welchem sie sich von Seite der Umgebungen befinden; ihre Consistenz erscheint dann viel grösser, die Elasticität geringer und auch

die Schwellbarkeit ist nur schwer nachweisbar. Sie sind in der Regel *angeboren*. Oft treten sie schon bei *ganz jungen* Kindern mit einem beträchtlichen Umfange hervor und wachsen auch sehr schnell. In anderen Fällen
ist die Volumszunahme eine sehr langsame, die Geschwulst macht sich erst
im *späteren Kindesalter* oder gar am *Erwachsenen* bemerkbar. Es können die
Blutschwämme ganz *enorme Grössen* erreichen und, falls sie in der Orbita
sitzen, diese völlig ausfüllen und den Augapfel weit hervortreiben. Oft
finden sich nebenbei ähnliche Tumoren an *anderen* Stellen der Körperober-
fläche. Sie sind schmerzlos und pflegen keinen nachtheiligen Einfluss auf
die Vegetationsverhältnisse des Gesammtorganismus auszuüben, ihre Schädlichkeit ist in den *mechanischen* Verhältnissen begründet.

  6. *Zellgewebsgeschwülste und Fibroide* kommen sehr selten vor und sitzen
meistens *im orbitalen Bindegewebe* nahe dem *Rande* der Augenhöhle. Sie hängen
gewöhnlich mit dem Knochen fest zusammen, erreichen nur *geringe* Grössen, haben
sehr verschiedene Gestalten, wachsen langsam, sind consistent und lassen sich
kaum mit Bestimmtheit von *Krebsen* am Lebenden unterscheiden.

  Mit gutem Rechte kann man hierher auch die *Producte der Chorioiditis hyperplastica* rechnen, welche nicht selten mächtige Geschwülste bilden, die den Bulbus
vollkommen ausfüllen und gleich den Krebsen durch einzelne Emissarien nach
aussen dringen, wo sie dann unter fortgesetztem Wachsthum einen hoch- und
höchstgradigen *Exophthalmus* bedingen können (S. 190, 3. und 217).

  Innig verwandt mit diesen Aderhautgeschwülsten sind gewisse im Gefüge der
Iris vorkommende Neubildungen, welche der *äusseren* Form nach sehr viel Aehnlichkeit mit *Wundgranulationen* haben, jedoch nicht immer von reichlichem Gefäss-
gehalte roth gefärbt erscheinen, sondern oftmals eine graugelbe Färbung darbieten,
manchmal wohl auch von massenhaft eingestreutem *Pigment* ins Bräunliche oder
selbst Schwarzbraune spielen. Sie entwickeln sich in der Regel unter lebhaften
entzündlichen Erscheinungen, wuchern aber auch *nach* deren Beschwichtigung
mehr weniger rasch fort, füllen bisweilen die *ganze Kammer* und *schrumpfen* dann
unter allgemeiner Atrophie des Bulbus, oder *vereitern* und führen den Augapfel
der Phthise entgegen. Sie können übrigens auch die *Cornea* durchbrechen und
dann zu Narbengewebe schrumpfen.

  Ganz uneigentlich wird hierher die *Exophthalmia fungosa* der älteren Autoren
gerechnet. Sie ist im Grunde genommen nur eine *Hypertrophie des submucosen
Gewebes.* Dieses treibt im Bereiche des Lidknorpels und besonders im Bereiche
der halbmondförmigen Falte die Bindehaut in Form von rundlichen pfefferkorn-
bis bohnengrossen Geschwülsten hervor, welche bisweilen durch ihre Häufung ein
so *beträchtliches* Volumen erlangen, dass die Schliessung der Lidspalte erschwert
oder behindert und selbst die Stellung der Augendeckel alterirt wird. Am *Ueber-
gangstheile* der Bindehaut zeigen sich meistens Querwülste, welche sich auf breiter
Basis erheben und mehrere Linien im Durchmesser erreichen können, so dass sie
den betreffenden Augendeckel nach aussen hervorbauchen oder, wie sie zwischen
dem Bulbus und Lidrand sich nach aussen drängen, die Veranlassung eines *Ectropium* werden. Es finden sich diese Geschwülste gewöhnlich in Begleitung
eines Trachoms. Die sie überkleidende Bindehaut ist dann von Granulationen bedeckt oder bereits sehnig entartet. Die Tumores sind ziemlich hart, elastisch
und lassen sich durch anhaltenden Druck nur wenig verkleinern. Sie bestehen
oft Jahre lang unverändert fort. Ihr Gefüge besteht aus einem mehr weniger
dichten Balkenwerk von sehnigen Strängen und Häuten, dessen Zwischenräume
durch sulzähnliches Bindegewebe erfüllt werden. Ohne Zweifel stehen diese
Tumores in näherer Verwandtschaft zu den S. 368 erwähnten *Dupplicaturen* der
Conjunctiva.

  7. *Enchondrome, Knochenauswüchse, Gummigeschwülste* der Augenhöhlenwandungen so wie *Aneurismen der Arteria ophthalmica* gehören zu den grössten Seltenheiten. Sie bieten keine erwähnenswerthen Besonderheiten bei ihrem Sitze in
der Augengegend, daher ihre Nennung genügt. Doch möge in Erinnerung gebracht
werden, dass die condylomähnlichen Auswüchse der Regenbogenhaut bei manchen
Fällen *der Iritis syphilitica* neuerer Zeit mit den *Gummigeschwülsten* zusammengestellt werden.

8. *Cysten* sind keine ganz aussergewöhnliche Erscheinung. Sie datiren sich in vielen Fällen von der *ersten Jugend* her, können aber auch im *reiferen Alter* entstehen. Sie pflegen sehr langsam, oft mit jahrelangen Stillständen, zu wachsen und finden sich in fast allen zum Sehorgan gehörigen Theilen.

So entwickeln sie sich bisweilen in den *Wandungen von Chalazien* und wachsen manchmal zu ganz ansehnlichen Grössen. Auch an den *Lidrändern* kommen sie vor, besonders nach der Abtragung derselben behufs der Heilung einer Distichiasis, eines Entropium u. s. w. In Fällen der letzteren Art bilden sich nicht selten *mehrere* grössere und kleinere Cysten an einer und derselben Stelle und formiren einen *mächtigen* Tumor mit kropfiger Oberfläche, über welchem die sehr verdünnte äussere Decke und Bindehaut leicht verschieblich bleiben und den meisten wasserhellen gelblichen Inhalt der Bälge durchschimmern lassen.

Die *Bindehaut* ist ein Lieblingssitz des fraglichen Gebildes, das hier jedoch meistens nur die Grösse von kleinen Erbsen oder Bohnen erreicht, immer sehr dünnwandig bleibt und mit dem umgebenden Gefüge nur *lose* zusammenhängt, so dass die Cyste nach Schlitzung der Conjunctiva oft von selbst herausfällt. Der *Inhalt* der Conjunctivalcysten ist in der Regel wasserhell gelblich und scheint durch die Bindehaut durch, so dass die Diagnose bei der eigenthümlichen Form und scharfen Begrenzung des Pseudoplasmas keinerlei Schwierigkeiten bietet. In einzelnen Fällen *vermehren* sich wohl auch die Bindehautcysten und stellen dann grössere sulzartig durchscheinende Tumoren mit hügeliger Oberfläche dar.

Ausnahmsweise hat man Cysten, sogar *mit Haaren* an der inneren Wandfläche, in der *Iris*, an der *Chorioidea* und *Netzhaut* gesehen, weiters in der *Thränendrüse* und *Carunkel.*

Die Cysten, welche sich in dem *orbitalen Bindegewebe* entwickeln, wachsen nicht ganz selten zur Grösse eines Hühnereies und darüber und bedingen dann natürlich eine ganz enorme Hervortreibung des Augapfels und der Lider. Sie sind bald *einfach*, bald *mehrfächerig*. Ihr *Inhalt* ist meistens ein röthliches cholestearinreiches Serum, bisweilen eine milchige Flüssigkeit, selten hat er breiige Consistenz. Ihre *Wandungen* pflegen sehr stark, aponeurosenähnlich zu sein und hängen nach aussen nur lose mit dem zu einem Balge verdichteten orbitalen Bindegewebe zusammen. Sie sitzen am häufigsten *nach innen vom Augapfel* und pflegen dann im Laufe der Jahre einen Theil der *Orbitalwand* durch Druck zu zerstören und sich so einen Weg in die *Nasenhöhle* zu bahnen, allwo man sie hoch oben als eine blasige nachgiebige Vortreibung erkennt.

Von grösster praktischer Wichtigkeit ist das öftere Auftreten von Cysten *in den die Orbita umgebenden Höhlen.* Indem sie auch hier bisweilen ganz erstaunliche Dimensionen erreichen, werden sie mitunter die Veranlassung von *Verengerung und Missstaltung der Augenhöhle mit Exophthalmus*, oder wenn sie gegen die Schädelhöhle hin die Knochenwandungen treiben, von *paralytischen* Erscheinungen mit *lethalem Ausgange.*

Behandlung. Deren Aufgabe ist die *Entfernung* des Aftergebildes und das Mittel hierzu die *Operation*. Als *indicirt* kann eine etwas *eingreifendere* Operation jedoch nur dann erkannt werden, wenn entweder *cosmetische* Rücksichten gebieterisch auftreten; oder wenn *wichtige Functionen* des Sehorganes beirrt werden und der hieraus resultirende Schaden die aus der Operation etwa fliessenden Nachtheile bedeutend überwiegt; oder wenn eine *rasche Massenzunahme* des Aftergebildes zu erwarten steht, welche den *functionellen* und wohl gar auch den *formellen* Fortbestand des Sehorganes ernstlich bedroht, ausserdem aber auch *der Operation* steigende Schwierigkeiten bereitet und deren Gefahren erhöht. Das in jedem einzelnen Falle einzu-

schlagende operative *Verfahren* wird natürlich durch den Sitz und den
Umfang des Pseudoplasma bestimmt.

a) Dermoidgeschwülste, welche auf der *Cornealgrenze* sitzen, werden mit der
Pincette gefasst, etwas hervorgezogen und mittelst eines Staarmessers *abgetragen.*
Was noch etwa über das Niveau der Cornealoberfläche hervorragt, kann mit einer
krummen Schere beseitigt werden. Es ist nicht gut, *zu tief* einzugehen, wenn
auch das Pseudoplasma mit seinen Wurzeln weit in die Substanz der Horn- und
Lederhaut eindringt, da der Boden der so erzeugten Grube sich leicht *vorbaucht.*
Sollte die Wundfläche übermässig *granuliren,* so sind Aetzungen mit Höllenstein
und später Betupfungen mit Opiumtinctur am Orte.

b) Polypen müssen mit der Schere an der *Wurzel abgetragen* werden, wenn
diese zugänglich ist. Widrigenfalls muss auf operativem Wege ein *Zugang* hergestellt und der Polyp *abgeschnitten* oder *abgedreht* werden. Da diese Aftergebilde
gerne *nachwachsen,* ist es im Thunlichkeitsfalle gerathen, die *Wurzeln* des Polypes
nachdrücklich zu ätzen, sobald sich eine Recidive ankündigt.

c) In ganz ähnlicher Weise ist auch bei der *Exophthalmia fungosa* vorzugehen. Bei der Nutzlosigkeit aller anderen bekannten Mittel bleibt nichts als die
Abtragung der Geschwülste übrig. Es darf jedoch nicht ausser Acht gelassen
werden, dass in der Regel eine *Mehrzahl* von Geschwülsten gegeben ist, die mit
breiter Basis aufsitzen, dass daher bei *totaler* Exstirpation derselben sehr beträchtliche Substanzverluste der Bindehaut die Folge wären, welche vermöge der
Schrumpfung der Narben zu höchst verderblichen Verkürzungen des Conjunctivalsackes führen müssen, übrigens aber auch *ausgedehnte Verwachsungen* der Lider
mit dem Bulbus u. s. w. nach sich ziehen können. Es ist daher eine wichtige
Regel, vorerst nur die am *meisten* lästigen Geschwülste abzutragen, welche z. B.
die Stellung der Lidränder alteriren, den Lidschluss hindern u. s. w. Ist nach
erfolgter Vernarbung der Conjunctivalsack noch *gross genug,* um eine weitere Verkürzung ohne sonderlichen Schaden zu ertragen, so kann mit der Exstirpation
bedächtig fortgefahren werden. Es ist dabei durchaus nicht nothwendig, dass
die Tumores *hart* an ihrer Wurzel abgeschnitten werden, im Gegentheile ist es
klug, nur einen *grösseren Theil* zu exscindiren, um thunlichst viel Bindehaut zu
ersparen; was etwa stehen bleibt, schrumpft unter der Narbenbildung zusammen.
Die Bildung von *einander gegenüberliegenden Wundflächen* muss vermieden werden;
ist aber der Fehler geschehen, so ist die Verwachsung nach den (S. 432, I.) gegebenen Regeln zu hintertreiben.

d) Aftergebilde, welche *sehr oberflächlich* oder gar *unmittelbar unter der
äusseren Decke* so wie *unter der Bindehaut* lagern, müssen behufs der Exstirpation erst *blosgelegt* werden. Zu diesem Ende genügt öfters Eine
lineare Schnittwunde, welche am besten hergestellt wird, indem man die
Decke der Geschwulst in einer günstigen Richtung in eine Falte aufhebt
und diese dann mit dem Bistouri oder der Schere durchschneidet. Bei
grösserem Umfange des Tumors wird häufig ein *Kreuz-* oder *T-Schnitt* erforderlich. *Hängt* die Geschwulst aber stellenweise mit ihrer Decke *fest zusammen,* so ist es am besten, die verwachsene Partie des Integumentes durch
2 ellipsoidische Schnitte zu *umgrenzen.* Sodann wird die Decke des Aftergebildes nach Bedarf in grösserem oder geringerem Umfange von der Oberfläche der Geschwulst *abpräparirt,* diese mit der gezähnten Pincette oder
Museux'schen Zange gefasst, etwas hervorgezogen und sorgfältig *bis auf
den letzten Rest* aus den normalen Umgebungen herausgelöst. Ist dieses
geschehen, so werden, falls man *von der äusseren Decke* eingegangen war,
die Wundränder durch *Heftpflasterstreifen* oder besser durch *feine Knopfnähte*
vereinigt und ein leichter Baumwollenbausch aufgebunden, um die Wundhöhle wo möglich per primam intentionem zur Verheilung zu bringen. Wo
ein solches günstiges Ereigniss aber von vornherein *nicht* anzuhoffen ist,
darf das *Einlegen einer Charpiewieke* in die Wundhöhle nicht vergessen werden.

Im Uebrigen bleibt der Verband derselbe. Wurde das Aftergebilde *von der Bindehaut aus* exstirpirt, so sind *Nähte* nur bei sehr langen oder sich kreuzenden Schnittwunden angezeigt und müssen mit den *feinsten Seidenfäden* hergestellt, übrigens auch *möglichst bald* wieder beseitigt werden. Der leichte *Druckverband* hat dann den Zweck, die Bewegungen der Lider, die Verschiebung der Bindehautwundränder u. s. w. zu verhindern, die Verheilung sonach zu begünstigen. Einführungen von *Wieken* sind unter solchen Verhältnissen zu meiden.

Cysten, welche *unter der Bindehaut* lagern, springen oft von selbst heraus, wenn die Conjunctiva darüber gespalten wird. Die Verheilung erfolgt dann fast immer in der allerkürzesten Zeit. *Platzt* die Cyste während der Operation und wird so die gänzliche Entfernung wegen der Zartheit der Cystenwand schwer, so kann man sich getrost mit der *theilweisen* Beseitigung derselben begnügen, ohne einen Misserfolg zu befürchten. Oft reicht zur Heilung sogar die wiederholte *Punction* der Cyste und deren sofortige Entleerung aus. Dasselbe gilt von Cysten, welche sich *nach Abtragung des Lidrandes* unter dem Narbengewebe entwickeln. Um hier bei *theilweiser* Exstirpation der Cysten den Erfolg zu sichern, kann man allenfalls den blosgelegten Wandrest mit Höllenstein *anätzen*.

e) Bei *Aftergebilden, welche tiefer im Orbitalbindegewebe lagern*, ist die *Exstirpation* etwas schwieriger, in der Mehrzahl der Fälle aber um so dringender geboten, namentlich wenn jene *rasch wachsen* und durch mechanische Bedrängung dem Augapfel Gefahren drohen. Es gilt dabei als Regel, die Exstirpation wo möglich *von der äusseren Lidfläche aus* vorzunehmen, da ein Eingehen *von der Bindehaut aus* weit umständlicher und wegen Hinterlassung von *schrumpfenden* Conjunctivalnarben bedenklich ist. Es wird zu diesem Behuf an der Stelle der grössten Hervorragung ein dem knöchernen Orbitalrande paralleler Schnitt bis auf die Oberfläche der Geschwulst geführt und diese sonach blosgelegt. Bei grösserem Umfange derselben muss noch ein zweiter darauf senkrechter Schnitt geführt werden, so dass eine T-förmige Wunde resultirt. Die Decken der Geschwulst werden sodann in genügendem Umfange losgeschält, das Pseudoplasma mit der Mucux'schen Zange gefasst, kräftig hervorgezogen und mit dem Scalpel oder mit einer Schere aus seinen Verbindungen gelöst.

In der Regel soll die Geschwulst *bis auf den letzten Rest* entfernt werden, will man vor Recidiven gesichert sein. Haftet sie *am Periost* fest und ist dieses stärker geschwellt, so erscheint es *gerathen*, die kranke Stelle mit dem *Schabeisen* tüchtig zu bearbeiten und, falls der Knochen sich stark alterirt zeigt, wohl auch ein Stück desselben mit dem *Handmeisel* auszustemmen. *Nothwendig* ist dieses bei *nicht ganz festgestellter* Diagnose, wenn also die *krebsige* Natur der Geschwulst nicht mit voller Bestimmtheit ausgeschlossen werden kann. Bei *Cysten* im Gegentheile thut es nichts zur Sache, wenn ein Theil der Wandung zurückbleibt, da diese durch die nachfolgende Eiterung beseitigt wird.

Der Augapfel selbst muss während der Operation auf das schonendste behandelt und besonders vor *Stössen* bewahrt werden. Eine gleichzeitige *Exstirpation desselben* ist, so lange seine Bestandtheile nicht auffällige materielle Veränderungen erlitten haben, nur gerechtfertigt, wenn *ohne dem* eine völlige Beseitigung des Pseudoplasma kaum oder nur unter den grössten Schwierigkeiten zu bewerkstelligen ist. Weitaus in den meisten Fällen aber, namentlich wenn die Geschwulst *ausserhalb des Muskeltrichters* gelagert ist, *kann* und *muss* der Bulbus geschont werden. Die Nothwendigkeit, den

Augapfel in *grösserem* Umfange blos zu legen, hebt diese Pflicht *nicht* auf, da die Erfahrung bereits genügend dargethan hat, dass auch unter *solchen* Verhältnissen der Bulbus sich nicht nur formel erhalten, sondern auch einen Theil seiner Functionen wieder aufnehmen und dauernd fortführen könne.

Ist das Aftergebilde herausgelöst und die etwaige Blutung gestillt, so wird die Hautwunde durch *Knopfnähte* bis auf einen kleinen Spalt geschlossen. Durch den letzteren wird ein *Leinwandläppchen* bis auf den Grund der Wundhöhle eingeführt, um dem sich bildenden Eiter einen steten Abfluss zu sichern. Im Uebrigen ist die Behandlung dieselbe, wie bei anderen tieferen Wunden. Es bilden sich gewöhnlich bald *Granulationen* an den Wänden der Wundhöhle, welche diese allmälig ausfüllen, bis sie endlich an die äussere Hautöffnung herantreten und die Vernarbung dem Processe ein Ende macht. Nicht selten bleiben indessen Monate und Jahre lang *Hohlgänge* übrig, welche fortwährend Eiter aussondern und sich daher nicht schliessen. Es geschieht dieses öfters ohne dass es zur Caries oder Necrose eines Theiles der knöchernen Orbitalwände gekommen wäre. Man muss dann die Höhle kräftig mit *Höllenstein* ätzen, oder *reizende Salben* anwenden, im Nothfalle selbst zum *Glüheisen* schreiten, vorausgesetzt, dass die *Schädelbasis* nicht zu nahe liegt, da sonst leicht eine Meningitis bedingt werden kann. Vorzüglich angezeigt ist ein solches Verfahren, wenn wegen *mangelhafter* Granulationsbildung sich *tiefe* und *entstellende Narben* zu bilden drohen.

f) Entwickeln sich gutartige Aftergebilde *an der Iris*, so wird bei kleinem Umfange derselben deren Entfernung durch *Iridectomie* anzustreben sein. Sitzen diese Geschwülste *tiefer*, so können sie nur durch *Enucleation des gesammten Bulbus* mit Sicherheit beseitigt werden. Es ist jedoch gerathen, mit dieser Operation zu warten, bis das Uebel in hohem Grade *lästig* oder gar für die Functionstüchtigkeit des *anderen* Auges bedrohlich wird. Sonst ist unter derartigen Verhältnissen nach den S. 218 angegebenen Regeln vorzugehen.

B. Bösartige Aftergebilde.

1. Das Epithelialcarcinom.

Pathologie und **Krankheitsbild.** Der Epithelialkrebs entwickelt sich nur ausnahmsweise bei *jugendlichen* Individuen, ziemlich häufig aber im späteren *Mannes- und Greisenalter.* Er sitzt immer in den *oberflächlichen* Theilen des Körpers und geht *niemals* auf *Eingeweide* über. Er kommt nur sehr selten *primär* an den Lidern, an der *Bindehaut* oder an der *Hornhaut* vor; desto öfter setzt er sich von der Wangen-, Stirn- und Nasenhaut auf die *Augendeckel* und von diesen auf die *orbitalen Gebilde* fort. Es ist fast immer die *flache*, selten die *drusige* oder *alveolare* Art, welche man in dieser Gegend beobachtet.

a) Der flache Epithelialkrebs erscheint in der äusseren Haut unter der Gestalt kleiner rundlicher harter lichter Knötchen, welche sich verschiedenartig gruppiren, sich späterhin mit zahlreichen venösen Gefässen überspinnen und dadurch ein marmorirtes oder gestreiftes Aussehen bekommen. Sie belegen sich dann mit gelben Borken, unter welchen man zunächst blos

eine excoriirte, weiterhin aber eine geschwürige Fläche findet, die eine
dünneitrige Flüssigkeit absondert, harte Ränder zeigt, zeitweilig sich wohl
schliesst, bald aber wieder aufbricht und in diesem Zustande Monate und
Jahre verharren kann, ohne sich wesentlich nach Umfang und Tiefe zu
vergrössern. Dabei ist die Affection fast *schmerzlos*, oder es treten blos
zeitweilige Stiche auf. Erst nach längerem, öfters *mehrjährigen*, Bestande greift
der Krebs sowohl *tiefer* als *weiter* um sich und zerstört durch Schmelzung
der sich fort und fort neu bildenden Knoten nicht nur die *äussere Haut*,
sondern auch *alle unterliegenden* Gebilde des einen und des anderen Lides.
Er setzt sich dann auf das fettreiche *orbitale Bindegewebe* fort, *fixirt den
Augapfel* und bringt ihn unter fortwährenden Entzündungen seiner Bestandtheile zur *Schrumpfung*. Ausnahmsweise kann er indessen auch *auf die
Cornea selbst übertreten* und durch Zerstörung derselben die *Phthisis bulbi*
einleiten. Indem der Krebs an der *Oberfläche* allmälig *abstirbt*, dafür aber
tiefer eindringt, wird die Augenhöhle immer weiter geöffnet und der schrumpfende Bulbus mehr und mehr *entblösst*. Früher oder später schreitet er
auch auf die *knöchernen* Wandungen der Augenhöhle fort, *zerstört* sie in
wachsendem Umfange, stellt solchermassen Verbindungen der Orbita mit
den umliegenden Höhlen her und kann am Ende wohl auch eine oder die
andere *Hälfte des Gesichtsskelets* mehr weniger vollständig vernichten. Sobald
der Krebs einmal *tiefer* greift und wohl gar schon den Bulbus fixirt hat,
stellen sich immer *sehr heftige Schmerzen* ein, welche sich aus dem starken
Drucke und aus der Spannung erklären, denen die *Nerven* von Seite des
Krebses ausgesetzt sind. Die Schmerzen wüthen besonders *des Nachts*, verbreiten sich über den ganzen Kopf und rauben vermöge ihrer Heftigkeit
dem Kranken seinen Schlaf. Es pflegen dann auch die *Lymphdrüsen* in
der Umgebung der Parotis stark anzuschwellen. Zuletzt magert der Kranke
unter den fortwährenden Leiden immer mehr ab, die Gesichtsfarbe wird
eine üble, es tritt *Zehrfieber* ein und der Kranke *stirbt*.

b) *Der drusige oder alveolare Epithelialkrebs* entwickelt sich sowohl an
der *äusseren Decke*, als auch im *Unterhautbindegewebe*, im *Muskelgefüge*, in
der *Bindehaut* der Lider und des Augapfels *primär*. Er tritt bald als *umschriebene* Geschwulst, bald in der Form von *Infiltration* auf. Es bilden
sich dann in oder unter der Haut ein oder mehrere runde harte und bei
stärkerem Drucke schmerzhafte Knötchen, welche bis zu Erbsen- oder Wall-
nussgrösse anschwellen können, ehe sie aufbrechen, was meistens erst im
Laufe einiger Wochen geschieht. Die entblösste Geschwulstoberfläche erscheint dann dunkel- und bisweilen braunroth und ziemlich eben, sie son-
dert schmutzigweisses dünneitriges Secret ab, das bald übel riecht und zu
Krusten vertrocknet. Bisweilen bilden sich streifenweise *Ueberhäutungen* oder
wirkliche *grubige Narben* Die Ränder des Geschwüres sind stark aufge-
worfen, mehr weniger nach aussen gekehrt, rundliche Wülste darstellend
oder rundlich eingekerbt. In Betreff des weiteren Verlaufes und der Ausgänge verhält sich der drusige Epithelkrebs ähnlich wie der flache. Doch
werden bei der *drusigen* Art die *Lymphdrüsen* der Nachbarschaft *sehr zeitlich*
in Mitleidenschaft gezogen, was die Aussicht auf Heilung durch die Operation sehr vermindert.

Der Epithelialkrebs wird öfters mit dem *Lupus* oder *fressenden Hautwolfe*
verwechselt. Auch dieser entwickelt sich *primär* fast immer in den *Nachbarregionen*

der Lider. Er pflanzt sich später auf die Augendeckel und von da auf die Bindehaut fort, greift das fettreiche Orbitalbindegewebe an und entblösst den Bulbus,
während dessen Cornea sich pannös trübt, oder ebenfalls infiltrirt wird und durch
nachfolgende Vereiterung die Phthise des Augapfels einleitet. Er geht endlich
auf die Knochenwandungen über und kann einen grossen Theil des Gesichtsskeletes völlig vernichten. Der *Lieblingssitz* des Lupus ist an den Lidern der
freie Rand, welcher gewöhnlich seiner *ganzen Dicke nach* infiltrirt und in den Folgezuständen am weitesten fortgeschritten gefunden wird. Der *Lupus palpebrarum*
kann ein *maculosus*, ein *hypertrophicus*, ein *exfoliativus* oder ein *exulcerans* sein, in
der Regel jedoch finden sich *alle* diese vier verschiedenen Arten oder vielmehr
Verlaufsstadien *neben einander* vor. Diese *Mannigfaltigkeit* der *äusseren Formen*,
unter welchen sich der Lupus präsentirt, die charakteristischen *tiefgreifenden strahligen Narben* desselben, die *geringere Härte* der einzelnen Knoten, die *Schmerzlosigkeit* des Uebels und dessen meist *geringer* Einfluss auf das *Allgemeinbefinden*,
das ursprüngliche Hervortreten in *grossen Flächen*, das fast ausschliessliche Vorkommen im *jugendlichen* Alter und die Tilgbarkeit des Processes durch die bekannten innerlichen und äusserlichen Mittel sind Behelfe genug, um in der Praxis
den Lupus und das Epithelialcarcinom von einander zu unterscheiden.

Behandlung. Erfahrungsgemäss ist eine *dauernde Heilung* des Uebels
kaum anders, als durch *Beseitigung alles bereits Erkrankten* mittelst des
Messers oder einer der bekannten *Aetzpasten* zu erzielen. Alle übrigen
Mittel sind erfolglos und grössten Theiles nur geeignet, den Process zu
steigern, die Verwüstungen zu vergrössern und zu beschleunigen; daher
denn auch, im Falle der Kranke sich zur Operation *nicht* verstünde oder
deren Erfolg durch die gegebenen Umstände von vorneherein als nichtig
erkannt würde, es klüger ist, sich auf die *Fernehaltung aller reizenden Schädlichkeiten* und auf die möglichst schonende Behandlung der lästigen *Symptome* zu beschränken.

Es ist übrigens auch die *vollständige Exstirpation* des Krebsherdes nur
ein *sehr zweifelhaftes* Mittel, denn *Recidiven* sind leider die Regel. Am ersten
kann man noch auf *dauernden* Erfolg rechnen bei *sehr oberflächlich gelagerten*
und *enge umgrenzten* Herden, wenn selbe an Individuen von *nicht vorge-
rücktem Alter* zur Behandlung kommen. Bei *Greisen* ist die Prognosis unter
allen Verhältnissen eine vielmal ungünstigere. Ist der Krebs gar schon
weit ausgebreitet oder greift er *in die Tiefe*, hat er sich schon auf das *Orbitalbindegewebe* und vollends auf den *Knochen* fortgepflanzt, so ist die Aussicht
auf Heilung mehr als gering. Sind etwa die *nachbarlichen Drüsen* schon
angeschwollen, so thut man besser, die Operation aufzugeben, denn dann
lässt sich von derselben nichts mehr erwarten, im Gegentheile, die krebsige
Zerstörung schreitet *nach* der Operation wahrhaft *rapid* weiter und führt
den Kranken mit *schnellen* Schritten dem Grabe zu.

Bei der Operation selbst gilt als Hauptregel, dass *alles Krankhafte* entfernt werde. Ist der *Knochen* bereits in den Process einbezogen, was immer
mit Gewissheit angenommen werden kann, wenn der Augapfel durch den
Krebs *fixirt* erscheint, so muss der betreffende Theil der Orbitalwand stets
ausgestemmt werden, denn auch das sorgfältigste *Abkratzen* mit dem Schabeisen ist ungenügend. Es darf eine solche Ausstemmung des Knochens
jedoch begreiflicher Weise nicht an dem *oberen* Theile des Orbitalrandes
und der Orbitalwand vorgenommen werden, da ein solcher Versuch unaus-
bleiblich eine Meningitis verursachen würde.

Um die solchermassen gesetzte *Substanzlücke zu decken* und die damit etwa
verbundene Entblössung des Augapfels zu vermindern, kann man aus der Umgebung einen *Hautlappen transplantiren*. Der Ort, *aus welchem* derselbe zu entnehmen

ist, sowie dessen *Grösse* und *Gestalt* werden natürlich durch die Oertlichkeit, den Umfang und die Form der Lücke bestimmt und sind in jedem Falle andere. Einen sonderlichen Gewinn darf man unter Ausschliessung der Recidiven nur bei *wenig ausgebreiteten* und *oberflächlichen* Krebsen erwarten, wo die Substanzlücke einzig und allein die *äussere Decke* betrifft; denn wo für den zu überpflanzenden Lappen eine *Unterlage fehlt*, schrumpft er zu einem unförmlichen Wulst, dessen Herstellung gewöhnlich nicht der Mühe lohnt.

2. Das Carcinoma medullare und melanoticum.

Pathologie und **Krankheitsbild.** Es kommen diese beiden Krebsarten gelegentlich in *allen* Theilen des Sehorganes, welche eine *bindegewebige* Grundlage haben, *primär* vor. Sie treten ursprünglich in Gestalt kleiner *Knoten* oder fleckweiser *Infiltrationen* auf. Einmal entwickelt breiten sie sich mehr weniger rasch aus und zwar vorerst nach der *Continuität des ursprünglich ergriffenen Gewebes*. Später greifen sie auch auf *histologisch verschiedene* Gewebe über und es wird dieser Uebertritt theils durch die *Contiguität*, theils aber durch die *Gefässe* vermittelt und zwar vornehmlich durch die *Arterien*, an welchen das Carcinom *rückwärts* fortzuschreiten pflegt.

Es gehen übrigens die carcinomatösen Zerstörungen durchaus nicht immer von *einem einzelnen* Herde aus; vielmehr bilden sich öfters gleich von vornherein oder in kurzen Zwischenpausen *mehrere Knoten* in histologisch *verschiedenen* und mehr weniger *entfernt* von einander stehenden Organen. Es sind diese Knoten meistens von *derselben* Art, bald *medullar*, bald *melanotisch;* mitunter jedoch findet das *Gegentheil* statt und es kann sogar *ein und derselbe* Herd medullare *und* melanotische Massen *gemischt* enthalten. *In den späteren Stadien* der Krankheit, wo meistens schon die Zeichen der vorhandenen *Krebscachexie* deutlich hervortreten, ist eine solche *Vervielfältigung* der Herde sogar eine constante Regel, und wenn einzelne Localaffectionen oder die Cachexie nicht früher zum Tode führen, wird am Ende das Carcinom wohl auch *allgemein*, so dass nur wenige Organe des Körpers, namentlich Eingeweide, verschont bleiben.

a) In der Hornhaut kömmt der Krebs nur selten vor. Er gelangt dahin meistens durch *Fortpflanzung* von der *Bindehaut* aus, entwickelt sich jedoch ausnahmsweise daselbst auch *primär*. Er stellt sich hier anfänglich als eine wolkig umgrenzte weissgraue *infiltrirte* Stelle dar, in welcher sich bald *Gefässe* bilden. Indem die Masse rasch zunimmt, drängt sie die vorderen Lamellen der Cornea hervor und *durchbricht* sie in Gestalt von rothgeäderten Knoten, welche rasch wachsen und zu einer grösseren *Geschwulst* zusammenfliessen. Dieser Tumor breitet sich dann über die ganze Cornea aus, während er gleichzeitig an Dicke zunimmt und aus der Lidspalte hervortritt.

b) Auch in der *Regenbogenhaut* kömmt der Krebs verhältnissmässig selten vor. Er entwickelt sich daselbst bald *primär*, bald gelangt er dahin durch Fortpflanzung von der *Aderhaut* aus. Er tritt meistens in Gestalt von *Knoten* auf, welche mehr weniger breit auf der Iris aufsitzen und, indem sie wachsen, entweder die *Vorderkammer* ausfüllen, oder, nachdem sie nach hinten die Regenbogenhaut durchbrochen haben, in der *hinteren Kammer* sich ausbreiten und die Iris nach vorne an die Cornea herandrängen. Der *krebsfreie* Theil der Iris erscheint meistens *atrophirt* und die *Pupille* von *entzündlichen* Producten geschlossen. Nicht selten greift unter solchen Verhältnissen der Krebs auf den *Strahlenkörper* über und zerstört ein kleineres oder grösseres Segment desselben vollständig bis zur Ora serrata hin. Oft bricht er dann auch *durch die Sclera* hindurch und wuchert alsbald zu einem mächtigen Tumor heran, welcher mit eingeschnürtem Halse nahe der Cornealgrenze dem Bulbus aufsitzt (Fig. 78). Häufiger wird allmälig

Fig. 78.

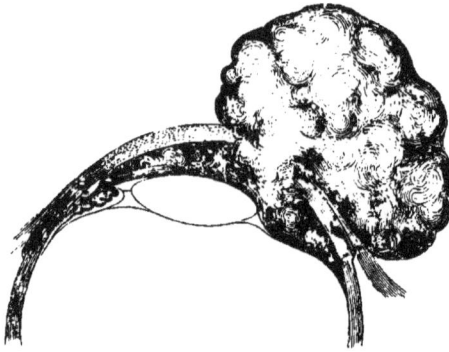

die *ganze Iris* und nachträglich auch der *gesammte Strahlenkörper* von der Krebsmasse zerstört, so dass diese allen Raum zwischen der Vorderkapsel und Zonula einerseits und der Cornea und Scleralvorderzone anderseits einnimmt, worauf dann der Durchbruch nach aussen durch die Lederhaut erfolgt.

c) Am häufigsten entwickeln sich Krebse im Bereiche der *Aderhaut* und zwar besonders im Gefüge der *Tunica vascularis* und *fusca*. Der Process gestaltet sich hier, was die gröberen pathologisch-anatomischen Verhältnisse, die Symptomatologie und den Verlauf anbelangt, dem der *Chorioiditis hyperplastica* (S. 190 und S. 213) so ähnlich, dass eine *sichere* Unterscheidung dieser beiden Krankheiten geradezu unmöglich ist, bevor die *weiteren Ausgänge* die *krebsige* oder *nicht krebsige* Natur des Leidens ins klare Licht stellen. Gleich den Producten der Chorioiditis hyperplastica tritt das Carcinom im Bereiche der Aderhaut unter der Gestalt *linsenförmiger Herde* (Fig 31 *c* S. 190) auf, welche mehr minder rasch zu mächtigen Geschwülsten *a* anwachsen und, von der elastischen Membran *b* überspannt, gegen das Centrum des Augapfels hin vordringen, die *Netzhaut* vor sich hertreibend. Es bleibt die letztere bisweilen *straff angelagert* an der Oberfläche das Tumors und lässt dann, wenn sie nicht durch entzündliche Mitleidenschaft getrübt wurde, den Tumor in seiner eigenthümlichen hell weissgelben oder röthlichen oder braunen und selbst schwarzen Farbe mit freiem Auge oder durch den Augenspiegel erkennen. Bei *heller* Farbe des Tumors sowie bei starker *fettiger Degeneration* des darüber gespannten *Netzhautstückes* sind wohl auch die Erscheinungen des *amaurotischen Katzenauges* mehr weniger auffällig. In anderen Fällen wird die Netzhaut frühzeitig durch seröse Ergüsse *von der Geschwulst abgehoben* (Fig. 31 *d*). Man kann dann den Zustand leicht für eine *einfache Netzhautabhebung* (S. 248, 3.) halten, wenn nicht das *Aderhautleiden* durch die Erweiterung der betreffenden Ciliargefässstämme, durch die Vermehrung des intraocularen Druckes, durch Ciliarneurosen u. s. w. offenbar wird. Es ist das letztere die Regel, ja oft entwickelt sich der Aderhautkrebs unter ganz unzweideutigen Symptomen der *Chorioiditis* und diese führt weiterhin nicht gar selten zu partiellen oder totalen *Sclerochorioidalstaphylomen*, was bei einfachen Netzhautabhebungen niemals der Fall ist.

Der Aderhautkrebs *bricht* ziemlich oft *durch die Lederhaut* hindurch und breitet sich dann unter beschleunigtem Wachsthume *in der Orbita* aus, (Fig. 79), so dass häufig binnen kurzem der Augapfel aus der Lidspalte hervorgetrieben und unbeweglich wird.

Es dringt das Carcinom an einem oder mehreren *Ciliargefässstämmen* nach aussen, erweitert allmälig die bezüglichen Scleralemissarien, bohrt sich von da aus wohl auch zwischen die einzelnen Schichten der *Sclera* und höhlet taschenartige Räume aus, baucht endlich die Ränder der Durchbruchsöffnung trichterförmig

nach aussen und er-
giesst sich gleichsam
aus weiter Mündung
in die Orbita. Der
intraoculare Krebs-
theil pflegt in sol-
chen Fällen nur
wenig mehr an Masse
zuzunehmen; daher
denn auch der Bul-
bus nicht weiter aus-
gedehnt wird und
die Cornea sich in
der Regel lange er-
hält.

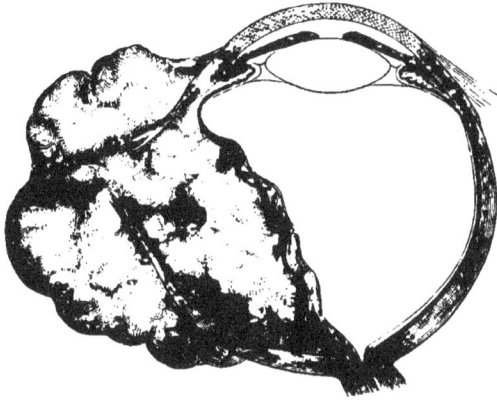

Fig. 79.

Häufiger *geht
die Hornhaut durch
Verschwärung oder
Brand zu Grunde,*
worauf sich die
Linse und allen-
fällige Reste des
Glaskörpers entlee-
ren, die blosgelegte *Iris* durch Eiterung oder Necrose vernichtet wird und
der Krebs aus der vorderen Scleralöffnung hervortritt.

Es erfolgt dieser Durchbruch bisweilen schon sehr frühzeitig; in der Regel
aber erst, nachdem der Krebs *den ganzen hinteren Augenraum* vollständig ausgefüllt
hat; bisweilen wohl gar erst, nachdem das Carcinom auch in die *Kammer* gedrungen ist und diese förmlich ausgefüllt hat. Diese *Ausbreitung* des Aderhautkrebses
kann auf verschiedene Weise
vor sich gehen. Einmal bricht
(Fig. 32 S. 191) derselbe *durch
die elastische Membran der Chorioidea* durch, geht auf die *Netzhaut* über, zerstört diese vollständig und verdrängt den
Glaskörper. Das andere Mal
schreitet das Carcinom (Fig. 80)
vornehmlich *nach der Fläche*
weiter, hebt die Chorioidea
allmälig ihrer ganzen Ausdehnung nach von der Lederhaut
ab, drängt sie in Gestalt eines
Bechers nach innen und greift
endlich an der Ora serrata auf
den *Ciliarmuskel* über, von wo
aus er in die *Kammer* gelangt
und diese völlig ausfüllt; während er anderseits an der hinteren Aderhautgrenze auf die
Netzhaut fortschreitet und unter
völliger Vernichtung derselben
und des Glaskörpers den Aderhauttrichter ausfüllt.

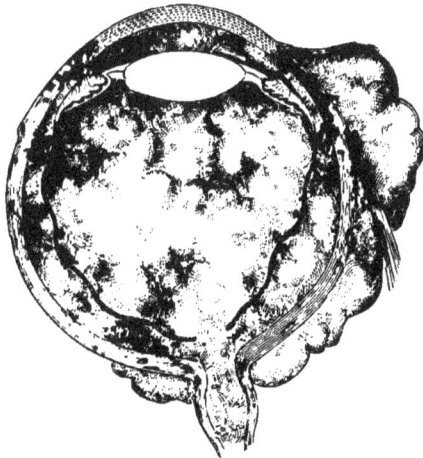

Fig. 80.

*Ist einmal die Hornhaut
zerstört,* so wuchert der Krebs
immer sehr rasch hervor und bildet binnen kurzem sehr umfangsreiche Geschwülste.
Es haben diese letzteren (Fig. 81) gewöhnlich eine rundliche Gestalt und sind
anfänglich an der vorderen Scleralöffnung halsförmig eingeschnürt, da eben die

Lederhaut und sogar auch die *Bindehaut* trotz der unmittelbaren Berührung mit dem Krebse *nur schwer* in den Process hineingezogen werden, vielmehr nach langer Zeit noch im Zustande *völliger Integrität* gefunden zu werden pflegen. Die vorderen Schichten des Carcinoms stossen sich im weiteren Verlaufe nach und nach ab, während die Geschwulst von hinten her nachwuchert. So geschieht es, dass am Ende der Aderhauttrichter, wenn er nicht schon früher in der Krebsmasse untergegangen ist, in Verlust geräth und vom Augapfel nichts mehr als die *Sclera* erübrigt. Deren vordere Zone wird unter dem Drucke des Krebses mitunter auch ausgedehnt und die Bulbuskapsel gewinnt die Form eines Bechers mit weiter Mündung oder gar eines Präsentirtellers. Ein *Durchbruch durch die Sclera* kömmt nach Zerstörung der *Cornea* kaum mehr vor. Allerdings findet man derartige Bulbi nicht selten im grössten Theile ihres Umfanges von Krebsmassen *umhüllt*, welche der Lederhaut fest anhaften; allein es hängen diese nicht direct mit dem *intraocularen* Carcinom zusammen, sondern gehören *selbstständig* aufgetretenen Krebsknoten auf Rechnung.

Fig. 81.

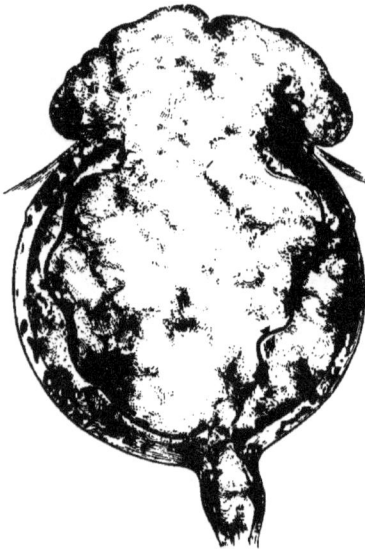

d) Auch *in der Netzhaut* ist der *medullare* Krebs ziemlich häufig anzutreffen, seltener der *melanotische*. Er entwickelt sich daselbst bald *secundär*, in Folge des Uebergreifens eines *Chorioidal*krebses auf das Netzhautgefüge, bald *primär* und dann zwar entweder *neben* einem Aderhautkrebse oder *für sich allein*. Das betreffende Stück der Netzhaut trübt sich vorerst gleich wie bei der Dictyitis und schwillt etwas an. Unter fortgesetzter Gewebswucherung wächst der Krebs bald zu mehr weniger dicken schalenähnlich geformten Geschwülsten, deren *äussere* glatte Oberfläche der Aderhaut anliegt, während die *innere* meistens unebene warzig drusige den Glaskörper vor sich herdrängt. In anderen Fällen zeigen sich in der getrübten Retinalportion vorerst kleine weisse oder graue oder schwarze *Stippchen*, welche rasch zu *Knoten* anwachsen, warzenförmig über die innere Oberfläche der Netzhaut hervortreten, dann zusammenfliessen und grössere Tumoren darstellen, die in den Glaskörper hineinragen. Bei grösserer Flächenausdehnung und heller Färbung macht sich das Aftergebilde gleich dem Producten *der Chorioiditis hyperplastica* (S. 191 und 213) in der Regel schon sehr frühzeitig durch den *grellen Reflex des Augengrundes* auffällig. Ausserdem kann man, namentlich bei etwas *erweiterter* Pupille, die Masse gewöhnlich schon mit *freiem* Auge wahrnehmen, oft sogar die Rauhigkeiten der Oberfläche und die darauf verzweigten und der Netzhaut zugehörigen Gefässe deutlich unterscheiden. Im *weiteren Verlaufe* geht die Netzhaut völlig unter, während der Krebs den hinteren Augenraum mehr und mehr ausfüllt und endlich bis an die hintere Fläche des Krystalles heranrückt. Ist dieses geschehen, so verschwärt bald die *Hornhaut* oder stirbt brandig ab, die Linse wird ausgestossen, die Iris vereitert und das Carcinom wuchert über die vordere Scleralöffnung hervor. Ein Uebergang des Netzhautkrebses auf die *Aderhaut* findet kaum jemals statt und wo die Aderhaut sich ebenfalls ergriffen zeigt, ist der Krebs entweder von *dieser ausgegangen*, oder hat in *beiden* Organen *selbstständige* Herde gebildet. Dagegen steht es fest, dass *Netzhautkrebse fast immer schon sehr frühzeitig auf das Mark des Sehnerven fortschreiten* und in diesem weit nach hinten dringen, nachdem sie die *Siebhaut* mehr weniger vollständig zerstört haben. Sie dehnen das Vorderstück der Sehnervenscheide beträchtlich aus und geben ihm meistens eine birnförmige Gestalt.

e) Im *Marke des Sehnerven* sind *primäre* Krebsbildungen keine grosse Seltenheit, sie kommen sowohl im *intracraniellen* als in dem *orbitalen* Theile desselben ziemlich oft vor. Die Aftermasse wuchert daselbst oft zu ganz erstaunlichen Grössen, ohne die bindegewebigen Scheiden zu durchbrechen. Es wird durch solche Geschwülste die *Gehirnmasse* manchmal in weitem Umfange verdrängt, *ohne dass* immer *encephalische* Erscheinungen hervorträten; andererseits wird in einzelnen Fällen der *Augapfel* durch einen solchen Sehnervenkrebs weit aus der Orbita hervorgetrieben und sein bindegewebiges Polster völlig aus der Augenhöhle herausgedrängt, ohne dass das Carcinom *auf den Bulbus* selbst übergienge.

Ob der Krebs von dem *intracraniellen* Theile des Sehnerven *auf den orbitalen* sich fortpflanzen könne, ist nicht sichergestellt; wohl aber ist ein Weiterschreiten in *umgekehrter* Richtung häufig Gegenstand der Beobachtung. Auch ist eine Fortpflanzung des Aftergebildes *von den Orbitalgebilden* auf den Sehnerven zweifelhaft. Orbitalkrebse vernichten den Sehnerven meistens *durch Druck*, sie führen ihn zur *Atrophie.*

f) Im *episcleralen Gefüge* findet der Krebs gleichfalls einen nicht ungünstigen Boden. Bisweilen zeigt er sich hier *zuerst*, häufiger aber bilden sich an diesem Orte einzelne Herde erst, *nachdem im Inneren des Bulbus* das Carcinom in seiner Entwickelung schon weit vorgeschritten ist. Er erscheint unter der Gestalt eines oder mehrerer kleiner Knoten von verschiedener Farbe, welche leicht mit *gutartigen* Aftergewächsen verwechselt werden können, bei ihrem weiteren Wachsthume sich allmälig der Fläche nach ausbreiten und manchmal mächtige *Schalen* bilden, welche einen *grossen* Theil oder den *gesammten* Bulbus umschliessen. Sitzen sie dem *Vordertheil* der Sclera auf, so heben sie die Bindehaut empor, drängen sich aus der Lidspalte hervor, kommen aber gewöhnlich erst *spät* zum Durchbruche, nachdem sie colossale Grössen erreicht haben. Sitzen sie *weiter nach hinten*, so drängen sie das *Bulbus zur Seite* und wuchern von der Bindehaut bedeckt zur Lidspalte heraus, oder sie *treiben den ganzen Bulbus vor sich her* und bedingen so einen mehr weniger hochgradigen *Exophthalmus.*

g) An den Lidern kömmt der *medullare* und *melanotische* Krebs nur ausnahmsweise und dann meistens *neben* weit vorgeschrittenen Carcinomen des *Augapfels* und des *Orbitalbindegewebes* vor. Er geht gewöhnlich vom *subcutanen* Gefüge aus, schreitet *darin* rasch auf die Umgebungen der Lider, auf die Wangen, Stirne und Schläfe weiter und erreicht binnen kurzem ganz ungeheure Grössen. Die *Cutis* wird meistens erst spät *durchbrochen*, worauf der Krebs verjaucht. In einzelnen Fällen hat man *primär* entstandene Krebsherde im *submucösen* Gewebe der Lider beobachtet welche, zu umfangreichen Geschwülsten heranwachsend, die *Bindehaut* vor sich her trieben, ausserdem aber auch noch mitunter die *Fascia tarso-orbitalis* durchsetzten und unter der äusseren Decke sich über das Gesicht ausbreiteten.

h) Am häufigsten findet sich der medullare und melanotische Krebs *in dem fettreichen Bindegewebe der Orbita.* Abgesehen davon nämlich, dass bei weit vorgeschrittenen Carcinomen der übrigen Theile des Sehorganes fast constant ein oder mehrere Knoten in der Augenhöhle *nachträglich* entwickelt werden, tritt der Krebs daselbst auch sehr oft *selbstständig* und

primär auf. Er pflegt sich in dem lockeren Gefüge rasch auszubreiten und
binnen kurzer Zeit ansehnliche Volumina zu erreichen. Er hängt sehr oft
innig mit dem *Periost* zusammen, ja in nicht wenigen Fällen erscheint
dieses im grösseren Umfange der Orbita zu einer festen gelbgrauen mehrere
Linien dicken Schwarte entartet und krebsig infiltrirt, so dass die Räumlichkeit der Orbita sehr beeinträchtigt wird und es oft unentschieden bleibt,
ob die Beinhaut oder das Bindegewebe das primär ergriffene war. *Sitzt das*
Carcinom weit nach vorne, so drängt es den Bulbus stark zur Seite und wuchert
meistens, von Bindehaut gedeckt, zur Lidspalte heraus. Nicht selten jedoch
setzt es sich ausserdem sehr weit in die Tiefe fort und bedingt einen sehr
hochgradigen *Exophthalmus.* Um so beträchtlicher ist dieser bei gleichem
Umfange der Geschwulst gewöhnlich, wenn diese *hinter dem Aequator* des
Bulbus ihren Ausgangspunkt hat. Doch steht, was sehr wichtig ist, die
Grösse der Seitwärts- oder Hervordrängung des Augapfels keineswegs in
einem *constanten* Verhältnisse zum Umfange der Geschwulst. Der Krebs
dringt nämlich gerne *frühzeitig durch die Orbitalwandungen durch* und breitet
sich dann in den *Nachbarhöhlen* aus. Besonders häufig setzt er sich in die
Flügelgaumengrube fort, ausserdem aber auch in die Highmors- und Nasenhöhle, seltener in die Stirn- oder Schädelhöhle. Der Uebertritt wird bisweilen durch die *Gefässe* vermittelt; in der Regel aber wird durch *Usur,*
durch *Caries* oder *Necrose,* oder durch *krebsige Zerstörung* der *knöchernen*
Wandungen der Weg gebahnt, auf welchem das Aftergebilde weiter schreitet.
Ist das Carcinom in eine andere Höhle übergegangen, so pflegt es sich im
Inneren der Orbita nur *langsam* zu vergrössern und so kömmt es, dass
man öfters nur eine ganz kleine und enge umgrenzte Aftermasse vor sich
zu haben glaubt, während diese schon ein ansehnliches Volumen erreicht
hat und der Operation die grössten Schwierigkeiten bereitet.

Verlauf und **Ausgänge.** Im Allgemeinen wächst der Krebs im Seh-
organe ziemlich *rasch* und unterscheidet sich dadurch, sowie durch das
frühzeitige Auftreten der eigenthümlichen *Schmerzen,* einigermassen von den
im äusseren Habitus ganz ähnlichen *Zellgewebsgeschwülsten* und *Fibroïden.*
Es kommen übrigens Fälle genug vor, wo die Schmerzen lange *ganz fehlen,*
und auch das *Wachsthum* des Aftergebildes ein ausserordentlich *langsames*
und durch Stillstände unterbrochenes ist. Namentlich ist dieses nicht selten
der Fall beim *intraocularen* Krebse.

Es scheint, dass der intraoculare Druck einer *rapiden* Vergrösserung des
Gewächses Schwierigkeiten zu bereiten im Stande sei. In der That werden bisweilen, selbst bei *ganz jungen* Kindern, bei welchen Carcinome sonst sehr rasch
wachsen, medullare Netzhaut- und Aderhautkrebse beobachtet, welche ein oder
mehrere Jahre scheinbar unverändert fortbestehen oder nur wenig an Umfang
zunehmen, so dass man unwillkürlich auf die *gutartige* Natur des Uebels schliesst,
bis auf einmal das Wachsthum einen Aufschwung nimmt und die *carcinomatöse*
Natur des Gebildes sich unzweideutig offenbart. Den Anstoss zu einer solchen
plötzlichen *Steigerung* des Wucherungsprocesses geben öfters *äussere Schädlichkeiten,*
Verletzungen, reizende Mittel u. s. w., daher denn auch in *diesen* nicht selten
die erste Veranlassung der Krebsbildung gesucht wird.

Rapid nimmt die Aftermasse überhand, wenn sie auf irgend eine Weise,
in Folge des Durchbruchs ihrer Hüllen, in Folge einer Operation u. s. w.
blosgelegt worden ist. Sie wächst dann in wenigen Tagen oder Wochen
mehr als früher in Monaten und Jahren, während sich in der nächsten
Umgebung meistens *neue Herde* entwickeln und auch die Zeichen der *Krebs-*

cachexie immer deutlicher hervortreten. Hat das seiner Hüllen entblösste Carcinom einmal eine gewisse Grösse erreicht, so fängt es an zu bluten und massenhaft einen missfärbigen und bald in Fäulniss übergehenden Eiter abzusondern, was fast immer unter mehr weniger lebhaftem *hectischen Fieber* und rascher Abmagerung des Kranken geschieht. Am Ende stossen sich von der Geschwulst grosse Stücke ab, deren Lücken jedoch alsbald durch nachwuchernde Massen ausgefüllt werden, die nachbarlichen und entfernteren *Lymphdrüsen* schwellen mächtig an, es entwickeln sich an *verschiedenen anderen* Körperstellen *neue* Herde, das Fieber wird permanent, der Kranke verfällt immer mehr und *stirbt* zum Skelete abgemagert. Oft geht indessen der Kranke wohl auch schon *viel früher* und sogar *vor dem Durchbruche* des Carcinoms nach aussen zu Grunde, indem der Krebs sich auf *lebenswichtige* Organe fortpflanzt oder diese auf *mechanische* oder andere Weise in ihren Functionen beirrt.

Behandlung. Eine *wirkliche Heilung* ist wohl kaum anders als auf *operativem Wege* zu erzielen. Leider ist auch das Messer ein mehr als *unzuverlässiges* Mittel, denn auch nach der bestausgeführten und unter scheinbar günstigsten Verhältnissen vorgenommenen Operation kehrt der Krebs *fast immer* in überaus kurzer Zeit zurück, wächst dann zum Ueberfluss *vielmal schneller* als früher, breitet sich rasch auf die nachbarlichen und entfernteren Organe aus und führt den Kranken meistens *viel rascher* dem Grabe zu, als dieses ohne Operation der Fall gewesen wäre. Insbesondere gilt dieses von der *melanotischen* Form und es ist überhaupt der Zweifel begründet, ob der schwarze Augenkrebs *jemals* durch die Operation geheilt worden sei. In Betreff des *medullaren* Augenkrebses sind die Aussichten um Einiges besser, insoferne *einzelne* Fälle constatirt sind, in welchen durch die Operation *wirklich* eine *dauernde* Heilung oder wenigstens *zeitweilig* eine *Linderung* des heftigen Leidens erzielt wurde und die Recidive erst nach Verlauf einiger Monate sich geltend machte.

Am ersten darf man von der Operation noch einen Gewinn hoffen, wenn der Markschwamm an einem für das Messer *leicht* und *wirksam zugänglichen Orte* erst seit *kurzem* besteht, der Herd *enge umgrenzt* scheint und voraussichtlich sich auf das ursprünglich ergriffene Gewebe *beschränkt*, übrigens auch *keine* Zeichen auf eine bereits vorhandene *Cachexie* hindeuten.

Doch darf niemals vergessen werden, dass der Krebs oft viel weiter reicht, als die *äusseren* Kennzeichen es vermuthen lassen, dass *neben* dem wahrnehmbaren Hauptherde oft gleich ursprünglich oder in kurzen Zwischenpausen ein oder mehrere *Nebenherde* entwickelt werden, welche vermöge ihrer Kleinheit und verborgenen Lage der Erforschung entgehen und dass selbst im Falle *alles* entfernt würde, doch eine Recidive *wahrscheinlich* ist, indem eben die *Wurzeln* des Krebses kaum *rein locale* sind und die eigentliche *Dyscrasie* immer schon lange besteht, ehe sie sich *äusserlich* durch ihren verderblichen Einfluss auf die Vegetationsverhältnisse des Gesammtorganismus zu erkennen gibt.

Ganz besonders *ungünstig* gestaltet sich die Vorhersage unter übrigens gleichen Umständen bei *Netzhautkrebsen*, da diese fast immer schon sehr frühzeitig auf den *Sehnerven* übergreifen und sich in demselben weit nach hinten fortsetzen. In der That man nach der Entfernung eines solchen Augapfels *fast mit Bestimmtheit* die Recidive im Opticusstumpfe erwarten und dieses selbst dann, wenn an der peripheren *Schnittfläche* die Elemente des Krebses sich nicht nachweisen lassen.

Nicht besser ist die Aussicht bei *orbitalen* Krebsen, wenn sie mit dem *Perioste fest zusammenhängen* und dieses in grösserem Umfange *verdickt* oder gar schon der *Knochen* selbst afficirt erscheint.

Besteht der Krebs schon seit vielen Monaten oder seit Jahren und hat er in letzterer Zeit *rasch* an Umfang *zugenommen*, oder ist sein Volumen überhaupt ein sehr *beträchtliches*, hat er vielleicht schon einige Gewebe *durchbrochen* und ist er so in eine *Nachbarhöhle* vorgedrungen : so ist es wahrlich *gerathener*, die Operation zu *unterlassen*, denn dann bestehen immer schon *Nebenherde* und eine *totale* Entfernung *alles* Krankhaften ist *nicht* zu erwarten.

Sind gar schon die *nachbarlichen Lymphdrüsen* angeschwollen, krebsig infiltrirt, beurkundet sich die *Cachexie ganz zweifellos*, zeigt sich schon *Fieber*, oder ist bei sonst ganz günstigen Verhältnissen der Krebs schon einmal nach einer Operation *recidivirt :* so ist ein neuerlicher Eingriff nur mehr ein Mittel, die ohnehin gezählten Tage des Kranken um ein Beträchtliches zu vermindern.

1. *Wird die Operation als unerspriesslich aufgegeben*, so stellt sich die Aufgabe, dem Kranken seinen höchst peinlichen Zustand *möglichst erträglich* zu machen und sein elendes Dasein thunlichst zu *verlängern*. Oertlich ist dann geboten: Fernhaltung jeder Schädlichkeitseinwirkung, sorgfältigste *Reinhaltung* der Geschwulst durch mehrmals des Tags wiederholte Bespülungen mit reinem lauen Wasser und ein entsprechender Verband theils des Schutzes wegen, theils um die scheussliche Entstellung zu verdecken. Treten später *Blutungen* ein, so können Ueberschläge von verdünnter *Chlorina liquida* angewendet werden. Beginnen sich bereits Stücke vom Krebse *abzustossen*, so pflegt man *Kohlenpulver* aufzulegen, um den penetranten Fäulnissgeruch einigermassen zu dämpfen. Im Uebrigen empfiehlt sich die Vermeidung körperlicher und geistiger stärkerer Aufregungen. Gegen *locale Entzündungserscheinungen* werden mit Vortheil kalte Ueberschläge angewendet, besonders wenn eine beträchtliche örtliche Temperaturzunahme nachweisbar ist. Gegen *heftige Schmerzen* helfen bisweilen *Narcotica*. Bei stärkerem *Fieber* empfiehlt sich die *Digitalis*, das *Aconit* und nach Umständen das *Chinin*. Zeigt sich bereits der zunehmende Verfall des Körpers, so kann man Chinapräparate nebst leicht verdaulicher nährender Kost und mässigen Gaben leichten Bieres reichen u. s. w.

2. *Das operative Verfahren* ist begreiflicher Weise je nach dem *Sitze* und der *Ausbreitung* des Carcinomes ein sehr *verschiedenes*. Es kömmt dabei alles darauf an, dass von dem Krebshaften *nichts*, auch nicht *die kleinste* Spur, zurückbleibe, widrigenfalls der operative Eingriff dem Kranken geradezu zum *Verderben* wird, indem er seinen Tod beschleuniget.

a) Bei nicht sehr umfangsreichen und ziemlich scharf umgrenzten Krebsen, welche *in Gefüge der Lider* oder mehr weniger tief *im fettreichen Bindegewebe der Augenhöhle* lagern und *nicht* in den Muskeltrichter des Bulbus hineinragen, ist die *Exstirpation* nach den für *gutartige* Pseudoplasmen geltenden Regeln (S. 508, *d. e.*) auszuführen.

b) Erscheint der Augapfel der Mitaffection verdächtig, oder ist dessen Mitleidenschaft *erwiesen*, greift der Krebs voraussichtlich *in den Muskeltrichter* hinein, oder ist das Carcinom schon zu einem *beträchtlichen Umfang* gediehen und können *Nebenherde* im Orbitalzellgewebe vermuthet werden: so ist es immer das gerathenste, *den Bulbus sammt der ganzen Masse des* theilweise entarteten *Fettpolsters auszuschneiden* und im Falle des Bedarfes auch das *Periost abzuschaben* oder selbst Theile der *Knochenwand auszustemmen*.

Die Exstirpation des Bulbus und seines Fettpolsters ist wegen der bedeutenden Schmerzhaftigkeit immer während der *Narcose* des Kranken vorzunehmen. *Ein* Assistent hat diese zu leiten, ein *anderer* fixirt den Kopf des Kranken und hält die Lidspalte möglichst weit geöffnet, der *dritte* endlich übernimmt die Stillung der meistens sehr beträchtlichen Blutung. Um den *Zugang* zur Augenhöhle möglichst zu erweitern und die Hantierung zu erleichtern, erscheint es in der Mehrzahl der Fälle vortheilhaft, die *äussere Commissur der Lider* durch einen horizontalen Schnitt bis zum Knochenrand hin zu *spalten.* Hierauf fasst die linke Hand des Operateurs mittelst einer *Museux'schen Zange* den Bulbus oder das hervorragende Aftergebilde und zieht die Masse nach *vorne* und nach *oben.* Ist dieses geschehen, so wird ein starkes wenig gebauchtes allenfalls auch leicht nach der Fläche gekrümmtes *Skalpel* in der Gegend des inneren oder äusseren Lidwinkels *hart am Knochen* auf mehr als einen Zoll in die Tiefe eingestochen und der Augapfel *nach unten* in Sägezügen bis zur Höhe des andern Canthus umschnitten. Sodann wird die Zange gesenkt und die von ihr gefasste Masse nach vorwärts und unten gezogen, um von dem einen Wundwinkel aus in ganz gleicher Weise den Bulbus *nach oben* umschneiden zu können. Es lässt sich derselbe sammt seinen umgebenden Hüllen nun schon sehr beträchtlich nach vorne herausziehen, worauf eine starke nach der Fläche gekrümmte *Schere* in den Seitentheil der Wunde geschlossen eingeführt, sodann aber weit geöffnet wird, um den *Sehnerven* thunlichst weit *nach hinten* zwischen die Blätter zu bekommen und mit *einem Schlage* zu durchschneiden. Sind noch einige Verbindungen zurückgeblieben, so werden dieselben leicht durch wiederholte Scherenschnitte getrennt und solchermassen der Bulbus mit der Aftermasse entfernt. Es wird nun die *Thränendrüse* mit der Zange gefasst, hervorgezogen und mit dem Messer oder der Schere abgelöst. Ist dies geschehen, so wird mit dem Finger die *Wundfläche* auf das genaueste untersucht. *Wo sich etwas krankhaftes* zeigt, muss es bis zum Knochen ausgeschnitten, nöthigenfalls auch das *Periost abgeschabt* und selbst ein Stück der *Knochenwand ausgestemmt* werden. *Dringt der Krebs durch eine Wand durch,* so kann man versuchen, denselben mit der Zange hervorzuzerren und zu exstirpiren, was bisweilen gelingt.

Die *Blutung,* so profus sie auch meistens ist, wird doch in der Regel ziemlich leicht durch *Einspritzen von Eiswasser* gestillt. Steht sie, so wird die Augenhöhle *tamponirt,* um den nicht seltenen *Nachblutungen* zu begegnen. Es geschieht dieses am besten durch *Ausfüllung* mit *kleinen* sorgsam auf einander gepassten Charpiebäuschen, über welchen die Lider geschlossen und mit einem *grossen* Charpiebausch belegt werden, den eine *straff angezogene* Zirkelbinde in seiner Lage erhält und gegen den Augenhöhlentampon kräftig drückt.

Ist die Tamponade *sorgfältig* durchgeführt, so genügt sie fast immer ihrem Zwecke, selbst dann, wenn die *Arteria ophthalmica nahe dem Sehloche* durchschnitten wurde und darum sich nicht zurückziehen und mechanisch schliessen kann. Es ist deshalb in Fällen, in welchen das starke Spritzen einen solchen Zufall verräth, anzurathen, sich nicht lange mit den ohnehin vergeblichen Versuchen, die Blutung auf eine *andere* Weise zu stillen, aufzuhalten, sondern nach Entfernung alles Krankhaften sogleich die Tamponade in der geschilderten Weise vorzunehmen. Die *Torsion* der Arteria ophthalmica oder die *Compression* derselben durch eine Sperrpincette, welche durch einen oder zwei Tage liegen gelassen wird, ist kaum jemals erforderlich. Die Anwendung des *Glüheisens* zur Stillung der Blutung ist wegen der Nähe des Gehirns gefährlich und überhaupt nicht verlässlich. Wegen der Nähe des Gehirnes ist auch das *Sesquichloretum ferri* kaum verwendbar, da es das Blut in den Gefässen auf grössere Abstände hin chemisch alterirt und zum Stocken bringt, derlei Pfröpfe in den Gefässen der *Schädelbasis* aber leicht sehr verderblich werden können.

Der Verband darf erst nach zwei oder drei Tagen, überhaupt wenn sich schon die Zeichen beginnender *Eiterung* bemerklich machen, erneuert werden. Im Ganzen ist er zu tragen, bis die Orbita sich bereits mit einer Schichte von Granulationen überkleidet hat. Mittlerweile ist der Kranke gleich einem schwer Verwundeten zu behandeln und namentlich auf *Mässigung* der örtlichen *Entzündung* und des etwa auftretenden heftigen *Fiebers* hinzuarbeiten. Ist die Gefahr einer *Nachblutung* vorüber und die Orbita mit Granulationen überdeckt, so kann man ohne weiteres den Verband weglassen und sich auf tägliches mehrmaliges *Ausspritzen* der Wundhöhle beschränken, bis die *Vernarbung* erfolgt ist. Es ist diese oft schon *in kurzer Zeit*, innerhalb 14 Tagen, vollendet, namentlich wenn *grössere Portionen der Bindehaut geschont* werden konnten, da diese sich zusammenziehen und die Orbita nach vorne gleich einem Vorhang abschliessen, die Wundfläche also bedeutend verkleinern.

Zögert die Granulationsbildung sehr, oder *wuchern* die Wundflächen unter starker Eiterung *übermässig* und erscheinen die Granulationen blass schlaff und sehr weich, so sind *örtliche Reizmittel*, Opiumtinctur, Höllenstein u. s. w. anzuwenden.

c) Beschränkt sich das Aftergebilde auf den Augapfel, oder ragt dasselbe, während es am Bulbus festsitzt, nur *wenig in das Orbitalzellgewebe* hinein und lässt es sich voraussichtlicher Weise *sammt dem Bulbus leicht aus dem übrigens gesund gebliebenen Fettpolster ausschälen*, so ist der so eben geschilderten Exstirpatio bulbi die sogenannte *Enucleatio* vorzuziehen.

Die *Ausschälung, Entkapselung* oder *Enucleation des Bulbus* erscheint übrigens *auch noch angezeigt bei erblindeten Augen*, welche durch fortwährende entzündliche Recidiven und heftige Ciliarneurosen oder durch intensive subjective Licht- und Farbenerscheinungen dem Kranken qualvoll werden, wenn nicht das Leiden durch eine *minder eingreifende* Operation beseitigt werden kann, oder wenn die Verhältnisse einer *raschen* und *sicheren Heilung* das *cosmetische* Interesse unterzuordnen erlauben, insbesondere also: wenn *fremde in den Bulbus eingedrungene und nicht entfernbare Körper* jene Zufälle bedingen; bei *chronischer Iridochorioiditis* oder *Chorioiditis serosa und deren Folgezuständen*, wie da sind: totale hintere Synechien des Pupillarrandes mit oder ohne Schwartenbildung an der hinteren Irisfläche, Verkalkungen und Verknöcherungen an der inneren Aderhautwand, ausgebreitete partielle Sclerochorioidalstaphylome oder Ectasien des gesammten Bulbus, wenn jene Zufälle mit *auffälliger Steigerung des intraocularen Druckes* oder beziehungsweise, bei bereits eingetretener *Welkheit* des Augapfels, *mit grosser Empfindlichkeit der Ciliargegend gegen Druck* gepaart sind. Ist *Gefahr* vorhanden, dass das *andere* aus gemeinsamer Ursache erkrankte Auge durch Vermittelung der *Gefässe* oder der *Nerven* von dem erstergriffenen und bereits erblindeten Auge missgünstig beeinflusst werde; oder *droht* eine *sympathische* Affection des zweiten noch gesunden Auges (S. 202, 7.), oder *macht sich* diese sympathische Erkrankung bereits durch enorme Empfindlichkeit des *zweiten* Auges gegen jeden stärkeren Lichteindruck und gegen jede auch noch so geringe Bethätigung des Accommodationsapparates, vielleicht gar schon durch Umflorung des Gesichtsfeldes oder durch die Zeichen einer beginnenden Iritis oder Iridochorioiditis *geltend*: *so darf mit der Enucleation des blinden Bulbus nicht länger mehr gezögert werden*, ja ein weiteres Hinausschieben derselben liesse sich kaum verantworten, indem die Operation thatsächlich in *sehr vielen* Fällen, wenn auch nicht immer, einen überaus *günstigen* Einfluss auf den Zustand des *anderen* Auges nimmt und denselben bisweilen sogar in überraschend kurzer Zeit zur Heilung führt; umgekehrt aber *bei Fortdauer* des Leidens jeder Tag unverbesserliche Schäden mit sich bringen, eine völlige Herstellung *erschweren* und *unmöglich* machen kann. Man darf übrigens vor dem fraglichen Eingriffe sich um so weniger scheuen, als er *leicht durchführbar*, für den Kranken *ohne alle Gefahr* ist und durchaus keine gar zu sehr ins Gewicht fallende *Entstellung* begründet.

Man hat in Anbetracht dessen die Enucleatio bulbi auch *zu rein cosmetischen Zwecken* bei ausgebreiteten *Sclerochorioidalstaphylomen* und bei *Totalstaphylomen* des Bulbus empfohlen, indem die Operation es nachträglich möglich macht, ein *künstliches Auge* einzusetzen und so den Schönheitsfehler einigermassen zu decken. Es darf hierbei jedoch nicht vergessen werden, dass bei bedeutenden Ectasien des Augapfels das *orbitale Fettgewebe* in Folge des auf dasselbe wirkenden Druckes *verkümmert*, dass sohin nach der Operation der Bindehautsack stark nach *rückwärts* gezogen wird, das künstliche Auge *schwer haftet* und ausserdem immer unbeweglich bleibt. Es ist daher in Fällen, in welchen blos *allein das cosmetische* Interesse fordernd auftritt, die Enucleation der *Verkleinerung des ectatischen Bulbus* weit nachzusetzen (S. 299).

Die Operation soll in der Regel während der *Narkose* des Kranken, die ein *eigener* Assistent zu leiten hat, vorgenommen werden. Ein *zweiter* Assistent fixirt den Kopf des Kranken und hält die Lidspalte möglichst weit geöffnet; ein *dritter* hat die Blutung zu stillen. Ist der Bulbus sehr *vergrössert*, oder steht er mit einem *umfangsreicheren* Aftergebilde im Zusammenhange, so dass dessen *Hervorziehung* aus der Lidspalte voraussichtlicher Weise Schwierigkeiten finden wird, so muss vorläufig *die äussere Commissur* der Lider durch einen horizontalen Schnitt bis zum äusseren Knochenrande der Orbita *gespalten* werden. Hierauf wird die *Bindehaut* mittelst einer Pincette *über* der Ansatzstelle der Sehne des linksseitigen geraden Augenmuskels in eine horizontale Falte emporgezogen, mit einer Schere durchschnitten, nun die *Muskelsehne* mit der Pincette gefasst, durch die verticale Bindehautwunde hervorgeholt und in *einiger Entfernung* von der Ansatzlinie durchtrennt. Ist dieses geschehen, so wird das eine Blatt der nach der Fläche gekrümmten Schere von dem einen Wundwinkel aus *unter* der Bindehaut bis zum Ansatze des *nächsten* geraden Augenmuskels fortgeschoben, die Conjunctiva durch einen Scherenschlag durchschnitten, nun die blosliegende *zweite* Sehne gefasst, *abgetrennt* und so fort, bis *alle vier* gerade Muskeln vom Bulbus gelöst sind. Ist dann nicht zu fürchten, dass der Bulbus platzt und *vorzeitig* seinen Inhalt entleert, also *collabirt*, so kann eine *Museux'sche* Zange gebraucht werden; *widrigenfalls* thut man besser, den *Sehnenstumpf* des linken geraden Augenmuskels mit einer starken und verlässlichen *Pincette* zu fassen (Fig. 82), um den Bulbus kräftig nach aussen wälzen und zugleich *nach vorne* ziehen zu können. Hierauf wird eine starke nach der Fläche gekrümmte *Schere* knapp an der linken Wand des Bulbus geschlossen in die Wunde geführt, sodann geöffnet, um den

Sehnerv zwischen die Blätter zu bekommen, und dieser mittelst eines kräftigen Schlages *thunlichst weit* nach hinten *durchschnitten*. Es lässt sich

Fig. 82.

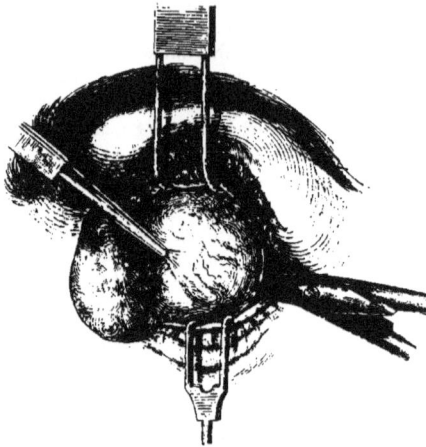

nun der *Augapfel* sehr leicht aus der Lidspalte hervorziehen und aus seinen noch übrigen Verbindungen trennen.

Die *Blutung* ist in den meisten Fällen nicht sehr bedeutend und wird durch Einspritzung von Eiswasser meistens leicht gestillt. *Steht* sie, so werden nach Entfernung der *Coagula* die Lider geschlossen, die etwa getrennte äussere Commissur durch Heftpflasterstreifen wieder vereinigt und nun über die Lider ein stark gepolsterter *Druckverband* angelegt. Ist die Blutung *schwer* zu stillen oder treten *Nachblutungen* ein, so wird man sich öfters zur Tamponade nach der bei der Exstirpatio bulbi (S. 521) erwähnten Methode verstehen müssen. Wo die Tamponade jedoch nicht *wirklich* nöthig ist, soll man sie hier lieber *meiden*, weil sie die *Eiterung vermehrt* und die Heilung etwas verzögert.

Gewöhnlich erfolgt die *Vernarbung* schon innerhalb weniger Tage. Es sinken nämlich die Lider nach rückwärts und verkleinern so die Wundhöhle um ein Bedeutendes. Ueberdies ziehen sich die Ränder der rundlichen *Conjunctivalöffnung* stark zusammen und verwachsen dann durch eine *strahlige Narbe*, die nach hinten mit dem *Stumpfe* zusammenhängt, welcher aus den durch Granulationen vereinigten Vorderenden der *Muskeln und des Sehnerven* gebildet wird. Es ist nunmehr der Bindehautsack wieder geschlossen und es kann nach Verlauf einiger Zeit leicht ein *künstliches Auge* eingelegt werden.

Die Einlegung eines künstlichen Auges, Prothesis ocularis.

Anzeigen. Die Einlegung oder Einsetzung eines künstlichen Auges hat vornehmlich den Zweck, *die Entstellung thunlichst zu vermindern*, welche ein *sehr verbildetes* Auge oder dessen *gänzlicher Abgang* mit sich bringt. Es liegt dieses durchaus nicht blos im Interesse der persönlichen Eitelkeit des Kranken, sondern ist häufig auch *für das bessere Fortkommen* des Individuum von *grösster Wichtigkeit*, ja bisweilen geradezu eine *Lebensfrage*. Uebrigens gestaltet sich die Prothesis bei *völligem Abgange* so wie bei sehr *bedeutender Verkleinerung* eines Bulbus auch zu einem *wahren Heilmittel*, wenn sie *zeitlich genug* ausgeführt wird. Sie macht nämlich, dass sich die *Orbita* nicht leicht verengert und eine Missstaltung des ganzen *Gesichtsskeletes* veranlasst; auch hindert sie das *Einsinken* und *Schrumpfen der Lider*, so wie die *Einstülpung der Lidränder*, welche mitunter zu sehr heftigen und anhaltenden Reizzuständen im Bulbusstumpfe oder an dem Bindehautsacke führt; endlich ermöglichet sie durch *richtige* Stellung der Lider und Gestattung des Lidschlages die *normale Thränenleitung* und behebt so das peinliche Thränenträufeln mit seinen weiteren Folgen.

Auf dass ein gut gewähltes künstliches Auge diese Zwecke zu erfüllen vermöge, ist es nothwendig, dass es nicht nur nach vorne *von den Lidern* genügend *fixirt* werden könne, sondern auch an seiner *hinteren* concaven Fläche *möglichst viele Stützpunkte finde* und dass die geraden Augenmuskeln durch diese Stützen einen Einfluss auf die *Lage* desselben zu nehmen in den Stand gesetzt werden.

Es leistet darum die Prothesis am *wenigsten* dort, wo das Auge sammt einem *grossen* Theile des Fettpolsters durch *Exstirpation* entfernt worden ist. Selbst wenn eine *beträchtliche* Portion der *Bindehaut* erhalten worden wäre, sind. doch die Verhältnisse sehr ungünstig. Es sinkt dann nämlich die *hintere* Hälfte des Conjunctivalsackes sehr tief ein, man benöthigt, um den Lidern die gehörige Stellung zu geben, ein *sehr grosses* künstliches Auge, das sich blos mit seinen *Rändern* an dem Bindehautfalze und Knochen stützt, an seiner *hinteren Fläche* aber hohl liegt, daher entweder sehr *unsicher haftet*, oder aber *drückt* und ganz abgesehen von seiner Schwere wegen dem Abgang der Muskeln *völlig starr* bleibt.

Etwas *günstiger* sind die Umstände, wenn der Augapfel durch *Ausschälung* entfernt worden ist, oder noch als ein *kleines Knöpfchen besteht*, es wäre denn, dass der *Fettpolster sehr atrophirt* ist und die Lider somit beträchtlich nach hinten gezogen erscheinen. Es ist der Substanzverlust nämlich ein geringerer, daher ein *kleineres* künstliches Auge genügt, welches *nicht ringsum* nahe an der Knochenwand ansteht, sondern *kleine* Verschiebungen gestattet. Der *Bindehautsack* ist dann auch meistens von entsprechender Räumlichkeit; seine *hintere* Portion drängt sich mit dem Fettpolster an die *concave* Fläche des künstlichen Auges, wodurch die Berührungspunkte sich vervielfältigen; überdies *bestehen die Muskeln fort* und theilen dem künstlichen Auge *mittelbar* durch seine Stützen, die Lider und die Conjunctiva, einen *gewissen Grad* von Beweglichkeit mit.

Am meisten leistet die Prothesis, wenn ein *vorhandener missbildeter* Bulbus an Grösse nur *wenig* dem normalen Augapfel nachsteht. Es reicht dann nämlich ein *sehr kleines* künstliches Auge hin, um den Fehler zu decken, und ein solches *kleines* Auge gestattet eine *sehr beträchtliche seitliche Verschiebung*. Es schmiegt sich dasselbe mit seiner *hinteren* Fläche aber auch *fast völlig* dem Stumpfe an, *ruht* auf letzterem ganz sicher und *folgt allen seinen Bewegungen*. Diese sind nicht selten *so excursiv*, wie in der *Norm*, da eben der Bogen, mit welchem die Muskeln den Stumpf umspannen, nicht oder nur wenig verkürzt erscheint.

Ist der verbildete Augapfel von *normaler Grösse* oder hat sein Umfang durch krankhafte Processe etwas *zugenommen*, so ist *kein Raum* für ein genügend grosses und dickes künstliches Auge übrig. Es *drängt* dieses nämlich *die Lider* unverhältnissmässig *nach vorne*, und *drückt auf den Stumpf*, daher es *entstellt* und meistens auch gar *nicht vertragen* wird. Wollte man es aber *sehr dünn* machen, so würde es sehr zerbrechlich werden, und wollte man seinen *Umfang* übermässig verkleinern, so liefe man Gefahr, dass es bei den Bewegungen des Stumpfes aus dem Bindehautsacke *herausfällt*. Es muss daher in solchen Fällen der Augapfel immer erst auf operativem Wege *verkleinert* werden, doch begreiflicher Weise nur *um so viel*, als erforderlich ist, um ein *kleines* künstliches Auge ohne sonderliche mechanische Beirrung der Theile einlegen zu können; denn jede *beträchtlichere* Verkleinerung geht auf Kosten der *Beweglichkeit* des künstlichen Auges und des dadurch zu erzielenden Nutzens.

Das künstliche Auge darf *erst dann eingelegt werden*, wenn von der Bindehaut und dem Stumpfe *jede Spur von Entzündung und Empfindlichkeit gewichen ist*; widrigenfalls wird es nicht vertragen, erregt heftige Entzündungen mit unerträglichen Schmerzen und kann sogar die Veranlassung einer *weiteren Schrumpfung des Stumpfes* werden, was natürlich auch für die

Zukunft die Aussicht auf Erfüllung des Zweckes verschlechtert. Doch darf man *nicht übermässig* lange zaudern, wenn der Stumpf *sehr klein* ist oder der Bulbus *ganz entfernt* wurde, da sonst der Bindehautsack und selbst die Lider *schrumpfen*, die Lidspalte sich verengert und am Ende gar die Orbita selbst an Räumlichkeit verliert.

Verfahren. Zuerst muss man die dem speciellen Falle *entsprechende Grösse und Gestalt* des einzulegenden Auges auf das genaueste bestimmen.

Es bilden die künstlichen Augen im Allgemeinen Abschnitte von *Kugelschalen*, welche aus *Schmelz* gefertigt sind, und denen eine ebenfalls aus Schmelz dargestellte *Hornhaut* sammt *Iris* eingefügt ist.

Die *Convexität* derselben wird bei *Erwachsenen* eine andere sein müssen als bei *Kindern*, da bei ersteren das Auge etwas grösser ist als bei letzteren. Doch variirt der nöthige *Halbmesser* in beiden Fällen nur wenig von einem *halben Zoll*.

Die *Grösse* des Kugelschalenabschnittes, welcher das künstliche Auge im concreten Falle darstellen muss, hängt wesentlich ab von *der Grösse des Stumpfes*. Ist dieser *nur wenig kleiner* als ein *normales* Auge, so darf auch das künstliche Auge nur einen *sehr geringen* Umfang haben, weil es sonst drücken und bei den Bewegungen des Stumpfes sich allenthalben stemmen würde. Doch darf es nicht *so klein* sein, dass es beim *Aufwärts*wenden des Auges mit seinem unteren Rand über den unteren Lidrand steigt, da es sich beim nachherigen *Abwärts*sehen an dem letzteren spiessen und so herausgedrückt würde. Fig. 83 *a* stellt ein für solche Fälle entspechendes künstliches Auge dar. Je *grösser der Unterschied* zwischen der Grösse des normalen Auges und des Stumpfes, um so *grössere* Kugelabschnitte sind erforderlich (Fig. 83 *b c*). Ist der *Stumpf sehr klein* oder *fehlt das Auge ganz*, so wird das künstliche Auge schon eine *Halbkugel* darstellen müssen (Fig. 83 *d*).

Fig. 83.

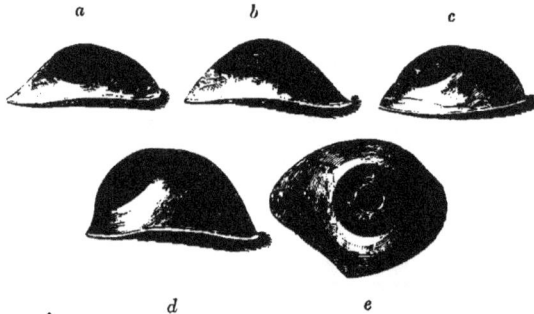

Die *hintere Fläche* des künstlichen Auges muss immer *hohl* sein. Ist der *Stumpf so gross*, dass das erstere auf der Vorderfläche des letzteren *aufliegt*, so darf die künstliche *Iris* nach hinten *nicht vorspringen*, da sonst ein unerträglicher Druck auf den Stumpf ausgeübt würde. Ist dieser aber *sehr klein* oder *fehlt er ganz*, so kann die Iris immerhin *vorspringen*, denn dann muss die hintere Fläche des künstlichen Auges *hohl* liegen. Das Auge so dick zu machen, dass es auch in *solchen* Fällen nach hinten fest anliegen könne, ist nämlich insoferne unthunlich, als dasselbe *zu schwer* würde.

Wegen der Schwere darf überhaupt das künstliche Auge nicht *massiger* gemacht werden, als *unbedingt nothwendig* ist, um ihm einen gewissen Grad von *Festigkeit* zu verleihen. Im Allgemeinen ist für den *Scleraltheil* eine Dicke von etwas mehr als $\frac{1}{4}'''$, für den äusseren Schädlichkeiten am meisten ausgesetzten *Cornealtheil* aber $1'''$ Dicke am meisten zu empfehlen.

Der *Rand* des künstlichen Auges muss sehr glatt sein. Ein blosses *Abschleifen* desselben genügt nicht. Damit er die Bindehaut nicht aufdrücke und wund mache, muss die Schale daselbst *umgebogen* werden. Finden sich *im Ueber-gangstheile Vorsprünge*, sehnige Verbindungsstränge, so ist es nothwendig, für diese Vorsprünge *Einschnitte in den Rand* zu machen, so dass das künstliche Auge darauf gleichsam *reitet* (Fig. 83 e). Allerdings wird dadurch die *Beweglichkeit* sehr vermindert.

Am besten ist es, eine *Sammlung* künstlicher Augen zur Verfügung zu haben, um daraus jedes Mal das *entsprechende* wählen zu können. Am Ende genügt jedoch auch die *grösste* Sammlung nicht für alle Fälle und man ist öfters gezwungen, ein für den concreten Fall passendes Auge eigens anfertigen zu lassen.

Um die einer *Bestellung* nothwendig vorangehenden Erhebungen pflegen zu können, ist es am besten, sich von einem leichten und unschädlichen Metalle, z. B. Aluminium, Kadmium und im Nothfalle auch von Blei, Kugelschalen häm-mern zu lassen, deren Radius bei $\frac{1}{2}$ Zoll, die Dicke aber circa $\frac{1}{3}$ Linie beträgt. Man kann ihnen durch Beschneiden der Ränder mittelst eines Messers unschwer die voraussichtlich nothwendige Form und Grösse geben, dieselben einlegen, eine Zeit tragen lassen und solange Veränderungen anbringen, bis die Schale allen Anforderungen entspricht. Sodann muss genau die *Grösse der Cornea* des gesunden Auges und ebenso die *mittlere Weite der Pupille* bei mässiger Beleuchtung ge-messen werden. Ist dieses geschehen, so notire man am *unteren Lidrande* des gesunden Auges den Punkt, welcher bei der Fixation eines in der Medianlinie gelegenen und ungefähr 3 Fuss entfernten Objectes *senkrecht* unter die *Mitte der Pupille* zu liegen kömmt. Hat man den *Abstand* dieses Punktes vom *inneren Canthus* auf das andere Lid *bei eingelegtem Modelle* übertragen, so ist es leicht, auf *diesem Modelle* die Stelle des *Pupillencentrum* zu bestimmen und *von diesem Punkte aus* mit einem Zirkel den Kreis für die Hornhaut und die Pupille zu schlagen. Es bedarf dann nurmehr einer *genauen Zeichnung der Iris* des gesunden Auges oder einer genauen *schriftlichen* Angabe der *Farbe*, um einen *geschickten* Künstler in den Stand zu setzen, ein *völlig entsprechendes* künstliches Auge nach dem Mo-delle anzufertigen.

Die Einsetzung eines solchen Auges fordert eine grosse Vorsicht wegen der *Zerbrechlichkeit* desselben. Sie gelingt am besten, wenn man das künst-liche Auge an dem *äusseren Winkeltheile* fasst und, den *inneren Winkeltheil voran*, unter das *obere* etwas hervorgezogene Lid steckt, hierauf den *unteren* Rand des künstlichen Auges von oben her durch Zeige- und Mittelfinger der linken Hand fixirt und mittlerweile das *untere Lid* herab und *über* den unteren Rand des künstlichen Auges hervorzieht. Lässt man dann die Lider aus, so drücken sie von selbst das Auge in die entsprechende Lage. Will man im Gegentheile das künstliche Auge *herausnehmen*, so muss das *untere* Lid *herabgezogen* werden, so dass man mit dem Knopfe einer Steck-nadel *hinter* das Auge gelangen kann. Mittelst der Nadel lässt sich das Auge leicht soweit *hervordrücken*, dass man den unteren Rand mit den Fingern fassen und das Auge wegheben kann.

Das künstliche Auge soll *täglich* ein oder mehre Male *herausgenommen* und in lauem Wasser *abgespült*, oder mit einem feinen Schwämmchen *abge-waschen* werden. Von Zeit zu Zeit ist es gut, die Reinigung mit *Seifen-* oder *Honigwasser* vorzunehmen, da dieses die *fettigen* Theile leichter weg-nimmt. Bei sorglichem Vorgehen kann das Auge *Jahre lang* erhalten werden. Am Ende wird es *trüb* und auch *rauh*. Dann muss es *geputzt* werden. Dieses geschieht mittelst englischem Roth in derselben Weise, wie bei Metallknöpfchen. Das Auge muss dabei auf einem mit Modellirwachs überzogenen kugeligen Leinwandbausche *fixirt* werden. Zuletzt nützt auch das Putzen nichts mehr, es muss ein *neues* künstliches Auge geschafft werden.

Um ein gut gearbeitetes künstliches Auge zu erhalten, ist es am besten, den Kranken selbst an einen geübten Künstler anzuweisen oder, wo dieses nicht thunlich ist, das genau geprüfte Modell sammt der *Zeichnung* oder *Beschreibung* der gesunden Iris und den entfallenden Geldbetrag an einen Künstler einzuschicken. In *Wien* liefert Herr *Anton Schwefel*, Neue Wieden Nr. 582, für 3 fl. östr. W. ganz brauchbare Waare, welche jedoch den Nachtheil hat, dass sie gerne springt. In *Prag* werden sehr schöne künstliche Augen von dem Glaskünstler Herrn *Franz Jerak* verfertigt. Der Preis ist 10 bis 12 fl. östr. W. Ausserdem können künstliche Augen bezogen werden: Von der *Leipziger Augenheilanstalt*, welche ein künstliches Auge, das allen Anforderungen entspricht, für 3 Thaler 10 Neugroschen liefert; von Herrn *Ludwig Müller* in *Lauscha bei Saalfeld*, welcher einen gleichen Preis berechnet; von dem Mechaniker Herrn *Otto Hempel* in *Paris*, Quai des grandes Augustins 55, welcher 25 Francs begehrt und von Herrn *Boissoneau* in *Paris*, Rue de Monceau 11 Faubourg St. Honoré, dessen künstliche Augen lange Zeit als die vorzüglichsten galten und deren Preis je nach den Verhältnissen des Kranken bemessen, auch wohl „ins Unbegrenzte" hinaufgeschraubt wird.

DRITTES HAUPTSTÜCK.

Der graue Staar, Cataracta.

Anatomie. Der *Krystall*, *Corpus crystallinum*, ist ein linsenförmiger vollkommen durchsichtiger und elastischer Körper, welcher in der Lichtung des Strahlenkörpers durch die *Zonula Zinni* derart befestigt wird, dass seine bei 2‴ messende *Axe* mit der *optischen Axe* des Auges nahebei zusammenfällt. Seine *vordere* weniger convexe Fläche ragt mit ihrem Mitteltheile etwas *über* die Ursprungsebene der Regenbogenhaut, daher diese von dem Krystalle kuppelartig nach vorne gebaucht und *fixirt* erscheint. Die *hintere mehr* gewölbte Fläche ist in die *tellerförmige Grube* des Glaskörpers eingebettet und hängt, mit Ausnahme der *peripheren* Zone, fest mit der *Hyaloidea* zusammen. Der ziemlich scharfe *Rand* wird von dem *Petit'schen Wasser* bespült und zum Theile von den Falten des *Strahlenbändchens* gedeckt. Es besteht der Krystall aus zwei wesentlich verschiedenen Theilen, einer *äusseren Hülle*, der *Linsenkapsel*, und aus der *eigentlichen Krystalllinse*.

Die Kapsel ist eine durchaus structurlose, doch wahrscheinlich geschichtete, wasserklare sehr elastische und permeable Membran, welche der Linse allenthalben fest anliegt und dieselbe vollkommen umschliesst. Ihre *vordere* Hälfte, die *Vorderkapsel*, hat eine ziemlich bedeutende Dicke, verdünnt sich aber knapp hinter der Verschmelzung mit der Zonula sehr rasch. Der *Randtheil* und die *hintere* Kapsel sind überaus zart. Die Kapsel ist fest genug, um der Einwirkung *stumpfer* Instrumente einen ansehnlichen Widerstand entgegenzusetzen, lässt sich aber leicht zerreissen, zerschneiden und durchstechen. Wird sie *verletzt*, so reisst sie vermöge ihrer eigenen Spannung gemeiniglich von den Wundwinkeln aus *weiter* ein, bisweilen bis zur Ansatzlinie der Zonula und es kann sogar geschehen, dass die *Linse heraustritt*. Die Wundränder *ziehen sich dann zurück*, indem sie sich falten oder förmlich nach innen *einrollen*, so weit als es der Stand der *Wundwinkel* erlaubt.

Die Kapsel entbehrt im Allgemeinen eines *Epitheles*. Doch findet sich an der hinteren Fläche der Vorderkapsel eine *einschichtige* Lage von schönen hellen polygonalen *Zellen* mit runden Kernen, welchen allgemein die Bedeutung eines Epitheles beigemessen wird und welche sicherlich *zur Ernährung der Linse* in inniger Beziehung stehen.

Im *Tode* lösen sich diese Zellen leicht von einander, dehnen sich zu kugelrunden wasserklaren Blasen aus und bersten zum grossen Theile. Es wird so ein Stratum von *Flüssigkeit* dargestellt, welches von Alters her als *Humor Morgagni* beschrieben wird, bei Lebzeiten aber *nicht* existirt, da hier die genannte Zellenschichte innig den Linsenelementen anliegt und die Kapsel mit letzteren verbindet.

Die *Linse, Lens crystallina*, lässt sich parallel zu ihrer Oberfläche in nicht ganz gleichmässig dicke *Schichten* spalten und gewinnt dadurch das Ansehen, als wäre sie aus zwiebelähnlich in einander geschachtelten *völlig geschlossenen Schalen* zusammengesetzt, welche einen kleinen rundlichen *Kern* umgeben. Eine durch den *Aequator* aller dieser einzelnen scheinbaren Schichten gelegte Fläche würde (Fig. 84) die Linse in eine *hintere convexconcave* und eine *vordere* grössere *biconvexe* Hälfte theilen.

Fig. 84.

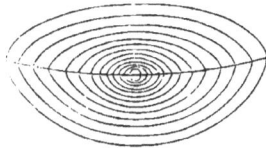

Es besteht die Linse der grössten Hauptmasse nach aus den sogenannten *Linsenfasern*, langen bandförmigen im senkrechten Durchschnitte sechsseitigen und abgeplatteten Elementen von sehr beträchtlicher Pellucidität, Biegsamkeit und Zähigkeit, welche sich an ihren beiden Enden stark verflachen und mannigfaltige Gestalten (Fig. 85) annehmen.

Jedes dieser Elemente ist ursprünglich aus *einer* Zelle hervorgegangen und führt, mit Ausnahme der dem Centrum nächsten Fasern, noch den charakteristischen *Zellenkern*. Es haben diese Fasern einen fast *radiären Verlauf* und jede derselben gehört eigentlich *beiden* Linsenhälften an, indem sie ohne Ausnahme den *Aequator* der betreffenden Schichte *überschreiten* und daselbst von einer Hälfte auf die andere umbiegen. An der äquatorialen *Umbiegungsstelle* lagert der Kern. Es sind die Fasern *ohne alle Zwischenräume* an einander gedrängt. Ein *senkrecht* auf ihren Verlauf durch die Linse geführter Schnitt lässt ihr gegenseitiges Lagerungsverhältniss (Fig. 86) sehr gut erkennen. Indem ihre Seitenränder etwas *rauh* sind, hängen sie mit denselben fester zusammen, als mit den glatten und flachen *Wänden*, von denen die beiden breitesten immer parallel zur Oberfläche der Linse streichen. Daraus erklärt sich die eigenthümliche *Spaltbarkeit*.

Das *Detail des Verlaufes* der einzelnen Fasern ist nicht ganz ausgemittelt. Im Allgemeinen kann man sich den Verlauf versinnlichen, wenn man sich vor Augen hält, dass *alle* vom Kerncentrum gleich weit abstehenden Fasern ziemlich *dieselbe Länge* haben. Eine dieser Fasern beginnt nahe dem *vorderen Pole* der betreffenden Schichte, streicht radiär zum Aequator, wo sie sich etwas verbreitert, indem daselbst ihr Kern lagert, endet aber *fast unmittelbar dahinter* mit dem erwähnten platten Fortsatze. Die *beiden daneben* liegenden Fasern beginnen etwas *weiter* entfernt vom *vorderen* Pole, *nähern* sich dafür aber um ebensoviel dem *hinteren* Pole u. s. f. bis endlich das so und sovielte Faserpaar *nahe am Rande*

Fig. 85.

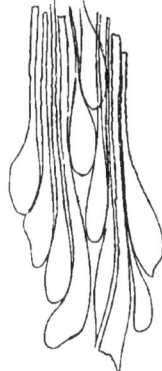

Fig. 86.

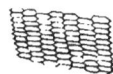

der vorderen Fläche beginnt, dagegen aber fast den Pol der hinteren Schichthälfte erreicht. Es constituirt solchermassen eine Anzahl von Fasern in der *vorderen* Hälfte einer quasi Schichte ein *Dreieck*, an der *hinteren* Hälfte derselben aber *zwei* Dreiecke, die zusammengenommen fast denselben Flächeninhalt haben und nur die *Hälften* zweier ganz ähnlicher Dreiecke der hinteren Schichte darstellen Im *Neugeborenen* finden sich fast constant sowohl an der vorderen als hinteren Hälfte jeder einzelnen quasi Schichte *drei* solche Dreiecke, welche man auch *Wirtel* oder *Vortices* nennt und welche zwischen sich eine *dreistrahlige sternförmige Figur* übrig lassen. Mit zunehmendem Alter vermehren sich unter fortgesetzter Apposition neuer Faserlagen diese Wirtel und dem entsprechend auch die *Strahlen* der sternförmigen Figur. Am Ende kömmt es wohl auch zur Entwickelung *secundärer* Wirtel, deren Scheitel mehr weniger entfernt von den Polen in einem *Hauptstrahl* zusammentreffen (Fig. 87).

Fig. 87.

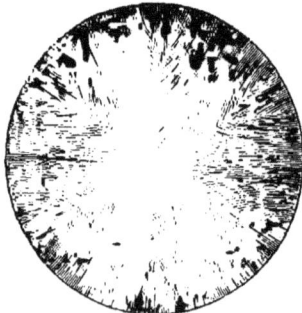

Die Zwischenräume zwischen den *plattgedrückten Enden* der Linsenfasern werden durch eine *homogene* oder höchstens *fein molekulirte* Masse ausgefüllt, die sich ebenfalls parallel zur Oberfläche der Linse blattartig spalten lässt. Es *erkrankt* dieselbe nicht immer gleichzeitig mit den Fasern, sondern bisweilen *vor*, öfter aber *nach* den letzteren. Man hat darum manchmal schon am Lebenden Gelegenheit, jene sternförmigen Figuren mit *freiem* Auge wahrzunehmen.

Die Linsenfasern *Neugeborner* und *Kinder* sind *sehr weich*, sie formiren mehr *Röhren*, welche aus einer überaus feinen und zarten glashellen *Hülle* und aus einem ganz wasserklaren *flüssigen* und bei Zusammenhangstrennungen der Elemente in grossen Tropfen ausströmenden Inhalte bestehen. Man hat in letzterem einen eigenthümlichen Proteïnkörper, das *Globulin* oder *Crystallin*, nachgewiesen. *Mit zunehmendem Alter* des Individuum *steigert* sich *vom Linsenkerne aus* der Gehalt der Linsenmasse an jenem Stoffe, daher die Elemente *an Consistenz gewinnen*, während sich an der *Oberfläche* der Linse *neue* Röhren mit *flüssigem* Inhalte ansetzen. *Beim Schlusse des Körperwachsthumes* scheint auch die *Apposition* neuer oberflächlicher Röhrenstrata aufzuhören; dagegen schreitet die *Verdichtung* des Röhreninhaltes *vom Centrum gegen die Oberfläche* allmälig weiter. Gleichzeitig scheinen die *centralen* Elemente etwas an *Volumen einzubüssen*, dabei *rauh* zu werden. Auch *verlieren* sie ihre *Kerne*. Am Ende kann man im Mannesalter schon einen *ganz festen* ziemlich harten und fast trockenen *Kern* und *oberflächliche* aus *weichen* Röhren zusammengesetzte *Rindenschichten* unterscheiden. Je *älter* das Individuum wird, um so *grösser* wird der *Kern* und um so mehr nimmt auch seine *Festigkeit* und *Härte* zu, um so *dünner* wird natürlich auch das noch weiche *Corticalstratum*.

Die *homogene* Substanz, welche die sternförmigen Figuren bildet, nimmt an diesen Veränderungen einen ganz entsprechenden Antheil; sie *verdichtet* sich mit zunehmendem Alter *vom Kern* gegen die *Peripherie* hin durch Aufnahme *fester* Bestandtheile.

Der Krystallkörper *entbehrt der Gefässe und Nerven*. Er erhält seine Nahrungsstoffe aus dem *Kammerwasser* und *Glaskörper* durch *Transfusion*. Sein *normaler* Bestand ist insoferne von der Integrität dieser Medien und in weiterer Instanz von der Integrität der *Tunica uvea* und *Retina* abhängig.

Die betreffenden en- und exosmotischen Strömungen scheinen vorzugsweise in einer auf die Kapseloberfläche *senkrechten* Richtung statt zu haben.

Senile Veränderungen. Es machen sich dieselben bald früher, bald später bemerklich. Im Allgemeinen kann man wohl sagen, dass sie um so deutlicher zu sein pflegen, je *stärker* sich im *Gesammtorganismus* der *Marasmus* ausspricht. Insbesondere auffällig treten sie gewöhnlich in Augen hervor, deren Cornea einen schön entwickelten *Greisenbogen* zeigt. Sie bestehen ausser der Auflagerung *hyaliner* Massen auf die Hinterwand der *Vorderkapsel* hauptsächlich in einer mehr weniger auffälligen *Verdichtung* des Krystalles. Es wird derselbe im Allgemeinen trockener spröder spaltbarer. Besonders gilt dieses aber von dem *Kerne* der Linse, welcher in der Regel eine zarte weingelbliche oder bernsteinähnliche, bisweilen sogar in's Bräunliche spielende Färbung annimmt. Dabei *grenzt* sich derselbe meistens von der Rindensubstanz ab, so dass man mittelst der Lupe seine *Oberfläche* im grössten Umfange oder ringsum deutlich unterscheiden kann. In sehr vielen Füllen kömmt es dann noch überdies zu *molecularen Trübungen* in den *Randtheilen* der dem Kerne *unmittelbar* aufliegenden *Rindenstrata*, wodurch dessen Abmarkung natürlich noch viel deutlicher wird.

Es beschränken sich diese Trübungen im Anfange auf eine *schmale Zone* der vorderen und hinteren *Aequatorialpartie* der betreffenden Schichten und sind ausserordentlich mannigfaltig *gestaltet*. Am öftesten trifft man *radiäre Streifen*, die im Allgemeinen dem Zuge der Linsenfasern folgen und auf Trübungen der *Linsenfasern selbst* so wie auf *Zwischenlagerung* molekularer Massen bezogen werden. Sie finden sich sehr gewöhnlich gepaart mit zarten dünnen theilweise scharf begrenzten weisslichen *Wölkchen*, welche aus Körnchen verschiedenen Calibers bestehen und *flächenartig* an einer oder beiden Hälften der äquatorialen Kernoberfläche sich ausbreiten. Häufig zeigt sich der Aequator des Kernes wohl auch *ringsum bedeckt* von einem zarten graunebeligen *Gürtel* ohne bestimmte Contouren. Es reicht dieser mehr weniger breite äquatoriale Gürtel immer durch *mehrere* Schichten hindurch und ist bedingt durch eine Ausscheidung von *Fettkörnchen*, die sich besonders in der Nähe des *Gleichers* häufen und daselbst zu grösseren Tröpfchen zusammenfliessen. Selten kommen *kurze sehr schmale weisse Streifen* oder *Striche* vor, welche als ununterbrochene Kreislinie den Kernäquator umschliessen und so hier die Differenzirungsmarke bilden. Sie machen den Eindruck, als hätten sich *Klüfte zwischen* den concentrischen Faserschichten gebildet, welche mit molekularer Substanz ausgefüllt sind. Man hat diese sich übrigens vielfach mit einander *combinirenden* Formen der schichtweisen Trübung am Kernäquator mit dem Greisenbogen der Cornea zusammengestellt und als *Gerontoxon lentis* beschrieben.

Durch diese Alterationen wird selbstverständlich der *Lichtreflex* im Bereiche des Krystallkörpers *vermehrt*. Dem entsprechend erscheint die *Pupille* des Greisenauges nicht mehr glänzend schwarz, sondern rauchig und oft sogar auffällig trübe, besonders wenn grelles *diffuses* Licht einwirkt, oder wenn *directes* Licht *schief* einfällt. Es ist die Trübung dann gewöhnlich so stark, dass man unwillkürlich an eine in ihrer Entwickelung bereits ziemlich weit vorgeschrittene *cataractöse* Verbildung denken muss.

Die Täuschung wird noch vollständiger, wenn die *künstliche* Beleuchtung mittelst *Sammellinsen* in Anwendung gebracht wird. Da erscheint die *Oberfläche* des Krystalles in der Regel mit einem dichten, bisweilen seidenglänzenden, öfters leicht streifigen grauweissen Schleier überdeckt. Auch die *Kerngrenze* macht sich durch einen matten grauweissen oder graugelblichen Schimmer bemerklich. Ganz vorzüglich aber treten die Trübungen am *Aequator der Kernoberfläche* hervor. Der der Lichtquelle *abgewendete* Theil des Kernrandes macht ganz den Eindruck, als stäcke er in einem *Falze*, welcher von zwei in einem Winkel zusammenfliessenden, inwendig glatten und glänzenden, gegen den Pol hin verwaschenen, bisweilen

34*

wolkig oder streifig gezeichneten Flächen gebildet wird. Die *Breite* dieses Gürtels wechselt sehr, die *Farbe* ist bald grauweiss, bald graugelb.

Es werden diese Trübungen wirklich von mehreren Seiten für den ersten Beginn einer *wahren Cataracta* erklärt. Es bestehen dieselben jedoch in der bei weitem grössten Mehrzahl der Fälle ohne merkliche Veränderung durch viele Jahre, und führen selbst im *höchsten* Alter nicht nothwendig, ja nicht einmal *häufig*, zur wirklichen Staarbildung. Vom *practischen* Standpunkte aus erscheint es darum dringend geboten, die *senilen* Alterationen der Linse vom Staare *streng zu sondern*, um so mehr, als in den meisten Fällen die Erkenntniss auf *Staarbildung* die grösste moralische Erschütterung hervorruft und ganz geeignet ist, dem Kranken das Leben für immer zu verbittern. Im Allgemeinen soll man *die Diagnose auf Staar erst dann stellen*, wenn sich entweder eine *rasche* Vermehrung der Trübungen nachweisen lässt, oder wenn die Trübung bereits so weit vorgeschritten ist, dass sie schon beim *senkrechten* Auffallen mässig hellen *directen* Lichtes, d. i. bei der Augenspiegeluntersuchung, deutlich bemerkbar wird.

Die senile Verdichtung der Linse macht sich übrigens auch noch sehr auffällig geltend durch *Erschwerung der accommodativen Formveränderungen der Linse*, welche sich in der Form der *Presbyopie* äussert. Mitunter nimmt bei fortgesetzter Verdichtung des Krystalles wohl auch dessen Volumen etwas ab, wenigstens *verflachen* sich etwas die beiden Oberflächen und der Kern, und in Folge dessen weicht der Brennpunkt des dioptrischen Apparates *hinter die Netzhaut*, das presbyopische Auge wird *hyperpresbyopisch*.

Nosologie. *Staarbildung* und *Schwund* des Krystallkörpers sind im Grunde genommen *gleichbedeutende* Ausdrücke. Wie in anderen Organen kömmt es auch in der Linse bald wegen *verminderter* oder überhaupt *alterirter Stoffzufuhr* zur Atrophie; bald wird dieser Process durch *entzündliche Wucherungen* der zelligen Elemente der Linse vorbereitet und thatsächlich begründet. Dem entsprechend findet man in Cataracten bald *lediglich* die Resultate der *Atrophie*, bald sind diese mit den Ergebnissen der *elementaren Prolification* gepaart.

1. Der *Schwund als solcher* äussert sich zuvörderst in einer noch lange nicht gehörig erkannten *chemischen Scheidung* oder Zerfällung der Linsenelemente in Stoffe mannigfaltiger Art, welche zum Theile flüssig und resorbirbar, zum Theile aber fest sind und letzteres *bleiben*, oder unter fortgesetzten chemischen Wandelungen allmälig der *Aufsaugung* verfallen. Das nächste wahrnehmbare Resultat der Zersetzung ist *optische Ungleichartigkeit* der Elemente, also *Trübung* derselben. Weiterhin jedoch *gestalten sich* die davon abhängigen Veränderungen sehr verschieden je nach der *Consistenz* der atrophirenden Theile, d. i. je nach der grösseren oder geringeren Dichtigkeit, welche dieselben in der gegebenen Zeit erlangt haben.

Merkwürdig ist dabei, dass man in *durchsichtigen* Linsen von *Cadavern* durch Einwirkung des *Frostes* oder wasserentziehender *chemischer* Stoffe bis zu einem gewissen Grade ähnliche Veränderungen hervorrufen kann, wodurch die oben aufgestellte Ansicht, betreffend das Wesen der Linsenatrophie, einen wichtigen Stützpunkt gewinnt.

a) *In den harten Kernen alter Individuen*, in deren Elementen die *festen* Stoffe bei weitem überwiegen, während der *Wassergehalt* auf ein Kleines geschwunden ist, geht der chemische Scheidungsprocess nur sehr *langsam* vor sich und wird auch weniger auffällig, da eben durch das Austreten der flüssigen Bestandtheile die *Grundform* der Elemente nur *wenig* mehr alterirt werden kann. In Uebereinstimmung damit behält der Kern auch einen ziemlich bedeutenden Grad von *Diaphanität*, die Verminderung der optischen Gleichartigkeit zeigt sich mehr in der Verstärkung des *Licht-reflexes*, in der deutlichen *Färbung* des genannten Organtheiles. Es erscheint der Kern nämlich bräunlich gelb, bei *weit* vorgeschrittenem Processe wohl auch schmutzig graubraun, selten rothbraun purpurbraun oder gar schwarz-braun. Wird er von den Rindenschichten entblösst und der athmosphärischen Luft ausgesetzt, so nimmt die Dunkelheit der Färbung sehr rasch zu und hellt sich beim Einlegen in Wasser nur wenig mehr auf. Es zeigt sich der Kern, *frisch* aus dem Auge genommen, trocken hart und spröde. Er spaltet sich leicht in concentrische Schalen, deren jede fast durchsichtig ist und ins gelbliche oder röthliche spielt. Fast immer findet man die *Con-vexitäten* der beiden Oberflächen im Vergleiche zur Norm sehr *vermindert*. Im Allgemeinen kann man sagen, die *Verflachung* wachse mit dem aequa-torialen *Umfange* des cataractösen Kernes. Der Umfang des letzteren aber scheint im Verhältnisse zum Alter des Individuum zuzunehmen; wenig-stens stösst man in *hochbetagten* Greisen fast constant auf *grosse* und *flache*, in *minder* bejahrten Individuen auf *kleine* und *stärker* convexe Kerne.

Unter dem Mikroskope erscheinen die einzelnen leicht abzublätternden Schichten in der Gestalt stark durchscheinender gelblicher oder bräunlicher Platten mit treppenartig abfallenden rauhen dunklen Bruchrändern und glatter Oberfläche, welche mit mehr weniger dunkler Molekularmasse, oft auch mit rost-rothen oder bräunlichen Körnern von grösserem Caliber oder mit Fettkügelchen bestreut sind. In diesen Platten ist öfters die *Verschmelzung* der einzelnen Fasern eine so innige geworden, dass deren Grenzlinien nicht mehr zu unterscheiden sind. In anderen Platten jedoch kann man die Seitenränder der einzelnen Fasern noch recht gut als mehr weniger dunkle etwas rauhe und parallel zu einander streichende Linien erkennen. In *sehr harten Kernen* von Greisenstaaren sieht man die Seitenränder der Fasern oft sogar *sehr* dunkel und *wie benagt*, während die Flächen der Fasern wie besäet erscheinen von dunklen Punkten, welche bei ge-nauerer Untersuchung sich als kleine *Lücken* erweisen.

b) An weniger dichten Linsenschichten geht der cataractöse Scheidungs-process in der Regel viel rascher und vollständiger vor sich und macht sich auch durch *starke Trübung* einzelner Schichten oder der gesammten Linse geltend. Es bewahren die trüben Schichten dabei häufig ihren Zu-sammenhang sehr lange und man erkennt in ihnen oft sogar mit freiem Auge den radiären Zug der einzelnen Fasern. Am Ende jedoch *zerfallen* die Elemente und stellen dann einen weissgrauen *Brei* dar, dessen *Consistenz* je nach dem Entwickelungszustande der betreffenden Linsentheile etwas wechselt, gewöhnlich aber *topfenähnlich* ist.

In den getrübten *Fasern* und in deren meistens etwas geschwellten *Kernen* erscheint eine hellere oder dunklere *Molekularmasse* und nebstbei in grösserer oder geringerer Menge auch *Fett* in Körnchen und Tröpfchen ausgeschieden. Mit fortschreitender chemischer Zersetzung findet man in der Masse sehr gewöhnlich auch unregelmässig rundliche dichte Klümpchen einer meist homogenen hyalinen oder etwas gekörnten matt fettglänzenden Substanz, welche sowohl in chemischer als physikalischer Beziehung eine sehr grosse Aehnlichkeit mit den durchschei-nenden Kugeln hat, wie selbe in der senilen oder atrophirenden Netzhaut (S. 230) vorkommen. Man beschreibt neuester Zeit diese Substanz unter dem Namen des *Myelins.* Es sind diese Zerfällungsproducte immer auch in grösserer oder gerin-gerer Menge *zwischen die einzelnen Faserlagen* abgelagert und zeigen sich in ganz gleicher Weise im Bereiche der *sternförmigen Figuren*, also zwischen den Wirteln der Fasern. Hier und da findet man auch, wie im Kerne, die oben beschriebenen *homogenen spröden Platten.* Doch enthalten dieselben hier gewöhnlich eine *grössere* Anzahl myeliner Kugeln, welche sich bei der Zertrümmerung isoliren und den Platten das Aussehen eines Maschenwerkes mit grossen Lücken geben.

Die Elemente des *Kapselepithels* erhalten sich dabei oft lange unverändert, oder zeigen höchstens eine feine molekulare oder fettige Trübung des Inhaltes. In einzelnen Fällen *gehen* späterhin die Zellenwandungen wohl auch *ganz unter* und man findet nur mehr die stark getrübten angeschwollenen und mannigfaltig ausgewachsenen *Kerne,* zwischen denen eine mehr weniger dunkle Molekularmasse abgelagert ist.

In breiig zerfallener Linsensubstanz erkennt man nur mehr *Trümmer* der einzelnen getrübten Faserlagen, gemischt mit einer mehr minder flüssigen, durch Molekularmasse Fett und Myelinkugeln getrübten, formlosen Substanz.

c) Ganz weiche Linsenelemente zerfallen unter dem Walten des cataractösen Processes in der Regel *überaus schnell* in eine trübe dem Stärkekleister ähnliche Masse, oder sie lösen sich in eine molkenartige Flüssigkeit auf, in welcher trübe gestaltlose fettigkörnige Flocken schwimmen.

2. *Ausser* den Producten des staarigen *Zerfalles* zeigen sich in der cataractösen Linse ziemlich häufig *Zellen und Kerne* oder deren Derivate, welche gleichsam *zwischen* die Linsenfasern hineingeschoben sind und diese auseinander drängen, die optische Ungleichartigkeit des Gefüges *vermehrend.* Sie sind offenbar das Ergebniss einer *Zellenwucherung* und ihr Vorhandensein rechtfertigt die Annahme einer *wahren Linsenentzündung (Phakeitis).* Man findet sie vornehmlich in dem *Randtheile* der Linsenschichten, wo die Kerne der Fasern lagern, und im Bereiche des sogenannten *Kapselepitheles.* In dem trockenen *Kerne seniler* Linsen scheinen sie constant zu *fehlen,* was damit zusammenhängen dürfte, dass hier die Faserkerne immer schon stark in Rückbildung begriffen, geschrumpft oder ganz abgängig sind.

Man fand bisher in den Rindenschichten staariger Linsen Kernzellen von *mässigem* Umfange mit leicht getrübtem Inhalte neben *colossalen* Zellen, welche bald rundlich waren und bei wenig getrübtem Inhalte einen oder mehrere Kerne führten, bald sich mehr der Spindelform näherten und eine feine Molekularmasse mit gröberen und dunkleren Körnern, aber *keine* Kerne enthielten, bald endlich sich in dunkle fettähnliche *Körnerhaufen* aufgelöst hatten und des Kernes verlustig geworden waren. In anderen Fällen zeigte sich blos eine Mehrzahl bereits *verkümmerter Kerne,* welche gruppig zusammengehäuft zwischen geschrumpften Linsenfasern lagerten.

Das *Kapselepithel* ist unter solchen Umständen entweder in der Rückbildung begriffen, oder ebenfalls durch entzündliche Wucherung mehr minder alterirt (S. 141). Es sprechen einzelne Erfahrungen auch dafür, dass die aus den Zellen des Kapselepitheles und aus den Linsenfaserkernen durch *rapide* Wucherung hervorgehenden neoplastischen Gebilde den Charakter der *Eiterelemente* annehmen und, indem sie sich häufen und die Linsenfasern in ihrem Fortbestande hindern, den Begriff eines *Eiterstaares,* einer *Cataracta suppurativa,* rechtfertigen können.

3. Da die physikalischen Eigenschaften der Staarmasse hauptsächlich von dem *jeweiligen Entwickelungszustande* der betreffenden Elemente abhängen, dieser aber nicht nur in Bezug auf die Linse als *Ganzes,* sondern auch in Bezug auf die einzelnen *Schichten* des Krystalles je nach dem Alter der Individuen sehr bedeutend wechselt; da weiters nur selten die Linse ihrer *ganzen Dicke* nach auf *einmal* staarig entartet, die cataractöse Wandlung vielmehr bald von dem *Kerne,* bald von den *oberflächlichen Schichten* des Krystalles ausgeht und sich nur allmälig über den Rest des Organes ausbreitet; übrigens auch gar nicht selten sich auf *einzelne Schichten,* ja auf *Theile* einzelner Faserlagen beschränkt und in dieser Beschränkung *stationär bleiben* kann: so ist es klar, dass die *gröberen anatomischen Verhältnisse der*

Staare in hohem Grade variiren müssen. Diese sind es aber gerade, welche in *practischer* Beziehung von grösstem Belange sind, daher sie denn auch eine genaue Berücksichtigung verdienen.

a) Im höheren Mannes- und *im Greisenalter* geht der Staar, wenn nicht besondere äussere Verhältnisse den Gang des Processes verkehren, *vom Kerne* aus. Dieser scheidet sich gleichsam von der Rinde, wird hart spröde und trocken, trübt und färbt sich. Die *oberflächlichen* Strata bewahren dabei oft noch lange einen *fast normalen* Durchsichtigkeitsgrad, und nur in der nächsten Nähe des Kernes kömmt als Folge theilweiser Umsetzung der Fasern ein stark entwickelter *Linsengreisenbogen* (S. 531) zum Vorschein. Man nennt diese Form des Staares *den harten Kernstaar* oder *Kernstaar* schlechtweg, auch *Phacoscleroma*. Mit der Zeit, früher oder später, verfallen auch die *oberflächlichen* Strata allmälig dem Processe. Sie trüben sich erstlich, ohne dass die Elemente ihre Form aufgeben; am Ende jedoch lösen sie sich meistens in einen mehr oder weniger consistenten Brei, selten in eine mehr *flüssige* Masse auf, der Kernstaar erscheint *in Combination mit dem Rindenstaar*, ein Zustand, welchen man seit Alters als *gemischten Staar* beschreibt.

b) In den früheren Mannesjahren und *im Jugendalter* entwickelt sich der Staar häufiger *von der Oberfläche* als von dem Kerne der Linse aus, bleibt aber in der Regel nicht lange auf einzelne Theile beschränkt, sondern greift binnen kurzem *durch die ganze Dicke* der Linse hindurch. Das Resultat ist dann ein *weicher Staar (Phacomalacia).* So lange der Process auf den *Kern* gebannt ist, während die Rindenschichten noch ihre normale Durchsichtigkeit bewahrt haben, spricht man von einem *weichen Kernstaare* oder von einer *weichen centralen Linsencataracta.* Es enthält der weiche Kernstaar allerdings nicht gar selten einen kleinen vergilbten und *sclerosirten* Nucleus; die *Hauptmasse* desselben besteht jedoch fast immer aus sehr *stark getrübten* Linsenschichten, deren Elemente in vielen Fällen sehr lange ihre Form und ihren Zusammenhang behalten, zuletzt aber gewöhnlich zu einem gestaltlosen *Brei* von grösserer oder geringerer Consistenz zerfallen, während unter dem Fortschreiten des Processes die Rindenschichten sich in eine *sehr weiche* oder selbst flüssige Pulpe auflösen, in welcher der trübe Kern einigermassen beweglich wird. Beginnt der Process aber in den *peripheren* Schichten und geht er von hier allmälig auf den Kern über, was die Regel ist, so pflegt man, so lange der *Kern* seine Durchsichtigkeit bewahrt, einen *Rindenstaar, Cataracta corticalis,* zu diagnosticiren.

c) Bei Kindern wird ebenfalls meisthin die *Rinde* der Linse zuerst getrübt, seltener der Kern. Doch schreitet hier der Process gewöhnlich so rasch vorwärts, dass man nur selten einen eigentlichen *Rindenstaar* oder einen *weichen Kernstaar,* sondern in der grössten Mehrzahl der Fälle schon einen *über die gesammte Linse ausgebreiteten Staar* findet. Die Zerfällniss ist dabei fast immer eine möglichst *vollständige,* die ganze Linse erscheint aufgelöst in eine *stärkekleisterähnliche* oder in eine *milchartige* flüssige Substanz. Letzteren Zustand hat man *Milchstaar, Cataracta lactea,* auch *Phacohydropsia* genannt. Ausnahmsweise stösst man jedoch auch im Kindesalter trotz längerem Bestande des Processes und völliger Verflüssigung der Rinde auf *halbweiche* trübe, oder sogar auf *sclerosirte Kerne.*

4. Mit den geschilderten „*primären*" Wandlungen der Linse ist der cataractöse Process keineswegs abgeschlossen. In vergilbten *harten Kernen* werden *secundäre* Metamorphosen allerdings durch den geringen Feuchtigkeitsgehalt sehr erschwert oder unmöglich gemacht; man beobachtet nur eine *fernere Zunahme* der Trockenheit, Sprödigkeit und Härte, sowie eine Verdunkelung der Farbe. In *weicheren* Krystallschichten jedoch machen sich die *secundären* Metamorphosen sehr auffällig. Sie beginnen bisweilen schon sehr *frühzeitig*, lange bevor der Staar sich über das *ganze* Gebiet der Linse ausgebreitet hat und ehe die cataractösen Theile vollkommen *zerfallen* sind. *Gewöhnlich* aber kömmt es zu den secundären Metamorphosen erst, nachdem der betreffende Linsentheil in *formloses* Magma zersetzt worden ist. Es *verdichtet* sich dabei in Folge der fortschreitenden *Aufsaugung* der ausgeschiedenen löslichen Bestandtheile die staarige Linsensubstanz mehr und mehr und verwandelt sich am Ende unter entsprechender Verminderung des Umfanges in eine *mehr consistente solide Masse* oder in einen *fettigen sandigen Brei*, als deren Hauptbestandtheile sich neben einer organischen Grundlage *Fett*, *Kalksalze* und allenfalls auch *myeline Substanz* in sehr wechselnden relativen Massenverhältnissen nachweisen lassen.

Das *Fett* zeigt sich als ein durch die Massa vertheilter Staub, oder als Körnchen und Kugeln von grösserem Caliber, welche öfters in unregelmässige Haufen gruppirt sind. Ein grosser Theil desselben pflegt sich in *Cholestearin* umzuwandeln und in den bekannten schönen Tafeln zu krystallisiren. Oft sind diese Krystalle *nesterartig gehäuft*, so dass man sie schon mit freiem Auge an dem eigenthümlichen Glanze erkennen kann. Auch *Fettsäuren* scheinen bisweilen in Gestalt nadelförmiger Krystalle vorzukommen. In seltenen Ausnahmsfällen fliesst das *freie* Fett auch in grössere ölartige Tropfen zusammen.

Der *Kalk* tritt meistens als *kohlensaures*, seltener als *phosphorsaures Salz* auf. Er wird gleich dem Fette in Gestalt staubähnlicher Moleküle ausgeschieden, welche später zusammensickern und grössere Körner und Drusen bilden, die sowohl durch das freie Auge als durch das Gefühl erkennbar sind. Sehr häufig, namentlich wo *Entzündungen* dem Staare zu Grunde liegen, kommen auch *grössere Concremente* zu Stande. Es haben diese öfters ganz das Aussehen von unregelmässigen Kreidetrümmern und liegen dann frei in dem fettig sandigen Magma. Oft jedoch stellen sie auch *Schuppen* oder umfangreiche *Schalen* von geringerer oder grösserer Mächtigkeit dar, welche der inneren Oberfläche der *vorderen* oder *beider* Kapselhälften anhaften. An *Schliffen* solcher Concremente findet man den Kalk oft in Körnerform dicht durch die organische Grundlage vertheilt; oft aber auch streckenweise zu grösseren Massen zusammengehäuft, welche die mannigfaltigsten Gestalten und Gruppirungen zeigen und mitunter auch ganz den Eindruck von unvollkommen entwickelten Knochenkörperchen machen; daher denn auch solche *Concremente* vielfach mit den überaus selten vorkommenden *Verknöcherungen* der Linse verwechselt worden sind. Ausnahmsweise zeigt sich der Kalk, besonders in der Nähe der Kapsel, auch in Gestalt von *Krystallen*.

Die *organische Grundsubstanz* findet man im Stadium der secundären Staarmetamorphosen nur mehr höchst selten *flüssig*, so dass die cataractöse Masse einigermassen Aehnlichkeit mit Kalkmilch hat. In der grössten Mehrzahl der Fälle präsentirt sie sich als eine ganz formlose *schmierige* trübe Substanz, welche das Fett und die Kalksalze nebst hyalinen Kugeln zu einem mehr weniger consistenten fettig sandigen Brei vereinigt. In den *Kernschichten weicher* oder *halbweicher* Staare, so wie in der nächsten Nähe *sclerosirter* Kerne, bewahren indessen trotz eingetretener secundärer Metamorphose die Elemente bisweilen ihre *ursprüngliche Form* und ihren Zusammenhalt, ja öfters sieht man sogar noch an Schliffen umfangreicher steinharter *Concremente* die charakteristischen geradlinigen parallelen Begrenzungslinien der *Linsenfasern*. In der Regel ist in solchen Kalkmassen allerdings *jede Spur* der Linsentextur untergegangen, die organische Grundlage derselben ist mehr weniger durchscheinend und nach Art des Bindegewebes *wellig gestreift*, oder ganz *amorph* und feinkörnig.

Ausnahmsweise trägt die organische Grundlage wohl auch ganz *entschieden* den Charakter mehr weniger entwickelten *Bindegewebes*. Der Staar erscheint dann *anfänglich* in eine gekochtem Eiweisse oder dem Knorpel ähnliche Substanz verwandelt, in welcher sich nur eine feine moleculare Körnung oder höchstens eine schwache Andeutung von Faserstreifung erkennen lässt. Später aber klärt sich die trübe Masse mehr auf, es erscheint eine undeutliche *Schichtung* parallel der Oberfläche der Kapsel und an dünnen Schnitten tritt schon deutlich die wellige Faserung hervor, ja oft *spalten* sich die Randtheile der Präparate schon in Fibrillen. Es fehlt dann gewöhnlich nicht an *zelligen Gebilden*, welche einigermassen den Bindegewebskörperchen ähneln. In weiterem Verlaufe markirt sich die Schichtung und Faserung immer mehr, es erscheinen in der wellig gestreiften Grundlage neben einer Unzahl von Kalkkörnern eine Menge von theils verkümmerten, theils vollkommen ausgebildeten *Knochenkörperchen* mit den eigenthümlichen strahligen Ausläufern, die Cataracta ist in einzelnen Schichten *verknöchert*

Gar nicht selten endlich wandelt sich die organische Grundlage des Staares zum grössten Theile oder ihrer Totalität nach in eine halbdurchscheinende oder opake, homogene oder feingekörnte, überaus spröde und brüchige, sonst aber sehr consistente und trockene Substanz um, ähnlich der, welche schon in primären Staaren durch Verschmelzung von Linsenfasern in Gestalt von Platten zu Stande kömmt.

Die absolute Menge des der Resorption *widerstehenden* Rückstandes hängt zum Theile ab von der Consistenz des *primären* Staares, in weiterer Instanz also von dem *Entwickelungsgrade*, welchen die erkrankten Linsenelemente *vor* Eintritt des Processes erreicht hatten. Zum anderen Theile aber hängt sie auch ab von der grösseren oder geringeren *Zufuhr* fester Bestandtheile von aussen her. Der Weg hierzu geht durch die permeable Kapsel und ihre Zellenlage, das *Mittel* aber geben die en- und exosmotischen Strömungen ab, welche die *normale* Ernährung des Krystalles bewerkstelligen.

Die der *inneren* Kapseloberfläche *zunächst* und darunter besonders die im Bereiche der *Pupille* gelegenen Theile des Staarmagmas gehen die secundäre Metamorphose *zuerst* ein und werden daher auch fast constant *am weitesten* in dieser Wandlung vorgeschritten gefunden. Sie treten mit der Kapsel in innige Verbindung, so dass sie sich nur schwer davon lostrennen lassen, daher die Kapsel sehr steif und zähe wird und die in praktischer Beziehung sehr belangreiche Fähigkeit verliert, sich nach Zusammenhangstrennungen vermöge eigener Elasticität zurückzuziehen.

So findet man oft schon frühzeitig die *Innenwand* der *vorderen* oder *beider* Kapselhälften in wechselnder Ausdehnung mit einer trüben Masse beschlagen, welche sich stellenweise zu kleineren oder grösseren *Tüpfeln* oder zu mannigfaltig figurirten und gruppirten *Klumpen* häuft, nicht selten sogar sich zu schuppenähnlichen unregelmässig gestalteten *Blättchen* verdichtet. In anderen Fällen erreicht dieser Beschlag eine *beträchtliche Dicke* und präsentirt sich unter der Form eines fibröskörnigen *Maschenwerkes*, oder unter der Form von trüben *Schwarten* mit fransigen oder wolkig verschwommenen Rändern. Bisweilen ist die Kapsel jedoch auch mit *mächtigen Schalen* von *verkalkter*, selten von *rein fibröser* oder *verknöcherter* Staarmasse verwachsen.

Die Kapsel wird bei diesen Veränderungen, welche man unter dem Namen des *Kapselstaares* zusammenfasst, *in ihrem Gefüge* nicht wesentlich alterirt. Doch erscheint sie nicht selten ansehnlich *verdickt* durch *neugebildete* glashäutige Strata, welche der Innenwand auflagern.

Wo keine Entzündungen vorangegangen sind, ist das *Kapselepithel* oft schon weit in der *regressiven* Metamorphose vorgeschritten (S. 534). Stellenweise *fehlt es* auch wohl ganz und wird von den an der Innenwand der Kapsel festhängenden

Portionen des eingedickten Staarmagmas ersetzt. Es bestehen diese aus einer fettigkalkigen oft ins gelbliche oder bräunliche spielenden Grundlage, in welcher grössere Kalkdrusen, Haufen von Cholestearinkrystallen, Gruppen von halbkugeligen choloiden Auflagerungen (S. 139) u. s. w. zerstreut oder in grössere Klumpen zusammengedrängt liegen und die erwähnten für das freie Auge erkennbaren Tüpfel und unregelmässigen Zeichnungen darstellen. *Wo Entzündungen vorausgingen*, zeigen sich derartige *Tüpfel* gemischt mit anderen, in welchen man oft noch deutlich die Spuren *neugebildeter* aber bereits regressiv gewordener *Zellenhaufen* findet (S. 141); oder jene *netzartigen* und *schwartenähnlichen* Auflagerungen. Es bestehen diese letzteren oft aus ganz unregelmässig durch einander geworfenen *Faserzügen*, welche manchmal selbst schon deutlich in *Zerfall* begriffen sind und neben Fettkörnern, Cholestearinkrystallen, choloiden Klumpen und Kalksalzen eine Unzahl von spindeligen theilweise verkümmerten *Kernen* zu führen pflegen, oft jedoch auch vollständig entwickelte oblonge strahlig ausgewachsene an Bindegewebskörperchen erinnernde *Kernzellen* in geringerer *Zahl* einschliessen. In anderen Fällen zeigen sich, wie bereits erwähnt wurde, die Schwarten als schön ausgebildetes undeutlich geschichtetes parallel wellig streifiges *Bindegewebe* Es können diese bindegewebigen und die glashäutigen Kapselauflagerungen indessen keineswegs aus der *Gewebswucherung des Kapselepitheles allein* hergeleitet werden, sondern gehen gleich den *unorganisirten* Auflagerungen zum grossen Theile *aus dem Staarbrei* hervor. Es ergibt sich dies daraus, dass sich öfters *Uebergänge* von noch ganz deutlichen *Linsenfaserschichten* zu jenen bindegewebigen und glashäutigen Gebilden nachweisen lassen; dass die letzteren oft *taschenartige* Hohlräume zwischen sich lassen, in welchen secundär metamorphosirter Staarbrei, regressiv gewordenes Kapselepithel etc. eingeschlossen sind und dass endlich ganz ähnliche Auflagerungen sich auch an der *Hinterkapsel* finden, welche doch des *normalen* Zellenstratums entbehrt und immer erst auf dem Wege *krankhafter Wucherung* eine Zellenschichte acquirirt.

Man hat diese Staarformen mit Beziehung auf die practisch wichtigen Alterationen der Kapsel seit Alters her als *Kapsellinsenstaare*, *Cataractae capsulo-lenticulares*, beschrieben. Sie wechseln in ihrem *anatomischen Verhalten* ausnehmend je nach der Qualität der *primären* Staare, aus welchen sie hervorgegangen sind, und je nach den *Verhältnissen*, *unter welchen* die secundäre Metamorphose vor sich gegangen ist, besonders aber, je nachdem die letztere von *heftigen Entzündungen* der gefässreichen Binnenorgane des Augapfels beeinflusst worden ist *oder nicht*. Gemeinsam ist *allen* Specialformen eine grössere oder geringere *Volumsabnahme des Krystallkörpers*, welche in der Aufsaugung der löslich gewordenen Bestandtheile begründet ist; ferner eine der Linsenschrumpfung entsprechende *Faltung der Kapsel* und endlich *Lockerung* oder *völlige Lösung des Verbandes*, welcher in der Norm zwischen der Hinterkapsel und dem glashäutigen Ueberzuge der tellerförmigen Grube besteht. Es lässt sich in Folge dessen ein solcher Staar nach Trennung der Zonula gewöhnlich sammt der Kapsel mit Leichtigkeit vom Glaskörper hinwegheben und, falls er nicht mit der *Iris* verwachsen ist, auch aus dem Auge entfernen.

a) Wo die secundären Metamorphosen einfach *nur der Ausdruck der fortschreitenden Atrophie der ursprünglichen Linsenelemente* sind, pflegt der unlösbare Rückstand ein verhältnissmässig *kleiner*, die Schrumpfung der Linse folgerecht eine *sehr auffällige* zu sein.

α) Am *wenigsten* hervorstechend sind die secundären Veränderungen begreiflicher Weise bei „*überreifen*" *gemischten Staaren*, besonders wenn der *sclerosirte Kern* *einen grossen Umfang* hat, die *Rindenschichten* demnach an Masse sehr zurückstehen. Es *flacht* sich dann die Linse nur etwas ab und die durch neugebildete glashäutige Schichten verdickte und durch aufgelagerte

Staarmassen getrübte Kapsel schliesst sich dem Kerne mehr an, indem sie
nur durch ein verhältnissmässig dünnes Stratum fettigsandigen Breies, in
welchem gewöhnlich der Kalk, selten das Fett vorherrscht, von dem sclerosirten Kerne getrennt wird. Bisweilen ist dieser Rückstand so gering, dass
er nicht mehr eine *continuirliche* Schichte, sondern *Haufen Streifen* u. s. w.
bildet, *zwischen* denen der Kern fast unmittelbar der Kapsel anliegt. Deren
beide Hülften treten dann *am Rande* des Scleroms so nahe an einander,
dass der Staar Aehnlichkeit mit einem geflügelten Saamen gewinnt.

β) *Weiche Staare* schrumpfen in Folge der secundären Metamorphose
immer *sehr bedeutend*, so dass sie am Ende mehr *Scheiben* mit unregelmässig
runzeliger Oberfläche ähnlich werden und dieses zwar um so mehr, als
sie meistens allenthalben ziemlich *gleichmässig* an Dicke abnehmen. Es
übersteigt die letztere häufig kaum $^1/_3 — ^1/_2$ Linie. Es sind diese *scheibenförmigen Cataracten* gewöhnlich ganz flach nach Art einer Scheidewand in
der Lichtung des Strahlenkörpers ausgebreitet. Nicht selten jedoch erscheinen sie auch *kuppelig nach vorne gebaucht*; die *vordere* Kapselhälfte hat nur
wenig an ihrer normalen Convexität eingebüsst und demnach ihr Lagever-
hältniss zur Ebene der *Pupille* nicht sehr verändert; die *hintere* Kapselhälfte
hingegen hat bei der allmäligen Massenverminderung des Staarmagma ihre
Wölbung *verkehrt*, sie hat sich *in die Concavität* der vorderen Kapsel *hinein-
gestülpt*, indem die vordere Wand des *Glaskörpers* in Folge einer Vermehrung der *Vitrina* in entsprechendem Masse nach *vorne* getreten ist (Fig. 19
S. 129). Man erkennt an solchen Cataracten schon mit *freiem* Auge sehr
gut die beiden durch *neugebildete* glashäutige Schichten und durch *Auflagerung* secundär metamorphosirter Linsensubstanz verdickten und getrübten
Kapselhälften. Die *Staarmasse selbst* ist gewöhnlich ein fettig kalkiger Brei
mit oder ohne grössere Concretionen, in welchem stellenweise bald das
Cholestearin, bald der Kalk hervorsticht und welcher, indem er sich hier
und da etwas mehr anhäuft, manchmal buckelförmige Hervorragungen an
der Oberfläche der Cataracta veranlasst. Oft jedoch findet man bei scheibenförmigen Staaren auch als Hauptbestandtheil eine halbdurchscheinende ins
gelbliche oder bräunliche spielende *trockene* und *brüchige* (*myeline*?) Substanz.
Es sind *diese* Cataracten in practischer Beziehung besonders dadurch ausgezeichnet, dass sie bei operativen Eingriffen gerne in eine Unzahl von
Trümmern *zersplittern* und sich nur schwer oder gar nicht aus dem Bulbus
entfernen lassen.

γ) *Flüssige oder fast flüssige* Staare pflegen bei der secundären Metamorphose *fast ganz resorbirt* zu werden und nur *so wenig* fettigkalkige
Massen zurückzulassen, dass die beiden Kapselhälften in ihrer grössten
Ausdehnung *nahezu unmittelbar* mit einander *in Berührung* kommen. Die
Cataracta präsentirt sich dann unter der Form einer derben zähen mehr
weniger trüben *Haut*, welche *flach* oder mit *nach vorne vorspringender Wölbung* hinter der Pupille ausgespannt ist. Sie besteht aus den beiden Kapselhälften, zwischen denen sich eine sehr dünne fast durchsichtige Schichte
von Staarbrei und stellenweise mehr weniger ausgebreitete mannigfaltig gestaltete Häufchen von fettig kalkiger Masse eingeschlossen finden. Man
hat diese Staare in Anbetracht ihrer Aehnlichkeit mit vertrockneten Samen-
schoten *Cataractae siliquatae, trockenhülsige Staare*, genannt und durch das

Beiwort „*häutig* oder *membranös*" von den vorerwähnten *scheibenförmigen* Staaren unterschieden.

Es liegt auf der Hand, dass die drei geschilderten Formen nur die *Hauptrepräsentanten* einer Reihe von *verschieden* zusammengesetzten Staaren darstellen, welche letztere gleichsam als *Uebergänge* von einer zur anderen Art aufgefasst werden müssen. So gibt es *scheibenartige* Staare, welche einen kleinen sclerosirten *Kern* enthalten, *membranöse trockenhülsige* Staare, bei welchen sich stellenweise die Staarmasse so häuft, dass sie sich unmittelbar den *scheibenförmigen* Staaren anschliessen u. s. w.

Uebrigens setzt das Zustandekommen der fraglichen Staarformen auch noch voraus, dass die *Zonula* ringsum ihre volle Integrität bewahrt hat. Ist diese schon *vor dem Beginne* des cataractösen Processes oder *während den secundären Metamorphosen* in grösserer Ausdehnung zerrissen, so erfolgt die Schrumpfung des Staares nicht mehr ausschliesslich in der Richtung *von vorne nach hinten*, sondern auch *von einer Seite zur anderen* und die äussere Gestalt des Staares wird demnach sehr wesentlich modificirt, mehr weniger unregelmässig (*Cataracta cystica*).

b) Haben auf die Entwickelung und auf die secundären Metamorphosen des Staares *heftige Entzündungen* Einfluss genommen, so lässt sich zwar constant eine *Volumsverminderung* des Krystalles und eine entsprechende *Faltung der Kapsel* nachweisen, doch ist die Grössenabnahme wegen der *reichlichen Zufuhr* von festen Bestandtheilen niemals so bedeutend, wie in den unter *α* geschilderten Cataractformen. Gewöhnlich *platten* sich die beiden Oberflächen des Staares einfach ab, während der *äquatoriale Durchmesser* sich etwas *verkürzt*, ohne dass jedoch die *Linsenform* gänzlich verloren gienge (z. B. Fig. 33, S. 192; Fig. 36, S. 217; Fig. 45, S. 294). Oftmals werden die beiden Convexitäten des Krystalles unter Verkürzung des Gleichers und unter entsprechender Dehnung der Zonula im Gegentheile *verstärkt*, während der *Linsenrand* sich abrundet; der Staar bekömmt eine mehr *kugelähnliche* Gestalt. Ist jedoch die *Zonula geborsten*, so schrumpft der Staar nicht selten zu einem *ganz unregelmässigen Klumpen* (Fig. 42, S. 290).

Auch in diesen Fällen pflegt die *Hauptmasse* der Cataracta von *Fett* und *Kalk* dargestellt zu werden. Ausnahmsweise *wiegt der Fettgehalt vor*, die Cholestearinkrystalle häufen sich besonders an der *Oberfläche* und treten wohl gar zu einer *continuirlichen Schichte* zusammen, welche mit eigenthümlichem perlmutter- oder silberähnlichen Glanze durch die verdickte und getrübte Kapsel durchschimmert (*Cataracta argentea seu cholestearinica*). In der Regel jedoch sind *Kalksalze* das bei weitem Vorherrschende. Sie formiren sehr häufig *schalenartige Concremente*, deren Ausbreitung und Dicke ausserordentlich wechselt, und welche der Innenwand der Kapsel anhaften. Man findet solche Schalen bald an der *vorderen*, bald an der *hinteren*, gewöhnlich aber an *beiden* Kapselhälften. Sie fliessen in letzterem Falle gewöhnlich am Rande der Linse zusammen und bilden solchermassen eine Art von *Gehäuse*, welches eine mehr minder grosse unregelmässig geformte *Höhlung* umschliesst, die entweder blos von fettig kalkigem *Brei* mit oder ohne grössere Concremente, oder von einem verkalkten oder von einem sclerosirten *Kerne* ausgefüllt wird (*Kalkstaar, Cataracta calcarea*). Mitunter bleibt es jedoch auch bei einer einfachen Verdickung und Trübung der Kapsel, es kömmt zu keinen förmlichen Schalen, höchstens zur Bildung kleiner kalkiger *Schuppen*, welche der Kapsel theilweise anhaften. Man findet dann die Kapselhöhle ausgefüllt von einem trockenen fettig sandigen *Brei*, welcher entweder einen Kernstaar, oder eine Anzahl kleinerer und grösserer

Concremente, oder ein einzelnes umfangsreiches Concrement (Fig. 42, S. 290) in sich schliesst *(fettigkalkige Staare)*.

Gar nicht selten entwickelt sich unter solchen Umständen an der Innenwand der Kapsel ein dickes Lager von *bindegewebigem* derben festen Gefüge, ja es kann unter dem Einflusse des wuchernden Zellenstratums *die ganze Masse des Staares* in der *progressiven* Richtung umgewandelt werden. Die immer *sehr abgeflachte* Cataracta hat dann ganz das Ansehen, als wäre sie aus gekochtem Eiweisse oder Knorpel gebildet *(Cataracta fibrosa)*. Meistens jedoch formirt das bindegewebige Gefüge nur eine Art geschlossener *Kapsel*, deren *Höhlung* gewöhnlich fettigkalkigen Staarbrei mit mehreren grösseren steinartigen Concrementen oder einen sclerosirten Kern enthält *(Cataracta fibrosocalcarea)*.

In höchst seltenen Fällen hat man in der Höhlung eine *ölartige* Flüssigkeit von penetrantem ranzigen Geruche gefunden *(Cataracta cum bursa ichorem tenente, Cataracta putrida)*.

Im weiteren Verlaufe, namentlich wenn sich massigere Knochenstrata an der Oberfläche der Chorioidea und in dem sehnig entarteten Glaskörper (S. 193) gebildet haben, *verknöchert* wohl auch die fibröse Staarmasse *(Cataracta ossea)*.

Merkwürdiger Weise beginnt die Verknöcherung nicht an der äussersten Peripherie; die der Kapsel *zunächst* anliegenden Schichten des sehnigen Gefüges bewahren ihren *ursprünglichen* Charakter, so dass das Knochengehäuse durch eine *bindegewebige* Schale von der Kapsel *getrennt* bleibt. Nur wo die äussere Fläche der Kapsel *direct* an ein *neugebildetes Knochenstück* anstösst, reicht öfters die osteoide Staarmasse an sie heran und *verschmilzt* mit letzterem, indem das zwischenliegende Kapselstück untergeht.

5. Nicht immer wird *die ganze Linse* in den Staarprocess hineingezogen; ziemlich häufig *beschränkt* sich dieselbe vielmehr auf *einzelne Theile* des Krystalles, diese zerfallen und gehen durch die secundäre Metamorphose des Magma ständige Formen ein, während der Rest der Linse *normal fortvegetirt*, seine Durchsichtigkeit bewahrt, oder wenigstens erst nach langen Jahren in den Vorgang mitverwickelt wird. Man nennt solche Cataracten *partielle Staare*, und unterscheidet nach dem Sitze, nach der Form und der Grösse die entarteten Linsentheiles mehrere Arten.

a) Eine sehr charakteristische Art ist der sogenannte *Centralkapselstaar*. Er kömmt bisweilen *angeboren* vor. In der Regel jedoch entwickelt er sich erst nach der Geburt, wenn in Folge eines *Cornealdurchbruches* (S. 72, α) oder einer *Iritis* (S. 163) *Exsudatklümpchen* auf einem im Bereiche der Pupille gelegenen Theile der Vorderkapsel haften geblieben und daselbst *ständig* geworden sind. Die hinter der *Auflagerung* befindliche Portion des Zellenstratums und der oberflächlichen Linsenschichten wird dann auf dem Wege der reinen *Atrophie* oder einer wahren *Gewebswucherung* in entsprechendem oder etwas grösserem Umfange staarig getrübt und durch secundäre Metamorphosen in ein knorpel- oder kreideähnliches mohn- bis hirsekorngrosses Knötchen umgewandelt, welches der *Innenwand* der Vorderkapsel sehr fest anhaftet und gleichsam in einer Lücke der Krystalloberfläche eingebettet lagert.

Oftmals jedoch werden unter solchen Verhältnissen anstatt eines rundlichen *Knötchens* förmliche *Zapfen* von unregelmässig walziger Gestalt gebildet, deren *hinteres* meistens etwas kolbiges Ende mehr weniger *tief*, bisweilen bis über die äquatoriale Ebene, in die durchsichtige Linse hineinragt.

Das *vordere* Ende erhebt sich gewöhnlich merkbar *über die vordere Krystall-wölbung* und staut so die Vorderkapsel, mit der es fast untrennbar ver-wachsen ist, hügelartig empor, daher diese in der nächsten Umgebung schmale kurze oft strahlig angeordnete *Falten* zu werfen pflegt. Man nennt diese Abart des Centralkapselstaares *Pyramidenstaar (Cataracta pyramidalis oder pyramidata)*.

Glaubwürdige Beobachter behaupten, ähnliche Zapfen gesehen zu haben, welche mit breiter Basis der *Vorderfläche* der Vorderkapsel aufsassen und, sich hornartig zuspitzend, mehr weniger weit in die .Vorderkammer hineinragten. Sie schreiben diese sonderbaren Auswüchse wuchernden *Neubildungen* auf der *äusseren* Kapseloberfläche zu. Es sind derartige Fälle jedoch extrem selten. *In der Regel* muss laut zahlreichen anatomischen Befunden der Centralkapsel- und Pyramiden-staar auf eine *Gewebswucherung* im Bereiche des *intracapsularen Zellenstratums* zu-rückgeführt werden. Doch können jene Knoten und Zapfen niemals als *ausschliess-liches Entzündungsproduct* gelten; immer liefert die eigentliche *Linsensubstanz*, indem sie im Bereiche des proliferirenden Epithels staarig zerfällt, beachtenswerthe Bei-träge. Oftmals sieht man wirklich jene Knoten und Zapfen aus verhältnissmässig umfangsreichen und auch ziemlich tief greifenden *Trübungen des Krystalles hervor-gehen*, indem diese sich allmälig zusammenziehen und verdichten. Auch erscheint beim Centralkapsel- und Pyramidenstaar die *Vorderkapsel* häufig sehr auffällig *gefaltet*, was offenbar nur auf eine durch secundäre Metamorphosen staariger *Linsentheile* begründete *Volumsabnahme* des Krystalles geschoben werden kann. Es liegen übrigens Fälle vor, in welchen bei völliger Durchsichtigkeit der *hinteren* Linsenhälfte die *vordere Hälfte* fast *gänzlich* untergegangen war, so dass nur eine Anzahl von scharf begrenzten kalkähnlichen Knötchen erübrigte, welche einge-bettet in die *pellucide* Linsenmasse der stark abgeflachten Vorderkapsel anhiengen und, so weit sie im Bereiche der Pupille lagen, ganz den Eindruck von Central-kapselstaaren machten. Durch diese Fälle schliesst sich die in Rede stehende Staarform unmittelbar den weiter unten zu erörternden an.

b) Nicht minder oft stösst man auf Linsen, in welchen sich *eine ein-zelne tiefliegende Schichte* getrübt hat und vielleicht schon secundäre Meta-morphosen eingegangen ist, während der *Rest* des Krystalles *seine Durch-sichtigkeit behauptet* oder doch erst nach einer langen Reihe von Jahren in den Process verwickelt wird. Ausnahmsweise findet man in übrigens pellu-ciden Linsen wohl auch *zwei oder drei* verschiedene und von einander *getrennte tiefe* Faserlagen staarig entartet. Man hat solche partielle Cata-racten *Schichtstaare* genannt. Sie kommen fast immer in *beiden* Augen zugleich vor, selten in *einem* Auge allein, und zwar sind gewöhnlich *gleich-werthige Schichten* in dem einen und dem anderen Krystalle in analoger Weise alterirt.

In der Mehrzahl der Fälle ist die betreffende Schichte *ihrer ganzen Ausdehnung nach* fast gleichmässig getrübt, höchstens kann man unter gün-stiger Beleuchtung noch die radiäre Anordnung der Fasern an einer zarten Streifung erkennen. Das cataractöse Stratum hebt sich mit vollkommen *scharfer Grenze* einerseits von den überlagernden *oberflächlichen* pellucid ge-bliebenen Schichten, andererseits von dem durchsichtigen und meistens ins Weingelbe verfärbten *Kerne* ab. In anderen Fällen zeigen *blos die dem Aequator nahen*, allenfalls *auch polare*, *Theile* den staarigen Zerfall. Der *Rand* des durchsichtigen Kernes erscheint dann sowohl nach vorne als nach hinten von einer mehr weniger breiten trüben *Zone* umgürtet, welche beiderseits gegen den Pol der Schichte hin in *Zacken* ausläuft, seltener mit *wolkig* verschwommener oder *feinstreifiger* Grenze endet. Es unterliegt kaum einem Zweifel, dass die letztere Form einen *unvollständig entwickelten* Schichtstaar repräsentirt und dass in der Regel vorerst die *gesammte* Schichte cataractös zerfällt, ehe die *secundären Metamorphosen* in hervorstechender Weise Platz greifen.

Ist dieses aber einmal geschehen, so ändert sich wesentlich das *anatomische Bild*. Indem die *löslichen* Bestandtheile *resorbirt* werden, der fettigkalkige *Rückstand* aber sich mehr und mehr verdichtet und gleichsam zusammenzieht, wird die früher mehr *gleichmässige* Trübung *lückenhaft*, die Staarschichte zerklüftet. Constant *flacht sich hierbei die Linse als Ganzes beträchtlich ab*. Ausserdem pflegt sich aber auch der *äquatoriale Durchmesser* unter entsprechender Dehnung der Zonula zu verkürzen, so dass der Abstand des Linsenrandes von den Köpfen der Ciliarfortsätze merklich zunimmt.

Ausnahmsweise kommen Fälle vor, in welchen von dem cataractösen Stratum aus die structurlose *Axensubstanz des Kernes* staarig zerfällt und so gleichsam einen trüben *Zapfen* darstellt, welcher durch die Dicke des Kernes hindurch von einer Schichthälfte zur anderen reicht. Häufiger zerfällt der *ganze Kern* und wird am Ende bis auf einige fettigkalkige Klümpchen resorbirt, welche in der Mitte der verflachten Linse zurückbleiben.

c) In einzelnen Fällen wird wohl auch *ein grösserer Theil* der Linse staarig zersetzt und secundär metamorphosirt, während der Rest seine *Durchsichtigkeit bewahrt*. So geht mitunter die *ganze vordere Hälfte* der Linse bis auf ein dünnes Stratum fettigkalkiger Masse unter, *ohne dass die hintere* Hälfte des Krystalles an dem Processe Theil nimmt. Der Staar macht dann *von vorne* gesehen ganz den Eindruck einer Cataracta siliquata und erst bei näherer Untersuchung findet man das mächtige Stratum von *durchsichtiger*, meistens aber ins Weingelbe verfärbter und sulzähnlicher Linsensubstanz, welches der trüben runzeligen und ganz verflachten Vorderkapsel anhaftet und diese so von der Hinterkapsel trennt. In ähnlicher Weise kann auch die *hintere* Hälfte des Krystalles bei scheinbar normalem *Fortbestande* der vorderen zu Grunde gehen.

Nicht minder geschieht es bisweilen, dass eine *seitliche Hälfte* der Linse staarig entartet und unter secundärer Wandlung des Magma auf ein Kleines zusammenschrumpft, während die *andere* seitliche Hälfte ihre Integrität bewahrt. Die Linse bekömmt dann gewöhnlich die Form einer Niere. An der *Hilusseite* erscheint die stark gerunzelte Kapsel von fettigkalkigen Staarresten getrübt. Die *Zonula* ist daselbst entsprechend der Einsenkung des Hilus bedeutend verbreitert und meistens auch von Auflagerungen sehnenartig trüb.

Selten werden *ganz unregelmässige Stücke aus der Dicke der Linse* in den Process verwickelt und unter theilweiser Resorption in fettigkalkige oder sehnenähnliche Massen verwandelt, welche dann in der abgeflachten und auch diametral verkleinerten, übrigens aber pelluciden Linse eingeschaltet erscheinen.

Krankheitsbild. *Charakteristisch ist eine mehr weniger gesättigte Trübung, welche sich in geringer Entfernung hinter oder in der Pupille bemerklich macht und das Sehvermögen je nach ihrem Dichtigkeitsgrade und ihrer Ausbreitung mehr oder minder beeinträchtiget.*

A. In der *Trübung* spiegeln sich die mannigfaltigen Veränderungen, welche die staarigen Linsenelemente erleiden, durch *eigenthümliche Töne der Farbe, des Glanzes, durch wechselnde Grade der Diaphanität* u. s. w. ziemlich deutlich ab, so dass man aus der *Art der Trübung* meistens die *specielle*

anatomische Form einer gegebenen Cataracta mit einiger Sicherheit zu erkennen vermag.

1. *a) Der Kernstaar* beurkundet sich durch eine *diffuse* Trübung welche,
der vorderen Kernoberfläche folgend, sich mit einer mehr oder weniger
starken Wölbung hinter der Pupille ausbreitet. Es ist diese Trübung im
Centrum am dichtesten und verwäscht sich gegen den Kernrand hin, da
dieser vermöge seiner geringen Dicke viel von dem auffallenden Lichte
durchlässt. Die *Farbe* der Trübung ist gewöhnlich graugelb oder schmutzig
bräunlichgrau; mitunter spielt sie ins Rothbraune oder Grüne; selten erscheint sie bronzeartig, dunkelbraun oder gar schwärzlich. Der *Abstand der
Trübung von der Pupillarebene* ist immer ein *merklicher* und im Allgemeinen
um so grösserer, je mächtiger das pellucid gebliebene *Rindenstratum*, je
kleiner also der sclerosirte *Kern* ist. Dieser Abstand macht, dass man
zwischen die Trübung und den Pupillarrand hineinsehen und bei guter Beleuchtung den *Schlagschatten* der Iris als eine dunkle Sichel wahrnehmen kann.

Mittelst eines *lichtschwachen Augenspiegels* zeigt sich der Kernstaar als eine
rundliche dunkle Wolke mit verschwommenen Rändern; bei *starker Erleuchtung*
schlägt das Roth des Augengrundes durch, doch lassen sich dessen Einzelnheiten
nicht mehr erkennen, der Augengrund erscheint in einen mehr weniger dichten
Nebel gehüllt, welcher sich in der *Mitte* des Gesichtsfeldes öfters zu einer dunkleren Wolke concentrirt. Am deutlichsten tritt die Farbe, die Convexität, die Begrenzung, die relative Stellung zum Pupillarrande etc. bei *weiter Pupille* und
schiefer Focalbeleuchtung heraus. Mit Leichtigkeit erkennt man bei Anwendung
dieses Mittels den *Rand* des Scleromes und kann dessen Abstand von den Köpfen
der Ciliarfortsätze, also auch den *Umfang des Staares*, schätzen. Meistens macht
sich daran am Rande auch ein mehr oder weniger stark ausgebildeter *Linsengreisenbogen* (S. 531) geltend.

b) Findet man mittelst der schiefen Focalbeleuchtung schon die *äusserste
Peripherie der Linse* wolkig oder streifig, ist zwischen der Trübung und
den Köpfen der Ciliarfortsätze der Abstand fast auf Null reducirt, so liegt
nicht mehr ein reiner Kernstaar vor, sondern es leiden bereits die *Rindenschichten*, die Cataracta ist eine *gemischte*. Bei deren weiterer Ausbildung
rückt die Trübung von dem Rande immer weiter gegen den Pol der *oberflächlichen* Strata vor, bis endlich diese ihrem *ganzen* Umfange nach *getrübt*
erscheinen.

So lange die *Elemente* ihre ursprüngliche *Form nicht ganz aufgegeben
haben*, bleibt die Corticalsubstanz *durchscheinend*, bläulichweiss. Schon mit
freiem Auge, noch besser aber mittelst *schiefer Focalbeleuchtung*, erkennt man
dann in der diffusen Trübung eine dem Faserzuge entsprechende *radiäre*
Streifung, oder eine Unzahl von *Punkten* und wolkig verschwommenen
Flecken.

Sind die Streifen, welche sich übrigens gerne zu triangulären *zackenähnlichen
Figuren* vereinigen, sehr *schmal*, linienförmig, gleichviel ob hellweiss und opak,
oder diaphan und bläulich: so kann man mit Wahrscheinlichkeit annehmen, dass
die *Rindenschichten* eine *der Norm nahekommende Consistenz* bewahrt haben. Aehnliches gilt auch, wenn bei *Abhandensein* solcher Streifen die Trübung *wenig satu-
rirt* ist und die Punkte und Flecken sich nur wenig herausheben. *Breite bläulichgraue* unter der Kapsel etwas schillernde Streifen, welche nicht vollkommen
undurchsichtig sind und zwischen sich durchscheinende Sectoren oder mit groben
graulichen Flecken besprengte Linsenpartien lassen, sowie anderseits eine ziemlich stark saturirte Trübung mit dichteren Punkten und Flecken werden hingegen
als Wahrzeichen einer *mehr sulz- oder stärkekleisterähnlichen Consistenz* der Corticalstrata aufgefasst.

Wird die Trübung dichter und dichter, verschwimmen die Zeichnungen immer mehr, so dass die Cataracta am Ende dem freien Auge fast *gleichmässig hellweiss* oder *gelblichweiss* und *opak* erscheint, reicht übrigens diese Trübung bis *unmittelbar an den Pupillarrand heran*, so dass der Schlagschatten der Iris *vollkommen* verschwindet: so kann man mit grösster Wahrscheinlichkeit einen *völligen Zerfall* der Corticalschichten in *breiiges* oder *flüssiges* Magma diagnosticiren. Der *Kern* hat dann jeden Einfluss auf die *Färbung* des Staares verloren; es bedarf der schiefen Focalbeleuchtung und eines sehr kleinen Einfallswinkels, auf dass das concentrirte Licht den Kern schwach durchschimmern lassen könne.

In einzelnen Fällen, wo die Rindenschichten *sehr rasch* zerfallen, scheint auch eine Art *Aufblähung*, eine *Massenzunahme* in Folge reichlicher Zufuhr von aussen her, Platz zu greifen. Man schliesst dieses aus dem Umstande, dass unter solchen Verhältnissen die *vordere Linsenconvexität* ungewöhnlich stark hervortritt, die Iris gleichsam vor sich her treibt und die Kammer merklich verengert.

c) Beginnen secundäre Metamorphosen in der cataractösen *Rinde*, so zeigen sich alsbald an der *Oberfläche* des Staares die der inneren Kapselwand anhaftenden Producte. Es erscheinen zerstreute hellweisse *völlig opake kreideähnliche Punkte* von wechselnder Grösse, welche sich weiterhin mehr und mehr häufen, zu Klümpchen, Streifen u. s. w. zusammenfliessen und der Cataracta ein getüpfeltes marmorirtes netzartiges streifiges oder fleckiges Ansehen geben. Zwischendurch glitzern nicht selten in grösserer oder geringerer Menge Haufen von *Cholestearinkrystallen*. Häufig findet man ausserdem, namentlich im *Pupillarbezirke*, *sehnenähnliche* graue oder gelblichgraue mattglänzende leicht durchscheinende Streifen und Flecken von ganz irregulärer Gestalt mit scharfen zerfransten oder wolkigen Grenzen. Es stechen diese Producte, besonders bei *schiefer Focalbeleuchtung*, an der Oberfläche des Staares um so deutlicher aus ihrer Umgebung heraus, als ihre Bildung mit einer sehr bedeutenden *Massenabnahme* der Corticalschichten und daher mit der *Wiederkehr der Transparenz des Staares* verbunden zu sein pflegt.

In der That kann man bei *weiter vorgeschrittener* secundärer Metamorphose den *Kern* oftmals *sehr deutlich* wahrnehmen oder dadurch zur Beobachtung bringen, dass man den Kopf des Kranken eine Weile nach vorne beugen lässt. Man findet ihn dann nicht immer gerade in der Mitte; bei grösserer Weichheit der Rinde *senkt* er sich vielmehr öfters merklich nach abwärts. In einzelnen Fällen ist die Resorption der Corticalschichten wohl auch eine so vollständige, dass der sclerosirte *Kern* nur von einem *ganz dünnen* mit Kalkpunkten und Cholestearinhäufchen bestreuten *Schleier* gedeckt erscheint.

Die *Volumsverminderung* des Krystalles beurkundet sich übrigens auch noch durch das *Zurücktreten* der leicht gerunzelten Staaroberfläche hinter die Ebene der Pupille und, was unmittelbar damit zusammenhängt, durch das *Wiederkehren eines Schlagschattens*. Indem die Regenbogenhaut durch die Abflachung des Staares ihrer natürlichen Stütze beraubt wird, kömmt dann weiters auch noch das höchst charakteristische *Schlottern* derselben (*Iridodonesis*) zum Vorschein, besonders deutlich, wenn das Auge rasche *Seiten*bewegungen macht.

d) Wenn heftige Entzündungen auf den Process Einfluss genommen haben, finden sich oft schon an der *Aussenwand* der Vorderkapsel mächtige Lager von *Neubildungen* (S. 163, b), welche den Staar vollkommen *verdecken*. Zum mindesten erscheint die Kapsel mit dem Pupillarrande in grossem Umfange verwachsen, so dass nur der *mittlere* Theil der Staaroberfläche zur Wahrnehmung gebracht werden kann. Dieser präsentirt sich dann fast immer ganz *gleichmässig* kreideweiss, völlig opak und matt glänzend, er macht ganz den Eindruck eines soliden *kalkigen* Concrementes mit glasigem Ueberzuge. Selten ähnelt er mehr *sehnigem* Gefüge mit oder ohne kalkigen Einlagerungen. Ausnahmsweise *schimmert* seine Oberfläche wohl auch gleichmässig nach Art eines Perlmutterknopfes wegen Vorwiegen des Cholestearins.

2. Das Bild *des weichen Staares* wechselt je nach dem Gange und den Stadien des Processes wo möglich noch mehr.

a) Beginnt die cataractöse Zersetzung im Kerne, so findet man in einiger Entfernung hinter der Pupille eine nach vorne convexe, *diffuse* oder *fleckige*, selten *gestreifte* Trübung von *weissbläulicher* Farbe. Im *Centrum* des „*weichen Kernstaares*" ist diese Trübung am dichtesten, gegen die *Peripherie* hin nimmt jedoch die Diaphanität und demnach auch der *bläuliche* Ton zu. Nirgends ist die *Grenze* eine ganz scharfe; sowohl an der convexen *Fläche* als an dem *Rande* löst sich die Trübung in einen zarten wolkig flockigen *Flaum* auf. In dem Masse, als der Process weiter schreitet, verdichtet sich die Trübung mehr und mehr, sie wird *hellweiss* oder weissgelb und fast *opak*, während ihre wolkige bläuliche Grenze immer näher an die Kapsel rückt und den *Schlagschatten* der Iris verschmälert. Gewöhnlich fangen dann auch bald die *Rindenschichten* an vom *Gleicher* aus zu zerfallen, der Kern wird allmälig von *oberflächlichen* diffusen oder breitstreifigen Trübungen gedeckt, welche von dem äussersten Linsenrande gegen die Pole hin sich ausbreiten, es liegt ein *weicher Totalstaar* vor.

b) Beginnt der weiche Staar aber als eine *Corticalcataracta*, so zeigt sich in der Regel vorerst an der *Peripherie der Krystalloberfläche* eine *bläulichweisse* leicht schillernde und oft *noch unterbrochene* Zone, zu deren Wahrnehmung natürlich eine starke *Erweiterung* der Pupille erforderlich ist. Es erscheint diese mehr weniger breite Zone öfters ganz *diffus* oder *wolkig*. Häufiger indessen läuft sie sowohl an der vorderen als an der hinteren Fläche der Linse in jene bläulichen schillernden *Zacken* aus, welche sich allmälig *verbreitern* und in meridionaler Richtung auch *verlängern*, so dass sie endlich in der Ebene der *Pupille* erscheinen. Mitunter bleibt dann die *structurlose* Substanz *zwischen den Faserwirteln* durchsichtig und es wird die *sternförmige* Figur der oberflächlichen Linsenschichten, wenigstens theilweise, deutlich sichtbar. Gewöhnlich aber werden *auch die zwischen den Zacken gelegenen* Theile der Rinde wolkig getrübt und streckenweise verschwimmen ausserdem die Zacken in unregelmässigen Wolken und Flecken. Am Ende verliert die *ganze Linsenoberfläche* ihre Durchsichtigkeit. So lange der *Kern* seine Pellucidität bewahrt, erscheint dann die Trübung in der *Mitte* des Krystalles *am wenigsten* dicht, bläulich; an dem Rande jedoch *hellweiss* oder weissgelb und fast *opak*.

In einzelnen Fällen bleibt der *Gleicher* der Rindenschichten längere Zeit *durchsichtig*, man findet an der *vorderen*, häufiger an der *hinteren* oder an *beiden* Hälften der *Corticalstrata* einzelne Flecke, Punkte oder radiäre Streifen, welche allmälig an Zahl und Umfang zunehmen und später sowohl an den *Polen*, als besonders an dem *Rande* der Linse zusammenfliessen.

In seltenen Ausnahmsfällen beginnt die Trübung der Corticalschichten von der *Mitte* aus, es werden einzelne oder alle Strahlen der *sternförmigen Figur* bläulichweiss und heben sich daher von der noch durchsichtigen Umgebung deutlich ab. Bisweilen setzt sich dann der Process vorerst auf die tieferen Lagen der *Sternfigur* fort, so dass es den Anschein gewinnt, als wäre die Linse durch trübe

Blätter, welche gegen die Axe hin zusammenlaufen und senkrecht zur Oberfläche stehen, in eine Anzahl von Sectoren gespalten (*Cataracta dehiscens*). Erst später greift der Process auf die oberflächlichen *Faserwirtel* und den *Kern* über.

c) *Im weichen Totalstaar* combiniren sich die Erscheinungen des *Corticalstaares* mit denen des *weichen Kernstaares*. Die Trübung ist im *Centrum* am *dichtesten*, an der *Peripherie* mehr bläulich *diaphan*. Sie reicht einerseits bis zu den Köpfen der Ciliarfortsätze, andererseits bis in die Ebene der Pupille, ja bisweilen gipfelt sie sogar merkbar *über* der letzteren. Von einem reinen *Schlagschatten* der Iris kann darum keine Rede sein. Bei *rasch* sich entwickelnden derartigen Cataracten macht sich wohl auch eine Art *Blähung*, eine Umfangsvermehrung geltend und kömmt in starker *Vorwölbung der Iris* und daheriger *Verengerung der Kammer* zum Ausdruck.

Oft bewahrt der weiche Totalstaar einen gewissen Grad von *Durchscheinbarkeit* bis in das Stadium der *secundären* Metamorphosen oder gar über diese hinaus und man kann mittelst *schiefer* Focalbeleuchtung noch ziemlich deutlich die *Faserwirtel* unter der Gestalt radiärer Streifen erkennen. Es sind dieses jene Fälle, in welchen die Linsenelemente ihrer Form nach *nicht ganz untergehen*, die staarigen Schichten vielmehr eine *der Norm nahestehende* Consistenz behalten oder sich bei Operationen unter der Gestalt einer *stärkekleisterähnlichen Sulze* präsentiren.

Geht aber die Zersetzung, wenigstens in den Rindenschichten weiter; *löst sich die Linsensubstanz in formlosen Brei* oder in eine *tropfbare Flüssigkeit* auf, so verschwimmen allmälig jene verschiedenen Farbentöne und Zeichnungen, höchstens erkennt man mittelst der schiefen Focalbeleuchtung *dichtere weisse* Punkte und kleine *Flocken*, dem *freien* Auge erscheint die Trübung fast *gleichmässig* hellweiss oder gelblichweiss. Die *Nuance* dieser Farbe hängt hauptsächlich von der grösseren oder geringeren *Dichtigkeit* des Magmas und von dessen wechselndem *Fettgehalt* ab.

Ausserdem hat noch der Umstand einen Einfluss, dass bei *Ruhe* des Auges die dichteren in der Flüssigkeit suspendirten Flocken sich bisweilen *senken*, daher dann der *untere* Theil des Staares fast ganz opak und hellweissgelb, der *obere* aber molkenähnlich bläulichweiss und diaphan erscheint. Die etwaige Anwesenheit eines noch *unzersetzten* pelluciden oder bereits getrübten oder gar sclerosirten *Kernes* verräth sich dann gewöhnlich durch *keinerlei* äussere Merkmale, sie kann nur mit einiger Wahrscheinlichkeit aus dem *Alter* des Individuums *errathen*, keineswegs aber mit Sicherheit *diagnosticirt* werden, da auch *jenseits* der Pubertätsperiode *ganz flüssige* Staare vorkommen.

d) Der Eintritt *secundärer Metamorphosen* macht sich bei der *weichen Totalcataracta* durch analoge Erscheinungen, wie bei dem *gemischten* Staare bemerkbar. Von grösster Wichtigkeit sind hierbei *jene mannigfaltigen Zeichnungen*, welche die *fettigkalkigen* oder *sehnenähnlichen* Producte durch ihre Anlagerung an die Innenwand der *Kapsel* erzeugen. Es pflegen diese Anlagerungen beim *weichen Totalstaar* etwas *massenhafter* zu sein, als bei der *Cataracta mixta*, da bei ihrer Bildung eine *grössere* Menge von Magma concurrirt. Gerade dieser Umstand macht aber auch, dass sie *anfänglich* minder deutlich hervorstechen und erst auffällig werden, wenn der staarige Brei durch fortgesetzte Resorption so weit vermindert worden ist, dass der dunkle *Augengrund* wieder durchschlagen kann. Ein *zweites* wichtiges diagnostisches Moment ist *das Zurückweichen der Linsenoberfläche hinter die Ebene der Pupille*, somit das Auftreten eines *Schlagschattens* und das starke *Schwanken der Iris*. Wo diese Symptome *sehr klar* zur Anschauung kommen, dort kann man *gewiss* sein, es mit einer *sehr stark geschrumpften* Cataracta zu thun zu haben. Im *gegentheiligen* Falle aber, wenn die Oberfläche des Staares mit deutlicher *Convexität* nach vorne tritt und demnach auch nur schwache oder keine Runzeln zeigt, ist das Gegebensein eines sehr geschrumpften Staares *nicht* ausgeschlossen, da eben scheibenförmige und trockenhülsige Staare von dem Glaskörper gar nicht selten *nach vorne gebaucht* werden. Es entscheidet dann in *diagnostischer* Beziehung neben jenen Zeichnungen an der Oberfläche die *Altersperiode*, in welcher der Staar sich entwickelt hat, die *Dauer* seines bisherigen Bestandes und seine grössere oder geringere *Durchscheinbarkeit.*

Scheibenförmige Staare zeigen bei erweiterter Pupille öfters eine sehr *unregelmässige* kerbige oder winkelige *Begrenzung* und stehen darum stellenweise ziemlich weit ab von dem Strahlenkörper. Sie sind häufig ziemlich gleichmässig *kreideweiss* und völlig *opak.* Eben so oft jedoch haben sie ein mehr *sehnen*- und *knorpelähnliches* Ansehen und sind dem entsprechend in *geringem* Grade *diaphan,* so dass sich die fettigkalkigen Anlagerungen der inneren Kapselwand vermöge ihrer helleren Farbe und Opacität merklich abheben. Nicht selten endlich ist der scheibenförmige Staar bei einer eigenthümlichen schmutzig gelbgrauen, ins grünliche oder bräunliche spielenden Färbung *stark durchscheinend.* Man findet dann an der Oberfläche sehr gewöhnlich bläulichgraue mehr weniger ausgebreitete Flecken mit mattem sehnenähnlichen Glanz. Solche Staare pflegen sehr *spröde* und *brüchig* zu sein.

Die trockenhülsigen Staare sind vermöge ihrer geringen *Dicke* immer in ziemlich hohem Grade *durchscheinend.* Ihre *Grundfarbe* ist bläulichweiss und zwar schlägt je nach der Menge des cataractösen Rückstandes bald das *Blaue,* bald das *Weisse* vor. Die mannigfaltigen *Figuren,* welche die an der Innenwand der Kapsel haftenden kalkigen Concretionen, Cholestearinhaufen und fibrösen Massen hervorbringen, treten auf dem wolkenähnlich gezeichneten bläulichweissen Grunde sehr deutlich hervor. Von Wichtigkeit ist, dass der Staar meistens *bis an die Ciliarfortsätze* reicht und die Trübung an der *äussersten Grenze* des verflachten Staares sehr oft am *dichtesten* ist, indem sich in dem *Kapselfalze* die fettigkalkigen Producte gleichsam häufen und diesem das Aussehen eines rundlichen *Wülstchens* geben, welches den Staar kranzförmig umgürtet. Bei *partiellen* Cataracten kömmt ein solcher kreidiger Saum kaum vor, er ist der Cataracta *siliquata* allein eigen.

e) Wo sich der weiche Totalstaar *unter Einflussnahme heftiger Entzündungen* entwickelt und weitere *Wandlungen* eingeht, gestaltet sich das Bild desselben am Ende ganz analog, wie bei einer unter ähnlichen Verhältnissen zu Stande gekommenen Cataracta *mixta.* Das im Bereiche der meistens stark verzogenen *Pupille* sichtbare Stück des Staares erscheint, wenn nicht *iritische* Producte dasselbe decken, meistens *gleichmässig kreideweiss* und *opak,* seltener sehnen- oder knorpelähnlich, ausnahmsweise perlmutterartig glänzend und hierauf ist man bei der Diagnose einer *Cataracta calcarea, fibrosa, argentea* etc. beschränkt. Ist die *Iris* von der Cataracta in sehr auffälliger Weise und vielleicht gar trichterförmig *nach hinten* gezogen, so kann man mit ziemlicher *Sicherheit* auf einen *sehr geschrumpften* Staar schliessen. Hat die Iris aber nur *wenig* von ihrer normalen Convexität eingebüsst, oder ist sie an die hintere *Cornealwand* herangerückt, so kann man auf das *Volumen* des Staares höchstens noch aus der Lebensperiode des Kranken Wahrscheinlichkeitsschlüsse ziehen.

3. *a)* Von *den partiellen Cataracten* sind am schwierigsten jene zu erkennen, bei welchen die *vorderen Corticalschichten* oder die *ganze vordere Hälfte* der Linse in dem Processe untergegangen sind. In den *ersten* Stadien stellen sie sich nämlich unter ganz ähnlichen Erscheinungen dar, wie der *Corticalstaar;* *späterhin* aber gleichen sie nahezu völlig einer *trockenhülsigen* Cataracta. Als diagnostisches Merkmal könnte man höchstens den Umstand benützen, dass bei solchen *partiellen* Staaren der *äusserste* Rand *weniger* getrübt oder *völlig durchsichtig* zu sein pflegt und dass man hinter etwaigen *Lücken* der Trübung mittelst der schiefen Focalbeleuchtung gewöhnlich einen zarten *wolkigen* bläulichen Reflex bemerkt, welcher sich nicht leicht auf Trübungen im *Glaskörper* beziehen lässt. — Wo eine *seitliche* Hälfte oder ein *ganz unregelmässiges Stück* aus der *Dicke* des Krystalles staarig alterirt ist, unterliegt die Diagnose *keiner* Schwierigkeit, da die anatomischen Veränderungen (S. 543, *c*) sich dem Beobachter ganz unverhüllt präsentiren.

b) Der *Schichtstaar* ähnelt, wenn er völlig ausgebildet ist, sehr stark dem *weichen Kernstaar.* Doch unterscheidet sich die *reine Form* desselben hinlänglich dadurch, dass die meistens sehr zarte und bläulich durchscheinende, oft jedoch auch dichtere und dann mehr hellweisse Trübung nicht etwa gegen den *Pol* hin an Intensität *wächst,* sondern *fast gleichmässig* vertheilt und eher *am Rande* des cataractösen Stratum gesättigter ist. Ein zweiter wichtiger Unterschied besteht darin, dass die trübe Schichte sowohl an ihrer convexen *Vorderfläche* als an ihrem *Aequator* sich *scharf* gegen die überlagernden pelluciden Strata *abgrenzt* und scharf abgegrenzt *bleibt,* so lange der Schichtstaar *stationär* ist; daher man aus einer wolkigen oder streifigen Trübung der *oberflächlichen* Schichten auf ein *Fortschreiten* des Processes, auf den Uebergang eines Schichtstaares in einen weichen *Totalstaar,* schliessen darf.

Besonders klar treten diese Verhältnisse hervor bei der Untersuchung mit dem *Augenspiegel.* Das cataractöse Stratum zeigt sich bei *senkrecht* auffallendem Lichte als ein kreisrunder scharf begrenzter *dunkler* Fleck, in dessen *Centrum* der Augengrund röthlich durchscheint, und *an dessen Rande* man sehr deutlich die Netzhautgefässe u. s. w. sehen kann. Am auffälligsten jedoch zeigen sich die Eigenthümlichkeiten des Schichtstaares bei Benützung der *schiefen Focalbeleuchtung.* Die Randtheile der oberflächlichen *pelluciden* Strata präsentiren sich dann als eine breite *dunkle* ringförmige Zone, welche zwischen die Köpfe der Ciliarfortsätze und den Gleicher der cataractösen Schichte zwischengeschoben ist und sich von letzterer vermöge ihrer Schwärze sehr deutlich und mit vollkommen scharfer Grenze abhebt.

Hält man dieses alles fest, so unterliegt es auch keiner Schwierigkeit, den *Schichtstaar in seinem ersten Beginne* als solchen zu erkennen, also zu einer Zeit, in welcher er sich noch als eine wolkig diffuse oder speichenartig gestreifte und feinpunktirte *Zone* darstellt, die von ihrem peripheren scharfen Rande aus sowohl nach hinten als nach vorne gegen die beiden Pole der Schichte sich mehr und mehr ausbreitet.

Eben so wenig können dann aber auch diagnostische Zweifel auftauchen, wenn der Schichtstaar bereits *in secundären Wandlungen* begriffen ist, die trübe Schichte allmälig zu zerklüften beginnt und durch die Spalten und Lücken der pellucide *Kern* wieder zum Vorschein kömmt. Gewöhnlich findet man dann im *vorderen Pole* des betreffenden Stratum eine Anzahl *kreideähnlicher* Punkte, welche sich mannigfaltig gruppiren, mitunter wohl auch eine *sternförmige* Figur zusammensetzen. Es lagern dieselben in der Mitte einer zarten bläulichen spinnenwebenartigen mit weissen Punkten und irregulären Streifen durchsetzten Zone, welche gegen den Rand der Schichte hin sich mehr und mehr verdichtet, so dass sie nur kleine Lücken erkennen lässt, und endlich ganz scharf abgesetzt ist. In der Regel erweiset sich der *Linsendurchmesser* unter solchen Verhältnissen *verkleinert*, der äusserste *pellucide Rand* der Linse erscheint unregelmässig verzogen und steht stellenweise beträchtlich ab von den Köpfen der Cilialfortsätze, während die *Volumsabnahme* des Krystalles ausserdem noch durch das *Schwanken* der Iris und durch das *Zurücktreten* der vorderen Kapsel hinter die Ebene der Pupille zum Ausdrucke kömmt.

c) Der Centralkapselstaar stellt sich dem beobachtenden Auge als ein mohn- bis hirsekorngrosses, selten umfangsreicheres, kreideweisses oder knorpelähnliches rundliches Knötchen dar, welches *in der Ebene der Pupille* lagert und von deren Schwärze sehr deutlich absticht. Er ist bald ganz *scharf* begrenzt, bald von einem *wolkig* verschwommenen bläulichen Hofe umgeben. Mittelst der schiefen Focalbeleuchtung lässt sich dieser Hof sehr deutlich zur Wahrnehmung bringen, oft selbst in Fällen, wo er dem freien Auge zu fehlen scheint. Häufig erkennt man auf der *Höhe* des Knötchens auch ein kleines Häufchen von *Irispigment* und in der Umgebung eine strahlige *Faltung* der Kapsel.

Selten finden sich *zwei oder mehrere* derartige Knötchen im Bereiche der Pupille und dann ist der Centralkapselstaar öfters nichts anderes als das Rückbleibsel einer über die *ganzen Vorderschichten* der Linse ausgebreiteten und secundär metamorphosirten *partiellen* Cataracta (S. 542).

Ist das Knötchen *zapfenartig* nach hinten verlängert (*Cataracta pyramidalis*), so ist es natürlich um so auffälliger. Es tritt dann öfters merklich *über* die Ebene der Pupille *hervor*, oder ragt gar *hornähnlich* in die Kammer hinein.

B. Die mit dem Staare verknüpften Sehstörungen resultiren zum Theile aus der *Diffusion* und *Absorption* des Lichtes in der optisch ungleichartig gewordenen Linsensubstanz, zum anderen Theile aber aus den mannigfaltigen *Verkrümmungen*, welche die beiden *Oberflächen* des Krystalles so häufig erleiden.

In *ersterer* Beziehung gilt nahezu dasselbe, was von den *Corneal*trübungen gesagt wurde; es sind die auf Diffusion und Absorption beruhenden Sehstörungen bei beiden diesen Zuständen nahezu dieselben (Siehe S. 103).

Doch wird von *cataractösen* Trübungen unter übrigens gleichen Verhältnissen weit *weniger* zerstreutes Licht auf die centralen Netzhauttheile geworfen, ein Unterschied, welcher sich in sehr auffälliger Weise geltend macht bei *minder dichten* und besonders bei den auf *einzelne* Schichten beschränkten Obscurationen. Nicht nur, dass *periphere* derartige Trübungen, wie sie z. B. bei beginnendem Corticalstaar vorkommen, von der Regenbogenhaut vollständig *gedeckt* werden; auch *centrale* Trübungen beirren das Gesicht in einem viel *geringeren* Grade als *gleich dichte* und *gleich ausgebreitete Hornhautflecke.*

Es kömmt hierbei in Betracht, dass von dem seitlich auffallenden diffusen Lichte schon viel durch die spiegelnde und stark convexe Oberfläche der *Cornea* zurückgeworfen wird, also die Linse nicht mehr trifft; hauptsächlich aber, dass die *Regenbogenhaut* unter gewöhnlichen Verhältnissen die grössere Hälfte des Krystalles deckt und wie ein durchlöchertes *Diaphragma* wirkt, sowie dass die Oberfläche des Linsenkörpers eine viel *geringere Wölbung* als die Cornea besitzt. Das die *Seitentheile* der Hornhaut passirende schon geschwächte diffuse Licht trifft demnach unter sehr *grossem Winkel* auf die Mitte der vorderen Linsenfläche, verliert daher durch *Reflexion* nochmals bedeutend an Intensität und vermag nur ein sehr *lichtschwaches Spectrum* über die *vorderste* Zone der Netzhaut zu ergiessen. Das von *vorne* kommende directe Licht aber erleidet, da es nahezu *senkrecht* auf die Linse fällt, eine verhältnissmässig *geringe* Zerstreuung und geht fast ungeschwächt durch, kann daher *scharfe* Bilder von *grossem* scheinbaren Glanze auf der Netzhaut entwerfen.

In der That nehmen Kranke, welche mit *unreifem Kernstaare* oder mit *Schichtstaar* behaftet sind, grössere Objecte in mittleren Entfernungen öfters ganz gut aus und pflegen auch grössere Druckschriften anstandslos, obgleich nicht anhaltend, zu lesen, besonders wenn die fehlerhafte Einstellung des dioptrischen Apparates durch entsprechende Brillen neutralisirt und das *diffuse* Licht möglichst beseitigt, überdies auch die Pupille wegen geringer Erleuchtung des Gesichtsfeldes weiter wird. Selbst *Corticalstaare*, welche über die *Pole* reichen, schliessen nicht nothwendig die Fähigkeit der Selbstführung aus und bei *iritischen* Auflagerungen auf die Vorderkapsel, auch wenn die Pupille vollkommen abgeschlossen und das von ihr umgrenzte Stück der Linsenoberfläche ganz gedeckt ist, staunt man oft über die Schärfe des Gesichtes. Besonders auffällig ist die *Geringfügigkeit* der Sehstörung, wenn es gelingt, das *seitliche* diffuse Licht abzuschneiden, und wenn die *Objecte* gut beleuchtet sind; daher denn auch solche Kranke auf jede mögliche Weise das Auge zu *beschatten* und die Gegenstände in gutes Licht zu bringen suchen, den Kopf meistens gesenkt tragen, in dem Gebrauche *dunkler Gläser* und breiter *Augenschirme* eine wesentliche Erleichterung finden, die abendliche *Dämmerung* und das Licht *trüber* Tage als besonders günstig hervorheben u. s. w.

Bei *dichten* und *ausgebreiteten*, namentlich aber auf eine grosse Anzahl von Schichten ausgedehnten, cataractösen Trübungen werden diese Vortheile indessen reichlich aufgewogen durch die Vergrösserung der *Lichtabsorption*, also durch die *Verminderung* des scheinbaren Glanzes der Netzhautbilder. Bei Cataracten, welche auf den *Kern* beschränkt sind, bei reifen *harten* und *weichen Kernstaaren*, bei gewissen *partiellen* Staaren, lässt sich durch *Erweiterung* der Pupille, also dadurch, dass die *pellucide Linsenperipherie* dem directen Lichte erschlossen wird, dieser Verlust allerdings bis zu einem gewissen Grade *ausgleichen* und mindestens die *seitliche* Partie des Gesichtsfeldes zur deutlicheren Wahrnehmung bringen; so wie aber die Trübung nahe bis zum *Rande* der Linse vorgeschritten ist, und dieses ist bei *reifen* Staaren die Regel, werden äussere Objecte nicht mehr in *deutlichen* Bildern auf der Netzhaut dargestellt und der Durchmesser des Sehloches hat nur mehr Einfluss auf die grössere oder geringere Erleuchtung des *Spectrum*. Es erscheint dieses dem Kranken unter gewöhnlichen Verhältnissen meistens als ein *gleichmässig* über das ganze Gesichtsfeld ergossener *Nebel* von weissbläulicher, weisser, gelblicher, bei reinen und stark gefärbten Kernstaaren wohl auch bräunlicher, sehr selten röthlicher Farbe. Fällt blos *directes* Licht auf, sieht der Kranke aus einem dunklen Raum auf eine helle Kerzenflamme, den Mond u. s. w., so zeigt sich ein *begrenztes* Spectrum von rundlicher oder ovaler Form, dessen Randtheile heller, das Centrum aber, wegen der gegen den Pol zunehmenden Dicke der Linse, dunkler ist.

Die solchermassen begründete Abschwächung des die Netzhaut treffenden Lichtes ist wirklich eine sehr bedeutende. Es erhellt dieses am deutlichsten aus den dunklen *Schatten*, welche *partielle* und nur einen *Theil* der Pupille verlegende cataractöse Trübungen, z. B. kleine sclerosirte Kerne, Centralkapselstaare, einzelne Zacken eines beginnenden Corticalstaares u. s. w. unter günstigen Verhältnissen auf die Retina werfen.

Es ist in Betreff dieses Symptomes von hohem Belange, dass die in dem Bereiche der Pupille gelegenen cataractösen Trübungen die bereits *convergent* gemachten Strahlenkegel in einem viel *kleineren* Durchmesser schneiden, bei gleicher Ausdehnung demnach bei weitem *mehr* schwächen, als entsprechende *Hornhaut*trübungen. Dazu kömmt, dass die Staarbildung fast immer mit einer *Abnahme des Accommodationsvermögens* und mit einer falschen *Einstellung* des dioptrischen Apparates verknüpft ist, dass sonach die von den Linsentrübungen ausgehenden Schattenkegel mit einem beträchtlichen *Durchmesser* auf die Netzhaut treffen.

So ist *beim Kernstaar* nicht nur die Accommodation sehr stark beeinträchtigt, sondern wegen *Abflachung* der Linse auch meistens eine hochgradige *hyperpresbyopische* Einstellung gegeben. Bei *weichen* Staaren dürfte im Gegentheile eher eine *myopische* Einstellung anzunehmen sein. Thatsächlich wird diese häufig beim *Schichtstaare* beobachtet und gehört bald einem angeborenen fehlerhaften *Bau* des Bulbus auf Rechnung, bald ist sie *erworben* und erklärt sich aus dem Umstande, dass die Gesichtsobjecte behufs genaueren Sehens dem Auge unverhältnissmässig *nahe* gehalten werden müssen. Bei *geschrumpften* Staaren aller Art ist der dioptrische Apparat selbstverständlich für *negative* Entfernungen eingerichtet; ausserdem aber macht sich die mit der Verkleinerung der Linse verknüpfte *Faltung* der Kapsel durch beträchtliche *Verzerrung* der Spectra oder etwa noch ermöglichten Netzhautbilder geltend.

Beim *Centralkapselstaar*, wo eine *auffällige* Volumsverminderung des Krystalles in der Regel fehlt, ist die *Runzelung* das Knötchen umgebenden Kapselportion sehr oft die *hauptsächlichste* Ursache der gegebenen *Sehstörung*

Complicationen. Am meisten ins Gewicht fallen die auf *Gewebswucherung* fussenden *materiellen* Veränderungen der *gefässhaltigen* Binnenorgane des Augapfels und die darin begründeten Functionsstörungen des *lichtempfindenden Apparates*. · Es sind solche Complicationen mit *Amblyopie* oder *Amaurose* in der Mehrzahl jener Fälle gegeben, in welchen sich der Staar unter dem Einfluss heftiger *Entzündungen* der tieferen Bulbusorgane entwickelt und ausgebildet hat. Bei der *Cataracta calcarea, cholestearinica, fibrosa, ossea* und deren Mischformen ist die Amaurose sogar ein *fast constanter* Begleiter.

Gewöhnlich deuten unter solchen Umständen gewisse *äusserlich* wahrnehmbare *Symptome* auf jene Alterationen mit grösserer oder geringerer Bestimmtheit hin, wie z. B. auffällige Härte oder Weichheit des Bulbus, Erweiterung der im Episcleralgewebe streichenden Ciliargefässstämme, beträchtliche Verengerung oder Erweiterung der Kammer, Atrophie der Iris, Unbeweglichkeit oder Trägheit, Verschluss oder Abschluss der Pupille u. s. w. Doch können *einzelne* oder *mehrere* dieser Symptome vorhanden sein, *ohne* dass Amblyopie oder Amaurose oder überhaupt unheilbare Alterationen des lichtempfindenden Apparates bestehen, und umgekehrt kommen gar nicht selten sehr tief in die Organisation der betreffenden Theile eingreifende Processe vor, z. B. reine Netzhautentzündungen, Netzhautabhebungen, entzündliche Sehnervenleiden, exsudative Aderhautentzündungen etc., welche in keinem Stadium ihres Verlaufes sich durch Veränderungen der *äusserlich* sichtbaren Theile des Bulbus verrathen. Ueberdies resultiren solche Functionsstörungen bisweilen aus *angeborenen* Bildungsfehlern, worauf besonders bei der Cataracta *adnata* Rücksicht zu nehmen ist. Bei *einseitigen* Staaren, welche sich in dem *Kindesalter* entwickelt haben, ist die complicirende Amblyopie nicht selten eine blosse Folge der dauernden *Vernachlässigung* des Auges.

Insoferne nun eine derartige Complication von allergrösstem ja geradezu *entscheidenden* Einfluss auf die Prognose ist, ergiebt sich aus dem Gesagten die dringende Mahnung, bei Gegebensein einer Cataracta und besonders *vor operativen Eingriffen* nicht nur alle *objectiven* Erscheinungen, welche auf materielle Veränderungen der gefässhaltigen Binnenorgane des Augapfels hindeuten, auf das sorgfältigste zu erforschen, sondern auch die *subjective* Seite des Krankheitsbildes, vornehmlich das *Quantum* und *Quale der Lichtempfindung* einer eingehenden Untersuchung zu unterziehen.

Wenn man die Functionstüchtigkeit des lichtempfindenden Apparates allein aus der *Lebhaftigkeit des Spieles der Pupille* bemessen wollte, so liefe man Gefahr, in einer nicht ganz geringen Zahl von Fällen diagnostischen Irrthümern anheimzufallen; da eben der Pupillarrand nicht selten durch hintere Synechien *fixirt* ist und andererseits das Lichtempfindungsvermögen schon um ein Bedeutendes *vermindert* sein kann, ohne dass die Reaction der Pupille auf Lichtwechsel sonderlich geschwächt erscheint.

Die *verlässlichsten* Schlüsse dürften sich in dieser Beziehung aus der *Entfernung* ziehen lassen, aus welcher ein cataractöses Auge im *verdunkelten* Zimmer das Licht einer kleinen Lampe wahrzunehmen im Stande ist. Im Allgemeinen gilt als Regel, dass bei *gemischten* und *weichen* Totalstaaren, wo die Diffusion des auffallenden Lichtes eine vollständige ist, das Hell der Lampe auf 15 Fuss und etwas darüber *deutlich* unterschieden wird, worüber man sich leicht vergewissern kann, wenn man die Flamme abwechselnd deckt und wieder freilässt Bei *unreifen* Cataracten, bei ausgebildeten *Kernstaaren*, bei *Schichtstaaren* so wie bei der Cataracta *discoidea* und *siliquata* ist unter Voraussetzung der *Normalität* der übrigen Bulbusorgane die Distanz natürlich eine *grössere*, indem hier viel *directes* Licht durchgeht und sich zu einem Spectrum von grösserem scheinbaren Glanze concentrirt. Wird der nebenhergehende Fehler der *dioptrischen Einstellung* durch entsprechende *Brillengläser* aufgehoben, und das Spectrum sonach *verkleinert*, so kann die Distanz, in welcher die Lampe wahrgenommen wird, sogar um ein *Bedeutendes* wachsen. Ist hingegen *Amblyopie* vorhanden, so ist jene Entfernung eine *vielmal geringere* und um so kürzere, je höher der Grad der Funktionsstörung ist.

Von Nutzen ist hierbei der Gebrauch *farbiger* Gläser, welche vor das zu untersuchende Auge gehalten werden, indem sich aus der Fähigkeit, *verschiedene Farben* und besonders *verschiedene Töne derselben Farbe* zu unterscheiden, sehr sichere Schlüsse auf den Grad der Functionstüchtigkeit des lichtempfindenden Apparates basiren lassen.

Einschränkungen und *Unterbrechungen des Gesichtsfeldes* wird man bisweilen erkennen, wenn man die Flamme einer Kerze oder eines Wachsstockes u. dgl. in geringer Entfernung vom Auge im Gesichtsfelde herumführt und die Orte bemerkt, aus welchen das Licht sehr schwach oder gar nicht wahrgenommen wird.

Auch die *subjectiven Lichterscheinungen*, welche entzündliche Processe der tieferen Binnenorgane des Augapfels sehr oft begleiten, sind wohl zu beachten. Doch muss hierbei berücksichtigt werden, dass *im Staarmagma* vorhandene *Cholestearinkrystallhaufen* bei günstiger Beleuchtung ähnliche Phänomene, das Sehen von Funken, farbigen Ringen u. s. w. bedingen können. Der Umstand, dass derartige subjective Lichterscheinungen blos im *hellen Lichte* hervortreten und von der *Circulation des Blutes* unabhängig sind, lässt sie leicht von den Aeusserungen krankhafter *Netzhauterregung* unterscheiden.

Ursachen. 1. Es entwickelt sich der Staar meistens *ohne alle nachweisbare äussere Veranlassung.*

a) Der Process *beginnt öfters schon vor Eintritt der allgemeinen Involution des Körpers*, im Mannesalter, in der Jünglings- oder Kindesperiode. Nicht selten wird er sogar schon mit auf die Welt gebracht (*Cataracta adnata*) und ist dann oft mit *Bildungsfehlern* des Augapfels z. B. myopischem Bau, vergesellschaftet. In manchen Fällen lässt sich eine *Vererbung* des Uebels nachweisen; doch kommen auch *staarfreie* Elternpaare vor, deren Kinder in der *Mehrzahl* oder *Gesammtheit* frühzeitig an Staar *erkranken*, oder cataractös *geboren* werden.

Als nächste Ursache wird eine *mangelhafte Entwickelung der Linse* angenommen, welche macht, dass die Elemente sich nicht lange auf der Höhe der Evolution erhalten können und vorzeitig ihrem Verfalle zuschreiten, ein Vorgang, welcher seine Analogien in dem vorzeitigen Ausfallen der Haare und Verderben der Zähne findet.

Es sind solche Staare fast immer *weiche oder flüssige Totalstaare*, oder *Schichtstaare; seltener trifft man weiche Kernstaare oder andere partielle Cataracten*, z. B. Centralkapselstaare. Nur in den seltensten Ausnahmsfällen findet sich im Jugendalter ein kleiner *sclerosirter* Kern. Der *Schichtstaar* kömmt in einigen Gegenden öfter vor, als in andern, und wird von einzelnan Autoren sogar als die *gewöhnlichste* Staarform des *jugendlichen* Alters betrachtet.

b) In der grössten Mehrzahl der Fälle jedoch kömmt es erst jenseits des 45. Lebensjahres, *nach Eintritt der allgemeinen Involution*, zur Staarbildung; daher diese denn auch vornehmlich als eine *Greisenkrankheit* gilt. Die *Männer* leiden in einem grösseren procentarischen Verhältnisse als die *Weiber*. Es ist unter solchen Umständen der Staar fast immer ein *harter* oder *gemischter* und stellt im Grunde genommen nur eine über das normale physiologische Mass fortgeschrittene *senile Involution* der Linse dar, daher denn auch die *Grenze*, wo diese Cataracta beginnt, eine sehr schwer oder nicht zu bestimmende ist.

c) Was die *physiologische* Involution vermag, das kann wohl auch eine *pathologische* und insoferne hat die althergebrachte Meinung etwas für sich, dass ausschweifendes Leben, übermässiger dauernder Kummer, die Säufer- und Wechselfiebercachexie etc. mit zu den *entfernteren* Ursachen des Staares gerechnet werden dürfen, oder wenigstens das Auftreten des cataractösen Processes beschleunigen und begünstigen. Es stimmt damit die Beobachtung überein, nach welcher cataractöse Individuen *diesseits* der 50ger Jahre häufig sehr geschwächte elende herabgekommene kränkliche Leute sind.

Sicher besteht ein solcher ätiologischer Zusammenhang zwischen Cataracta und der *Zuckerruhr*. Diabetiker werden in einem auffallend *hohen procentarischen* Verhältnisse staarblind und dieses zwar in einem Lebensalter, in welchem sonst der Beginn eines cataractösen Processes zu den Ausnahmen gehört.

Es ist *nicht* der erwiesene Zuckergehalt oder die mehrseitig behauptete *Säuerung* der dioptrischen Medien, welche etwa auf *chemischem* Wege den Zerfall der Linse bedingen, sondern *die hochgradige Depascenz des Gesammtorganismus*, welche sich gleich der vorgerückten senilen Involution auch in der Linse geltend macht, wie daraus hervorgeht, dass diese Cataracta fast immer nur bei *sehr hochgradig* entwickeltem Diabetes und erst in den *späteren Stadien* der Krankheit, nachdem der Körper sehr herabgekommen ist und oftmal zu einer Zeit auftritt, in welcher die Zuckerproduction schon sehr *abgenommen* hat.

Es hat übrigens der Staar der Diabetiker *keine anatomischen Besonderheiten*. Er ist meistens ein *weicher* und entwickelt sich *rasch*, weil die Zuckerruhr gewöhnlich Individuen im Jünglings- oder im kräftigen Mannesalter befällt. Kömmt der Diabetes im *höheren Alter* zum Ausbruch, so ist auch der davon abhängige Staar ein *gemischter* mit *grossem sclerosirten* Kerne.

Eigenthümlich und vor therapeutischen Eingriffen wohl zu berücksichtigen ist indessen die verhältnissmässig grössere Häufigkeit der Complication mit *Amblyopie*. Es geht die letztere in den meisten Fällen vom Gehirne oder von einem oder dem anderen Sehnerventruncus aus und characterisirt sich gleich den anderen Cerebralamaurosen durch Verdunkelungen im Gesichtsfelde und durch die Erscheinungen des Schwundes im Sehnerveneintritt, durch dessen hellere weisse Färbung, grössere Opacität, auffällige Verdünnung der arteriellen Centralgefässstücke etc.

Es braucht nicht erst erwähnt zu werden, dass diese Amblyopie auch *ohne Cataracta* bei Diabetikern auftritt und dass die effective *Störung des Gesichtes* unter allen Verhältnissen um so grösser ausfallen müsse, als bei dem allgemeinen Verfall des Nerven- und Muskelsystems fast constant eine wahre *Parese* oder *Paralyse des Accommodationsapparates* neben hochgradigem Diabetes einhergeht.

2. In einer anderen Reihe von Fällen liegt die nächste Ursache der Staarbildung *in Entzündungen der Binnenorgane des Augapfels*, insbesondere der *Vordertheile der Gefässhaut*. Es kann die Entzündung in *mannigfaltiger* Weise die Quelle von Nutritionsstörungen der Linse werden und so auf *verschiedenen* Wegen zur Cataracta führen.

a) Oftmals wird die *Zellenschichte der Kapsel* in entzündliche *Mitleidenschaft* gezogen, dadurch in ihrer Organisation wesentlich alterirt und so eine unerlässliche Bedingung zum normalen Fortbestand des Krystalles aufgehoben. Mitunter dürften unter solchen Umständen sogar die *Elemente der Linse* selbst in *entzündliche* Wucherung gerathen und *direct* zu Grunde gerichtet werden. Am häufigsten wird eine solche Fortpflanzung der Entzündung ·auf Kapselepithel und Linsenelemente beobachtet bei *intensiven* Entzündungen der *Regenbogenhaut* und des *Strahlenkörpers*, es mögen diese für sich allein bestehen oder nur die Theilerscheinung eines *weiter ausgebreiteten* Processes, allenfalls einer *Panophthalmitis*, sein.

b) In anderen Fällen wird die Cataracta zunächst dadurch begründet, dass der entzündliche Process mit dem *Schwunde der gefässreichen Binnenorgane* des Augapfels endet und solchermassen die Hauptquelle der Ernährungsstoffe für die Linse gestopft wird. In dieser Weise erklärt sich die Staarbildung bei *reiner Chorioiditis serosa*, beim *Glaucom* u. s. w.

c) Sehr oft liegt der nächste Grund der Staarbildung in *Beeinträchtigungen* des freien *Stoffaustausches* wegen *Productanlagerungen* auf die Vorderkapsel. Wenn solche Producte einen *grösseren Theil* der Kapsel decken, geht meistens die ganze Linse staarig zu Grunde. Beschränken sich aber die Auflagerungen auf eine *sehr kleine* Quote der Kapseloberfläche, so bleibt wohl auch der Staar ein *partieller* (S. 541, *a*).

Es versteht sich von selbst, dass in vielen Fällen diese *pathogenetischen* Momente bei der Erzeugung und weiteren Ausbildung des Staares *zusammenwirken*. Ob *Vermischungen des Kammerwassers mit extravasirtem Blute* u. s. w. *an und für sich* eine Staarbildung bedingen können, ist nicht ganz entschieden. Wahrscheinlicher ist es, dass die nebenhergehende *Entzündung* und die *Auflagerung von Gerinnseln* auf die Vorderkapsel den Grund abgeben. Mitunter nehmen *massige Blutextravasate im Kammerraume* einen sehr eigenthümlichen und nachhaltigen Einfluss auf die *weitere Gestaltung* einer sich entwickelnden Cataracta. Es dringt nämlich das im Kammerwasser gelöste *Hämatin* durch die Kapsel und *färbt* die oberflächlichen Schichten der allmälig zerfallenden Linse roth. Später scheidet es sich im Staarmagma theilweise wieder aus und man findet es dann gewöhnlich massenhaft unter der Gestalt dunkler pigmentähnlicher Körnchen und Grumen *im Staarbrei* eingelagert. Seltener stösst man auf Gruppen schöner dunkelpurpurner oder schwarzer *Hämatoidinkrystalle*. Bei der *secundären* Metamorphose wird das Magma, wohl in Folge der complicirenden Entzündungen, sehr dicht, fast knorpelhart, ohne sehr an Volumen abzunehmen, daher solche Staare meistens sehr *gross* erscheinen. Gleichzeitig gewinnt aber wegen Resorption der löslich gewordenen Bestandtheile das umgewandelte Hämatin immer mehr das Uebergewicht und giebt endlich der *Oberfläche* des Staares eine purpurbraune bis dintenschwarze Farbe. Da das Hämatin nicht bis zum Kerne vordringt, sind dessen Veränderungen auch die gewöhnlichen, doch scheint er *öfter* zu *sclerosiren*. Man hat solche Staare ganz *vorzüglich* unter dem Namen „*Cataracta nigra*" beschrieben und mit Recht strenge gesondert von jenen schwarzen *Kernstaaren* (S. 533), welche nichts anderes als der Ausdruck einer *sehr weit vorgeschrittenen Sclerose* sind. Ihre Erkennung ist bei Benützung der schiefen Focalbeleuchtung und des Augenspiegels nicht schwer; die erstere lässt sehr deutlich den braunen oder grauschwarzen Ton, den matten Glanz und die durch die Reste des Gerinnsels allenfalls bedingten Unebenheiten der Linsenoberfläche zur Wahrnehmung bringen und durch den Augenspiegel erweiset sich die absolute Opacität der Pupille. Bei der Untersuchung mit dem *freien* Auge indessen kann wegen der dunklen Färbung der Pupille der Staar leicht übersehen werden, namentlich wenn die Pupille sehr eng ist. Der Zustand wird dann gerne für eine hochgradige *Amblyopie* gehalten. Es ist diese übrigens eine *gewöhnliche* Complication, erstlich weil Extravasate in der Kammer oft mit Hämorrhagien in der *Ader- und Netzhaut* vergesellschaftet sind, zweitens weil *massenhafte* Blutaustretungen gerne secundär durch *Schwund* der Theile zu Functionsstörungen des Auges Veranlassung geben.

3. Eine sehr wichtige Rolle in der Aetiologie der Cataracta spielen *Verletzungen des Linsensystems*, insbesondere der *Vorderkapsel*.

a) *Sehr feine Stiche*, welche nicht tief eindringen, *verheilen* in einzelnen *seltenen* Fällen, *ohne irgend eine Spur* zu hinterlassen. Es pflegt sich dann kurz nach der Verletzung rings um die Wunde eine *oberflächliche* Trübung einzustellen, welche durch die *Wucherung* der nachbarlichen Zellen des Kapselepitheles bedingt wird und später wieder verschwindet, indem die proliferirenden Zellen alsbald zur Norm zurückkehren. Oefter jedoch führt diese Wucherung zu *einer bleibenden Trübung*, in deren Mitte, an der Stelle der Kapselwunde, man eine dichtere *narbenähnliche* fettigkalkige Masse findet, es ist eine *partielle Cataracta traumatica* gegeben.

Indem nämlich die den Stichkanal umgebenden Linsentheile zerfallen und sich aufblähen, treten sie *in die Kapselwunde* hinein oder erheben sich wohl auch etwas über deren Ränder *(Krystallflocke)*, werden später wohl theilweise resorbirt, theilweise aber verkalken sie, besonders wenn heftigere *Entzündungen* mitwirken. So entsteht eine Art *Pfropf*, der die Kapselwunde narbenähnlich schliesst, oftmals aber tief in die Linsensubstanz eindringt und nach neueren Untersuchungen mit einer neoplastischen *glashäutigen* Schichte, einer unmittelbaren Fortsetzung der *Kapselwundränder*, überkleidet zu sein pflegt.

In den meisten Fällen aber reicht eine *noch so feine* Kapselwunde beim Menschen hin, um *die ganze Linse* mehr weniger rasch *zum staarigen Zerfalle zu bringen*. Es geht dieser Process immer unter einiger, oft unter einer sehr auffälligen *Volumsvergrösserung* der sich zersetzenden Krystallsubstanz einher. In Folge dieser *Blähung* reisst die Kapsel nicht selten von den Wundwinkeln aus weiter ein, ein Theil der Staarmasse drängt sich hervor und wird resorbirt, während die Kapselzipfel sich *zurückziehen* und durch den verkalkenden Rest der Cataracta unter einander *verklebt* werden. Das Resultat ist eine *secundäre traumatische Cataracta*. Wo aber die Kapsel *nicht weiter einreisst*, wird deren Wunde bald durch die secundär metamorphosirenden Staarreste *geschlossen* und die Cataracta je nach den *Dichtigkeitsverhältnissen* des Krystalles durch *secundäre* Metamorphosen in einen *Kernstaar* mit fettigkalkiger Oberfläche, in einen *scheibenförmigen* oder *trockenhülsigen* Staar verwandelt.

Da übrigens die Verletzung an sich häufig *direct* zu heftigen *Entzündungen* der gefässreichen Binnenorgane des Bulbus führt, oder diese *indirect* anregt durch die Blähung der Staarmasse und so bedingte mechanische Reizung der Iris, so kömmt es auch häufig zu eigentlichen *Kalkstaaren* oder zu *fibrösen Cataracten*, welche in der Regel mit ausgebreiteten oder totalen *hinteren Synechien* des Pupillarrandes verknüpft sind. Häufig findet man dann die *Iris und die Linse* wohl auch durch derbe sehnige Balken oder Blätter *mit der Cornealnarbe verwachsen*. Ueberdies wird der *Bulbus* sehr gewöhnlich *atrophirt* wegen Theilnahme seiner *sämmtlichen* Bestandtheile am entzündlichen Processe. Dieser ist sogar in nicht wenigen Fällen so intensiv, dass das Endresultat eine wahre Phthise ist.

b) Je grösser die Kapselwunde, um so sicherer kömmt es zum *Totalstaar* und den letztgenannten Ausgängen der *Entzündung*, weil dann die Kapselwundränder sich *weit zurückziehen* können, ein *grösseres* Stück der Linse blosgelegt wird, der Humor aqueus demnach einen weit grösseren Einfluss gewinnt, folgerecht also auch die *staarige Zerfällung* eine weit *raschere* und die *Blähung* eine weit bedeutendere ist. Besonders *gefährlich* sind insoferne Kapselwunden bei Individuen *jenseits* der Pubertätsperiode, wo die Linse schon zu einem gewissen Grade von *Dichtigkeit* gelangt ist. Bei *Kindern* reizen geblähte Linsen weniger, vielleicht weil sie weniger Consistenz haben und weil auch die *Resorption* eine wahrhaft rapide ist, die Schädlichkeit also verhältnissmässig viel kürzere Zeit dauert. In der That wird bei Kindern eine verletzte Linse viel häufiger wieder grossen Theils *aufgesaugt, ohne* dass der Bulbus durch Entzündungen übermässig gefährdet würde, als bei Erwachsenen.

Uebrigens kommen, wenn auch sehr *selten*, doch Fälle vor, wo die Kapsel in *grosser* Ausdehnung und selbst durch eine *grössere Anzahl* von sich *kreuzenden* Schnitten oder Rissen getrennt und die *Linse tief* eingeschnitten worden war, trotz allem dem aber nur eine *partielle Cataracta* resultirt, in der man die einzelnen Wunden noch an entsprechenden blattartigen, senkrecht auf die Oberfläche gestellten, dichten sehnenähnlichen, theilweise fettigkalkigen Einlagerungen erkennt, welche von wolkig trüben Massen umgeben sind und sich deutlich von dem durchsichtig gebliebenen, meistens aber etwas vergilbten und sulzähnlich weichen Linsenreste abheben.

c) Am schlimmsten sind wohl *verunreinigte Wunden*, welche oft gesetzt werden, wenn kleine Metallsplitter, Theile von explodirten Kupferzündhütchen etc. mit grosser Gewalt an die vordere Bulbusfläche anspringen und, nachdem sie die Cornea mit oder ohne der Iris durchbohrt haben, *in dem Krystalle stecken* bleiben. Es haften diese Körper bisweilen ganz *oberflächlich in der Kapselwunde*. Wenn dann die umgebende Linsenpartie staarig zerfällt, werden sie *aus der Wunde gedrückt*, fallen im Kammerraume zu Boden und führen den Bulbus, da sie nicht leicht gefunden und entfernt werden können, unter den fürchterlichsten Qualen zur Atrophie oder Phthise. Oefter jedoch *dringen sie tiefer in die Linse* ein und werden alsbald von dem cataractösen Magma *vollkommen eingehüllt*. Auch unter diesen Umständen entwickelt sich in der Regel eine *sehr heftige Entzündung*, welche gleichfalls den Bulbus *völlig zu Grunde richten* kann, zum *mindesten* aber ausgebreitete *hintere Synechien* des Pupillarrandes mit sich bringt und die Wandlung des Totalstaares in einen *Kalkstaar* oder *fibrösen Staar* verursacht. Ein wichtiges

Symptom in den *späteren* Verlaufsstadien dieser Staare ist die tief *orange-gelbe* oder *rostrothe Färbung der Kapselnarbe* und ihrer Umgebung. *Wo sich* diese Färbung findet, kann man mit grosser Wahrscheinlichkeit auf das Vorhandensein eines *metallischen* Körpers im Staare rechnen. Es kömmt dieses der Diagnose um so mehr zu gute, als die *Hornhautwunde* nicht immer eine *kennbare* Narbe hinterlässt und als die Kranken bisweilen gar nicht einmal von einer vorausgegangenen *Verletzung* etwas wissen, da die letztere oftmals mit ganz unbedeutenden Schmerzen verknüpft ist und daher über-sehen wird.

Nur selten schlägt der fremde Körper *durch die Linse durch* und gelangt *in den Glaskörper*, oder bleibt gar erst in den *gefässhaltigen* Membranen des *Augen-grundes* stecken. Die Folgen sind mit seltenen Ausnahmen um so gewisser *inten-sive Entzündungen* mit endlicher *Atrophie* oder *Phthise* des Bulbus. Immerhin jedoch kommen auch Fälle vor, wo die entzündliche Reaction eine *sehr geringe* und bald *vorübergehende* ist, oder ganz *fehlt*, und der Augapfel darum seine Functionstüch-tigkeit nicht *ganz* einbüsst. Es kann dann geschehen, dass sich die Linse blos in der *nächsten Umgebung* des Wundkanales trübt und so eine *partielle Cataracta* hergestellt wird, welche in Gestalt eines dichten sehnigkalkigen *Stranges* die sonst pellucide Linse durchsetzt. Der *fremde Körper* selbst erscheint im *Glaskörper* von einer Art sehniger Hülle umgeben, deren äussere Oberfläche sich in eine wolkig-streifige Trübung und balken- oder bandartige Fortsätze auflöst. Selbst *umfangs-reiche* fremde Körper, wie Schrottkörner, Eisenstücke etc. werden ausnahmsweise in solcher Art *eingekapselt* und bleiben im Glaskörper jahrelang liegen, *ohne noth-wendig* zum Untergange des Auges zu führen. Es sind sogar Fälle beschrieben worden, wo solche fremde Körper in der inneren Wand der *Augapfelhäute* stecken blieben und daselbst *fixirt* wurden, ohne dass sich um sie eine *neoplastische Kapsel* bildete, so dass man sie noch nach Monaten mittelst des Augenspiegels deutlich in den pelluciden oder doch nur sehr wenig getrübten Glaskörper hineinragen sehen konnte.

4. Eine weitere Quelle von Cataracten liegt in *centralen Durchbrüchen der Hornhaut*. Ist die hintere Geschwürsöffnung eine *sehr kleine*, so wird die Vorderkapsel auch nur in sehr geringem Umfange mit der Cornea ver-löthet und die Verbindung unter dem Drucke des sich sammelnden Kam-merwassers leicht wieder aufgehoben, worauf der an der Kapsel haften bleibende Pfropftheil entweder *resorbirt* wird oder einen *Centralkapselstaar* veranlasst (S. 72, *b. α*). Uebersteigt der Durchmesser der Perforations-öffnung aber etwa eine halbe Linie, so ist die Losreissung der Kapsel viel schwieriger, in vielen Fällen *bleibt die Linse* durch den Narbenpropf *mit der Cornea* und oft auch mit dem Pupillarrande *verwachsen* (Fig. 5, S. 73 a). Sie geht dann in der Regel sehr bald *staarig* zu Grunde und macht ihre secundären Metamorphosen unter dem Einflusse des die Verwachsung ver-mittelnden *Entzündungsprocesses* durch, wird also meistens eine *kalkige* oder *fibröse Cataracta*, deren beträchtliche *Schrumpfung* durch tiefe *Falten der Kapsel*, welche häufig strahlenförmig um den Verbindungspfropf angeordnet sind, zum Ausdruck kömmt und stets auch mit bedeutender Zerrung und Verbreiterung der *Zonula* verknüpft ist.

Oftmals geschieht es bei *grösseren* Durchbrüchen, dass die in die Oeffnung vorgedrängte Kapselpartie unter dem Drucke momentaner Muskelcontractionen *berstet* und dass ein Theil oder fast die ganze Linse *entleert* wird, während die Kapsel zurückbleibt; ja bisweilen reisst sogar auch die *hintere Kapsel* ein und es ergiesst sich eine grössere oder kleinere Portion des *Glaskörpers*. Es kann aus-nahmsweise unter solchen Verhältnissen geschehen, dass nur *ein Theil des Linsen-restes* staarig zerfällt, das Uebrige aber *durchsichtig* bleibt, also eine Cataracta *partialis* resultirt. In der Regel jedoch wird der *ganze Linsenrest* cataractös, wird zum *grössten* Theile aufgesaugt und man findet am Ende den Staar in Form eines unregelmässig gestalteten, hanf- oder pfefferkorngrossen, *kalkigen* oder *knorpelähn-lichen Knötchens* mit dem Pupillarrande an der *Hornhautnarbe angewachsen.* Wenn nach erfolgter Verlöthung der Linse die Cornea oder die Narbe selber *ectatisch* wird, so muss die Linse vermöge der Festigkeit des verbindenden Pfropfes natürlich *nach vorne folgen*, die *Zonula* wird immer mehr gedehnt und am Ende ringsum *eingerissen*, so dass die Cataracta nurmehr an der Narbe *in der Concavität des Staphylomes haftet* (Fig. 42 und 43, S. 290 und Fig. 45 *g*, S. 294).

5. Endlich sind *Zusammenhangstrennungen des Strahlenblättchens* unter den Ursachen des Staares zu erwähnen. Es können dieselben durch *Er-schütterungen*, welche sich von dem Knochengerüste auf das Auge fortpflan-zen und die Zonula sammt den dioptrischen Medien in starke Schwin-gungen versetzen, begründet werden. Am häufigsten werden sie jedoch veranlasst durch die *directe Einwirkung stumpfer Gewalten* auf das Auge, z. B. durch einen Peitschenhieb, einen Schlag, einen Stoss, welche den Bulbus nach einer Richtung hin *zusammenpressen* und vermöge der Incom-pressibilität der dioptrischen Medien eine compensatorische *Ausdehnung* der übrigen nicht unmittelbar von der mechanischen Gewalt getroffenen Por-tionen der Bulbuswand, also eine momentane *Vergrösserung* des Ursprungs-kreises des Strahlenblättchens, mit sich bringen. Ist die Zonula indessen durch hochgradige *senile Involution* oder durch *Entzündungen* der gefässhal-tigen Binnenorgane des Augapfels in ihrer Resistenz wesentlich geschädigt, brüchig und spröde, so reicht öfters schon eine *geringe Erschütterung* des Bulbus, eine kräftige *Contraction* der vier geraden *Augenmuskeln*, wie selbe sich gerne dem Niesen, Erbrechen, starken Bücken u. s. w. associirt, hin, um die fragliche Catastrophe herbeizuführen.

a) In einzelnen Fällen ist der Riss ein *partieller.* Derselbe kann dann viele Jahre *verborgen* bleiben, da er nicht nothwendig binnen kurzer Zeit zur Staar-Bildung führt. Bei genauerer Untersuchung wird man indessen auf ihn aufmerk-sam gemacht werden durch das starke *Schwanken der Iris* bei raschen Bewegungen des Bulbus, durch das *Vorgedrängtsein* der einen und das *Zurücktreten* der anderen Regenbogenhauthälfte, durch die damit verbundene *Schiefstellung der Pupille*, durch die Sehstörungen und besonders den gänzlichen Mangel der *Accommodation.* Bei Erweiterung der Pupille wird wohl auch oft eine fehlerhafte Stellung, eine Nei-gung oder Senkung der *Linse* zum Vorschein kommen. Hat einmal *die Staar-bildung begonnen*, so unterliegt die Diagnose nur mehr geringen Schwierigkeiten und wird um so leichter, je weiter die *secundären* Metamorphosen vorschreiten, indem dann der Staar durch Schrumpfung ganz *unregelmässig* gestaltet wird und *die Zonula* von den Wundwinkeln aus immer weiter *einreisst*, also auch das *Schwanken der Iris und des Staares (Cataracta tremulans, Zitterstaar)* zunimmt, bis endlich der letztere *frei* wird und *in die Vorderkammer* fällt oder, bei mittlerweile eingetretener Verflüssigung des Glaskörpers, *frei im Auge herumschweift (Cataracta natans, Schwimmstaar)* und eine *mechanische* Ursache continuirlicher oder fort und fort recidivirender mehr weniger heftiger *Entzündungsprocesse* abgiebt.

b) In anderen Fällen *reisst sich* der Krystallkörper gleich von vornehrein *ringsum los* und wird *in die Vorderkammer getrieben*, wo er zwischen der Iris und der Cornea *eingekeilt* liegen bleibt. Die *Regenbogenhaut* erscheint dann stark nach rückwärts gedrängt, ihre Wölbung ist *verkehrt*, indem sie nach vorne zu gleichsam *ausgehöhlt* erscheint; die *Pupille* ist meistens etwas erweitert und unbeweglich; die *Linse* selbst aber macht sich durch ihren eigenthümlichen Reflex, besonders durch den *Schattenring* bemerklich, welcher hinter deren freiem Rande zur Wahr-nehmung kömmt und von dem spiegelnden Glanze des letzteren stark absticht.

Sehr häufig stellen sich alsbald *intensive Entzündungen* ein, welche den Aug-apfel oft rasch durch *Vereiterung* zu Grunde richten. Es kann aber auch das *Gegen-theil* geschehen und der Krystallkörper *Jahre lang* in der Vorderkammer lagern, ohne sonderliche Beschwerden zu veranlassen. Am gewöhnlichsten kömmt es zu *Iritiden*, welche bald *acut* auftreten, bald aber gleich ursprünglich bei geringer

Intensität den *chronischen* Verlaut einschlagen und im Ganzen unschwer beschwichtiget werden können, oft jedoch erst, nachdem sie *Producte* geliefert haben, welche ständige Formen eingehen und den prolabirten Krystall in seiner Stellung dauernd *fixiren.* In der Regel *recidiviren* diese Iritiden über kurz oder lang, und die Recidiven wiederholen sich alle Augenblicke, so dass der Kranke selbst bei der grössten Vorsicht seines Lebens nicht froh werden kann. Wird der Linsenkörper *nicht* entfernt, so participirt am Ende auch die *Chorioidea* und *Netzhaut,* das Auge wird amaurotisch und *atrophirt,* ohne dass jedoch damit die Ruhe erkauft wird; vielmehr dauert die Empfindlichkeit fort und oftmals geht *erst jetzt* unter einem neuen entzündlichen Anfalle das Auge durch *Phthisis* verloren. Ueberdies ist es nichts seltenes, dass die Iridochorioiditis auch auf dem *anderen* Auge zum Ausbruch kömmt und dieses in seiner Functionstüchtigkeit gefährdet.

Der *Krystallkörper selbst* kann Jahre lang einen gewissen Grad von *Durchsichtigkeit behalten,* oder doch nur an jenen Stellen staarig zerfallen, an welchen er durch *iritische* Producte *festhängt.* Immer jedoch nimmt er im Laufe der Zeit beträchtlich an *Umfang ab,* namentlich wird sein *Durchmesser* und später wohl auch die *Axe* verkürzt, während die *Linsensubstanz* selbst eine mehr schmutzig gelbliche Farbe annimmt. Zuletzt, obwohl bisweilen erst nach Jahren, beginnt eine wirkliche *cataractöse* Umwandlung an der Oberfläche und schreitet langsam gegen den Kern vor. Die *Schrumpfung* ist dann eine viel ausgiebigere und um so beträchtlichere, je *kleiner* der etwa schon vorhandene *sclerosirte Kern* ist und je *weniger intensiv* die durch den Vorfall bedingten und unterhaltenen *Entzündungen* waren.

c) Wirkten *sehr intensive mechanische Gewalten* auf den Bulbus, so wird der aus seinen Verbindungen gerissene Krystallkörper wohl auch *in den Glaskörper hineingetrieben.* Es kömmt dann fast immer rasch zu heftigen *Entzündungen der Binnenorgane,* um so mehr, als diese unter solchen Umständen gewöhnlich *ebenfalls Risse* davontragen, oder wenigstens von *Blutextravasaten* aus ihren Gefässen zu leiden haben. Ist nicht *Phthisis bulbi* das Resultat, so geht die Functionstüchtigkeit des Auges meistens durch *degenerative Atrophie* der *Gefässhaut* und des *lichtempfindenden Apparates* unter. Es *verflüssigt* dann gewöhnlich der Glaskörper und der *Krystallkörper* wird allmälig zu einer schrumpfenden *Cataracta natans,* welche bei den Bewegungen des Augapfels frei in dessen Höhle herumschwimmt und fort und fort Reizungszustände unterhält, wenn sie nicht früher schon durch *exsudative* Entzündungen *eingekapselt* und mit einem Theil der hinteren *Augapfelwandungen* verbunden worden ist. Nur äusserst selten wird der dislocirte Krystallkörper *im Glaskörper selbst* incapsulirt und gewissermassen *unschädlich* gemacht, während die *Entzündungen der gefässhaltigen Organe,* ohne sonderlichen Schaden angerichtet zu haben, *rückgängig* werden.

d) Bisweilen wird wohl auch die *Sclerotica* in der Nähe ihrer vorderen Grenze *zersprengt* und, indem die dioptrischen Medien gegen den Riss hin auszuweichen suchen, der von der Zonula abgerissene *Krystallkörper* mit oder ohne einen Theil der *Iris* in die Wunde oder gar *unter die Conjunctiva dislocirt.* Phthisis oder wenigstens *degenerative Atrophie* des Augapfels sind dann begreiflicher Weise um so wahrscheinlichere Ausgänge. Doch kann auch *unter diesen* Verhältnissen ausnahmsweise eine *relative Heilung* eintreten und ein gewisser Grad von *Functionstüchtigkeit* des Auges erhalten bleiben. Man findet dann den *Krystallkörper* in Gestalt eines härtlichen, anfänglich noch *durchsichtigen,* später aber sich *trübenden* linsenartigen Tumors unter der mehr weniger hyperämirten *Conjunctiva,* welche davon buckelartig hervorgetrieben wird. Falls der Krystallkörper nicht auf operativem Wege oder durch Eiterung *entfernt* wird, schrumpft er, verkalkt und wird *eingekapselt.*

e) Die *geringere* Resistenz der Zonula erklärt es, warum unter der Einwirkung *stumpfer* Gewalten nur äusserst selten *die Kapsel berstet* und die Linse *aus der Kapselhöhle herausgedrängt,* vielmehr fast constant der Krystallkörper *als Ganzes* dislocirt wird. Doch kommen Fälle der *ersten Art ausnahmsweise* vor und führen zu analogen Folgen, wie Ortsveränderungen der Linse bei *unverletzter Kapsel.* Indem aber eine der glashäutigen Hülle *beraubte* und dislocirte Linse viel leichter und rascher zerfällt und sich auch mehr *aufblüht,* läuft der Bulbus wo möglich noch *grössere* Gefahr und nur *äusserst selten* geschieht es, dass die prolabirte Linse *erst nach längerer Zeit* heftigere Reactionen anregt oder, ohne sonderlichen Schaden anzurichten, verkalkt und sich in der Vorderkammer *incapsulirt.*

f) Es kommen übrigens *Dislocationen* des Krystallkörpers auch *angeboren* und bisweilen *ererbt* vor und sind dann in vielen Fällen mit einem anderen Bildungs-fehler des Augapfels, nämlich mit ausgesprochenem *myopischen Bau*, vergesell-schaftet. Die Linse ist meistens *nach oben* und gewöhnlich auch etwas *nach innen* verschoben. Sie drängt mit ihrem unteren Rande die *obere* Hälfte der Iris *nach vorne*, während die *untere* Hälfte der letzteren stark nach *rückwärts* weicht und auch in auffälligem Grade *schlottert*. Bei *erweiterter Pupille* sticht der *Zwischen-raum* zwischen dem unteren Linsenrande und den Ciliarfortsätzen als eine dunkle schwarze Mondsichel deutlich von der glänzenden Krystallgrenze ab. Bei der ophthalmoscopischen Untersuchung hingegen erscheint der *Linsenrand* als ein dunkler, nach unten scharfbegrenzter, nach oben verwaschener mondsichelförmiger Schatten im rothen Gesichtsfelde. Fixirt der Kranke bei mässig erweiterter Pupille Objecte, so erscheinen sie ihm *oft* in *Farbensäumen* und, wegen der *prismatisch* ablenkenden Wirkung des blosgelegten *Linsenrandes*, öfters auch *doppelt*. Ge-wöhnlich aber zeigen sie sich wie *gebrochen* und, wegen dem theilweisen Zusammen-fallen der *durch* die Linse und *unter* derselben hinweggehenden Strahlen *auf* der Netzhaut, auch sehr *verwirrt*. Bei *enger Pupille*, wenn der untere Rand der dislocirten Linse von der Iris *gedeckt* ist, findet man die Einstellung des Auges meistens *myopisch*, und der Kranke muss oft die Objecte *schief zur Sehaxe* stellen, um sie in scharfen Bildern zu sehen. Wird aber der *obere* Theil der erwei-terten Pupille gedeckt und dringen die Strahlen blos *unter* dem Rande der Linse durch, so ist die Einstellung eine *hyperpresbyopische*. Es bestehen diese Zustände meistens zeitlebens, ohne weitere Folgen zu setzen. Doch findet sich mitunter als Folge auch *Strabismus.*

Verlauf. Im Allgemeinen kann man sagen, dass, wo nicht *besondere locale* Ursachen der Staarbildung zu Grunde liegen, diese um so *langsamer* vorwärts schreite, je *älter* das Individuum, je derber und fester also die Linse bereits geworden ist.

a) In der That bedürfen *harte Kernstaare* oftmals Jahre, ehe sie so weit ausgebildet sind, dass sie die Selbstführung des Kranken unmöglich machen und es vergehen nicht selten Monate, ohne dass sich eine *auffal-lende Zunahme* der Trübung bemerklich macht. Immerhin jedoch findet eine *fortgesetzte*, wenn auch *sehr allmälige*, Verdichtung des sclerosirten Ker-nes und eine *Vergrösserung* seines Durchmessers mit entsprechender Ab-flachung statt. Wo der Staar daher bereits *eine Reihe von Jahren* besteht, kann man mit grosser Wahrscheinlichkeit auf einen *grossen Kern* rechnen und muss bei der Operation wohl darauf Rücksicht nehmen. Selbst die *Erweichung* der *oberflächlichen* Schichten geht bei *alten Leuten* oft sehr lang-sam vor sich und bedarf nicht selten vieler Monate, ehe sie eine *vollständige* wird. Besonders dort, wo sich in der Corticalis eine *feine zarte* Streifung bemerklich macht, ist der Fortschritt ein sehr langsamer; während *breite* Streifen neben beträchtlicher Consistenzabnahme der betreffenden Schichten auch eine *raschere* Progression des Processes anzudeuten pflegen. Immerhin ist bei einmal begonnener *Malacie der Rinde* der Fortschritt ein weit *rascherer*, als bei der *Sclerose des Kernes*, und es kömmt wohl auch vor, dass innerhalb weniger *Wochen* oder gar einiger *Tage* die Cataracta eine *complete* wird, nachdem der *Kern* Jahre lang gebraucht hat, um zu einem höheren Grade von Trübheit zu gelangen. Auch die *secundären* Wandlungen der staarigen *Rindenschichten* gehen im Allgemeinen ziemlich langsam vor sich, besonders wenn die Verhältnisse einer völligen *Erweichung* der Rinde ungünstig waren. In der That findet man nicht selten seit Jahren bestehende *gemischte* Staare, in deren Corticalis die secundären Metamorphosen kaum erst begonnen zu haben scheinen. Zur *förmlichen Schrumpfung* bedarf es immer einer *längeren* Reihe von Jahren.

b) Weiche Staare sind hingegen häufig schon im Laufe mehrerer *Monate,* höchstens eines oder des anderen *Jahres,* ausgebildet und machen auch die *secundären* Metamorphosen in verhältnissmässig *kürzerer* Zeit durch. Besonders *rasch* pflegt es zu gehen, wenn *äussere Ursachen,* vorzüglich *Traumen,* dem Staarprocesse zu Grunde liegen. Da findet man die Cataracta oft schon innerhalb *weniger Tage* völlig entwickelt und auch schon in secundärer Metamorphose begriffen. Wo *Entzündungen* oder *Atrophie* der gefässhaltigen Binnenorgane des Augapfels, Ernährungsstörungen des *Gesammtorganismus* oder ursprüngliche *Bildungsfehler* das pathogenetische Moment abgeben: pflegt der Process etwas *langsamer* einherzuschreiten und zwar um so langsamer, je weiter die Linse bei *Beginn* des Staares in ihrer Entwickelung bereits gediehen ist, je fester ihre Elemente schon geworden sind.

Doch kommen in dieser Beziehung zahlreiche *Ausnahmen* vor. Es sind Beispiele bekannt, wo bei Individuen jenseits der 30ger Jahre Staare binnen wenigen *Wochen,* ja sogar *Tagen,* sich vollständig entwickelt haben und umgekehrt, wo bei *Kindern* Jahre vergangen sind, ehe eine vorhandene Cataracta in ununterbrochener oder unterbrochener Progression zur *völligen* Ausbildung gekommen ist.

c) Partielle Staare entwickeln sich gleich den weichen Totalstaaren gewöhnlich *sehr rasch* und werden dann *stationär,* indem die atrophirten Elemente durch ihre *secundären* Metamorphosen allmälig in *ständige* Formen übergehen, ohne dass der Process weiter schreitet. Es gilt dieses vorzüglich von dem *Centralkapselstaar* und seinen Abarten. Diese werden der Regel nach bis ins höchste Alter getragen, ohne dass sich irgend welche sehr auffällige Veränderungen nachweisen liessen oder gar ein Uebergang in *Totalstaar* zu fürchten wäre. Weniger Bestand haben *mehr ausgebreitete Theilstaare,* da hier nach Ablauf mehrerer Jahre oder im höheren Alter ein *Weitergreifen* des Processes und die daherige Ausbildung eines *Total-staares* kaum mehr zu den grossen Seltenheiten gehört.

Der Schichtstaar entwickelt sich fast immer schon in der *Kindheit* oder in der *Jünglingsperiode* und pflegt rasch an Ausbreitung und an Saturation zuzunehmen, worauf ein Stillstand eintritt, welcher längere oder kürzere Zeit, meistens *Jahre,* selten aber bis ins *späte* Mannesalter hinein dauert. Bei *längerem* Bestande machen sich allmälig die *secundären* Metamorphosen der staarig entarteten Schichte geltend und verändern im Laufe der Zeiten einigermassen das Bild der Cataracta. Auf einmal und ohne nachweisbare Ursache, bald früher, bald später, *greift der Process weiter,* es zeigen sich in den *oberflächlichen* Stratis die dem *Rindenstaar* eigenthümlichen diffusen flockigen oder streifigen Trübungen, welche sich bald rasch, bald sehr allmälig, mit oder ohne Unterbrechungen ausbreiten und, an einer gewissen Grenze angelangt, wieder stille stehen, um durch *secundäre* Metamorphosen eine *ständige* Form anzunehmen. Man hat dann ein Cataracta, deren *Corticalis* sehr stark geschrumpft, zum Theile in fettigkalkige Massen, zum Theile in ein sehnenähnliches Netzwerk oder in grössere der Kapsel anhaftende Flecken umgewandelt ist, während der *Kern* noch seine normale Consistenz und Durchsichtigkeit bewahrt, aber stark *vergilbt* erscheint. Am

Ende wird wohl auch *dieser* staarig *zerfällt* oder *sclerosirt*, die Cataracta ist eine *totale* geworden.

Im Allgemeinen kann man auch hier aus dem Auftreten *breiter* trüber Streifen und dazwischen gelegener gröberer Punkte und Flecken ein *rasches* Vorwärtsgehen erschliessen, während *sehr feine* und *sparsame* Streifen so wie eine *diffuse* oder fein *punktirte* Trübung ein *langsames* Weitergreifen vermuthen lassen. Es versteht sich von selbst, dass die Zunahme der Trübung mit einer entsprechenden Abnahme des Sehvermögens vergesellschaftet ist. Diese treibt den Kranken auch meistens zum Arzte und daher kömmt es, dass auf Kliniken verhältnissmässig weit mehr solche *unreine* und *in Progression* begriffene Schichtstaare, als *reine* beobachtet werden.

d) Staare, welche ihre Ursache in *rein localen* Verhältnissen finden, bleiben meistens *auf das betreffende Auge beschränkt* und es spricht nichts für die Annahme, dass sie eine *Neigung* zur Staarbildung im *anderen* Auge mit sich bringen. Cataracten hingegen, welche auf *allgemeiner seniler* oder *pathologischer Involution des Körpers* beruhen, oder in ursprünglichen *Bildungsfehlern* begründet sind, entwickeln sich mit Ausnahme höchst seltener Fälle immer *in beiden Augen*. Sie treten oftmals *beiderseits gleichzeitig* auf und dann geschieht es meistens, dass der Process in *einem* Auge rascher als in dem anderen vorwärts schreitet. In der *Mehrzahl* der Fälle jedoch zeigt sich der Staar zuerst auf *einem* Auge, und nachdem er hier bis zu einem gewissen Grade ausgebildet ist, macht sich in dem *anderen* Auge der Beginn des gleichen Processes geltend.

Ausgänge. Es betreffen diese einmal den *Zustand des Krystallkörpers* und die mit seiner Trübung verbundenen *Sehstörungen;* das andere Mal aber die *Functionen der übrigen Bulbusorgane*, da diese erfahrungsgemäss unter gewissen Verhältnissen durch den Staar gefährdet werden können.

A. Nur in den *seltensten* Ausnahmsfällen kehren bereits *getrübte Linsenelemente* zum *Normalzustande* zurück. Man hat eine solche *absolute Heilung* beobachtet bei *unvollständig* entwickelten Staaren der *oberflächlichen* Linsenschichten, vorzüglich bei *streifigen* Trübungen in den *mittleren* Lagen der *hinteren* Corticalstrata, welche entweder für sich bestanden, oder doch nur mit kurzen Fortsätzen über den Linsenäquator in die *vorderen* Rindenschichten hineinragten und schon durch längere Zeit stationär geblieben waren. Durch *Aufsaugung* der staarig gewordenen Linsenpartien so wie durch *Verschiebung des ganzen Krystallkörpers* wird indessen nicht gar selten eine *relative* Heilung, oder doch wenigstens eine *Verminderung der Sehstörung* zu Stande gebracht.

1. Die *Resorption*, soll sie an sich einem solchen Zwecke genügen, setzt *malacische* Linsenschichten voraus; bei *sclerosirten, verkalkten, fibrösen* etc. Staarmassen ist sie eine viel zu langsame und unvollständige, als dass ein günstiges Resultat dieser Art erzielt werden könnte.

a) Bei unverletzter Kapsel findet indessen auch schon die Resorption *weicher* Linsenschichten grosse Schwierigkeiten, und es geschieht wirklich nur *sehr selten*, dass malacische Krystallpartien *aus der geschlossenen* Kapselhöhle in Folge von Aufsaugung *spurlos* verschwinden.

Am ehesten kömmt dieses noch vor bei *partiellen* Staaren *jugendlicher* Individuen, vornehmlich aber bei *unvollständig entwickelten Corticalcataracten*. Die Aufhellung geht dann immer auf Kosten des *Umfanges* und der *Form* des Krystalles; dessen *Oberflächen* platten sich in entsprechendem Masse ab und werden gewöhnlich unregelmässig; während gleichzeitig auch eine Schrumpfung vom *Aequator*

36 *

her einzutreten pflegt. Im Zusammenhange damit steht eine *hyperpresbyopische*
Einstellung des dioptrischen Apparates und beziehungsweise eine *Verzerrung* der
Zerstreuungskreise, so wie eine fast völlige Vernichtung des *Accommodations-*
vermögens.

In der grössten Mehrzahl der Fälle bleibt unter solchen Verhältnissen
die Aufsaugung eine *unvollständige*, die gegebenen Trübungen *verkleinern*
sich nur unter entsprechender Volumsabnahme und Missstaltung des Krystalles, sie zerfahren, spalten sich, es entstehen in der sich verdichtenden
Trübung Lücken und diese stellt endlich nur mehr Haufen von Punkten
oder Flecken, Streifen, Blätter u. s. w. dar, welche, aus fettigkalkiger hell-
weisser opaker Masse gebildet, in die *durchsichtige* Linsensubstanz einge-
sprengt erscheinen und mehr weniger grosse Zwischenräume für den Durch-
gang *directer* Lichtstrahlen zwischen sich offen lassen.

So wird bisweilen bei ausgebreiteten *corticalen* Trübungen, welche längere
Zeit stationär geblieben waren, bei *partiellen* Staaren aller Art, einschliesslich
der *traumatischen*, und besonders bei *Schichtstaaren* durch die secundäre Wandlung
der cataractösen Massen das sehr beeinträchtigte oder ganz aufgehobene *Sehver-*
mögen bis zu einem sehr ansehnlichen Grade wieder gebessert und falls der Staar
nicht weiter schreitet, in diesem Zustande auch *erhalten.*

Bei Totalstaaren genügt die Resorption für sich allein *nicht* mehr, um eine
sehr erhebliche Besserung des Sehvermögens zu vermitteln. Doch *schrumpfen*
mitunter *flüssige* Totalstaare in Folge fortgesetzter Resorption auf ein dünnes
trockenes Häutchen zusammen, welches stellenweise einen sehr hohen Grad von
Durchscheinbarkeit erlangen und eine mühselige Selbstführung gestatten kann.
Möglicher Weise kömmt es zu einem solchen Ausgange sogar bei *gemischten*
Staaren mit *flüssiger* Oberfläche, indem die Rindenschichten fast *völlig* resorbirt
werden, so dass nicht nur *durch* den diaphanen Kern, sondern auch an diesem
vorbei ein gewisses Quantum *directen* Lichtes passiren kann.

b) Wird die Kapselhöhle durch eine äussere Schädlichkeit oder auf ope-
rativem Wege geöffnet und so den dioptrischen Flüssigkeiten die Möglichkeit
einer *directen* Einwirkung auf die staarige Linsenmasse geboten, so leistet
die Resorption *ungleich mehr* und wird unter übrigens *normalen* Verhältnissen
in ihrer Wirksamkeit noch wesentlich unterstützt durch das Vermögen der
Kapselzipfel, sich zusammenzufalten und gegen den Aequator hin bis auf
die *Verbindungslinie* der einzelnen Wundwinkel *zurückzuziehen.* Im Allgemeinen gilt es hierbei ziemlich gleich, ob die Kapselverletzung erst den
Staarprocess *eingeleitet* hat oder gesetzt worden ist, *nachdem* die Cataracta
bereits begonnen hatte und in ihrer Entwickelung mehr weniger weit fortgeschritten war. Die *Grösse des Erfolges* hängt mehr ab von der *Länge*
und *Tiefe,* der *Zahl* und der *Richtung* der einzelnen Kapselwunden, von
dem *Zustande der Kapsel,* von der *Consistenz der Linse* in ihren einzelnen
Schichten und von der *Intensität,* mit welcher die *blutführenden* Organe des
Augapfels auf die Verletzung *reagiren.*

α) Eine einfache lineare Kapselwunde gestattet natürlich kein sehr erheb-
liches *Klaffen* der Oeffnung und giebt auch der directen *Einwirkung* der
dioptrischen Flüssigkeiten auf die Linsenmasse nur einen geringen Spiel-
raum, daher auch die *Zerfällung* und *Resorption* der cataractösen Substanz
meistens eine *säumige* und *wenig ausgiebige* bleibt. Ist die Wunde *sehr kurz,*
so *verheilt* sie oft alsbald wieder *mit* oder *ohne* Hinterlassung einer linearen
fettigkalkigen *Narbe.* Ist sie aber *länger,* so gewinnt sie unter einiger Retraction der Wundränder eine schmal *lancettliche* Form. In einem und dem
anderen Falle bleibt die *Resorption,* die Verhältnisse mögen ihr übrigens

noch so günstig sein, eine *unvollständige*. Die beiden Kapselhälften rücken höchstens sehr nahe an einander und werden durch die secundär metamorphosirenden Staarreste zusammengelöthet, das Resultat ist ein *trockenhülsiger Nachstaar (Cataracta secundaria)*, welcher sich von einer *gewöhnlichen* Cataracta siliquata oder discoidea nur dadurch unterscheidet, dass seine vordere Wand eine fettigkalkige *Narbe* oder eine von *gewulsteten* Rändern umgebene lancettliche *Spalte* zeigt, die nach hinten von der meistens trüb beschlagenen *Hinterkapsel* verlegt wird. War die *hintere* Kapsel indessen *auch* verletzt worden, so kann in der Spalte der *Glaskörper* blosliegen und bei Zuhilfenahme entsprechender Gläser ein *deutliches* und *scharfes* Sehen ermöglichet werden.

β) Wurde die Kapselhöhle durch einen Lappenschnitt oder durch eine Mehrzahl sich kreuzender Risse oder Schnitte geöffnet, so können sich die Verhältnisse weit günstiger gestalten. Indem sich die Wundzipfel oder Lappen nämlich durch Einrollung und Faltung *zurückziehen*, wird in der Vorderkapsel und, falls auch die *Hinterkapsel* verletzt wurde, auch in dieser ein *Loch* gebildet, dessen Form und Grösse von der Länge, Zahl und Richtung der einzelnen Wunden abhängt. Die dioptrischen Feuchtigkeiten wirken dann auf einen *grossen* Theil der Linsenmasse *direct* ein, daher denn auch die Zerfällung eine sehr rasche zu sein pflegt und, wenn sie mit starker *Blähung* einhergeht, nicht selten ein weiteres *Einreissen* der Kapsel von den Wundwinkeln aus mit sich bringt, was das Zurückziehen der Zipfel bis zum Linsenrande sehr begünstiget. Die *im Bereiche der Kapselöffnung gelegenen* Theile des Krystalles werden dann, wenn nicht besondere Umstände entgegentreten, meistens *völlig* aufgesaugt; die von den Kapselresten *gedeckten* Portionen aber hinterlassen immer mehr weniger *Rückstand*, welcher wenigstens *theilweise* verkalkt, und die über einander liegenden Partien der beiden Kapselhälften zusammenlöthet.

Waren die beiden Kapselhälften in weitem Umfange zerspalten worden, so präsentirt dann der Staar eine Art Ringwulst (*Krystallwulst*), welcher secundär metamorphosirende Staarmassen enthält und eine aus den peripheren Theilen der beiden Kapselhälften gebildete Hülle besitzt, die an ihrem *inneren* Rande durch die verkalkten Staarreste schlauchartig abgeschlossen wird, an dem *äusseren* Rande aber durch die Zonula in normaler Verbindung mit dem Strahlenkörper steht. Erstreckten sich die Kapselwunden *bis an den Aequator*, oder wurden gar einzelne Stücke aus der Peripherie der Kapsel *herausgerissen*, so erscheint der Krystallwulst oft *lückenhaft*, er umsäumt nur *einzelne Portionen* des Ciliarkörpers, an anderen fehlt jede Spur, oder es finden sich daselbst nur einzelne trübe Fetzen vor. Es wird dieser Krystallwulst von der Iris völlig gedeckt, die *Pupille* erscheint *vollkommen rein* und für directe Lichtstrahlen wie im Normalzustande durchgängig.

War aber die Hinterkapsel unverletzt geblieben, so erscheint sie späterhin in der Lichtung des Krystallwulstes wie in einem Rahmen ausgespannt. Oefters zeigt sie eine ziemlich starke *Vorbauchung*, was durch die Massenzunahme des *Glaskörpers* zu erklären ist. Sie kann *für immer* ihre *volle Durchsichtigkeit* bewahren; nicht selten aber geht sie schon *trüb* aus dem Processe hervor oder verliert erst *später* ihre Pellucidität durch einen mehr weniger dichten Beschlag, welcher aus *Zellen* oder ihren *Derivaten* besteht, die sich an der vorderen Fläche der *hinteren* Kapsel *neu zu bilden* pflegen, und im weiteren Verlaufe sich mannigfaltig verändern. Die solchermassen getrübte hintere Kapsel bedingt dann sehr erhebliche Störungen des Sehvermögens.

War die Zerklüftung der vorderen Kapsel eine unvollkommene geblieben und waren solchermassen nur einzelne *kurze* Zipfel gebildet worden, welche sich vermöge der Lage der entsprechenden Wundwinkel nur wenig zurückziehen konnten: so kommt es vermöge der *Absperrung* der peripheren Linsenportionen allerdings auch bisweilen zur Entwickelung eines wulstähnlichen Rahmens; dessen Lichtung wird aber zum *grossen* Theile *verlegt* durch *trübe häutige Ausläufer*, welche aus den durch ein fettigkalkiges Staarstratum übereinander gelötheten *mittleren* Portionen der *beiden* Kapselhälften bestehen und, indem sie nur einen in Form und Grösse sehr *wandelbaren* Theil der *Pupille* frei lassen, immer eine *sehr merkliche Beschränkung* des Sehvermögens zur Folge haben.

γ) *Auf dass sich die Zipfel der Kapsel zurückziehen können*, wird unbe-*dingt* vorausgesetzt, dass dieselben *nicht* durch iritische Auflagerungen, durch Producte einer Capsulitis, oder durch fettigkalkige Incrustirungen ihrer inneren Wand der normalen *Elasticität* verlustig geworden sind. Schon *ganz dünne* Auflagerungen, sie mögen die *innere* oder *äussere* Wand betreffen, setzen der Retraction *sehr bedeutende* Hindernisse. Bei einer *gewissen Dicke* genügen sie schon, um selbst *schmale* und *lange* fast *lineare* Balken in ihrer *ursprünglichen* Lage zu erhalten. ' Es wird solchermassen die *Wieder-vereinigung neben* einander gelegener Kapselzipfel sehr *begünstigt* und die *directe* Einwirkung der dioptrischen Feuchtigkeiten auf die staarige Linsen-masse mehr weniger *beschränkt*. Daher pflegt unter solchen Umständen die *Resorption* verhältnissmässig *weniger* zu leisten, dafür aber die *Kalkbildung* eine reichliche zu sein. Eine *Beseitigung* der staarigen Trübung aus dem Bereiche der Pupille ist dann, selbst unter Voraussetzung der sonst *gün-stigsten* Verhältnisse, *nur möglich*, wenn die Kapsel nicht einfach *gespalten*, sondern ein *ansehnlicher* Theil derselben aus dem Zusammenhang *gerissen* und *dislocirt* worden ist.

δ) Einen sehr wesentlichen Einfluss auf die Gestaltung der anato-mischen Verhältnisse nimmt *die Beschaffenheit der einzelnen Linsenschichten*, also die *Form* und der *Entwickelungsgrad des gegebenen Staares*. Im Allge-meinen pflegt unter übrigens *gleichen* Umständen die *Aufsaugung* des staarig zerfallenden Krystalles und die *Retraction* der Kapselzipfel eine *um so raschere und vollständigere* zu sein, je *weicher* die Linse in ihren *einzelnen* Bestand-theilen ist. *Flüssige Totalstaare* ständen insoferne obenan, wenn bei ihnen die *secundären* Metamorphosen nicht *sehr früh* begännen und die *Kapsel* durch fettigkalkige *Beschläge* der natürlichen Elasticität beraubten. *Weiche Staare*, bei welchen die Malacie bis ins *Centrum* vorgeschritten ist, insbe-sondere die von *stärkekleisterähnlicher* Consistenz und Farbe, werden darum als die *relativ günstigsten* betrachtet. Uebrigens geht auch bei den *par-tiellen* und *unvollständig* entwickelten *Totalstaaren kindlicher* oder *sehr jugend-licher* Individuen die Resorption *sehr rasch* vor sich und es genügen oft verhältnissmässig *geringe* Verletzungen, um die Pupille *grossentheils* oder *ganz* frei zu legen. *Jenseits der Pubertätsperiode* ist indessen oft schon die Consistenz des *Kernes* einer raschen und vollständigen Resorption so wie einer maximalen Retraction der Kapselzipfel *sehr hinderlich*. Die Schwierigkeiten *steigen* aber im Verhältnisse, als mit fortschreitendem Alter die *Dichtigkeit* und der *Umfang des Kernes* wachsen. *Harte Kernstaare* und *gemischte Staare*, wenn das *Volumen* des Scleromes nur einigermassen bedeutender ist, verhalten sich in der That gegen einfache *Spaltungen*, selbst wenn diese den *Kern* durchdringen, ziemlich indifferent. In noch höherem Grade aber gilt dieses von Staaren, welche in den *secundären* Metamorphosen schon *weit vorgeschritten* sind, von der *Cataracta siliquata, discoidea, calcarea, fibrosa*. Damit hier *ein Theil* der Pupille für *directe* Lichtstrahlen durchlässig werde, müssen *grössere* Portionen *aus der Mitte* der vorderen oder *beider* Kapseln *herausgerissen* und *sammt* dem etwa vorhandenen sclerosirenden *Kerne* aus der optischen Axe des Auges *dislocirt* werden.

ɩ) Die *Beschaffenheit* der einzelnen *Linsenstrata* beeinflusst ausserdem das *Mass* der mit dem staarigen *Zerfall* verbundenen *Blähung oder Quellung* und damit gewissermassen auch noch das *Mass der Gefahr entzündlicher Reaction*. Bei *breiig zerfallenen* und besonders bei Linsentheilen, welche in den *secundären* Metamorphosen schon weit vorgeschritten sind, ist die Aufquellung eine *sehr geringe* oder fast Null. Auch *grosse* Trümmer *sclerosirter Kerne* blähen sich *wenig*, da sie nur sehr langsam von den dioptrischen Feuchtigkeiten angegriffen und der Resorption zugeführt werden. *Mechanische* Reizungen der gefässhaltigen Binnenorgane sind von solchen Staartheilen also nur zu fürchten, wenn sie *aus der Kapselhöhle* hervortreten oder gar auf den Boden der *Kammer* fallen und mit der Regenbogenhaut in *directe* Berührung kommen. *Kleinere* Trümmer *sclerosirter* Kerne hingegen blähen sich unter günstigen Verhältnissen schon *mehr*, weil sie den dioptrischen Feuchtigkeiten eine relativ viel *grössere* Oberfläche darbieten, die Zersetzung also *rascher* erfolgen kann. Am meisten blähen sich unter übrigens gleichen Umständen *durchsichtige* oder bereits getrübte Linsentheile, welche *die normale* oder *fast normale Consistenz* haben und zwar ist die *Aufquellung* eine um so *raschere* und *bedeutendere*, je *mehr* die Kapsel und die Linse mechanisch *zerklüftet* wurden.

Die mit der Blähung verbundene *mechanische Reizung der gefässhaltigen Binnenorgane* ist aber unter übrigens gleichen Verhältnissen um so grösser und droht um so mehr Gefahr, je grösser die *Dichtigkeit* der geblähten und mit der Iris in Contact kommenden Theile ist. In der That werden bei *Kindern* oft enorme Staarblähungen vertragen, ohne dass es zu einer heftigen Entzündung kömmt, während schon in der *Pubertätsperiode* relativ *geringe* Blähungen *intensive* Reactionen mit sich zu bringen pflegen. Von da an aber steigt die Missgunst der Verhältnisse und *im höheren Mannesund Greisenalter* genügt oft schon ein *kleiner* Krystallflocken, welcher aus einer zarten Stichwunde hervorragt, um wahrhaft deletäre Processe anzufachen. Es kömmt hierbei jedenfalls die mit der Dichtigkeit der geblähten Theile wachsende Schwierigkeit der Resorption, also auch *die Dauer* der mechanischen Reizwirkung in Betracht. Abgesehen hiervon ist jedoch auch *das Alter als solches* von grossem Belang, denn es ist durch die Erfahrung so ziemlich erwiesen, dass *Kinderaugen* auf *gleiche* Verletzungen im Ganzen *weit weniger* reagiren, als die Augen *Erwachsener* oder gar der *Greise*, bei welchen schon die Rigidität der *Gefässe* dem Ausgleiche der Störungen grössere Hindernisse setzt.

Es versteht sich von selbst, dass hierbei auch *individuelle*, nicht näher bestimmbare Eigenthümlichkeiten concurriren. Diese führen bisweilen zu *ganz übermässigen* Reactionen, ja zu *eitrigen Zerstörungen des ganzen Bulbus*, wo man es am wenigsten erwartet hätte; während sie umgekehrt in einzelnen Ausnahmsfällen den gröbsten Beleidigungen der gefässhaltigen Binnenorgane die gefährliche Spitze abbrechen.

Wenn solchermassen angeregte Entzündungen übrigens auch *ohne namhaftere* Schädigung der gefässreichen Binnenorgane des Augapfels ablaufen, so bleiben sie doch in hohem Grade misslich, indem unter ihrer Einwirkung die *Resorption* nicht nur sehr *verlangsamt*, sondern oftmals geradezu *gehindert* und der Uebergang der blosgelegten Staartheile in *ständige* Formen begünstigt wird. Einerseits bilden sich in Folge von Iritis nämlich gerne *hintere Synechien*, welche der Retraction der Kapselzipfel im Wege stehen; andererseits aber greift der Gewebswucherungsprocess leicht auf das *Kapselepithel* und von hier auf die eigentlichen *Linsenelemente* über. Thatsache ist wenigstens, dass unter solchen Verhältnissen die im Bereiche der Kapselöffnung gelegenen Linsentheile sich oftmals ansehnlich *verdichten* und mit der Zeit förmliche Schwarten von *fibrösem* Ansehen oder Haufen von *Kalkdrusen* darstellen, welche die Kapselhöhle nach vorne zu wieder *abschliessen* und sich öfters sogar mit einem *neoplastischen Glashäutchen* überziehen, während der *Inhalt* der Kapselhöhle gleichfalls unter vorwaltender Kalk- oder Cholestearinentwickelung *ständig* wird und die Cataracta ganz den Charakter eines *unter heftigen Entzündungen entwickelten* Staares gewinnt.

2. *Ein anderer Weg für relative Heilungen* des Staares ist in *Sprengungen der Zonula* und in dadurch ermöglichten *Verschiebungen des cataractösen Krystallkörpers gegeben.* Es versteht sich von selbst, dass als *Ursachen* einer solchen Zusammenhangstrennung des Strahlenblättchens dieselben Verhältnisse in Betracht kommen, es möge die Linse *staarig* oder *durchsichtig* sein (S. 559, 5.). Immerhin jedoch sind die Umstände einer partiellen oder totalen Ablösung des Krystallkörpers bei *Cataracten*, besonders solchen, welche in den *regressiven* Metamorphosen *schon weit* vorgeschritten sind, um ein Bedeutendes *günstiger*. Abgesehen davon, dass die *Zonula* bei Atrophie der Linse selten ganz unberührt bleibt, wird nämlich *durch die Schrumpfung der Cataracta* selbst ein *Zug*, und zwar oft ein *ungleichmässiger*, auf das Strahlenblättchen ausgeübt, dieses demnach unverhältnissmässig gespannt und oft sogar mehr weniger *ausgedehnt*. Es bedarf dann nur einer *geringen äusseren* Gewalt, oft nur einer kräftigen Contraction der geraden Augenmuskeln, um die *Zonula* zum Bersten zu veranlassen. Ist der *Glaskörper* vielleicht gar *verflüssigt*, was bei Staaren, welche sich unter dem Einfluss heftiger *Entzündungen* entwickelt haben, nicht selten vorkömmt, so genügen öfters schon die starken Schwingungen, in welche das Fluidum durch *rasche Bewegungen des Augapfels* versetzt wird, um ein Springen der Zonula zu bewirken.

Ist das Strahlenblättchen dann auch nur in *geringem* Umfange zerrissen, so *senkt* sich der Staar, seiner Schwere folgend, bald nach dieser, bald nach jener Richtung und *legt* so vielleicht *vorübergehend Theile der Pupille blos.* Dazu kömmt, dass nach Trennungen der Zonula das Hinderniss für eine *Verkürzung* des Durchmessers der Linse beseitiget ist. Kann sich aber die Linse nach allen Dimensionen um ein Bedeutendes verkleinern, so wird wohl auch ein *grosser Theil* der Pupille oder diese ihrem *ganzen* Umfange nach *bleibend frei*.

So lange ein solcher geschrumpfter Staar noch durch Reste der Zonula *mit dem Ciliarkörper in Verbindung steht*, kann er sich allerdings nicht von der Stelle bewegen, doch folgt er allen Schwingungen des Glaskörpers und des Kammerwassers, erscheint demnach als *Zitterstaar (Cataracta tremulans)*. Er wird durch diese Oscillationen und die mechanische Beirrung der Regenbogenhaut gerne die Ursache *acuter*, oft höchst verderblicher Entzündungen. Häufiger indessen veranlasst er *chronische Iridochorioiditis*, welche leicht den *Ruin* des Bulbus herbeiführt, ja selbst auch das *andere Auge* in Mitleidenschaft ziehen und gefährden kann. Doch kömmt es auch vor, dass der *Staar* durch diese Entzündungen allmälig *fixirt* und *unschädlich* gemacht wird, oder dass seine *Bewegungen vertragen* werden, *ohne* irgend eine erhebliche Reaction nach sich zu ziehen.

Verwächst der Zitterstaar nicht mit seinen gefässhaltigen Umgebungen, so schreitet wegen der mit den Oscillationen verbundenen Zerrung die *Trennung der Zonula* oftmals weiter und am Ende wird ein *Schwimmstaar* daraus, ein Ereigniss, welches übrigens auch *gleich ursprünglich* in Folge der Einwirkung einer äusseren mechanischen Gewalt und in Folge einer darin begründeten *totalen* Zerreissung des Strahlenblättchens zu Stande kommen kann.

Ein gänzlich aus seinen normalen Verbindungen gerissener Staar senkt sich bisweilen einfach und wird auf *entzündlichem* Wege am *Boden der hinteren Kammer fixirt*, möglicher Weise also auch für die Dauer *unschädlich* gemacht. Oefter jedoch *bleibt* er, gleichviel ob Iridochorioiditis eintritt oder nicht, längere Zeit *frei* und kömmt bald in die Vorderkammer, bald tritt er wieder zurück. Verharrt er *längere* Zeit in der *Vorderkammer*, so regt er vermöge der mechanischen Beeinträchtigung der *Iris* meistens bald *heftige Entzündungen* an, welche selten auf die Regenbogenhaut beschränkt bleiben und den Staar fixiren, vielmehr in der Regel sich über den *gesammten* Bulbus ausbreiten und diesen durch *Atrophie* oder *Phthise* zu Grunde richten. War der *Glaskörper* bei der Ablösung des Krystalles *schon verflüssigt*, oder verflüssigte er sich erst in Folge der Entzündungen, welche durch den beweglichen Staar angeregt und unterhalten zu werden pflegen: so kann der Staar im *ganzen inneren Augenraume* herumschwimmen, er erscheint bald in der Kammer, bald senkt er sich in die Tiefe des Augengrundes, bis er endlich unter einer heftigeren Entzündung *irgendwo fixirt* wird, oder der Bulbus durch *Atrophie* oder *Phthise* zum Schrumpfen gebracht worden ist.

B. Die Sehstörungen, welche durch den Graustaar bedingt werden, können unter gewissen Umständen einen nachtheiligen Einfluss auf die Functionstüchtigkeit des *lichtempfindenden* und *Bewegungsapparates* der Augen ausüben.

Entwickelt sich der Staar erst *nach der Pubertätsperiode*, oder gar *im reiferen Alter*, so droht nur *selten* ein derartiges secundäres Leiden. Allerdings erscheinen solche Cataracten gar nicht selten in Gesellschaft von Amblyopien und bisweilen auch von Motilitätsstörungen; dieses sind aber *zufällige* Complicationen, oder sie fliessen mit dem Staare aus *derselben* Quelle. *Langjähriger Bestand* der Cataracta, besonders einer *einseitigen*, führt in dieser Altersperiode höchstens zu dem Uebelstande, dass der Kranke nach

einer glücklichen Operation die ihm gebotenen Theileindrücke nicht recht
zu *sondern* und zu beurtheilen vermag und einer längeren *Uebung* bedarf,
um in den *Vollgenuss* des wiedererlangten Sehvermögens zu gelangen.
Ungünstiger gestalten sich die Verhältnisse, wenn der Staar schon *im
frühen Kindesalter* oder gar schon *während der Fötalperiode* zur Entwickelung
gekommen ist, und dies fällt um so schwerer in die Wagschale, als derartige Cataracten *ohnehin* schon in einem nicht geringen Procente mit *Bildungshemmungen der übrigen Organe* und davon abhängigen Functionsstörungen
gepaart sind. Ist der Staar *beiderseitig*, so stellt sich fast immer sehr bald
Nystagmus ein, welcher mit den Jahren an Intensität zunimmt und in der
Regel auch bald zu einer sehr bedeutenden *strabotischen* Abweichung des
einen oder des anderen Auges führt. Dazu gesellt sich erfahrungsgemäss
nicht gar selten eine *Abnahme der Functionstüchtigkeit beider Netzhäute*, welche
bei Verschiebung der Operation mit den Jahren sich steigert, öfters schon
vor Beginn der Pubertätsperiode zu einer *wahren binocularen Amblyopie* geworden ist und jeden weiteren Heilversuch fruchtlos macht. Ist der Staar
ein *einseitiger* und *bleibt er es* durch lange Jahre, so ist *Amblyopie* und
Strabismus des cataractösen Auges eine sehr gewöhnliche Folge. Doch sind
allerdings auch Fälle bekannt, wo solche *im frühesten Alter* aufgetretene
Staare in den *späteren* Lebensperioden mit dem *besten* Erfolge operirt worden
sind und das Auge seine *normale Stellung* und *Beweglichkeit* behauptet hat.

Die Therapie hat die Aufgabe, *beginnende Staare rückgängig zu machen*,
oder wenigstens in ihrer weiteren Entwickelung zu *hemmen*. Da dieses aber
nur in den allerseltensten Fällen möglich ist, so kömmt es ihr zu, die mit
der fortschreitenden Ausbildung des Staares verbundenen *Sehstörungen thunlichst zu vermindern, bis sich die Entfernung des Staares aus der optischen Axe
möglichst leicht und gefahrlos bewerkstelligen*, die *Hauptindication* also erfüllen lässt.

A. 1. Eine *Rückbildung* cataractöser Trübungen ist auf *therapeutischem*
Wege wohl *nicht* zu erzielen.

Allerdings behaupten mehrere glaubwürdige Autoren, nach dem systematischen
Gebrauche von *Mercurialien*, nach mehrmonatlichen Einreibungen von *Jodkalisalbe*
in die Umgebung des Auges, nach *Badekuren in Karlsbad, Eger* u. s. w. eine *völlige* Aufhellung vorhandener cataractöser Trübungen, besonders *corticaler*, gesehen
zu haben. Es sind diese Fälle indessen so *seltene Ausnahmen*, dass sie kaum *zur
Einleitung* derartiger Behandlungen ermuntern, um so weniger, als *beschränkte*
staarige Trübungen erwiesener Massen auch *spontan heilen* können (S. 563, *A*) und
damit die thatsächliche Wirksamkeit der angewandten *Mittel* sehr in Zweifel gestellt wird.

Immerhin können *therapeutische* Behandlungen *mittelbar* von grossem
Nutzen werden, insoferne sie nämlich geeignet sind, *directe* oder *indirecte
Ursachen* der Staarbildung gründlich zu beheben.

Es lässt sich wenigstens a priori kaum abläugnen, dass mit der Beseitigung
der *pathogenetischen* Momente auch die *Entwickelung* des Staares *gehindert* und
dessen *Weiterschreiten gehemmt* werden könne. Gelingt dieses aber, so ist offenbar
die *Möglichkeit* gegeben, dass die bereits getrübte Partie durch *regressive Metamorphose* und *Aufsaugung* zum Verschwinden gebracht, oder beträchtlich zerklüftet und
so eine *relative* Heilung erzielt wird. Die Indication für ein solches therapeutisches Vorgehen tritt am klarsten heraus, wo *gewisse Krankheiten* einen verderblichen Einfluss auf die *Vegetationsverhältnisse* des *gesammten* Körpers nehmen und
eine pathologische Involution begründen, so wie dort, wo *locale Entzündungen* die
normale Ernährung der Linse gefährden.

2. *Entziehen sich die pathogenetischen Momente der Staarbildung der Erkenntniss, oder liegen sie ausser dem Bereiche therapeutischer Heilwirkungen,* so bleibt nichts anderes übrig, als die *Reife des Staares* geduldig abzuwarten und die ganze Sorge auf *Fernhaltung von Schädlichkeiten* zu richten, welche den cataractösen Process möglicher Weise *beschleunigen*, oder die *übrigen Bulbusorgane* in einen Zustand versetzen könnten, der den Erfolg der später vorzunehmenden Operation gefährdet oder völlig aufhebt.

Es genügt in dieser Beziehung ein *gemässigtes Leben*, und es wäre ganz *überflüssig*, dem Kranken *gewohnte* und für seinen übrigen Körper *unschädliche* Genüsse vorenthalten zu wollen. Doch ist es klug, wenn nicht geradezu *nothwendig*, auf thunlichste *Schonung der Augen* zu dringen und namentlich *anhaltende* Beschäftigungen zu untersagen, welche ein *genaues Sehen* in *kurze* Distanzen erfordern, also anhaltendes Lesen, Schreiben, Nähen u. s. w.

Die Sehstörung, welche ein *beginnender Staar*, auch wenn er noch *einseitig* wäre, setzt, so wie der Ausfall, welchen die *Intensität* der centralen Eindrücke bei *völliger Staarblindheit* des einen Auges erleidet, ist nämlich in der Regel gross genug, um die zu solchen Arbeiten erforderlichen Anstrengungen des Gesichtsorganes über Gebühr zu *steigern*. *Kinder* fangen dann gerne an zu schielen und ist ihr Auge *myopisch* gebaut, so kann die Kurzsichtigkeit rasch zunehmen und wohl gar die Entwickelung eines Staphyloma sclerae posticum mit allen deren üblen Folgen veranlasst werden. Bei *älteren* Individuen führt eine verhältnissmässig zu grosse Anstrengung der Augen leicht zur *Asthenopie* und weiterhin zu *Congestivzuständen* oder förmlichen *Entzündungen*, welche die Functionstüchtigkeit des lichtempfindenden Apparates sehr beschränken oder vernichten können.

Es machen sich diese üblen Folgen um so *leichter* geltend, wenn mit dem Staare noch *andere Momente* in der Störung des Gesichtes concurriren, z. B. fehlerhafte Einstellung des dioptrischen Apparates, ungenügendes Accommodationsvermögen, unzweckmässige Beleuchtung der Objecte u. s. w. In *solchen* Fällen kann durch Anordnung entsprechender Brillen, durch Regulirung der Richtung und Intensität des einfallenden Lichtes etc. der *Sehact wesentlich unterstützt* und sohin auch die Gefahr vermindert werden. Es ist darum *die Pflicht* des Arztes, solche Massregeln zu ergreifen, wo sich der Kranke nur mit den *schwersten* Opfern einer *gänzlichen* Einstellung der Arbeit zu unterziehen vermag.

3. *Bei beiderseitigen Staaren*, welche in ihrer Entwickelung bis zu einem *gewissen Grade* vorgeschritten sind, verbieten sich Beschäftigungen, die ein *scharfes* Sehen verlangen, in der Regel von selbst. So lange derartige Staare noch auf *keinem* Auge zur *Reife* gelangt sind, stellt sich die Aufgabe, die damit verknüpften *Sehstörungen einstweilen* nach Thunlichkeit zu vermindern und dem Kranken sein trauriges Loos zu erleichtern, *bis die Operation* unter *möglichst günstigen* Aussichten auf Erfolg *durchgeführt* werden kann. Um *kleine* Gegenstände für eine *kurze Zeit* zu einer deutlicheren Wahrnehmung zu bringen, dienen dann bisweilen recht gut *stenopäische* Brillen. Sind vornehmlich *centrale* Portionen der Linse getrübt, so dient zu *gleichem* Zwecke, vorzüglich aber um das *Fernesehen* und die im *hellen* Lichte vielleicht schon beirrte Selbstführung zu erleichtern, *eine mässige Erweiterung der Pupille.* Soll diese aber das *Geforderte* leisten, so muss auch *überflüssiges directes* und namentlich *diffuses* Licht *abgehalten* werden, weil sonst die Erleuchtungsintensität des von der Linsentrübung ausgehenden *Lichtspectrum* im Verhältnisse zum Pupillendurchmesser wächst und die Deutlichkeit der Objectbilder wieder *abschwächt. Beschattung der Augen* entspricht allen diesen Wünschen und wird darum auch instinctmässig von fast allen Staarkranken geübt, wenn es sich um ein *deutlicheres* Erkennen

von Objecten handelt. *Der Arzt* wird breite Krämpen, Augenschirme u. dgl. empfehlen, wenn *directes* Sonnen- oder Lampenlicht abzuhalten ist; dunkle Gläser aber, wenn grelles *diffuses* Licht gedämpft werden soll (S. 6. *D*). Es werden in solchen Fällen vielfach die *Mydriatica* angewendet. Man hat jedoch ihre Wirkung nicht ganz in der Hand. Werden *Lösungen von Atropin* etc. eingeträufelt, so erweitert sich die Pupille gewöhnlich *sehr stark* und das Sehen wird dann oft sehr verwirrt. Der *Gewinn* ist darum *nur dort* ein sehr in die Augen springender, wo die *durch Beschattung* der Augen erzielbare Erweiterung des Sehloches einer erheblichen Besserung des Gesichtes *nicht mehr genügt*. Hier bleiben die mydriatischen Lösungen jedenfalls ein *zeitweilig* verwendbares werthvolles *Palliativ*. In den *übrigen* Fällen ist die einfache *Beschattung* vorzuziehen.

Man kann zwar durch fortgesetzte Einreibungen *schwacher Atropinsalben* allerdings die Pupille längere Zeit in einem Zustande *mittlerer* Erweiterung erhalten; allein es schliesst diese Methode zu viele Gefahren in sich (S. 31), als dass man sie empfehlen könnte.

4. Es genügen diese Hilfsmittel begreiflicher Weise nur, wenn der Staar in *stetem Fortschreiten* begriffen ist und die *begründete* Hoffnung giebt, es werde *in nicht ferner* Zeit eine erfolgreiche *Operation* desselben mit verhältnissmässig *geringen* Gefahren, wenigstens *auf Einem* Auge, vorgenommen werden können. Bei *partiellen* Staaren, welche bereits *stationär* geworden sind und erfahrungsgemäss *Jahrzehende*, ja das *ganze Leben* hindurch, ohne wesentliche hier in Betracht kommende Veränderung fortbestehen können, andererseits aber vermöge dem bedeutenden Uebergewicht der noch normal vegetirenden *durchsichtigen* Linsentheile eine Staaroperation *gefährlich* erscheinen lassen: bei solchen Staaren müssen *wirksamere* Auskunftsmittel ergriffen werden, will man den halbblinden Kranken nicht *ins Unbestimmte* seinem beklagenswerthen Schicksale überlassen, oder den Wechselfüllen einer anerkannt sehr gewagten Operation Preis geben.

Es handelt sich in solchen Fällen darum, *durch Bloslegung durchsichtiger Linsentheile* eine *Erhöhung* des scheinbaren Glanzes der *Netzhautbilder* zu ermöglichen, andererseits aber auch *durch Abhaltung überflüssigen Lichtes* die *Erleuchtungsintensität* des von den trüben Krystallportionen ausgehenden *Spectrum* zu vermindern. Dem *ersten* Zwecke kann man öfters durch eine *Iridectomie*, bei welcher jedoch *nicht* der *äusserste Linsenrand* blosgelegt werden darf, genügen; dem *anderen* durch Beschattung des Auges mittelst Schirmen und nöthigenfalls mittelst dunkler Gläser. Besser und sicherer jedoch wird das vorgesteckte Ziel erreicht durch eine glücklich ausgeführte *Iridodesis* oder operative Verziehung der Pupille (S. 182, 2.), da auf diesem Wege gleichsam mit Einem Schlage die Durchgangsöffnung für *directe* Strahlen erweitert und die lichtzerstreuende *Trübung* zum Theile *verdeckt* wird, ohne dass damit das Spiel der Pupille und die Accommodation des Auges einen sehr ins Gewicht fallenden Schaden erlitte und ohne dass die *äusserste* minder regulär gekrümmte Peripherie der Linse schädlich auf die *Deutlichkeit* der Netzhautbilder einwirken könnte.

In der That ist die *Iridectomie* und in neuester Zeit die *Iridodesis* mit ausgezeichnetem Erfolg bei *Schichtstaaren* ausgeführt worden und erscheint darum als *Aushilfsoperation* auch angezeigt, vorausgesetzt, dass der Schichtstaar ein *reiner* und *stationärer* ist, *ausserdem* aber eine *fast linienbreite Zone des Linsenrandes vollkommen frei lässt* und *ohne* künstliche Erweiterung der Pupille ein *deutlicheres* Sehen in die Nähe und Ferne *nicht gestattet.*

Reicht der Gleicher des *trüben* Stratums *näher* an den Aequator der *Linse,* so ist die durch Iridectomie oder Iridodesis gewonnene Durchgangsöffnung für *directe* Lichtstrahlen eine viel *zu kleine,* als dass die Netzhautbilder bei *mässiger* Erleuchtung des Gesichtsfeldes einen genügenden scheinbaren Glanz erhalten können. Ist der Schichtstaar ein *unreiner,* fangen bereits andere und besonders *oberflächliche* Strata der Linse an trüb zu werden, so verlohnt sich die Operation nicht der Mühe, da die blosgelegten pelluciden Randtheile der Linse in der Regel *bald* wieder für *directe* Lichtstrahlen *undurchlässig* werden und der zeitweilige Gewinn aufgewogen wird durch den *cosmetischen* Schaden und durch die *Nachtheile,* welche eine *erweiterte* oder *verzogene Pupille* nach der später doch vorzunehmenden Operation der *Cataracta* mit sich bringt. *Gestattet* aber der Schichtstaar noch *ohne künstliche* Erweiterung der Pupille ein *deutliches* Sehen, vielleicht gar noch das Lesen mittlerer Druckschrift, so wäre der *Gewinn,* welchen eine solche Operation zu erzielen vermag, ein *allzugeringer,* als dass die Operation gerechtfertigt werden könnte.

Mit ähnlichen Vorbehalten lässt sich erfahrungsgemäss die Iridectomie und Iridodesis auch bei *anderen* Formen *partieller Staare* und namentlich auch bei *spontanen Dislocationen der Linse* (S. 561, f) nutzbringend anwenden. Im *letzteren* Falle muss die Pupille selbstverständlich gegen den mit dem Strahlenkörper in Berührung stehenden Theil des *Linsenrandes* verzogen werden, damit die in der Pupille blosliegende Portion des letzteren von der Iris *gedeckt* werde. Bei *Centralkapselstaaren* wird sich indessen selten zu einer solchen Operation Gelegenheit finden, da hier die Trübung in der Regel eine zu *umschränkte* ist und zu *wenig* zerstreutes Licht auf die Netzhaut wirft, als dass die Verschiebung der Pupille einen sonderlichen Erfolg haben könnte.

B. Ist der Staar einmal zur Reife gelangt, so stellt sich die *Indication auf operative Beseitigung desselben* und nur *ausserhalb* der Cataracta gelegene Verhältnisse können eine *Verschiebung* oder gänzliche *Unterlassung* der Operation *räthlich* oder *nothwendig* erscheinen lassen.

Der Begriff der Staarreife ist übrigens kein ganz scharf umgrenzbarer. Er bezieht sich hauptsächlich auf *das Mass der Schwierigkeiten und Gefahren,* welche einer Staaroperation aus der *Beschaffenheit* der einzelnen Krystalltheile erwachsen. Es sind diese Schwierigkeiten und Gefahren im Allgemeinen aber um so *grösser* und der *Staar* daher *um so weniger als reif* zu betrachten, ein je grösseres *Procent* der Linsenmasse noch *durchsichtig* geblieben ist oder wenigstens seine *normale Consistenz* bewahrt hat.

Besonders einflussreich ist in dieser Beziehung der Zustand der *Corticalstrata.* Sind diese noch *durchsichtig,* oder nur *theilweise* getrübt und von nahezu *normaler* Consistenz, so hängen sie auch ziemlich fest mit der *Kapsel* zusammen und bedürfen, selbst unter *directer* Einwirkung der dioptrischen Flüssigkeiten, einer relativ *längeren* Zeit, um *staarig* zu zerfallen. Es wird solchermassen das *Zurückziehen* der auf operativem Wege gebildeten *Kapselzipfel* gehindert, daher diese leicht wieder *zusammenkleben* und eine vollständige *Resorption* der *in* der Kapselhöhle zurückgebliebenen cataractösen Linsentheile unmöglich machen. Das *gewöhnliche* Ergebniss einer solchen Operation ist darum ein *Nachstaar.* Dazu kömmt, dass wenig getrübte und *normal consistente* Krystallportionen in Berührung mit den dioptrischen Feuchtigkeiten sich *sehr stark aufblähen* und in Folge *mechanischer* Irritation der Iris leicht Veranlassung zu *heftigen Entzündungen* geben, welche sehr oft das Auge im höchsten Grade gefährden und, falls sie auch beschwichtiget werden, die Entwickelung eines *Nachstaares* sehr begünstigen und dessen *spätere* Beseitigung durch ausgebreitete *Verwachsungen* mit der Iris, durch mächtige Kalkablagerungen in der Kapselhöhle u. s. w. erschweren.

Bei harten Kernstaaren, welche der *Resorption* grosse Schwierigkeiten bieten und darum auch immer auf *mechanischem* Wege aus der Sehaxe entfernt werden müssen, gesellt sich im Falle *unvollständiger* Entwickelung noch ein weiterer Uebelstand hinzu, nämlich, dass der unvollständig sclerosirte Kern nicht leicht *in Zusammenhang* aus den ihn umgebenden und mit der Kapsel innig cohärirenden Rindenschichten *herausbricht*, vielmehr leicht *zerbröckelt*, theilweise im Auge *zurückbleibt* und so die oben erwähnten Gefahren um ein sehr bedeutendes steigert.

In Anbetracht alles dessen gelten *nur Totalstaare für reif zur Operation. Weiche Totalstaare* nennt man in der Praxis reif, wenn der *allergrösste* Theil der Linse und ganz vorzüglich die *oberflächlichsten* Strata ihrer *ganzen* Ausdehnung nach in der cataractösen Zerfällung schon *weit vorgeschritten* sind und darum auch ihre normale Consistenz *aufgegeben* haben, mehr weniger *erweicht* sind. Bei *harten Kernstaaren* wird zum Begriffe der Reife eine Trübung und Erweichung der *oberflächlichsten* Strata *nicht* für nothwendig erachtet, es genügt, dass nur mehr die *äussersten* Krystallagen ihre *normale* Durchsichtigkeit und Consistenz bewahrt haben, der *Rest* der Linse aber cataractös und der *Kern* wirklich *sclerosirt*, im Verhältnisse zur Norm ansehnlich *verhärtet* ist.

Haben sich bereits die *secundären* Metamorphosen eingestellt und die *malacischen* Linsentheile so weit verändert, dass der *Gang* der Operation dadurch beeinflusst wird, oder gar eine *Modification* des Heilverfahrens nothwendig erscheint, so sagt man, der Staar sei *überreif.*

1. *Die Dringlichkeit der Operation* hängt bei Vorhandensein einer *reifen* oder *überreifen* Cataracta zum grossen Theile davon ab, ob die *Function* des *einen* oder *beider* Augen in *höherem Grade gestört* oder *aufgehoben* ist.

a) *Ist das eine Auge staarblind, während das andere normal functionirt, oder nur in sehr geringem Masse leidet,* so soll die Operation *nur* vorgenommen werden, wenn der *günstige Erfolg* der Operation als ein *gesicherter* betrachtet werden darf, wobei natürlich *abgesehen* wird von den Fällen, in welchen das längere *Verbleiben* des Staares im Auge *an sich* verderblich zu werden droht, wie dieses z. B. bei *traumatischen* sich stark *blühenden* Cataracten, bei *prolabirten* Linsen und Linsentheilen der Fall ist.

Die *Vortheile*, welche dem Kranken im Falle des *Gelingens* aus der Operation erwachsen, sind in der That nicht gering anzuschlagen. Vorerst kömmt schon das *cosmetische* Interesse in Betracht und dieses ist bei *jungen* Leuten oft von hohem Belange, so zwar, dass es *an und für sich* die Operation indiciren kann, selbst wenn wegen Functions*untüchtigkeit* des *lichtempfindenden* Apparates eine Herstellung des *Sehvermögens nicht* in Aussicht stände. Dazu kömmt bei Ermöglichung des *Zusammenwirkens beider Augen* die Erweiterung des *Gesichtsfeldes*, die Vermehrung der *Intensität* der optischen Eindrücke, die richtigere Beurtheilung *kleiner* Distanzen und *körperlicher* Dimensionen. Endlich kann nicht hoch genug angeschlagen werden, dass bei einer *nachträglichen* Ausbildung des Staares auf dem *anderen* Auge der Kranke *zu keiner Zeit* dem traurigen Lose eines *Halbblinden* oder *Blinden* verfällt.

Es ist allerdings wahr und muss gegenüber dem Kranken *vor* der Operation wohl betont werden, dass der *ungleiche Refractionszustand* beider Augen sich beim *scharfen* Fixiren in *misslicher* Weise geltend macht, indem die Zerstreuungskreise des *linsenlosen* Auges mit den *scharfen* Netzhautbildern des *gesunden* Auges zu einer gemeinschaftlichen *weniger deutlichen* Wahrnehmung verschmelzen und dass diesem Uebelstande durch Vorsetzung eines entsprechenden *Convexglases nicht* begegnet werden könne, wegen der unvermeidlichen *Ungleichheit der Bildgrösse* und der Vernichtung der *Accommodation* im linsenlosen Auge. Nicht selten lernen die Kranken freilich von den Zerstreuungskreisen beim Scharfsehen abstrahiren, so dass *alle Störung verschwindet.* Oefter jedoch überwinden sie die letztere dadurch, dass sie die *Wahrnehmungen* des linsenlosen Auges gänzlich *unterdrücken,* was am Ende zur *Stumpfheit* der Netzhaut und bei jungen Individuen auch zur *Amblyopie* Veranlassung geben kann. Mitunter kömmt es in Folge jener Störung (*Blendung* sagen die Kranken) sogar zum *Schielen.* Es wären dieses schwere Gründe *gegen* die Operation; allein dieselben Gefahren bestehen in *gleichem,* wenn nicht in *grösserem* Masse, falls die Operation *unterlassen* wird. Uebrigens lässt sich durch zweckentsprechende *Uebungen* des Auges, und beziehungsweise durch *Tenotomie,* der Fehler verbessern oder beseitigen. Auch der Einwurf, als dauere der Kranke nach einer einseitigen Operation im *scharfen* Fixiren weniger aus, bewährt sich in der Praxis *nicht.*

Dagegen sind die *Nachtheile* im Falle des *Misslingens* nicht selten sehr gewichtig und ganz geeignet, die *einseitige* Operation bei *Functionstüchtigkeit des anderen* Auges *widerräthlich* erscheinen zu lassen. Gienge das operirte Auge im schlimmsten Falle immer *rasch* zu Grunde und gelangte es dann binnen kurzem zur Ruhe, so könnte man sich am Ende noch trösten, da der Kranke neben dem Verluste des ohnehin blinden Auges nur die Qual der Operation und der Nachbehandlung zu beklagen hat. Es kann aber auch geschehen, dass die Entzündungen unter heftigen Schmerzen *monatelang* anhalten, dann alle Augenblicke recidiviren und erst ihr Ende finden, nachdem das *andere* Auge staarblind geworden oder vielleicht gar in entzündliche *Mitleidenschaft* gezogen worden ist, und nachdem der Kranke ohne die ganze lange Zeit über an dem freien Gebrauche des *gesunden* Auges gehindert worden ist.

Es drohen diese Gefahren hauptsächlich bei Staaren, welche *in reiferen Jahren,* besonders *im Greisenalter,* zur Entwickelung gekommen sind, indem hier die Beschaffenheit der Linse und die Nothwendigkeit *eingreifender* Operationsmethoden zusammenwirken, um den Ausgang zweifelhaft zu gestalten. Ausserdem sind hier nicht selten die *individuellen* Verhältnisse weniger günstig und zu allem dem kömmt noch, dass Kranke mit einem *normal* functionirenden Auge das Unglück einer völligen Erblindung noch nicht verkostet haben und, indem sie sich schwerer dem während der Nachbehandlung ihnen auferlegten Zwange fügen, durch *eigenen Leichtsinn* öfters verderben, was die Operation sonst geleistet hätte. Bei *ganz weichen völlig ausgebildeten* Cataracten und bei *geschrumpften* Staaren fallen diese Uebelstände grossentheils weg, da sich solche Cataracten überaus *leicht* und *vollständig* durch Operationsmethoden entfernen lassen, welche an sich einen *geringen* Eingriff darstellen und darum auch während der Nachbehandlung weniger Anforderungen an den Kranken stellen. Es geht daraus hervor, dass sich ganz *vorzüglich* Staare der *letzteren* Art zur *einseitigen* Operation eignen.

b) Ist der Staar auf einem Auge vollkommen ausgebildet, auf dem anderen Auge aber in seiner Entwickelung bereits *so weit vorgeschritten, dass er sich durch beträchtliche Sehstörungen* geltend macht; oder ist das *zweite* Auge in anderer Weise *functionsuntüchtig* geworden; oder *sind beide Augen mit reifen Cataracten behaftet: so ist die Operation ohne weiters vorzunehmen,* wenn nicht *behebbare, ausser* dem Staare gelegene Verhältnisse einen *Aufschub* rechtfertigen.

Wird auf *einem* Auge operirt, während auf dem anderen der Staar noch *nicht* so weit ausgebildet ist, dass er sich durch *beträchtliche* Sehstörungen fühlbar machen könnte, sondern er vielmehr noch ein *ziemlich deutliches* Sehen ermöglicht: so geschieht es häufig, dass die von der *unreifen* Cataracta ausgehenden Lichtspectra beim *Zusammenwirken* beider Augen *nach* der Operation in sehr misslicher Weise hervortreten. Der Kranke ist dann nur zu sehr geneigt, an einen *Misserfolg* zu glauben und fühlt sich bis zur Zeit der Staarreife am *zweiten* Auge oftmals *unbefriedigt,* um so mehr, wenn seit dem Beginne des Staares an diesem zweiten Auge erst kurze Zeit verstrichen ist, da dann der *Verlust* an Functionstüchtigkeit in beiden Augen viel *richtiger* beurtheilt und schwerer empfunden wird. Man hat darum vielseitig gerathen, die Operation in solchen Fällen zu *verschieben*, bis das *zweite* Auge ebenfalls schon der völligen Blindheit *nahe* gekommen ist, wo der Kranke meistens viel geringere Anforderungen an eine Operation stellt. Im *Interesse* des Kranken liegt ein so langes Zaudern jedenfalls *nicht* und kann darum nur schwer gerechtfertiget werden. Am besten dürfte es sein, bis zur *Ueberhandnahme* der Sehstörungen zu warten, oder dem Kranken alle Für und Wider einer Operation in *diesem* Stadium gehörig aus einander zu setzen und *ihm* die Entscheidung zu überlassen.

Die Frage, ob bei *beiderseitiger Reife* oder *Ueberreife* des Staares *beide Augen* in *Einer* Sitzung operirt werden sollen, lässt sich für jene Fälle, in welchen nach genauer Erwägung aller Umstände der Erfolg als ein *gesicherter* betrachtet werden kann, ohne weiters *bejahend* beantworten. In dem Masse aber, als die *Garantien* für das Gelingen der Operation *sinken*, wachsen auch die *Bedenken* gegen ein solches Verfahren. Die tüchtigsten und erfahrensten Augenärzte widersprechen sich in diesem Punkte und bekämpfen sich mit Gründen, welche sich nicht widerlegen lassen, sondern nur mehr oder weniger schwer wiegen. Wenn nicht *besondere* Umstände eine rasche und vollständige *Abfertigung* des Kranken sehr wünschenswerth machen und wenn nicht ausserdem *alle* Verhältnisse zusammenwirken, um die Prognosis relativ *möglichst günstig* zu gestalten: so scheint es klüger zu sein, vorerst das *eine* Auge zu operiren und nachdem dieses *völlig zur Ruhe* gelangt ist, das *andere* in Angriff zu nehmen. Es ist nämlich allerdings richtig, dass von *zwei auf einmal* operirten Augen in der grössten Mehrzahl der Fälle wenigstens *eines* geheilt wird und dass nur ausnahmsweise *beide* zu Grunde gehen, indem eben das procentarische Verhältniss der Heilungen bei übrigens gleichen Umständen ziemlich stabil ist und die Zahl der *Erfolge* jene der *Misserfolge* im Ganzen *vielmal* überwiegt, für *zwei* Augen die Aussicht also *doppelt* so gross ist, als für eines. Eine grössere *Sicherheit* liegt indessen in der *gleichzeitigen* Operation beider Augen *nicht* und es kommen genug Fälle vor, in welchen *beiderseits* der Ausgang ein beklagenswerther war, es möge die Operation an beiden Augen zu *gleicher* Zeit oder mit *Zwischenpausen* ausgeführt worden sein. Es fällt in Anbetracht dieser *Möglichkeit* schwer ins Gewicht, dass manche Kranke, besonders kindisch gewordene Greise, während der Nachbehandlung sich wider alles Erwarten sehr ungeberdig zeigen und Vieles sich zu Schulden kommen lassen, was den Erfolg im höchsten Grade gefährdet; weiters dass sich während der Nachbehandlung gar nicht selten ungeahnte *Missstände* ergeben, welche ebenfalls sehr ungünstig influenziren. Es lassen sich diese Erfahrungen bei einer *später* vorgenommenen Operation des zweiten Auges zum Frommen des Kranken und des Arztes oft sehr gut verwerthen. Wurde übrigens das erste Auge *geheilt*, so steht es in dem *Belieben* des Kranken und des Arztes, sich allen Wechselfällen noch einmal auszusetzen. *Gieng* das Auge *zu Grunde*, so wird der Kranke bei der zweiten Operation opferwilliger sein und so die Wahrscheinlichkeit des Erfolges steigern. Oft wählt er auch einen *zweiten* Arzt und geht dann *auch* das Auge zu Grunde, so ist er beruhigter und die *beiden* Aerzte tragen die Verantwortung leichter, als *Einer*.

2. *Ehe zur Operation einer reifen oder überreifen Cataracta geschritten wird*, sind übrigens noch manche *andere* Verhältnisse genau zu erwägen:

a) Der Zustand der Augen selber. Im Allgemeinen gilt hier die Regel, man solle nur dann operiren, wenn *keine krankhaften Veränderungen am Auge und dessen Adnexis* vorhanden sind, welche den Heilungsprocess nach der Operation ungünstig beeinflussen können, oder welche im Falle des Gelingens der Operation den für den Kranken erwachsenden Gewinn auf ein Kleinstes herabsetzen.

Insoferne gelten *Entzündungen* im Bulbus und dessen Adnexis für *zeitweilige Contraindicationen*, es wäre denn, dass eine nach Verletzung der Kapsel sich *blähende* oder eine *dislocirte* Linse die mechanische *Ursache* des Bestandes und der Fortdauer des entzündlichen Processes abgiebt, wo dann im Verhältniss zu der mit der Entzündung verknüpften Gefahr die *Dringlichkeit* der Anzeige *wächst*. *Chronische Entzündungen der Adnexa*, habituelle Blepharitis ciliaris, senile Bindehautcatarrhe, veraltete chronische Trachome, seit vielen Jahren bestehende Thränen-sackblennorrhöen u. dgl. *gestatten* jedoch mitunter eine Ausnahme, trotzdem sie sich während der Nachbehandlung immer in sehr *misslicher* Weise geltend machen. Ihre *vollständige* Beseitigung ist nämlich nicht selten sehr schwierig, oder nimmt eine unverhältnissmässig lange Zeit in Anspruch, welche bei *alten* Leuten bis-weilen sehr schwer ins Gewicht fällt.

In gleicher Weise sind *Stellungsveränderungen der Lider* (En- und Ectropium), *Trichiasis* und ähnliche Zustände, welche das Auge *äusseren* Schädlichkeiten blos-legen, oder gar *directe mechanische Reizeinwirkungen* mit sich bringen, als *zeitweilige* Hindernisse der Operation zu betrachten. Sie lassen nur in den *dringendsten* Fällen den Angriff des *Staares* gerechtfertigt erscheinen, und müssen, wo es nur immer *möglich* ist, *vorerst* beseitigt werden, ehe man zur Operation der Cataracta schreitet.

Nicht minder sind *passive Hyperämien* im Bereiche der *Ciliargefässe* zu be-rücksichtigen, da sie die Vegetationsverhältnisse des Augapfels in schlimmer Weise beeinflussen, eine mächtige Disposition zu höchst verderblichen Entzün-dungen der Binnenorgane begründen, und ausserdem noch einen Zustand der *Ge-fässwandungen* andeuten, welcher bei Herabsetzung des *intraocularen* Druckes durch die Operation leicht Veranlassung zu perniciösen *Blutungen* im Inneren des Aug-apfels geben kann. Indem sich derartige Zustände *kaum beseitigen* lassen, geben sie eigentlich *keinen* Grund für eine *Verschiebung* der Operation; wohl aber kann die *Prognose nicht vorsichtig genug* gestellt werden, wenn eine *grössere* Anzahl von stark ausgedehnten und plötzlich abbrechenden Venen im Episcleralgewebe vor-gefunden wird. Die Vorhersage wird um so *ungünstiger*, wenn sich in dem einen Auge schon die *Folgen* der Circulationsstörungen durch das Hervortreten *glauco-matöser* Erscheinungen bemerklich machen, da dann das operirte Auge selbst im *günstigsten* Falle *nicht lange* seine Functionstüchtigkeit zu bewahren pflegt, sondern meistens binnen *kurzem* ebenfalls erblindet.

Hat der *lichtempfindende Apparat des staarblinden Auges* vielleicht gar schon einen *Theil seiner Functionstüchtigkeit eingebüsst*, so ist die Operation in den aller-meisten Fällen *fruchtlos* oder gar *schädlich*. Man versäume daher ja nicht, *vor* der Operation die Integrität des *Lichtempfindungsvermögens* und die *Ausdehnung* des Gesichtsfeldes auf das Genaueste zu untersuchen (s. 553), namentlich wenn *passive Hyperämien* in den Ciliargefässen, Spuren *vorausgegangener Entzündungen* in den tieferen Bulbusorganen, ein sehr ausgesprochener *myopischer Bau* des Auges, welcher zu *Scleralectasien* und zu *Chorioiditis posterior* disponirt, gegeben sind; oder wenn eine *angeborene*, eine *diabetische* Cataracta, oder ein theilweise oder ganz *verflüssigter Altersstaar* vorliegt, da diese *häufiger* mit *amblyopischen* Zuständen ge-paart zu sein pflegen, als andere Formen der Cataracta. Werden *bestimmte Zeichen einer Functionsstörung* des lichtempfindenden Apparates gefunden, so wird die Ope-ration besser *unterlassen*, es wäre denn, dass der *Kranke* auf deren Ausführung trotz aller Vorstellungen *besteht*, oder dass das *cosmetische* Interesse von hohem Belange ist und eine *wenig gefährliche* Operationsmethode zum Ziele zu führen verspricht. Eine weitere *Ausnahme* gestatten auch Fälle, in welchen die vorge-fundene *Stumpfheit* der Netzhaut oder die Amblyopie mit Grund *aus dem langen Nichtgebrauch* des Auges erklärt werden kann, indem unter solchen Umständen zweckmässige *Uebungen* nicht gar selten die Functionstüchtigkeit der Retina bis zu einem befriedigenden Grade *heben* lassen.

Ausgedehnte Hornhautflecke und *Verwachsungen der Pupille* sind *keine* Gegen-anzeigen, sie machen nur *Modificationen* in dem Verfahren nothwendig und beein-flussen die Prognose.

b) Der Gesundheitszustand des Kranken, insoferne dieser den *Ausgleich* der *durch* die Operation gesetzten *localen Störungen* missgünstig beeinflussen, oder den Erfolg in *anderer* Weise gefährden kann.

Bei Individuen, welche durch Hunger, Elend, deprimirende Gemüthsaffecte oder Krankheiten (z. B. Diabetes) *sehr herabgekommen* sind, bei *marastischen* Greisen mit welker fahler Haut oder sehr ausgedehnter Arteriosclerose, bei Leuten, welche nachweisbar zu *Eiterungen* und *Verschwärungen sehr geneigt* sind und vielleicht gar schon *ein* Auge in Folge einer *gut ausgeführten* Operation verloren haben, ist die Operation erfahrungsmässig eine *bedenkliche* und die Prognose um so schlechter, *je eingreifender* das gebotene *Verfahren* ist. *Sehr* ausgesprochene *Gicht*, secundäre *Syphilis, Tuberculosis* oder *sehr* entwickelte *Scrophulosis* sind ebenfalls *misslich* und machen besonders zur Zeit *frischer Nachschübe* die Operation gefährlich. Auch bei *Säufern* kömmt es häufig zu schlimmen Ausgängen, vornehmlich, wenn sich während der Nachbehandlung Anfälle von *Delirium tremens* einstellen. Ausserdem wird von erfahrenen Practikern die Zeit der *Menstruation* und der *Schwangerschaft* gemieden, letztere wegen den Gefahren, welche das häufige Erbrechen, die Unmöglichkeit, gewisse Körperlagen ruhig zu behaupten, und andere Zufälle dieser Periode mit sich bringen. Aus ähnlichen Gründen werden auch *Urinbeschwerden*, *Asthma*, chronischer *Bronchialkatarrh* etc. während der Nachbehandlung sehr gefürchtet. Nicht minder sind *habituelle Kopfschmerzen* und besonders auch heftige und häufige *Zahnschmerzen, Nasenkatarrhe,* Neigung zu *Krämpfen* als höchst unangenehme und selbst gefährliche Complicationen in Anschlag zu bringen.

c) *Das Lebensalter des Kranken* beeinflusst mehr die *Wahl der Methode*, als die *Indication* zur Operation als solche.

Die *Kindesperiode* ist nicht, wie früher geglaubt wurde, als ein *zeitliches* Hinderniss der Operation aufzufassen. Im Gegentheile wird heute zu Tage fast von allen Seiten darauf *gedrungen*, dass die Operation im Falle der *Staarreife so bald als möglich* vorgenommen werde, um den üblen Folgen eines längeren *Nichtgebrauches* kindlicher Augen (S. 570) zuvorzukommen. Bei *angeborenen reifen* Staaren kann ohne weiters schon in den *ersten Lebensmonaten* die Operation ohne sonderliche Gefahren ausgeführt werden; doch hält man fast allgemein die Zeit zwischen dem 2. und 4. Lebensjahre für die am *besten* entsprechende, da dann das Kind die den meisten Wechselfällen ausgesetzte *Lebensperiode* hinter sich hat, während die üblen Folgen der *Staarblindheit* noch nicht zu einem die Heilung ausschliessenden *Grade* gediehen zu sein pflegen. *Späterhin* wird *bei Weibern* höchstens noch die Zeit des Menstruations*eintrittes* und des *Climacteriums* einen *Aufschub* der Operation räthlich erscheinen lassen. *Hohes Alter* an sich bildet *keine* Gegenanzeige, da selbst mehr als 100jährige Greise mit dem besten Erfolge operirt worden sind. Es ist nur darum *weniger* günstig, weil es häufiger mit *Marasmus*, allerlei Beschwerden (*b*) und ausserdem mit Abnahme der Verstandeskräfte des Kranken verknüpft ist. Auch vertragen *sehr alte* Leute schwer das *ruhige Liegen* und neigen zu *hypostatischen Pneumonien*, welche selbst tödtlich werden können.

d) *Die äusseren Verhältnisse*, unter welchen der Kranke den *Heilungsprocess* und die *Reconvalescenz* durchzumachen Gelegenheit hat. Ein ganz ruhiges, leicht zu lüftendes, trockenes *Zimmer*, welches sich nach Bedarf *gleichmässig* verdunkeln und mehr weniger erhellen, ausserdem im Falle der Noth gut *heizen* lässt; ein bequemes nicht zu warmes *Bett* mit Vorrichtungen, welche dem Kranken das *Aufsitzen* ohne Muskelanstrengung ermöglichen; ein gut eingerichteter *Lehnsessel, Leibschüssel* und *Uringläser;* eine wohl geübte und sorgsame *Wärterin* und die Gelegenheit, sich jeweilig eine entsprechende *Kost* zu verschaffen: dies sind *nothwendige* Erfordernisse, bei deren theilweisem oder gänzlichen Abgang man besser die Operation, namentlich eine eingreifendere, *unterlässt.* Weniger vermögliche Personen sind darum in der Regel auf *Heilanstalten* angewiesen, in welchen diesen Bedingungen leichter entsprochen werden kann. Leider wird jedoch in solchen Anstalten durch übermässiges *Zusammenpferchen der Kranken* und durch manche andere bekannte Uebelstände nicht selten die Gunst der Verhältnisse sehr beeinträchtiget und das *Procent* der Heilungen auch wirklich gemindert.

e) *Die Jahreszeit.* Im Allgemeinen kann man zu *jeder* Jahreszeit mit Aussicht auf Erfolg operiren. Doch thut man besser, wenn man während der *heissen Sommermonate* eingreifenderen Staaroperationen ausweicht, indem bei grosser Hitze Verletzungen schwerer per primam intentionem heilen, ausserdem aber dem Kranken die nothwendige ruhige Bettlage sehr lästig oder geradezu unerträglich wird; daher auch viel häufiger als sonst dem Erfolge der Operation durch unzweckmässiges Verhalten des Kranken oder durch wirkliche Erkrankungen desselben Gefahren erwachsen. Der *Winter* hat hingegen das Uebel, dass der Kranke länger an das Zimmer gebannt bleibt, was die Reconvalescenz merklich verzögert.

f) Zur Zeit herrschender *Epidemien* z. B. der Cholera soll man schon in Berücksichtigung dessen nicht operiren, dass deprimirende Gemüthsaffecte, vorzüglich grosse Angst, den Gang der Heilung erschweren. Das Auftreten des *Hospitalbrandes* bildet eine *directe Gegenanzeige* gegen eingreifendere Staaroperationen, vornehmlich in Spitälern.

3. *Hat man sich einmal zur Operation entschlossen, so muss die Beschaffenheit des Staares* und seiner Nachbarorgane auf das Genaueste erwogen werden. Hiervon hängt es nämlich hauptsächlich ab, in welcher *Art und Weise* die Cataracta *am leichtesten* und *unter den geringsten Gefahren* aus der optischen Axe entfernt werden kann.

a) Flüssige und *breiige* sowie *stärkekleisterähnliche Totalstaare ohne consistenteren Kern* lassen sich leicht dadurch beseitigen, dass man bei künstlich erweiterter Pupille mit einer *Staarnadel* die *Vorderkapsel und die Linse* in weitem Umfange nach verschiedenen Richtungen hin *zerschneidet* oder zerreisst und sodann die Trümmer durch einander wirft (*Discissio cataractae*). Es *resorbiren* sich derlei Staare nach einem solchen Verfahren meistens sehr leicht rasch und vollständig, ohne durch *Blähung* sonderliche Gefahren zu drohen; gleichzeitig *ziehen* sich auch die im Zusammenhange mit der Randzone gebliebenen *Kapselzipfel zurück* und, ist die Kapsel in *genügendem* Umfange zerspalten worden, so wird auch die *Pupille* gewöhnlich *frei.* Die *Reaction* ist unter solchen Verhältnissen meistens gering oder nicht schwer zu beschwichtigen, um so mehr, als derlei Staare vornehmlich nur bei *sehr jungen* Individuen auftreten, deren *Iris* gegen mechanische Reizungen weniger empfindlich ist und leicht durch starke *Mydriatica* von den dislocirten Staartrümmern *entfernt* gehalten werden kann.

Es lassen sich *derartige* Cataracten aber auch auf eine andere Weise *direct* aus dem Auge *entfernen*, indem man die *Cornea* bei künstlich erweiterter Pupille mittelst des *Lanzenmessers stichweise eröffnet*, und von dieser Wunde aus die Kapsel entweder *zerstückelt*, oder mit einem passenden Instrumente *extrahirt;* worauf der sehr weiche oder flüssige Staar in der Regel *von selbst* unter der Druckwirkung des von hinten andrängenden Glaskörpers *durch die Hornhautwunde entweicht* oder, falls er theilweise zurückgehalten würde, mittelst eines Daviel'schen Löffels bis zum letzten Klümpchen *hervorgeholt* werden kann (*Extractio cataractae linearis*).

Es hat *dieses* Verfahren gegenüber der Discission den grossen *Vorzug,* dass es an die *Resorptionsthätigkeit* der Binnenorgane keinerlei Anforderungen stellt, mechanische Reizungen der Iris durch dislocirte Staartrümmer in der Regel ausschliesst und, da es die Linse *auf einmal* in *directer Weise* beseitigt, auch *in viel kürzerer Zeit* zum erwünschten Ziele führt. Dazu kömmt noch, dass die *Kapsel,* falls sie etwa durch secundär metamorphosirte Staartheile *getrübt* und gehindert wäre, sich aufzurollen und aus dem Bereiche der Pupille zurückzuziehen, durch eine lineare Hornhautwunde leicht im Zusammenhange *extrahirt* werden kann, dass unter solchen Umständen also viel leichter, als bei der Discission, einem *Nachstaare* vorgebeugt wird.

37 *

Bei sehr *ungeberdigen unfolgsamen Kranken*, namentlich bei *Kindern*, ist jedoch die Durchführung der einzelnen Momente der *linearen Extraction* oftmals sehr schwierig und selbst gefährlich. Unter dem ungestümen Schreien und Pressen wird bei der Operation nicht selten ein Theil der *Iris* mit den Staarresten *aus der Wunde gedrängt* und verheilt daselbst, eine sehr beträchtliche *Verziehung* der Pupille begründend, oder wird im Falle einer gelungenen Reposition zum Ausgangspunkte heftiger *Entzündungen*. Oftmals wird unter dem bedeutenden Drucke, welchen die Augenmuskeln beim Schreien und Pressen der Kranken auf den Bulbus ausüben, wohl auch die Vorderwand des *Glaskörpers gesprengt*, die *Vitrina* stürzt aus der Hornhautwunde hervor und schiebt die Staartheile *zur Seite*, von der Wunde weg, die Operation muss rasch *unterbrochen* werden, *bevor* der Staar vollkommen beseitiget ist. Nicht gar selten kömmt es sogar *während der Nachbehandlung* zu Vorfällen der Iris oder des Glaskörpers, indem unfolgsame Kinder den Verband herabreissen und in mannigfaltiger Weise die Verheilung der Wunde per primam intentionem behindern. Es wiegen diese Nachtheile so schwer, dass man fast allgemein *die Discission als das für weiche Staare der Kinder am meisten passende Verfahren anerkennt.*

b) Ist die Linse nicht in allen ihren Theilen vollständig erweicht, so stellen sich ihrer *gänzlichen Entleerung durch einen linearen Hornhautschnitt* oft fast unüberwindliche Hindernisse in den Weg. Haben die *Rindenschichten* noch einen *der Norm ziemlich nahe kommenden* Grad von Consistenz bewahrt, so hängen sie der Kapsel viel zu innig an, als dass sie unter dem Drucke des Glaskörpers abgelöset oder mittelst des Löffels leicht abgetrennt werden könnten. Selbst wenn die Vorderkapsel in *weitem* Umfange gespalten worden ist, muss der Löffel *mehrmal* eingeführt werden, um die einzelnen Brocken nach aussen zu fördern, was schon an und für sich eine sehr bedeutende Reizwirkung mit sich bringt. Es geschieht aber häufig, dass unter den wiederholten Extractionsversuchen die *künstlich erweiterte Pupille zurückspringt* und die Iris sonach den grössten Theil der Staartrümmer der Einwirkung des Instrumentes entzieht, oder dass unter dem Drucke der Augenmuskeln die vordere Portion der Hyaloidea berstet, der *Glaskörper* sich theilweise *entleert*, die Staarstücke zur Seite drängt und die Operation nicht zu Ende führen lässt. Die *Kapselzipfel* können sich dann nur selten vollkommen zurückziehen, die Pupille bleibt theilweise durch *Nachstaare* gedeckt. Ausserdem aber *reizen* die allenthalben in der Kammer herumgeworfenen Linsentrümmer, da sie allseitig von dioptrischen Feuchtigkeiten umspült sind und sich rasch und mächtig *blähen*, die Regenbogenhaut und werden die Ursache von *Iritis* mit allen deren üblen Ausgängen, von *Iridochorioiditis* und selbst von *Vereiterungen des Bulbus*. Ganz ähnliche Hindernisse und Gefahren resultiren aus einer solchen Operation, wenn die *Rindenschichten breiig zerfallen*, *der Kern aber von normaler Consistenz*, oder vielleicht gar schon etwas *verhärtet ist*. Der *letztere* kann dann in *unzerstückeltem* Zustande nicht heraus, er muss *zertrümmert* werden. Die einzelnen Stücke desselben dislociren sich nach allen Richtungen und lassen sich gewöhnlich um so schwieriger einzeln herausfischen, als sie einen ziemlichen Grad von *Durchscheinbarkeit* zu besitzen und darum der Wahrnehmung zu entgehen pflegen. — Ist gar *der Kern und die Corticalschichte* von einer *der Norm nahestehenden* Consistenz, so verdoppeln sich die Schwierigkeiten und die Gefahren. Es werden darum fast allgemein *weiche Kernstaare* und *Corticalstaare* mit käsig weichem oder wachsähnlichen oder gar sclerosirten *Kerne*, besonders aber *unreife* und *partielle Staare*, *für ungeeignet zur linearen Extraction betrachtet.*

Die Durchführung der Discission ist bei *solchen* Staaren allerdings keinen Schwierigkeiten unterworfen; die damit verbundenen *Gefahren* sind aber kaum geringer, als nach einer linearen Extraction. Es finden diese Gefahren ihre Hauptquelle *in der Blähung der Staarstücke* (S. 567, *ε*) und stehen übrigens in einem gewissen Verhältnisse zur *Grösse* und *Dauer* der durch *Atropin* erzielbaren *Wirkungen*, so zwar, dass man unter übrigens *gleichen* Verhältnissen die Operation für *weniger bedenklich* halten kann, wenn die Iris rasch und nachhaltig auf *Atropin* reagirt, die Pupille also *nach* der Operation durch Mydriatica leicht auf das Maximum erweitert und ausser dem Bereiche der Staartrümmer gehalten werden kann. Immerhin wird durch dieses Moment die Gefahr nur *vermindert*, keineswegs aber *aufgehoben* und die Resultate der Operation können im Ganzen keineswegs als *befriedigend* angesehen werden.

Insoferne die Hauptgefahr in der raschen und bedeutenden *Blähung* der Staartrümmer ihren Grund findet, stellt sich von selbst die Aufgabe, *diese Blähung thunlichst zu beschränken*. Ein Mittel hierzu liegt in der *Verkleinerung der Kapselöffnung* (S. 564, *α*). Es wird zu diesem Ende die Vorderkapsel in ihrem Centrum einfach *angestochen* und zwar von der *Cornea* aus, da man bei der *Scleronyxis* die Grösse der in der *Vorderkapsel* zu setzenden Wunde nicht so in der Hand hat. Die dioptrischen Feuchtigkeiten gewinnen solchermassen nur Einfluss auf einen *kleinen* Theil der Linse, dieser zerfällt und wenn er auch aus der Wunde *hervortritt*, kömmt er doch wegen der künstlichen *Mydriase* mit der Regenbogenhaut nicht leicht in Berührung. Gemeiniglich wird er *rasch aufgesaugt*, ohne irgend welchen Schaden zu bringen, während die Zerfällung immer *weiter schreitet* und endlich die *ganze* Linse in resorptionsfähigen Brei verwandelt. Nicht gar selten, besonders *bei Kindern und jugendlichen Individuen, genügt* ein solcher Einstich, um den *ganzen* Staar zu beseitigen, indem auch die *Kapsel* in Folge der Anschwellung der Linse von den Wundrändern aus weiter *einreisst* und die so gebildeten Zipfel Gelegenheit finden, sich zu retrahiren. Im *schlimmsten* Falle muss die Operation ein oder mehrere Male *wiederholt* werden, oder es tritt, falls der Zerfall wider Erwarten rascher vor sich gienge und durch starke Blähung Gefahr drohte, die Nothwendigkeit ein, die mittlerweile zerweichte Linse durch *lineare Extraction gänzlich* zu entfernen.

Bei Individuen jenseits des 15. Lebensjahres, besonders wenn die Iris auf Atropin wenig oder nicht nachhaltig reagirt, ist indessen schon eine *geringe* Blähung der gesammten Linse bedenklich, häufig sogar *gefährlich*. Selbst nach einer blos *stichweisen* Eröffnung der Kapselhöhle kömmt es dann öfters zu heftigen Regenbogenhautentzündungen, und dieses zwar zu einer Zeit, in welcher die Entleerung der *ganzen* Linse durch lineare Extraction noch unthunlich erscheint. Man ist dann nicht selten gezwungen, *ein Stück aus der Regenbogenhaut anzuschneiden*, um die Zahl der Berührungspunkte zwischen Iris und Staartrümmern zu verkleinern; um die Spannung zu heben, in welche die Regenbogenhaut durch die nach vorne drängende geblähte Linse und durch die Wirkung ihrer eigenen Muskeln versetzt wird und welche natürlich auch die mechanische Reizwirkung der hervorragenden Staarflocken wesentlich verstärkt; endlich um durch Verminderung des intraocularen Druckes möglicher Weise den Ausgleich der vorhandenen Störungen zu begünstigen.

Es stellt sich darum schon von selbst die Anzeige, es in Fällen dieser Art lieber gar nicht zu den Verlegenheit bringenden Zufällen kommen zu lassen, sondern ihnen *gleich von vorne herein durch Iridectomie zu begegnen*, diese also der Zerstückelung des Staares *vorauszuschicken*, wenn die gegebenen Verhältnisse eine *einfache* Discission *gefährlich* erscheinen lassen. Namentlich fallen innerhalb die Grenzen einer solchen Indication: *Corticalstaare* mit einem umfangsreicheren *wachsähnlichen* Nucleus, besonders wenn auch die *Rindenschichten* noch einen ziemlichen Grad von *Consistenz* bewahrt haben, ausserdem aber ganz vorzüglich *Schichtstaare* zwischen dem 15. und 40. Lebensjahre. *Diesseits* der Pubertätsperiode genügt vermöge der geringen Dichtigkeit der Linsenelemente meistens die *einfache Discission*, es wäre denn, dass die Pupille nur *unvollkommen* auf Atropin reagirt und schwer im Maximum dilatirt erhalten werden kann, wo es klug ist, die *Zerstückelung* der Linse mit der *Iridectomie zu verknüpfen*.

Ein grosser *Vortheil* dieses *combinirten* Verfahrens besteht darin, dass nach vorläufiger Iridectomie die Kapsel ohne grössere Gefahr in *weitem* Umfange gespalten werden kann, dass demnach die Resorption weit rascher erfolgt und die zur Heilung erforderliche Zeit bedeutend abgekürzt wird. Dagegen kömmt der *cosmetische Nachtheil* und der Umstand in Betracht, dass die *Zerstreuungskreise* mit dem Umfange der Pupille wachsen, was bei dem Unvermögen linsenloser Augen, sich für verschiedene Entfernungen zu accommodiren, ziemlich schwer ins Gewicht fällt. Durch Anlegung der künstlichen Pupille *nach Oben* werden diese Nachtheile allerdings vermindert, aber *nicht aufgehoben*, besonders wenn in Voraussicht der möglichen Gefahren die Substanzlücke in der Iris *umfangsreich* gemacht werden muss.

Insoferne erscheint es in derlei Fällen öfters zweckmässiger, die Cataracta durch die sogenannte *Lappenextraction*, oder *Extractio cataractae schlechtweg, direct aus dem Auge zu entfernen*, also mittelst eines *Bogenschnittes* in der Hornhaut einen *Lappen* zu umgrenzen, welcher sich leicht *abhebt* und so ein genügend grosses *Loch* eröffnet, auf dass *Kern und Rinde* nach ausgiebiger Zerschneidung der Vorderkapsel unter dem Drucke des Glaskörpers und unter instrumentaler Beihilfe *anstandslos* nach aussen gefördert werden können. Es *eignen sich dazu* von den hier *in Rede stehenden* Staarformen ganz besonders jene, bei welchen ein *normal consistenter, wachsähnlich derber Kern* von einer *breiig erweichten* oder gar *verflüssigten Rinde* umschlossen wird. *Normale* Consistenz der *Rindenschichten* macht die *Durchführung* schwieriger und die Operation etwas bedenklicher, denn es gelingt kaum jemals die Linse *vollständig* zu entleeren. Doch liegt hierin *keine directe Gegenanzeige*, wenn der *Kern* nur *einige* Derbheit besitzt, so dass er nicht gar zu leicht *zerbröckelt*, sondern in *Zusammenhang* herausbrechen kann. Die mit der *Lappenextraction* verbundenen Gefahren sind, wenn die *gesammte* Linse entleert werden konnte, oder doch nur ein *kleiner Theil der Corticalmassen* zurückblieb, in der That kaum grösser, als bei einer gut ausgeführten und ohne alle Hindernisse gelungenen *linearen* Extraction, da der Lappen eben *klein* angelegt werden kann und damit die *meisten* Uebelstände umgangen werden.

Widerräthlich erscheint die einfache Lappenextraction bei *Schichtstaaren jüngerer* Individuen, da der *weiche Kern*, indem er von einer malacischen Schichte umgeben ist, sich in der Regel entleert, *ohne dass die der Kapsel anhängenden Rindenstrata* folgen, da demnach *viel* Staarmasse *zurückbleibt*, welche durch *Blähung* gefährlich wird und durch Erzeugung von *Nachstaaren* fast constant den Erfolg der Operation zu nichte macht.

Ebensowenig sollte man *bei Kindern* und *sehr leichtsinnigen Erwachsenen* die *Lappenextraction* wagen, da diese durch schlechtes Verhalten während der *Nachbehandlung* sehr oft die schlimmsten Zufälle veranlassen, in vielen Fällen sogar schon die Operation selbst mit den grössten Schwierigkeiten compliciren und vermöge der Beschaffenheit ihrer Staare *weniger eingreifende* Operationsmethoden *zulässig* und *ausreichend* erscheinen lassen.

c) Bei Staaren mit sclerosirtem Kerne, gleichviel ob dieser klein oder gross ist, hat sich bisher noch immer die *Lappenextraction* als das *am meisten entsprechende* Verfahren erwiesen und nur ganz *besondere* Verhältnisse lassen dieselbe *mit Vortheil* durch ein *anderes* Verfahren ersetzen. Am *günstigsten* für die Lappenextraction sind unter übrigens gleichen Umständen *Staare mit mässig grossem harten Kerne und breiig erweichter Corticalis.* Weniger günstig sind *voluminöse sclerosirte Kerne mit* einer noch *durchsichtigen* oder doch *normal consistenten Rinde.* Am ungünstigsten aber sind *Staare mit kleinem wenig erhärteten Nucleus* und einem *sehr dicken Lager normal consistenter* und der Kapsel fest anhaftender *Rindensubstanz,* also besonders *unreife* Cataracten. Es gelingt bei Staaren der *letzteren* Arten nämlich nur selten, die Linse *völlig* zu entfernen, die *Corticalis* bleibt vielmehr zum *grossen* Theile zurück, *hindert* die Kapselzipfel an der Retraction, begünstigt daher *Nachstaare,* während die *entblössten* Partien sich blähen und um so *gefährlichere* Folgen setzen, als sie vermöge dem *Alter* des Staarkranken eine ziemliche *Consistenz* besitzen und eine gegen mechanische Reizeinwirkungen *empfindlichere* Iris treffen. Aehnliches gilt auch von *Schichtstaaren alter Leute,* der sclerosirte Kern entleert sich gerne, ohne die Corticalis abzustreifen, da diese gewöhnlich fest an der Kapsel haftet und durch eine breiig zerfallene Schichte von dem Nucleus getrennt ist.

Ueberhaupt ist der operative Eingriff bei *Altersstaaren mit grösserem sclerosirten Kerne* ein bedeutender und die Lappenextraction darum auch im Ganzen ein *ziemlich gefährliches* Unternehmen. Erfahrungsgemäss pflegt von 8 oder 10 Augen eines zu Grunde zu gehen und unter minder günstigen äusseren Verhältnissen wird öfters von 5 ja von 3 Augen eines verloren. Die *Hauptgefahr* liegt in der *Vereiterung der Hornhaut.* Sie ist sehr zu fürchten bei Individuen, bei welchen auch *Wunden anderer Körpertheile gerne eitern,* besonders wenn schon ein Auge durch Vereiterung nach einer Lappenextraction zerstört worden ist. Auch wird sie relativ häufig beobachtet bei Leuten mit *sehr entwickelter und ausgebreiteter Gefässverkalkung,* namentlich wenn das Verzweigungsgebiet der *Arteria ophthalmica* in höherem Grade leidet und dieses durch auffällige Erweiterung *der Ciliarvenenstämme* oder gar schon durch *glaucomatöse* Zustände des einen oder anderen Auges zur Geltung bringt. Es kömmt dann der Misserfolg freilich nicht selten auf Rechnung von *Blutergüssen im Inneren* des Auges, welche ihre nächste Ursache wieder in der Rigidität der Gefässe und in der mit der Operation gesetzten Annullirung des intraocularen Druckes finden. In der *Mehrzahl* der Fälle tragen jedoch sicherlich die mit der Gefässkrankheit zusammenhängenden *Störungen der Circulation und Nutrition* die Schuld. Am öftesten vereitert die Hornhaut jedoch *bei sehr marastischen,* durch Alter, Krankheit, Elend, deprimirende Gemüthsaffecte etc. sehr herabgekommenen Individuen mit tonloser welker fahler von trockener rissiger Epidermis überzogener Haut. Es nimmt in solchen Fällen die Cornea nämlich fast immer Theil an dem allgemeinen Marasmus der Decken, wodurch der Heilungsprocess sehr *missliebig* beeinflusst und das Zugrundegehen des *theilweise isolirten* Lappens begünstiget wird.

Es scheint indessen, dass hiermit die Pathogenese der Cornealvereiterung *nicht erschöpft* sei, dass vielmehr *nicht gehöriges Anpassen* des Lappenrandes an den peripheren Wundrand der Cornea dabei *wesentlich mitwirke*, vielleicht gar den *nächsten Grund* der Hornhautaffection abgebe.

In der That wird die Hornhautvereiterung am meisten dort gefürchtet, wo der Lappen nach Abfluss des Kammerwassers sich stark faltet, zusammenzieht und gleichsam einsinkt, also unmöglich vollständig *anpassen* kann. Auch ist es bekannt, dass das *Zwischentreten* von Glaskörpersubstanz, Staartrümmern oder Kapselresten zwischen die Wundflächen die Vereiterung der Cornea begünstigt. Ausserdem spricht noch ein *anderer* Umstand für diese Annahme. Es kömmt nämlich nicht gar selten vor, dass man die Hornhaut verliert bei Individuen, bei welchen durchaus nichts die Annahme eines vorgeschrittenen *allgemeinen* oder *localen* Marasmus gestattet, und zwar gerade in Fällen, in welchen die Operation scheinbar herrlich gelungen ist, indem die Linse ohne alle Hindernisse sich *rasch* und *leicht* entbunden hat. Bedenkt man, dass ein solcher Vorgang bei *Altersstaaren* einen verhältnissmässig *grossen* Lappen, eine *weite* Oeffnung, voraussetzt, dass nach Abfluss des Kammerwassers und nach Entleerung der Linse die *Krümmung* der vorderen Bulbusfläche eine *andere* werde, dass sonach der *Lappen* um so weniger vollkommen passen könne, je *grösser* er angelegt wurde: so kömmt man unwillkürlich zu dem Schlusse, dass eben die *andauernde theilweise Isolation* der *Wundränder* einen gewichtigen Factor des üblen Ausganges bilde, dass sich sonach im Auge nur *wiederhole*, was man bei der Transplantation von *Hautlappen* im Falle *unvollkommener* Vereinigung der Wundränder so häufig beobachtet. Wirklich findet man in den *meisten* Fällen von Hornhautphthise nach Staarextractionen den Lappen von dem peripheren Wundrande *treppenartig abspringend* oder gar stellenweise *gelüftet*, so dass man unter ihn mit der Sonde in den inneren Augenraum eindringen kann. Ist diese Anschauungsweise richtig, so erklärt es sich auch, warum *unruhiges Verhalten des Kranken* während der Nachbehandlung die Neigung zur Hornhautvereiterung steigert. Es associiren sich nämlich beim Husten, Niesen, beim Herumwerfen des Kranken u. s. w. den Contractionen der Rumpfmuskeln immer Zusammenziehungen der geraden Augenmuskeln, der Bulbusinhalt wird demnach comprimirt und nicht selten auch die noch *zarte Verbindung* der Wundränder selbst zu *wiederholten* Malen getrennt, was nicht nur eine beträchtliche *Reizwirkung*, sondern auch eine temporäre stellenweise *Isolation* des Lappens begründet.

Es ergiebt sich hieraus die wichtige practische Regel, dass man in jedem einzelnen Falle *den Lappen nicht grösser bilde, als unbedingt nothwendig ist, um den sclerosirten Kern ohne Zerrung der Lappenwundwinkel nach aussen fördern zu können.* Es lässt sich durch strenge Einhaltung dieser Regel wirklich das procentarische Verhältniss der Misserfolge um ein sehr Bedeutendes herabsetzen. Immerhin liegt die *Grösse* des Lappenschnittes nicht ganz in der *Willkür* des Operateurs. *Grosse Kerne* verlangen immer verhältnissmässig *grosse Bogenschnitte* und finden sich gerade dort, wo die Cornealvereiterung am *meisten* droht, bei sehr alten herabgekommenen marastischen Individuen. Die *Gefahr* besteht also in einem gewissen Grade fort.

In neuester Zeit glaubt man aus einer Reihe einschlägiger Beobachtungen den Schluss ziehen zu dürfen, dass die *Regenbogenhautentzündungen*, welche nach der Lappenextraction so häufig auftreten und oft unter *ganz unscheinbaren* Symptomen verlaufen, in der Pathogenese der Hornhautvereiterung eine sehr *wichtige* Rolle spielen. Man hat darum auf Mittel gedacht, dieses Moment in seinem verderblichen Einflusse auf die Vegetationsverhältnisse des operirten Auges zu schwächen und hofft ein solches Mittel in der *Vorausschickung der Iridectomie* gefunden zu haben. Dass durch Ausschneidung eines Sectors aus der *unteren* Hälfte der Iris die *Zerrung* vermindert wird, welcher der Pupillarrand bei der Entbindung eines grossen Kernes ausgesetzt ist und dass auch die *reizende* Wirkung *zurückbleibender* und sich *blähender Corticalreste* bei Vorhandensein einer künstlichen Pupille vermindert wird, ist so ziemlich festgestellt. Für die *Verbesserung der Vegetationsverhältnisse* aber sprechen die Resultate, welche mit dem erwähnten *combinirten* Verfahren erzielt wurden. Es wird besonders am Platze sein, wo man Grund hat, das *Zurückbleiben grösserer* Mengen corticaler Substanz oder einen *sehr grossen Kern* vorauszusetzen, und wo die *körperlichen* und *äusseren Verhältnisse* des Kranken (S. 576, *a—d*) eine *einfache Lappenextraction* sehr bedenklich erscheinen lassen.

In gleicher Absicht hat man jüngst die sogenannte *Auslöffelung des Staares* (*Excochleatio cataractae*) für jene Fälle empfohlen, in welchen vermöge der Beschaffenheit des Staares die *Lappenextraction* angezeigt wäre, aber wegen dem Zustande des Auges, des ganzen Organismus, oder wegen den obwaltenden äusseren Verhältnissen sehr *gewagt* erscheint. Es wird behufs dessen mittelst eines breiten *Lanzenmessers* ein möglichst langer *linearer* Schnitt an der *äussersten* Cornealgrenze geführt und der entsprechende *Sector der Iris mit der Schere abgetragen*, worauf man von der Cornealwunde aus *die Kapsel* in weitem Umfange spalten und sodann durch deren Oeffnung mit einem *ohrlöffelartigen* und nach Bedarf mehr weniger tief ausgehöhlten Instrumente *hinter den Kern* der Linse eindringen kann, um denselben *sammt* der zertrümmerten *Corticalis* aus dem Auge zu entfernen. Leider haben sich die auf dieses Verfahren gesetzten Hoffnungen *nicht gerechtfertigt*, es scheint vielmehr, als ob die Excochleatio, was einfache *Altersstaare* betrifft, die *Zahl und Grösse* der Gefahren eher *steigere* als vermindere.

Eine andere schon sehr alte Methode, *senile* Cataracten aus der Sehaxe zu entfernen, ist die sogenannte *Niederdrückung*, *Depressio seu Reclinatio cataractae*. Sie wird mit der *Staarnadel* ausgeführt, indem dieselbe durch den unteren äusseren Quadranten der *Sclera* gestossen und an dem Rande des Staarkernes und der Pupille vorbei in die Vorderkammer geführt wird, worauf man das myrthenblattartig gestaltete Ende der Nadel *flach* über das *Centrum* der Vorderkapsel legt und durch eine hebelförmige Bewegung des Instrumentes *das gesammte Linsensystem* in den *unteren äusseren* Theil des *Glaskörpers* zu versenken strebt. Es passt dieses Verfahren hauptsächlich *bei sehr grossem sclerosirten Kern* und verhältnissmässig *dünner* aber *zäher Rinde*. Bei *sehr dicker* Rindenlage, vornehmlich wenn sie *weich* ist, hat die Depression den Uebelstand, dass der *grösste* Theil der Corticalis beim Eintritte in die Glaskörperwunde *abgestreift* wird, also im hinteren *Kammerraume* zurückbleibt und dort dieselben Gefahren setzt, welche die Discission des Altersstaares gefürchtet machen. *Die Hauptgefahr* liegt jedoch in *chronischen Aderhautentzündungen* mannigfaltiger Art, welche durch den dislocirten Kern als einen *fremden* Körper angeregt werden, oft erst nach Wochen, Monaten, selbst nach Jahren hervortreten und den Bulbus gewöhnlich *unter überaus grossen und langwierigen Leiden* zu Grunde richten, oft sogar auch den *anderen* Bulbus in Mitleidenschaft ziehen und daher im höchsten Grade verderblich sind. Das *procentarische* Verhältniss dieser *Misserfolge* ist ein ziemlich bedeutendes; daher man in neuerer Zeit nahe daran war, über das Verfahren gänzlich den Stab zu brechen. Immerhin jedoch sind durch die *Depression* viele Tausende von Blinden sehend geworden und ein nachträgliches Zugrundegehen der Augen durch Entzündungen der tieferen Bulbusorgane ist auch nach *anderen* Operationsmethoden *nicht gerade selten.* Man wird daher nicht fehl gehen, wenn man die Depression *wenigstens* in jenen Fällen für *erlaubt* hält, in welchen ein *grosser Lappenschnitt* behufs der Entfernung eines *voluminösen* Scleroms wegen der Ungunst der gegebenen Verhältnisse ein allzugrosses Wagniss scheint.

. *d) Bei überreifen Staaren* fordern die fettigkalkigen Anlagerungen an der *Innenwand* der Kapsel die sorglichste Beachtung. Sie machen es den durch die Operation gebildeten *Kapselzipfeln* ganz *unmöglich,* sich zu *retrahiren,* daher selbst bei *ausgiebiger* Zerstückelung der Kapsel trübe Reste derselben *in der Pupille* zurückbleiben, welche sich später meistens schwer beseitigen lassen und das Sehvermögen sehr fühlbar beeinträchtigen.

Einfache Discissionen taugen dann also weniger, selbst wenn die Linse als *Ganzes* bereits *zerfallen* wäre und einen fettigkalkigen Brei darstellt. Enthält der regressive Staarbrei gar noch griesige *Kalkconglomerate,* so kann es geschehen, dass dieselben in die Vorderkammer austreten und vermöge ihrer Consistenz eine um so misslichere Reizwirkung ausüben, als sie sich nur *langsam* lösen und nicht leicht entfernt werden können. In einzelnen seltenen Fällen hat man beobachtet, dass die Kalkmassen sich an der rauhen Oberfläche der *Iris* ansetzten und auch die Hinterwand der *Cornea* mit einem unvertilgbaren Beschlage überzogen, der das Sehen sehr unliebsam störte.

Die Gefahr eines Austrittes von Kalktrümmern in die *Vorderkammer* macht auch *Depressionen* solcher Staare minder räthlich, denn es ist nicht zu vermeiden, dass die Kalkbrocken zum grossen Theile am Eingange der Glaskörperwunde *abgestreift* werden und sich im *Kammerraume* vertheilen.

Am besten passt für rückgängige Staare mit *breiigem Kerne* die *Extraction durch eine lineare Hornhautwunde.* Es gelingt dabei sehr oft, mittelst einer Pincette oder eines Häkchens das *gesammte* Linsensystem *in Zusammenhang* herauszuziehen, weil die Verbindung der hinteren Kapsel mit der Hyaloidea in der Regel vollständig aufgehoben ist.

Bei der *Cataracta siliquata* kann man hierauf fast mit *Bestimmtheit* rechnen, daher für dieselbe denn auch *seit langen Jahren* diese *einfachste* Methode der Linearextraction fast ausschliesslich empfohlen wird.

Bei überreifen Staaren *mit grösserem sclerosirten Kerne* passt die *Lappenextraction* am besten, doch muss hierbei die Kapsel nicht blos *zerschnitten,* sondern *extrahirt* werden und man muss darauf gefasst sein, dass das *ganze* Linsensystem im *Zusammenhange* dem Zuge folgen kann. Erscheint die *einfache Lappenextraction* aus irgend einem der erwähnten Gründe sehr *bedenklich,* so thut man wohl, ihr eine *Iridectomie* voranzuschicken. Auch kann man ihr die *Depression* substituiren.

e) Bei hinteren Synechien können sich die Kapselzipfel ebenfalls *nicht zurückziehen,* weil sie theilweise mit der Iris zusammenhängen, ausserdem aber, weil unter dem Einflusse der vorangegangenen Entzündungen meistens ziemlich *massive* später verkalkende Producte an der *Innenwand* der Kapsel abgesetzt werden und die durch *äussere Auflagerungen* bedingte Steifheit derselben noch vergrössern. Dazu kömmt, dass sich unter dem Einfluss der Entzündung häufig der *gesammte* Staarbrei *verdichtet* und dass sich in ihm *Kalkconglomerate* entwickeln. Die Entblössung der Corticalis und deren Austritt aus der Kapselhöhle wird dann um so gefährlicher, als die *Pupille* vermöge der Productbildungen an ihrem Rande sich *nicht gut erweitern lässt* und als durch die Synechien selbst schon die Neigung zur Rückkehr der *Iritis* ansehnlich gesteigert erscheint.

Die *einfache Discission* liefert daher schon bei sehr *umschränkten* hinteren Synechien weniger günstige Resultate und, wo die übrigen Verhältnisse nicht ganz besonders günstig sind, sollte man sie selbst bei *Kindern* in der Regel *mit der Iridectomie combiniren.*

Dasselbe gilt *von der linearen* und von der *Lappenextraction*; diese müssen, wo sie vermöge der Beschaffenheit des Staares eine gerechtfertigte Anwendung fänden, *mit der Iridectomie verknüpft werden,* wenn die Verwachsung des Pupillarrandes mit der Kapsel in nur *einigermassen grösserem* Umfange stattgefunden hat und sonach eine Losreissung der Kapsel von der Iris, ohne diese stark zu zerren, nicht möglich ist.

Eine *Depression* ist wegen der damit verbundenen Gefahr einer *Iriszerrung* gar nicht am Platze, es wäre denn, dass nur *einzelne* punktförmige Adhäsionen vorlägen.

Bei totalen hinteren Synechien trägt ein gegebener *Totalstaar* häufig den Charakter eines *wirklichen Kalkstaares* oder einer verwandten Form (S. 540, *b*) und ist dann gewöhnlich in Folge der vorausgegangenen Entzündungen mit einem Grade von *Amblyopie* gepaart, welcher operative Eingriffe *fruchtlos* erscheinen lässt. Wo indessen die angestellten Versuche eine Operation *rechtfertigen,* ist je nach dem Umfange des Staares entweder *die mit der Iridectomie verbundene lineare* oder *Lappenextraction* zu wählen, und das Linsensystem womöglich *in toto* nach aussen zu fördern.

f) Bei traumatischen Staaren können, wenn deren Entwickelung *ohne gefahrdrohende Reizzustände* vor sich geht, die *natürlichen Ausgänge* (S. 556, 3.) unter der nach Discissionen des Staares üblichen Therapie, besonders unter häufigen Einträufelungen von *Atropin,* abgewartet werden. Insbesondere bei *Kindern* ist. es gut, nicht allzueifrig zu operativen Eingriffen zu schreiten, da eben nicht gar selten durch Resorption eine *spontane Heilung* erzielt wird. *Bläht sich aber die Linse auf* und macht sich bereits eine *Iritis* geltend, gelingt es übrigens nicht auf den gewöhnlichen Wegen, die Entzündung *rasch zu beschwichtigen:* so ist es unbedingt nothwendig, den Staarbrei ohne Zaudern durch *die lineare Extraction* zu entleeren. Falls dieses wegen noch nicht vollständiger Erweichung unmöglich wäre, so empfiehlt sich *bei minder betagten Individuen* die Anlegung einer *künstlichen Pupille* nach oben, bei *älteren Leuten* aber, wo voraussichtlich schon ein *harter* Kern gegeben ist, ist die *Lappenextraction mit der Iridectomie nach unten zu combiniren.* Die obwaltenden Verhältnisse werden es im letzteren Falle bestimmen, ob man sich *vorläufig* mit der Iridectomie begnügen und *erst später* die Extraction nachschicken darf, oder ob man die Sache *gleich ganz* zu Ende führen solle.

Unverantwortlich ist ein Verschieben der Operation, wenn *ein fremder Körper in der Linse steckt.* Wartet man nämlich, bis die Linsensubstanz *zerfällt* und *sich bläht,* so kann der fremde Körper sich loslösen und auf den Boden der hinteren Kammer gelangen, wo er kaum mehr aufgefunden wird und in der Regel den Bulbus unter den heftigsten Qualen zu Grunde richtet, ja selbst auf den anderen Augapfel einen höchst verderblichen Einfluss nehmen kann. Für *solche* Fälle dürfte die *mit der Iridectomie gepaarte Auslöffelung* am meisten passen. Eine *einfache Linearextraction* ist weniger verlässlich, selbst wenn die Linse schon ganz erweicht wäre. Besonders wenn der fremde Körper *seitlich* im Linsensystem steckt, bleibt er gerne zurück und verschlüpft sich leicht an Orte, wo man ihn nicht mehr findet.

g) Linsen, welche in die Vorderkammer vorgefallen sind, werden am besten durch den *Lappenschnitt* entfernt, wobei erforderlichen Falles der *Daviel'sche Löffel* in Gebrauch gezogen werden kann. Ist schon *starke Reizung* oder gar eine *heftige Iritis* gegeben, so erscheint es sehr gerathen, zugleich einen Sector der Regenbogenhaut auszuschneiden. Bei der *Cataracta natans und tremula* dürfte die *mit der Iridectomie gepaarte Auslöffelung* am meisten entsprechen.

h) Nachstaare kann man durch *Scleronyxis zerstückeln* und *theilweise deprimiren.* Besonders empfehlenswerth ist dieses Verfahren bei Trübungen der *Hinterkapsel,* wie sich selbe öfters nach der Lappen- und Linearextraction bilden. *Massigere Nachstaare,* welche durch nicht retrahirte Portionen der Vorderkapsel dargestellt werden, wenn diese durch regressive Staarmassen mit der hinteren Kapsel verlöthen (S. 564, *b*), werden am besten durch *Linearextraction* beseitigt, oder durch eine meridionale Wunde der *Sclerotica* mittelst eigener Instrumente ausgezogen.

4. Eine *specielle Vorbereitungskur,* wie sie früher üblich war, um „die Säfte vom Auge wegzuleiten und die Neigung zu Entzündungen zu vermindern," ist ganz überflüssig, weil *vergeblich,* und eher geeignet durch den beängstigenden Eindruck, welchen sie auf den Kranken ausübt, *Schaden* zu stiften. Doch ist es klug, dem Kranken am Tage vor der Operation ein *Purgans* zu reichen, weil nach einer gehörigen Entleerung des Darmkanales der Stuhlgang in der Regel mehrere Tage aussetzt, was wegen den bei Absetzung von Fäcalstoffen nothwendigen Körperbewegungen, namentlich nach der Lappenextraction, höchst erwünscht ist. Soll eine *Nadeloperation* oder eine *lineare Extraction* ausgeführt werden, so ist auch eine *wiederholte* Einträufelung von Atropinlösung nothwendig, um den Effect derselben möglichst sicher zu stellen.

Ist eine *Lappenextraction* im Plane, so erscheint die künstliche Erweiterung der Pupille nur dann erspriesslich, wenn die *Vorderkammer sehr enge* und das *Sehloch habituel contrahirt ist.* Man kann dann nämlich bei der Lappenbildung leichter der Iris ausweichen, wenn nicht, wie dies leider öfter geschieht, die Pupille gerade im verhängnissvollen Moment wieder zurückspringt und sich vor die Schneide des Messers legt. Ist die Kammer *weit,* so unterlässt man besser die künstliche Erweiterung, denn dann ist es nicht schwer, die Iris zu schonen; zudem verhindert die Muskelthätigkeit des Sphincter das allzurasche Austreten des Staares und verkleinert auch die Gefahr eines Glaskörpervorfalles, was immerhin von grossem Belange ist.

5. Die Operation wird am besten *des Morgens* vorgenommen, nachdem der Kranke eine oder die andere Stunde früher eine Schale Suppe oder Milchkaffee zu sich genommen hat. Bei *ganz leerem* Magen tritt nach der Operation gerne Brechreiz ein, was gefährlich werden kann. Bei *vollem* Magen verträgt der Kranke nicht leicht die in der Regel erforderliche Rückenlage und neigt zu Congestionen gegen den Kopf.

In neuerer Zeit wird fast allgemein die *Rückenlage* des Kranken als die günstigste angesehen, um die Operation durchzuführen. Man bringt daher den Patienten vor der Operation im *Nachtgewande* in das gehörig vorbereitete Bett und stellt dasselbe so, dass das Licht von einem oder zwei Fenstern *schief auf den Kopf des Kranken falle* und das Auge mit *Ausschluss directer* Sonnenstrahlen gehörig beleuchte.

Der *Vortheil* dieses Vorgehens liegt darin, dass der Kranke, um nach der Operation in eine bequeme Bettlage zu kommen, nicht erst zu Bewegungen gezwungen wird, welche manche Gefahren in sich schliessen; dass *Ohnmachten* während der Operation ihre Bedeutung verlieren; dass der Kopf des Patienten sich leichter *fixiren* lässt und dass der Operateur, indem er *über* den letzteren hinüber manipulirt, das *obere* Lid des staarigen Auges *selbst* abgezogen halten und so leichter eines sehr geübten Assistenten entbehren kann.

Wo indessen krankhafte Zustände des Körpers die *Bettlage* sehr lästig oder gar unerträglich machen und eine *sitzende* Stellung während des grössten Theils der Heilungsperiode *Bedürfniss* ist, wird der Kranke besser in einem bequemen *Lehnsessel* operirt und darin, zweckmässig gekleidet und gut unterstützt, Tags über sitzen gelassen, des Nachts aber in das nebenstehende Bett gebracht und mit dem Kopfe *hoch* gelegt.

Kinder werden mit einem Leintuche wohl umwickelt, so dass Arme und Füsse unbeweglich in *gestreckter* Lage gehalten werden; ein *sitzender* Assistent fixirt das Kind auf seinem *Schoosse*, während der gegenübersitzende Operateur die umwickelten Beine des Patienten zwischen seine Kniee klemmt und ein *zweiter* Assistent über den Kopf des Kranken hinüber dessen Lider auseinanderzieht und den Kopf hält.

Die *Narcotisirung* des Kranken, so wünschenswerth auch die damit verknüpfte Abspannung der Augenmuskeln öfters wäre, ist nur in der *dringendsten* Noth gerechtfertigt, da die ungestümen Bewegungen des Kranken während dem Halbrausche und insbesondere das häufige Erbrechen unmittelbar nach der Operation, namentlich nach einer *Lappenextraction*, von den verderblichsten Folgen sein können.

Auch die *Fixation des Bulbus* wird, wo es nur immer thunlich ist, besser *unterlassen.* Man hat zu diesem Zwecke eine grosse Anzahl von theilweise sehr abenteuerlichen Instrumenten erfunden. Am meisten entsprechen noch verlässliche, leicht zu öffnende und zu schliessende, gezahnte *Pincetten*, mittelst welchen die *Bindehaut* nahe der Cornealgrenze an einem *ausserhalb* des Operationsterrains gelegenen Punkte von einem Assistenten gefasst wird. Es hat dieses den Nachtheil, dass die Quetschwunde öfters zu *Reizzuständen der Bindehaut* Veranlassung giebt, welche während der Nachkur nichts weniger als angenehme Complicationen sind und weiters, dass eine solche Fixation des Bulbus nicht möglich ist, ohne dem Kranken *Schmerzen* zu erregen und ihn so zu um so stärkerem Pressen und Drängen zu bestimmen, was den Gang der Operation sehr in sehr missliebiger Weise beeinflusst. Besonders ist dieses der Fall bei ohnehin sehr unruhigen Kranken, da hier eine grössere Gewalt auf den Bulbus ausgeübt werden muss.

Von grösster Wichtigkeit ist *die richtige Haltung der Augendeckel.* Sie erheischt einen *geübten* Assistenten, da es nicht leicht ist, die Lidspalte *weit* zu öffnen und die Lider *mit Sicherheit* abgezogen zu erhalten, ohne dem Operateur im Wege zu stehen und ohne den Bulbus im mindesten zu beleidigen und dadurch Veranlassung zur Unruhe des Kranken zu geben. *Augenlidhalter*, von welcher Art sie auch seien, sind zu diesem Behufe ganz unbrauchbar. Das *eine* Lid fixirt in der Regel der Operateur, und zwar *je nach seiner Stellung* hinter dem Kopfe oder an der Brustseite das *obere* oder *untere*, das andere der Assistent. Die beiden dazu verwendeten Hände werden mit eingeschlagenem Ring- und kleinem Finger flach auf die Stirne und das Gesicht gelegt und, während der Kranke die Lidspalte öffnet, die Spitzen des ausgestreckten Zeige- und Mittelfingers über die Wimpern an die Lidrandfläche gebracht, worauf sich die Lider leicht an der Convexität des Bulbus herabstreifen und mittelst der Cilien am Orbitalrande festhalten lassen, ohne den Bulbus auch nur im entferntesten zu beleidigen. Wichtig ist dabei, dass die *innere Lidlefze keinen Augenblick vom Augapfel abgehoben werde*, da sonst bei einigem Pressen des Kranken leicht eine *Umstülpung* erfolgt, welche die Operation sehr erschwert. (Siehe Fig. 88 bis 92).

6. *Unmittelbar nach der Operation* wird der Kranke geheissen, die Lidspalte sanft wie zum Schlafe zu schliessen, die etwa ausgetretene Feuch-

tigkeit mittelst weicher Charpie zart aufgetupft und sodann ein *Schutzverband über beide Augen angelegt.*

Die Anlegung des Schutzverbandes fordert die allergrösste Aufmerksamkeit. Die *Charpie* muss möglichst *fein, zart* und *rein* sein; sie darf auch nicht *abfasern,* da sonst leicht einige Flocken zwischen die Lidränder gelangen und höchst unangenehme Zufälle anregen könnten. Die daraus geformten beiden *Bäusche* dürfen *nicht zu gross* sein; sie müssen allenthalben eine *gleichmässige Dichtigkeit und Dicke* haben; die *Binde* muss von *feinstem* und ganz *neuem Flanell* gefertigt sein, damit sie sich vollkommen *gleichmässig* spanne, denn nur dann, wenn alle diese Bedingungen erfüllt sind, kann der Verband sich allenthalben *ganz gleichmässig* an die Oberfläche der geschlossenen Lider anschmiegen, was ein *Haupterforderniss* eines guten Verbandes ist. Nicht genug gewarnt kann werden vor *stärkerem Anziehen* der Binde, besonders nach Lappenextractionen, da dann leicht der Lappen *verrückt* wird, in jedem Falle aber ein höchst unangenehmes Gefühl von Druck entsteht, welches den Kranken unruhig macht, und auch *direct* zu üblen Folgen führen kann. Der Verband hat *keinen* Druck auszuüben, sondern nur die Theile in ihrer natürlichen Lage zu sichern.

Eine Verklebung der Lider mit Streifen von englischem Pflaster lässt sich *neben* der Anwendung des Schutzverbandes *nur* bei sehr unruhigen und leichtsinnigen Kranken so wie bei kindisch gewordenen Greisen rechtfertigen, da bei derlei Individuen die Gefahr nahe liegt, dass sie in unbewachten Augenblicken den Verband lüften und den Effect der Operation vorzeitig prüfen, was die schwersten Zufälle herbeiführen kann. Es haben diese Verklebungen der Lidspalte mit englischem Pflaster das *Ueble,* dass die Streifen bei ihrer Vertrocknung sich stark *runzeln* und sohin einen *ungleichmässigen* Druck und Zug auf die Haut der Lider ausüben, dadurch aber leicht reizen; weiters dass die *Gummilage* derselben von den Feuchtigkeiten, welche aus der Lidspalte treten, theilweise *aufgelöst* und *diffundirt* wird, wodurch es nicht selten geschieht, dass die *Lidränder* ihrer grössten Länge nach *verklebt* werden und die Secrete des Conjunctivalsackes *zurückhalten,* was wieder übermässige Spannung der Lider und eine Druckwirkung auf den Bulbus im Gefolge hat und höchst gefährliche Zufälle mit sich zu bringen pflegt. Es kömmt hierzu um so leichter, als die diffundirte Gummilösung beim Vertrocknen sich *zusammenzieht,* die Epidermis der Lidränder *rissig* macht und so zu Hyperämien und Entzündungen führt, welche sich gerne vom Lidrande auf die Bindehaut fortpflanzen. Ein gut angelegter *Schutzverband* hingegen hindert den Abfluss der wässerigen und schleimigen Secrete der meistens hyperämirten Bindehaut *nicht* und macht sie durch Aufsaugung überdies vollkommen unschädlich.

Kinder dulden häufig gar *keinen Verband* und müssen dann, will man nicht durch ihr Schreien und Sträuben noch schwerere Zufälle ermöglichen lassen, *mit offenen Augen* in einem *vollkommen gleichmässig verdunkelten Zimmer* gehalten werden, was um so zulässiger ist, als bei ihnen meistens nur *Nadeloperationen* in Anwendung kommen.

Ist der Kranke verbunden, so muss er nun *definitiv* in die *passende Lage* gebracht und diese ihm durch Polster so bequem als möglich gemacht werden; denn eine *unbequeme* Lage hält er nicht lange aus, es stellen sich Schmerzen im Kopfe, im Kreuze u. s. w. ein, er wird unruhig, wirft sich herum und kann so leicht den Erfolg der Operation gefährden. Meistens ist die *Rückenlage* mit mehr weniger erhöhtem Kopfe die am besten entsprechende. Wurde jedoch nur *ein* Auge operirt, so kann der Kranke im Nothfalle auch auf der *anderen Seite* liegen und blos *zeitweilig* in die Rückenlage gebracht werden.

Ist der Kranke gehörig gelagert, so wird das Bett an die schon vorher bestimmte Stelle des Zimmers gerückt, wo es vor Zugluft, Ofenhitze, Streiflichtern u. s. w. vollkommen geschützt ist. Das *Zimmer* wird dann auch vollkommen gleichmässig verdunkelt, doch nicht mehr, als dass man bei hellem Tage nach einigem Aufenthalte noch die einzelnen Theile des Gesichtes deutlich unterscheiden kann.

7. Der Operirte muss *die ersten paar Tage die grösste körperliche und geistige Ruhe bewahren*; er darf nur das allernothwendigste *leise* sprechen; Muskelanstrengungen, Schnarchen, Husten, Niesen müssen mit aller zu Gebote stehenden Macht vermieden werden; Besuche, aufregende Mittheilungen sind strengstens zu untersagen; die Kost hat sich auf laue Suppe und höchstens gedünstetes Obst zu beschränken. Säuerliche Getränke sind, falls der Kranke sich darnach sehnt, mit Mass genossen, nicht schädlich, eher zuträglich.

a) Ist gar keine Reaction eingetreten, so kann der Kranke nach Ablauf des *dritten* Tages, falls ihm das Liegen sehr schwer fällt, *abwechselnd* in die *sitzende* Stellung gebracht und in derselben durch eine Rückenlehne und Polster unterstützt werden. Auch ist es dann ohne Nachtheil, wenn der Kranke bei Vorhandensein grosser Esslust etwas Fleischbrühe, eingemachtes Hirn, leicht verdauliche Gemüse u. s. w. in kleinen Gaben geniesst; bei *sehr herabgekommenen* Personen erscheint dieses sogar *nothwendig*.

Erst am 6. Tage darf der *Verband gelüftet* und das *Sehvermögen* des Kranken *geprüft* werden, wobei die *grösste* Aufmerksamkeit darauf zu verwenden ist, dass das Auge nicht von grellem Lichte, namentlich von Streiflichtern, von dem Reflexe eines weissen oder glänzenden Gegenstandes getroffen werde, widrigenfalls *jetzt erst* der Erfolg der Operation völlig vernichtet werden kann; denn die Monate und Jahre lang hinter der trüben Linse vor grellem Lichte geschützte Netzhaut reagirt anfänglich *schon gegen mässige* Belouchtungsintensitäten *überaus stark*, um so mehr, als sie seit der Operation in *völliger* Dunkelheit gehalten worden ist. Bei unachtsamen Gebahren ·kann es sehr leicht zu *unheilbarer* Amaurose kommen. Aus ähnlichen Gründen dürfen die Sehversuche dem Gesichtsorgane *keine Anstrengungen* auferlegen. Wo die *Pupille* von Staartrümmern *gedeckt* ist, fallen sie ohnehin weg, oder haben doch nur die Grösse des *Lichtempfindungsvermögens* zu ermitteln.

Hierauf wird der Schutzverband mit *frischen* Charpiebäuschen wieder vorsichtig angelegt und von nun an *täglich* erneuert, da gewöhnlich eine stärkere *Schleimabsonderung* in der Bindehaut beginnt, welche durch das aus der Lidspalte dringende und vertrocknende Product gerne Veranlassung wird, dass die Charpie klumpig zusammenbäckt und ungleichmässig drückt, dass weiters die Epidermis der Lider sich excoriirt und Reizzustände geschaffen oder gesteigert werden. Von nun an kann der Kranke auch eine oder die andere Stunde *ausser Bett* in einem bequemen *Lehnsessel* zubringen und *besser genährt* werden, jedoch mit *Ausschluss* aller eine Kauanstrengung erfordernden Speisen.

Nach 9 oder 10 Tagen steht nichts mehr entgegen, den Verband *von Zeit zu Zeit* zu entfernen und dem Kranken den *Gebrauch des operirten Auges* zu gestatten. *Klug* ist es, anfänglich *blos die Zeit der Abenddämmerung* zu diesen Versuchen zu benützen, da dann der Kranke am *sichersten* vor *Streiflichtern* bewahrt werden kann. *Nach Ablauf von 14 Tagen* darf der Kranke schon den *ganzen* Tag über das operirte Auge verwenden, jedoch mit der Vorsicht, dass er durch Schirme und dunkle Gläser grelleres directes und diffuses Licht abdämpft. Zur *Sommerszeit* thut man jetzt gut, den Operirten *nach Eintritt der Abenddämmerung ins Freie* an einen windstillen Ort führen zu lassen, da Aufenthalt in frischer Luft die Reconvalescenz ungemein abkürzt. Sind einmal *18—20 Tage ohne üble Zufälle abgelaufen*, so kann man den Kranken als geheilt betrachten und es genügt, ihn vor etwaigen Schädlichkeiten, namentlich vor frühzeitigen Anstrengungen des Auges, vor grellem Lichte, vor Unmass in Speise und Trank etc. zu warnen. Dann ist es wohl auch an der Zeit, die für sein Auge passenden *Staargläser* zu ermitteln. Ein *ausgiebiger* Gebrauch derselben sollte jedoch *vor weiterem Ablauf eines* oder *zweier Monate nicht* gestattet werden.

Es versteht sich von selbst, dass dieses nur *allgemeine* Regeln sind, und dass je nach Umständen, namentlich in Bezug auf die angegebenen *Zeitmasse*, manche *Abweichungen* zulässig erscheinen.

b) Nicht immer jedoch läuft der *Heilungsprocess* so ruhig ab, er wird *durch mannigfaltige Zufälle gestört*, welche *positive* Hilfeleistungen nothwendig machen und den Zeitpunkt der Reconvalescenz sehr weit hinausrücken können.

Ziemlich häufig stellen sich *gleich nach der Operation*, oder einige Stunden später, *Gefühle von Druck*, von fremden Körpern, von Hitze, ja selbst flüchtige Stiche und *weilenweise heftige Schmerzen* ein, verlieren sich aber alsbald, nachdem sich einige Tropfen von Thränenflüssigkeit aus der Lidspalte entleert haben. In der Regel sind sie nicht von sonderlicher Bedeutung und verschwinden nach wenigen Stunden vollkommen. Sie fordern nur einen Wechsel der feuchtgewordenen Charpie. *Steigern* sie sich jedoch *nach Ablauf mehrerer Stunden noch immer*, nimmt die Ausscheidung *heisser* Thränen stetig zu, erscheint der obere *Lidrand* geröthet und gewulstet, oder das *ganze* Lid congestionirt und ödematös, überdies auch die *örtliche Temperatur* sehr erhöht; gesellen sich hierzu vielleicht noch *Schmerzen* im *Kopfe*, im Verlaufe des *Stirn-* oder *Infraorbitalnerven* oder in den *Zähnen*; so kann man mit grösster Wahrscheinlichkeit auf eine *Iritis* schliessen. Es erscheint dann dringend nothwendig, *die Pupille so weit als möglich zu erhalten*; daher man wohl thut, die *Charpie* des Verbandes mit Atropinlösung zu *tränken* und öfters zu erneuern. *Einträufelungen* in den Bindehautsack sind um diese Zeit nämlich noch kaum räthlich, besonders nach *Lappenextractionen*, sie lassen sich erst nach Ablauf des 4. oder 5. Tages mit voller Beruhigung in Gebrauch ziehen. Ausserdem empfehlen sich während den Excerbationen *örtliche Blutentziehungen* durch an die Schläfe gesetzte Blutegel.

Oefters gelingt es, durch diese Mittel und unter Einhaltung des *strengsten* antiphlogistischen Regimens die Entzündung *rasch und völlig zu tilgen.* In anderen Fällen wird der Process wenigstens *niedergehalten* und das Auge *einige Zeit lang* vor unheilbaren Schäden bewahrt. Man kann dann am 4. oder 5. Tage die Lidspalte öffnen, das Auge genau untersuchen und je nach Umständen auf verschiedenen *operativen* Wegen, durch Entfernung von gebläten Staarmassen, durch Iridectomie u. s. w. die drohenden Gefahren vermindern oder beseitigen. *Steigert sich* aber trotz allem die Intensität der entzündlichen Erscheinungen, so kann man unter Ersetzung des Verbandes durch englische Heftpflasterstreifen, entsprechend dem Grade der Temperaturerhöhung, *Eisüberschläge* in Gebrauch ziehen. Gewöhnlich ist dann jedoch der Erfolg schon sehr problematisch, es kömmt gemeiniglich zur *Pupillensperre*, wenn nicht gar der *ganze* Bulbus in den Process verwickelt wird und seine Functionstüchtigkeit völlig einbüsst, oder durch *Eiterung zu Grunde geht.*

Die *Phthisis bulbi* kündigt sich meistens durch *starke ödematöse Schwellung der Lider* und ihrer nächsten Umgebungen, so wie durch *reichliche Ausscheidung von eitrigen Bindehautsecreten* an. Die *Schmerzen* können dabei in allen möglichen Arten und Graden wechseln. Bei *alten decrepiden* Leuten infiltrirt sich nach der Lappenextraction die Cornea und selbst der ganze Bulbus gar nicht selten mit Eiter, *ohne dass* erhebliche Schmerzen hervortreten, ja bei *völliger Schmerzlosigkeit* des Bulbus. Es pflegt sich dann am 2. bis 4. Tage im inneren Augenwinkel eine ödematöse Schwellung der Lidränder zu zeigen und auffallend viel eitriger Schleim aus der Lidspalte hervorzudringen; die Geschwulst und die Secretion nehmen rasch zu und am 5. Tage findet man meistens schon die *ganze* Hornhaut, ja selbst die Kammer, mit Eiter gefüllt. In einzelnen Fällen dieser Art hat man durch *lauwarme feuchte Ueberschläge* dem Processe Einhalt gethan und den Bulbus gerettet. In der allergrössten Mehrzahl der Fälle ist es aber bei beginnender Eiterung um den Bulbus geschehen und man thut behufs der Abkürzung der Leiden am besten, *den Bulbus sogleich zu paracentesiren* und die Eiterung durch *Kataplasmen* zu befördern.

Nicht selten entwickeln sich, während der Verband noch am Auge liegt, *Bindehautkatarrhe.* Sie kommen besonders gerne bei alten Leuten mit schlaffer Haut vor und verlaufen öfters unter beträchtlicher ödematöser Schwellung der Theile. Es empfehlen sich dann Ueberschläge mit in *Aqua saturnina* getränkten Charpiebäuschen. *Stärkere* Adstringentien dürfen erst *später*, wenn eine Reizung des Bulbus nicht mehr gefährlich erscheint, angewendet werden.

1. Die Zerstückelung, Discissio.

Anzeigen. Die *einfache* Zerstückelung des Staares findet ihre Indication:

1. Bei den *mannigfaltigen* Staarformen *der eigentlichen Kindes-* und der *Pubertätsperiode*, ausgenommen die *Cataracta siliquata.*

2. Bei *Trübungen der Hinterkapsel*, wie selbe sich öfters nach linearen und Lappenextractionen entwickeln.

Verfahren. Die Zerstückelung kann sowohl von der *Cornea*, als auch von der *Sclera* aus bewerkstelliget werden. Die *Scleronyxis* empfiehlt sich bei *kleinen Kindern*; weiters bei *flüssigen* und *stärkekleisterähnlichen Totalstaaren*, namentlich wenn Verdachtgründe vorliegen, dass die *Kapsel* durch Anlagerung *regressiv* gewordener Staarmassen an der Retraction gehindert werden wird, da bei der Scleronyxis die Vorderkapsel je *nach Bedarf* durch *flaches* Auflegen der Nadel auch *deprimirt* werden kann; endlich aus gleicher Ursache auch bei *Trübungen der Hinterkapsel*, wie selbe nach Extractionen öfters zurückbleiben. Die *Keratonyxis* ist vorzuziehen bei Staaren mit *consistenteren* Bestandtheilen, da hier eine *zu ausgiebige* Zertrümmerung und Bloslegung leicht eine *übermässige Blähung* im Gefolge haben könnte, eine genaue *Bemessung* der *directen Wirkung* aber nur beim Eindringen der Nadel *von vorneher* leicht möglich ist.

Zur *Scleronyxis* benützt man fast allgemein die *Beer'sche Staarnadel.* Für die *Keratonyxis* passt dieses Instrument jedoch *nicht*, da in dem Augenblick, als das myrthenblattähnliche Ende der Nadel in den Kammerraum

dringt, der Humor aqueus ausfliesst, die *Linse* sonach an die hintere Wand
der *Cornea* heranrückt und die Kapsel *ausser* den Wirkungskreis der Nadel
kömmt, *Nachstaare* also sehr begünstiget werden. Man benützt daher mit
Vortheil die *Dalrymple'sche* oder *runde Stopfnadel*, da bei dieser eine Entleerung des Kammerwassers erst *nach* dem Austritte derselben aus der
Cornealwunde, also *nach Vollendung der Operation*, stattfinden kann.

a) *Bei der Zerstückelung des Staares durch Scleronyxis* wird die Beer'sche
Staarnadel *nach möglichster Erweiterung der Pupille* etwa anderthalb Linien
hinter der Cornealgrenze und 1—2''' *unter* dem horizontalen Meridian des
Auges in *senkrechter* Richtung durch die *Schläfenseite der Lederhaut* in den
Glaskörper gestossen, wobei die *Schneiden* des myrthenblattähnlichen Endes
nach *vorne und hinten* sehen müssen, um den grösstentheils die meridionale
Richtung einhaltenden *Hauptgefässstämmen* der Aderhaut leichter auszu-
weichen. Hierauf wird das *Nadelende* nach *vorne* gewendet, so dass die
Spitze und *eine Fläche* desselben gegen die *Cornea* sehen; dann an dem
Schläfentheile der Ciliarfortsätze und des Pupillarrandes vorbei *durch die
Linsenperipherie* in die Vorderkammer und in dieser bis an den oberen
inneren Rand der Pupille vorgeschoben (Fig. 88). Um ein *möglichst grosses*

Fig. 88.

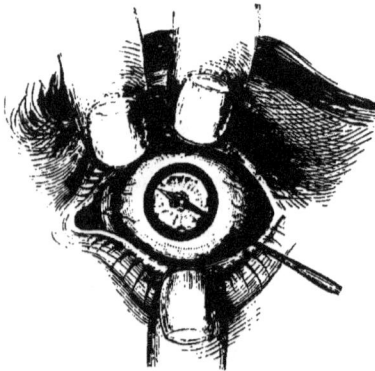

Stück aus der *Mitte* der Vorderkapsel *herauszureissen* und in den
Glaskörper zu versenken, wird
das Vorderende der Nadel *flach*
über das *Centrum* der Kapsel gelegt und *sachte* unter *allmälig*
steigendem Drucke gegen den
Glaskörper hin bewegt. Die Nadel muss dabei nach Art eines
zweiarmigen Hebels wirken, dessen
Hypomochlion in der Scleralwunde
liegt, und darf bei ihrer Excursion
nicht aus der Ebene des Meridianes
der Stichwunde weichen. Ist dieses
geschehen, so wird die Staarnadel
abermals in die *Vorderkammer* gelenkt, um die stehen gebliebenen
Theile der Vorderkapsel *loszureissen*
oder nach Bedarf zu *zerschneiden*, so wie um die consistenteren Staarpartien
zu *verkleinern* und *durch einander zu werfen*.

Ein *gefliessentliches* Vorschieben von Staartrümmern *in die Vorderkammer* ist
nicht wohl räthlich, da sich dieselben auf dem Boden der Vorderkammer sammeln und leicht Iritiden hervorrufen. Deren Versenkung in den *Glaskörper* hat
keine sonderliche Gefahr, da sie sich sehr leicht aufsaugen und übrigens nur
zum kleinen Theil dahin gelangen, indem sie sich eben vermöge ihrer Weichheit
am Eingange der Glaskörperwunde zumeist *abstreifen* und in der Hinterkammer
zurückbleiben.

b) *Bei der Zerstückelung des Staares durch Keratonyxis* wird nach möglichster Erweiterung der Pupille (Fig. 89) die Stopfnadel in der Mitte des
unteren äusseren Quadranten senkrecht durch die *Hornhaut* gestossen und ihre
Spitze durch die Vorderkammer bis gegen den inneren oberen Rand der
Pupille vorgeschoben. Je nachdem nun eine möglichst *geringe* Einwirkung

des Kammerwassers, oder eine *rasche* Zerfällung des ganzen Staares im Plane liegt, wird entweder ein *einfacher*, mehr weniger tiefer, *schräger* Schnitt durch die *Mitte* der Kapsel und Linse gemacht, oder eine *Mehrzahl* solcher Schnitte nach *verschiedenen Richtungen* hin gezogen, oder endlich die Nadelspitze *im Kreise* herumgeführt und durch die mannigfaltigsten Excursionen derselben *Linse und Kapsel* in kleine Stücke zertrümmert und diese unter einander gemischt.

Fig. 89.

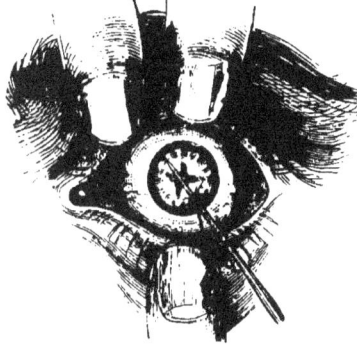

Die Stopfnadel muss *senkrecht* durch die Cornea gestossen werden, damit der *Wundkanal* möglichst *kurz* ausfalle. Wird die Nadel *schief* eingestochen, so wird der ohnehin *grosse* Widerstand, welchen sie beim Vordringen findet, noch grösser und man hat dann bei einiger Unruhe des Kranken Noth, die Operation zu Ende zu führen. Es schliesst ein solcher *schiefer* Wundkanal aber auch *Gefahren* in sich, indem bei den gewaltigen Excursionen des Nadelheftes die um den Ein- und Ausgang des Kanales herumgelegenen Theile der Cornea sehr *gezerrt* und *gequetscht* werden. Es kömmt dann leicht zu *Entzündungen*, selbst bis zur *Eiterung*, und in der Regel bleiben *Trübungen der Cornea* zurück. Ganz *sicher* werden solche Trübungen übrigens auch nicht bei *senkrechtem* Einstiche vermieden, daher der Rath mancher Augenärzte, die Nadel *durch die Mitte* der Cornea zu führen, ganz verwerflich erscheint.

Ueble Zufälle. 1. Bei der *Keratonyxis* kann wegen Unruhe des Kranken *die Nadel aus der Wunde herausfahren* und das Kammerwasser entleert werden, ehe die Zerstückelung planmässig durchgeführt worden ist. Ein *nochmaliges* Eingehen ist dann *ohne* den gewünschten Erfolg, weil die Linse sogleich an die Cornea heranrückt, die Nadel also nicht auf die *Kapsel* einwirken kann.

2. *Rasche Verengerung der Pupille beim Einstiche.* Man muss sich dann auf die Zerstückelung der *centralen* Theile beschränken und den Erfolg abwarten.

3. *Heftiger Brechreiz oder Erbrechen nach der Operation.* Kömmt nach *beiderseitiger* Discission nicht gar selten vor, und wird am besten gestillt durch Verabreichung einiger Tropfen Spiritus Aetheris auf Zucker geträufelt, oder durch Bestreichung der Magengegend mit Balsamus vitae Hofnanni.

4. *Intensive Reaction.* Sie verlangt entsprechendes *antiphlogistisches* Verfahren in Verbindung mit *Mydriaticis.* In Anbetracht der *Häufigkeit* solcher Zufälle ist es gut, schon *vor* der Operation *wiederholt* Atropinlösungen einzuträufeln und deren Erfolg durch eine weitere Instillation *unmittelbar nach* der Operation, also *vor* der Anlegung des Verbandes, möglichst zu sichern. So lange der Verband liegen muss, sind *Einträufelungen* unthunlich, man muss sich im Nothfalle auf die weniger verlässliche Application getränkter Charpiebäusche beschränken und kann erst wieder nach dem 4.—5. Tage zu jenen zurückkehren. *Versagt diese Behandlung ihre Wirkung*, steigert sich die Entzündung wegen fortdauernder mechanischer Beleidigung der Iris durch geblähte Staartheile und hat man es mit einem Individuum *in* der Pubertätsperiode oder gar *nach derselben* zu thun: so ist *alsogleich zur linearen Extraction zu schreiten.* Lässt sich aber der Staar auf diesem Wege *nicht völlig* entfernen, indem der Zerfällungsprocess noch nicht weit genug vorgeschritten ist, *so zaudere man nicht mit der Iridectomie*, sondern ziehe *sogleich* den entsprechenden Sector der Regenbogenhaut durch die lineare Hornhautwunde hervor und *trage ihn ab.* Nichts ist nämlich unter solchen Umständen schädlicher, als vieles Herumbohren mit dem Daviel'schen Löffel, um die Räumung der Pupille zu *erzwingen.* In Fällen, in welchen das Gelingen der linearen Extraction *nicht gesichert* erscheint, ist es darum klug, den Hornhautstich *nach oben und aussen* zu machen, und etwas *näher an die Cornealgrenze* zu rücken, als es sonst geschieht.

Wo die Beschaffenheit des geblähten Staares die *Unzulänglichkeit* der linearen Extraction mit *Wahrscheinlichkeit* oder *Sicherheit* voraussehen lässt, gebe man den Versuch lieber auf und schreite sogleich zur *Bildung einer künstlichen Pupille nach oben*. Es entleert sich dann von selber oder unter geringer Beihilfe, was etwa schon erweicht und extractionsfähig ist. *Unbedingt nothwendig* ist die Iridectomie, gleichviel ob sich der Staar ausziehen lässt oder nicht, wenn der *Pupillarrand* schon beträchtlich infiltrirt, verzogen, an die Reste der Kapsel in grösserem Umfange angelöthet ist, oder wenn gar Symptome hervortreten, welche eine Theilnahme der *Aderhaut* an dem Entzündungsprocesse voraussetzen lassen.

5. *Wiederverschluss der Kapselöffnung, mangelhafte Zerfällung* des Staares oder überaus langsame und voraussichtlich *unvollständige Aufsaugung* desselben machen eine *Wiederholung* der Operation nothwendig, sobald der Bulbus wieder vollkommen zur Ruhe gekommen ist. Wo die Kapsel *nicht in genügendem* Umfange zerspalten wurde, ist es nichts seltenes, dass man in entsprechenden Zwischenpausen 2—4 Mal zur Nadel greifen muss. Wurde die Kapsel aber in *ausgiebiger* Weise zerstückelt, so geschieht es zwar auch manchmal, dass die *Staarmasse* unter fortschreitender Resorption sich *verdichtet*, kuchenförmig zusammenbäckt und lange Zeit in unverändertem Zustande zu verharren scheint; am Ende jedoch zeigen sich doch Risse, welche allmälig an Länge und Breite zunehmen; es fällt ein oder das andere Stück heraus und man kömmt, wenn auch erst nach Wochen und Monaten, zum gewünschten Ziele. Es wäre in solchen Fällen ein *ungerechtfertigtes* Gebahren, wollte man das Auge voreilig wieder den Gefahren einer Operation aussetzen, statt mit Geduld *zuzuwarten*. Doch erweisen sich unter solchen Umständen öfters wiederholte *Erweiterungen der Pupille* durch Atropin von günstiger Wirkung, da sie die Zerklüftung beschleunigen.

6. *Das Zurückbleiben von Nachstaaren* ist bei keiner anderen Operationsmethode so gewöhnlich, als bei der Discission. Stört der Nachstaar das Sehvermögen, so muss er nachträglich *extrahirt* oder *deprimirt* werden.

Ersatzmethode. Als solche gilt in neuerer Zeit *die Combination der Zerstückelung des Staares mit der Iridectomie nach oben*. Sie wird empfohlen, wenn man ganz *besondere* Ursache hat, die *Blähung* des zerstückelten Staares zu fürchten oder wenn man *rasch* zum Ziele gelangen will und wenn die Durchführung einer oder der anderen *Extractionsmethode* aus irgend einem Grunde überaus *schwierig* oder in ihren Folgen *gefährlich* erscheint. Im *Kindesalter* sind diese Bedingungen *selten* erfüllt, man kömmt gewöhnlich mit der *einfachen Discission* aus, es wäre denn, dass *ausgebreitete hintere Synechien* vorlägen, oder dass die Iris nur sehr *unvollkommen auf Atropin reagirt* und sich sonach schwer ausser dem Bereiche der geblähten Staartrümmer halten lässt. *Bei Erwachsenen* dagegen ist die fragliche Methode *öfter* am Platze, so lange der Kern der Linse noch *nicht sclerosirt* erscheint. Sie passt ganz besonders bei *Schichtstaaren* zwischen dem 15. und 25. Lebensjahre; ausserdem bei *Corticalstaaren mit grossem wachsähnlich derben Kerne*, wenn auch die *Rinde* noch einen ziemlichen Grad von Consistenz erhalten hat und endlich bei weichen Staaren Erwachsener, wenn sie *mit partiellen hinteren Synechien* gepaart sind.

Die *Iridectomie* wird in solchen Fällen gewöhnlich *einige Wochen vorausgeschickt* und erst, nachdem der Bulbus *völlig* zur Ruhe gelangt ist, zur *Zerstückelung des Staares durch Keratonyxis* geschritten. Die künstliche Pupille soll immer *nach oben* und je nach der Grösse der aus der Staarblähung resultirenden Gefahr *mehr weniger breit* angelegt werden. Es ist dabei wichtig, den Hornhautschnitt an der *äussersten Cornealgrenze* zu führen und den Irislappen *knapp an der Wunde abzutragen*, damit nicht ein Theil desselben in der Wunde einheile und, vermöge seiner Zugwirkung auf die anliegende Partie der Regenbogenhaut, die Reizbarkeit der letzteren steigere, ausserdem aber auch noch eine Zerrung des unteren Sectors des Pupillarrandes nach oben und sohin eine Dislocation und Verkleinerung des Sehloches bewerkstellige. Für die nachträgliche Zerstückelung des Staares und die Nachbehandlung gelten dieselben Regeln, wie bei der *einfachen* Discission.

2. Die lineare Extraction.

Anzeigen. Es passt dieses Verfahren nur *für Staare ohne consistenten Kern*, welche sich voraussichtlich *leicht und vollständig* durch die lineare Hornhautwunde entleeren lassen, und *für Individuen*, bei welchen während und nach der Operation ein einigermassen entsprechendes *ruhiges Verhalten* erwartet werden kann. *Kinder* erfüllen diese letztere Bedingung selten, daher bei ihnen die lineare Extraction nur ausnahmsweise Anwendung findet. Im Besonderen scheint es angezeigt:

1. Bei *flüssigen* und *breiig erweichten* so wie *stärkekleisterähnlichen Total-staaren.*

2. *Nach der Zerstückelung des Staares* und nach *Traumen* des Bulbus, wenn die aus der verletzten Kapsel hervordringenden aufgequollenen Linsen-theile heftige Reizzustände anregen und der Krystall seinem *ganzen* Umfange nach *breiig erweicht* ist.

3. Bei *regressiven* und schon *sehr geschrumpften kernlosen Staaren*, besonders bei der *Cataracta siliquata* und den ihr sehr verwandten Formen des *Nachstaares.*

Das Verfahren ist im Grunde genommen ein ziemlich verschiedenes, je nachdem man es mit einem *völlig erweichten* oder mit einem zusammen-geschrumpften *lederartigen* Staare zu thun hat. Eine Spaltung in *zwei besondere* Methoden ist jedoch insoferne unstatthaft, als sehr oft Uebergänge vom weichen Staare zur Cataracta siliquata vorkommen und ein aus beiden Abarten *combinirtes* Verfahren nothwendig machen.

Von *Instrumenten* braucht man ein *gerades Lanzenmesser* und je nach Umständen eine *Sichelnadel* oder ein *Irishäkchen*, eine *Fischer'sche Pincette* und einen *Daviel'schen Löffel.*

Vorerst wird nach *möglichster* Erweiterung der Pupille *die Kammer mittelst des Lanzenmessers* eröffnet. Der *Einstich* wird immer an der *Schläfen-seite* der Hornhaut und zwar *im horizontalen* Meridian oder etwas *unterhalb* demselben, ungefähr 1′″ von der Scleralgrenze entfernt, gemacht. Das Messer muss so aufgesetzt werden, dass seine *Flächen senkrecht* auf dem Meridian des Einstichspunktes stehen und dass seine Spitze *schief* durch die Dicke der Cornea dringe. Ist die Spitze bis *in den Kammerraum* gelangt, so wird sie in *derselben* Meridianebene zwischen Descemeti und Kapsel so weit vorgeschoben, dass die Hornhautwunde etwa 2′″ lang wird, und hierauf *langsam* zurückgezogen, während das Kammerwasser hervorstürzt.

a) Ist der Staar *flüssig oder breiig weich* und die *Kapsel* voraussichtlich *rein*, so führt man, nachdem der Kranke zur Ruhe gekommen ist, eine *Sichelnadel flach* durch die Wunde bis nahe zum gegenüberliegenden Rande der Linse und *spaltet die Kapsel* nach Thunlichkeit in langen Zügen nach verschiedenen Richtungen. *Flüssige* und *stärkekleisterähnliche* Staarmassen entleeren sich gewöhnlich schon während dieser Manipulation zum grossen Theile; *breiig weiche* hingegen drängen sich blos gegen die Wunde und treten nur zum *kleinen* Theile aus. *Um die Entleerung vollständig zu machen,* wird nun (Fig. 90) das Ende des Daviel'schen Löffels mit der *convexen* Seite an die *hintere* Wundlefze gelegt und sanft angedrückt, so dass die Oeffnung spaltenartig klafft. Gleichzeitig wird ein Finger der das Lid fixirenden Hand an den *inneren*

Fig. 90.

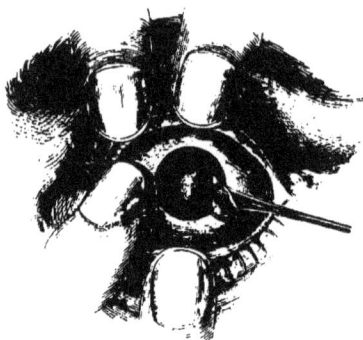

Cornealrand gelegt und damit ein gegen das Centrum der Pupille fortschreitender *leiser* Druck aus-geübt, um die im inneren Theile des Kapselfalzes befindlichen Theile gegen die Wunde der Kapsel und Cornea zu streichen. *Genügt* dieses *nicht*, um den Staar *gänzlich* zu beseitigen, so wird bei *geschlossener* Lidspalte einige Zeit gewartet, da-mit sich mittlerweile etwas Kam-merwasser sammle, und sodann durch *kreisende* Bewegungen des flach auf den Lidern aufliegenden Fingerendes der Rest der catarac-tösen Masse gegen die Mitte des Pupillarraumes zusammengeschoben. Man braucht hierauf die Cornealwunde nur wieder klaffen zu lassen, um den Staarbrei nach aussen zu fördern. Falls es auf diese Weise *durchaus nicht gelingt*, die Pupille rein zu erhalten, muss man mit dem Löffel *in die Kammer* eingehen und die Ueberbleibsel *hervorholen*. Zeigen sich dann noch Reste der *Kapsel* im Bereiche des Seh-loches, was man an der verworrenen Spiegelung ihrer Falten oder an der schleierartigen Trübung erkennt, so müssen dieselben mit dem Irishäkchen oder mit der Pincette *extrahirt* werden.

b) Ist die Kapsel durch Anlagerung regressiver Staartheile getrübt und mehr weniger *steif* und *zähe* geworden, so thut man am besten, statt der Sichelnadel *ein Irishäkchen* flach einzuführen, die Kapsel nahe an ihrem inneren Rande *einzuhaken*, das Instrument dann langsam um seine Axe zu drehen, um mehr Anhaltspunkte zu gewinnen und seine scharfe Spitze in Kapselfalten zu hüllen, und sodann unter ganz allmälig steigendem vorsich-tigen Zuge gegen die Cornealwunde hin zu bewegen. Ist die Vorderkapsel durch Anlagerungen schon recht zähe geworden, so gelingt es gar nicht selten, sie *im Zusammenhange* aus der Wunde zu bringen. Reisst aber auch das Häkchen aus, so ist doch die Kapselhöhle weit genug geöffnet, um die Staarmasse unter Beihilfe des Daviel'schen Löffels durch das oben be-schriebene Verfahren nach aussen zu fördern, worauf die zurückgebliebenen Reste der Kapsel mit dem Häkchen oder der Pincette neuerdings gefasst und extrahirt werden müssen.

c) Ist ein trockenhäutiger oder ein Nachstaar gegeben, so ist das Ver-fahren noch einfacher. Es folgen solche Staare nämlich in der Regel als Ganzes dem vorsichtigen Zuge des Hakens (Fig. 91) und der Gebrauch des Daviel'schen Löffels fällt ganz weg. Reisst der Haken aus, oder bietet die Cataracta gleich von vornherein einen *freien* Rand zum Fassen dar, so ist es besser, *die Pincette* einzuführen und mittelst derselben die Extraction zu vollenden, weil die Pincette viel mehr Anhaltspunkte findet und sonach sicherer fasst.

Fig. 91.

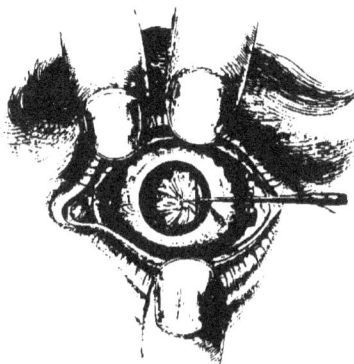

Der Einstich muss nahezu eine Linie oder darüber *von der Scleralgrenze entfernt* sein, weil bei *peripherer* Lage der inneren Wundöffnung überaus leicht ein *Vorfall der Iris* zu Stande kommt, indem der Pupillarrand von dem ausströmenden Humor aqueus und von der Staarmasse in die Wunde *getrieben* wird, besonders wenn sich das Sehloch wegen der Verminderung des intraocularen Druckes stärker verengt. Ausserdem wird beim Einstiche näher am Rand der Cornea *die Iris* durch die in die Wunde einzuführenden *Instrumente* gefährdet und oftmals in sehr misslicher Weise mechanisch beleidigt. Dazu kömmt, dass bei sehr peripherer Lage der Wunde die entsprechende Portion der *Zonula* keinen genügenden Schutz mehr an der hinteren Wundlefze findet und bei der Manipulation mit dem Löffel gerne *gesprengt* wird, was in der Regel einen *Glaskörpervorfall* zur Folge hat.

Die Lanze muss *schief durch die Dicke der Cornea dringen*, weil durch eine *schiefe* Wunde die Instrumente leichter ein- und ausgeführt werden können, ohne die innere Wundlefze zu zerren und zu quetschen; weil sich auch der Staar leichter in einer *fast geraden Richtung* herausbefördern lässt, als in einer unter rechtem Winkel *gebogenen;* weil bei *schiefem* Vordringen des Messers die innere Wundöffnung um so sicherer *über den Pupillarrand hinüber* fällt und die Iris sonach *ausser* dem Operationsfelde bleibt. Ausserdem kömmt in Betracht, dass bei *senkrechtem* Einstiche leicht die Kapsel angestochen wird, worauf die Staarmasse austritt und die weiteren Hantierungen beirrt, dass selbst *der Glaskörper* verletzt werden und dadurch ein Vorfall desselben zu Stande kommen kann und endlich, dass bei *senkrechtem* Einstiche vermöge der nachher nothwendigen bedeutenden Richtungsveränderung des Messers die Wunde an ihren *Winkeln* sehr *unregelmässig* wird und darum leichter eine *trübe Narbe* hinterlassen kann.

Ueble Zufälle. 1. Bisweilen *verengt sich die Pupille sehr bedeutend* in dem Momente, als das Kammerwasser ausfliesst und der intraoculare Druck Null wird. Es hindert dieses sehr die ausgiebige Zerschneidung der Kapsel so wie den Austritt des Staares und wird, namentlich bei unruhigen und stark drängenden Kranken, gerne Veranlassung von Irisvorfällen. Es lässt sich bei einem solchen Ereigniss *nichts mehr ändern*, daher ihm durch sorgliche und wiederholte Anwendung der Mydriatica gehörig *vorzubeugen* ist.

2. Oefters kömmt *während der Operation* ein *Vorfall der Iris* zu Stande. Ist nur *wenig* prolabirt, so gelingt es nach Herausbeförderung der Kapsel und der Staarmassen bisweilen, die Iris *wieder zurückzubringen*, wenn man bei geschlossener Augenlidspalte die Oberfläche des Bulbus durch einen aufgelegten Finger unter kreisförmigen Bewegungen in Zwischenpausen *sanft* reibt, und dadurch den Sphinkter zu kräftigeren Contractionen anregt. Namentlich bei Vorfällen der *Pupillarzone* ist dieses Manöver öfters von günstigem Erfolge. Auch kann man in einem solchen Falle den Versuch machen, den Prolapsus mittelst des *Daviel'schen Löffels* zu reponiren. Doch hüte man sich vor *zu vielem* Manipuliren, das die mit solchen Hantierungen verbundene mechanische Beleidigung der vorgefallenen Irispartie gerne zu *heftigen Entzündungen* führt, welche weit verderblicher sind, als der Prolapsus selbst. Gelingt die Reposition *nicht leicht und rasch*, so thut man am besten, den vorgefallenen Theil mit der Pincette zu fassen und *knapp an der Hornhautwunde abzutragen*. In *jedem* Falle muss, wenn ein Theil des *Pupillarrandes* in die Wunde gekommen war, gleichviel ob die Reposition oder die Aus-

schneidung durchgeführt wurde, *vor* der Anlegung des Verbandes ein Tropfen starker Atropinlösung in den Bindehautsack gebracht werden, damit die Pupille nach Verklebung der Wunde sich stark erweitere und ihr Rand sich möglichst von der letzteren entferne.

Es ist diese Vorsicht übrigens auch dort am Platze, *wo die Pupille sich während der Operation stark verengte*, ohne dass ein Prolapsus eintrat, da dieser in solchen Fällen sich bisweilen erst *nach Anlegung des Verbandes* bildet, wenn der Kranke wegen Schmerzen u. s. w. stark presst und das mittlerweile gesammelte Kammerwasser aus der Wunde drängt.

3. *Unvollständige Entleerung des Staares.* Es droht dieser Uebelstand beim *regelrechten* Gange der Operation nur, wenn man sich in der Beschaffenheit der cataractösen Massen *geirrt* und sonach die lineare Extraction am *unrechten* Platze angewendet hat, wenn statt einem flüssigen oder breiig erweichten Staar eine Cataracta mit *normal consistenter Rinde* oder mit *derberem Kerne* vorliegt oder statt einem lederartig zähen trockenhülsigen Staare eine *spröde* bei der Berührung in tausend Trümmer zerspringende (myeline?) Cataracta (S. 539) gegeben ist. Es wäre in einem solchen Falle sehr unklug, die vollständige Entfernung durch wiederholtes Eingehen mit dem Daviel'schen Löffel *erzwingen* zu wollen, da dann fast immer sehr heftige Entzündungen folgen und überdies trotz allen Bemühungen ein grosser Theil des Staares *zurückzubleiben* pflegt. Man thut in solchen Fällen am besten, sich *mit der Zertrümmerung des Staares zu begnügen* und fürderhin so vorzugehen, als hätte man eine *einfache Discission* gemacht.

Gleiches gilt auch für jene Fälle, in welchen die Pupille *nach der Operation* vollkommen rein erschien, nach der Hand es sich aber zeigt, dass nur die Rindenschichten der Linse staarig zerfallen oder gar schon geschrumpft waren, der Kern aber ganz oder zum Theil seine *normale Durchsichtigkeit* bewahrt hatte und erst *während der Nachbehandlung* unter dem Einfluss des Kammerwassers in den Staarprocess verwickelt worden ist. Es kommen solche Fälle bei Individuen der Pubertätsperiode und des späteren Kindesalters nicht gar selten vor und lassen sich kaum jemals mit Gewissheit erkennen, daher man auf ein solches Ereigniss immer gefasst sein soll.

4. *Vorfall des Glaskörpers* wegen Sprengung oder instrumentaler Verletzung der Hyaloidea. Er fordert die *sogleiche Unterbrechung der Operation* und die Anlegung des Verbandes, da fortgesetzte Versuche, die zurückgebliebenen Theile des Linsensystemes zu entfernen, wegen der seitlichen Verschiebung derselben meistens ohne Resultat bleiben, dagegen eine weitere Entleerung der Vitrina mit sich bringen und solchermassen die Gefahr intraocularer Blutungen, Netzhautabhebungen, heftiger Reactionen u. s. w. steigern.

5. *Intensive Reaction* und das *Zurückbleiben von Nachstaaren.* Sie fordern ein Vorgehen nach den allgemeinen Regeln.

Ersatzmethoden. Hierher gehört: 1. *die mit der Iridectomie combinirte lineare Extraction.* Sie findet ihre Anwendung bei *zur linearen Extraction geeigneten* Staaren, wenn sie *mit partiellen hinteren Synechien verbunden sind,* und bei *sehr stark geschrumpften Alterscataracten mit sehr kleinem sclerosirten Kerne,* wenn die *Lappenextraction* aus irgend welchem Grunde übermässig schwer oder gefahrvoll dünkt und die *Depression* gescheuet wird.

In Fällen der ersten Art muss der Einstich *in den Meridian der Verwachsung* und, wo *mehrere* partielle Synechien gegeben sind, in den Meridian der *breitesten* Anheftungsstelle fallen. Auch muss er der *Scleralgrenze* etwas *näher* stehen, als dieses sonst erspriesslich ist. Die Iridectomie und die lineare Extraction des Staares werden dann *in zwei unmittelbar auf einander folgenden Momenten* nach den bereits angegebenen Regeln ausgeführt. *Ist die Kapsel sehr derb und zähe,* oder handelt es sich um einen *trockenhülsigen* oder *Nachstaar,* so kann man wohl auch die Operation vereinfachen, indem man nach der Eröffnung der Cornea *sogleich mit dem Häkchen* oder *mit der Pincette eingeht,* die *Kapsel* fasst und *sammt dem betreffenden Irissector* hervorzieht, um letzteren sodann mit der Schere abzutragen. Ist das Operationsfeld nicht an dem *äusseren* Quadranten der Hornhaut gelegen, so wird man nach Umständen eine *gebogene* Lanze, ein *biegsames* Häkchen, und einen *zarten* nach Erforderniss *krümmbaren* Löffel brauchen, um die Operation anstandslos vollenden zu können.

In *Fällen der zweiten Art* wird der Hornhautschnitt *immer* an der *äusseren* Seite des Bulbus gemacht, hierauf der betreffende Irissector abgetragen und nun der Staar mit einem stärkeren *Haken* oder der *Pincette* extrahirt.

2. *Die Extraction durch den Lederhautstich* hat nur wenige Freunde, da sie keine besonderen Vortheile gegenüber der linearen Extraction durch die *Cornea* bietet. Sie lässt sich am besten bei *häutigen Nachstaaren* anwenden, welche nach irgend einer Seite hin einen *freien* Rand zum Fassen bieten. Es wird an der *Schläfenseite* der Sclera, bei 2‴ unter dem Horizontaldurchmesser, mittelst einer *Lanze* oder eines *Keratoms* ein bei 3‴ langer *meridionaler* Schnitt geführt, dessen *vorderes Ende* bei 2‴ von der Cornealgrenze entfernt sein muss. Hierauf wird eine zarte stumpfgezähnte *Pincette* oder ein *Irishäkchen* eingeführt, *durch den Glaskörper* bis zur Cataracta vorgeschoben, diese gefasst und hervorgezogen. Man hat behufs der Extraction verschiedene *complicirte Instrumente*, z. B. die *Desmarres'sche Pince capsulaire*, empfohlen. Diese sind aber schwerer handzuhaben, verderben leicht, da sie nur mit grosser Mühe zu reinigen sind und vermehren in keiner Weise die Garantien des Gelingens der Operation. Es wurde früher bei dieser Methode sehr *der Vorfall eines grossen Theiles des Glaskörpers* gefürchtet. Bei gehöriger Durchführung der Operation innerhalb der angedeuteten Indicationsgrenzen ist der Prolapsus corporis vitrei aber keineswegs häufig, und meistens ganz unbedeutend.

3. Die Lappenextraction.

Anzeigen. Die Lappenextraction findet eine gerechtfertigte Anwendung nur *bei Staaren mit einem Kerne*, dessen Dichtigkeit jene der umgebenden Rindenschichten *merklich übersteigt*, besonders

1. *Bei Corticalstaaren und Totalstaaren jugendlicher Individuen*, wenn die *Rindenschichten erweicht* sind, der *Kern* aber *normale* Consistenz besitzt oder gar etwas *verdichtet* ist und einen *grösseren* Umfang hat.

2. *Bei allen Greisenstaaren* und überhaupt *wo ein sclerosirter Kern von nur einiger Grösse gegeben ist*, die *Rinde* möge normal *consistent, erweicht* oder schon *regressiv* geworden sein.

Das Verfahren fordert grosse Uebung von Seite des Operateurs und des Assistenten. Es wird *in mehreren Momenten* durchgeführt und *nach jedem derselben* die Lidspalte sanft geschlossen, um dem Patienten Zeit zur Erholung und Sammlung zu geben.

Die *erforderlichen Instrumente* sind: Ein *Staarmesser*, eine *Sichelnadel*, ein *Irishäkchen*, ein *Daviel'scher Löffel* und eine feine nach der Fläche gekrümmte *Schere*, nach Umständen auch eine *Fischer'sche Pincette*.

Der *Lappenschnitt* muss in Bezug auf *Länge* in Verhältniss zum *Umfange des Kernes* stehen. Ist er *zu gross*, so passt er sich schwerer wieder an und die Gefahr der Vereiterung steigt; ist er aber *zu klein*, so tritt der Staar gar nicht oder nur unter Zerrung der Wundwinkel aus, der Schnitt muss *nachträglich verlängert* werden, widrigenfalls bei *forcirter* Entbindung höchst missliche Zufälle nicht ausbleiben. *Niemals* ist ein Schnitt von der *halben Circumferenz der Cornea* Bedürfniss, selbst bei *grossen* Kernstaaren *genügt es, etwas unterhalb* des horizontalen Durchmessers der Cornea ein-

und auszustechen und das *Messer* so zu führen, dass die *äussere Lefze des* Lappens *allenthalben* bei $^1/_4'''$ *von dem Rande des Limbus conjunctivalis* absteht. Bei *kleinem Kerne* und *erweichter Corticalis* so wie bei *normal consistentem* wenn auch etwas grösseren Kerne reicht ein Lappen aus, dessen Umfang *ein Drittheil* der Circumferenz der Cornea nur wenig übersteigt.

Um *einen solchen Lappen zu bilden* wird, während der Kranke das betreffende Auge *etwas nach aussen gewendet* hält, die Spitze des Staarmessers unterhalb des horizontalen Diameters der Cornea und bei $^1/_4'''$ *vor* dem Limbus conjunctivalis *steil* aufgesetzt, durch die Dicke der Hornhaut gestossen, *dann sogleich gewendet*, mit *thunlichster* Schnelligkeit aber ohne sich zu übereilen durch die Breite der Kammer geführt, *in gleicher Höhe* mit dem Einstichspunkte, $^1/_4'''$ *von dem Bindehautblättchen entfernt, ausgestochen* und *ohne dem mindesten Aufenthalt* in *vollkommen gleichmässigem Zuge* soweit fortgeschoben, dass *die Schneide* des Keratoms am *untersten* Segmente der *inneren* Cornealwand *ansteht*, oder daselbst bereits in die hintersten Lamellen der Hornhaut *eingedrungen* ist. Nun wird *eingehalten*, dem Kranken ein kurzer Augenblick zur Erholung gegönnt und endlich *langsam* mit grösster Vorsicht *ausgeschnitten*, indem das Messer noch etwas vor- und dann zurückgeschoben wird, *ohne irgend einen Druck* auf die Schneide auszuüben.

Nachdem sich nun der Kranke bei sanft geschlossenen Lidern wieder vollständig gesammelt hat, wird *zur Eröffnung der Kapsel geschritten*. Zu diesem Ende wird die *Sichelnadel* in *horizontaler* Lage mit dem *Rücken voran von unten* her unter den Lappen geschoben, ohne diesen zu lüften. Ist die Schneide in den Bereich der *Pupille* gelangt, so wird nun die Spitze *gegen die Kapsel* gewendet und diese nach Thunlichkeit in grossem Umfange und nach verschiedenen Richtungen hin gespalten, wobei jede Verletzung der *Iris* auf das sorgfältigste vermieden werden muss. Ist dieses geschehen, so wird die Nadel abermals gewendet und wieder in *horizontaler* Lage mit dem *Rücken voraus* unter dem Lappen *hervorgezogen*.

Ist der Lappen von *genügender* oder überflüssig grosser Circumferenz, so folgt, wenn die Augenmuskeln sich nur einigermassen anspannen, oft schon jetzt der Kern und *entbindet sich* ohne alle Beihilfe. Ist dieses *nicht der Fall*, so wird abermals die Lidspalte geschlossen und erst, nachdem

Fig. 92.

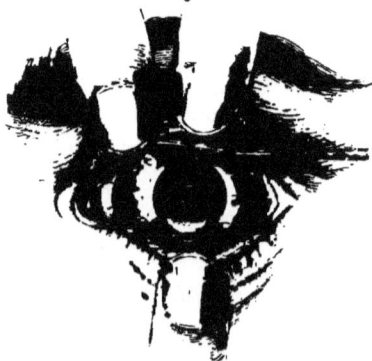

sich der Kranke wieder völlig erholt hat, zur *Entwickelung des Staares* geschritten. Dieses geschieht, indem man (Fig. 92) bei offener Lidspalte und gehörig fixirten Augendeckeln die *convexe* Seite des *Daviel'schen Löffels sanft auf die obere Peripherie der Cornea aufdrückt.* Der Druck pflanzt sich auf den oberen Rand der *Linse* fort und, indem dieser nach hinten und etwas nach unten ausweicht, tritt der *untere* Rand des Staarkernes nach vorne und unten, drängt die untere Hälfte der Iris und den Hornhautlappen etwas hervor, überwindet endlich den Widerstand des Pupillarrandes und tritt unter der Mitwirkung des von den geraden Augenmuskeln nach vorne gedrängten Glaskörpers durch die klaffende Wunde der Cornea. *Zögert der Kern* längere Zeit mit dem Austritte, so ist es gut, die Operation zu *unterbrechen* und dem Kranken bei sanft geschlossenen Lidern wieder einige Erholung zu gönnen, um dann den Versuch zu *erneuern*. Bei geringer Thätigkeit der Augenmuskeln muss man bisweilen wohl zwei und drei Mal die ganze Procedur wiederholen, da ein *stärkerer* Druck mit dem Daviel'schen Löffel leicht gefahrvoll werden, insbesondere eine *Berstung der Zonula* und einen *vorzeitigen Prolapsus des Glaskörpers* bedingen kann.

Ist der Staarkern ausgetreten, so wird von Neuem die Lidspalte geschlossen und einige Zeit gewartet. Dann ist es gut, die Oberfläche des Bulbus unter kreisenden Bewegungen des sanft aufgelegten Zeige- und Mittelfingers vorsichtig *zu reiben*, um den *Sphincter pupillae* zu Contractionen anzuregen und solchermassen etwaige Falten und Lageveränderungen der Regenbogenhaut in der *zartesten* Weise auszugleichen. Nun lässt man dem Kranken das Auge vorsichtig öffnen und sieht, ob die Pupille völlig *schwarz* und *regelmässig* ist, in welchem Falle sogleich *der Verband anzulegen* ist. Zeigt sich die Pupille noch *mit Staarflocken verlegt*, so muss der Daviel'sche Löffel flach unter den Lappen geführt und, was an cataractösen Massen noch vorhanden ist, vorsichtig *ausgelöffelt* werden. Ein besonderes Augenmerk ist hierbei noch auf Flocken zu richten, welche etwa *zwischen der Fläche der Iris und der Hornhaut* lagern, so wie auf eine etwaige *Einklemmung der Iris* zwischen die Wundränder, da sie die Verwachsung erschweren. Erst nachdem mit dem Löffel alle Staartrümmer aus dem Bereiche der Wunde entfernt und vorlagernde Irispartien *reponirt* worden sind, darf der Verband angelegt werden.

1. *Der Lappen kann auch nach oben gebildet werden*. Es hat dieses den *Vortheil*, dass der Fehler besser gedeckt wird, wenn der Schnitt eine *trübe Bogennarbe* zurücklässt, wenn ein Sector der *Iris* unter das Messer kam und *ausgeschnitten* wurde, oder wenn wegen einem *Vorfalle* der Regenbogenhaut die Pupille sehr verzogen ist. Der *Hauptvortheil* besteht aber darin, dass der Lappen, im Falle er nicht ganz genau anpasst, sondern mit der äusseren Lefze *stufenförmig* vorspringt, bei den Bewegungen des Bulbus nicht leicht an den Lidrand anstossen und abgelöst werden oder späterhin fortwährende heftige Reizzustände unterhalten und so den Erfolg der Operation in mannigfaltiger Weise gefährden kann. Doch ist die Operation *in allen ihren Theilen schwerer ausführbar*, namentlich bei unruhigen Kranken, deren Auge oft nach oben unter das Lid flieht und durchaus nicht mehr den Willen des Kranken gehorcht. Mittelst der *Fixirpincette* lässt sich freilich der Bulbus in die gehörige Stellung zurückbringen. Diese erregt aber gerne Schmerzen, wenn stärker angezogen wird, und *vermehrt* die Unruhe und das höchst gefährliche Pressen des Kranken.

2. Das Auge soll im Momente der Lappenbildung etwas *nach aussen sehen*, da es bei dieser Stellung viel leichter ist, den Bogenschnitt zu *vollenden*, ohne mit der Spitze des Messers in den *Nasenrücken* zu stechen, was den Kranken unruhig macht und den Operateur oft zwingt, einzuhalten, *ehe* die Schneide des Messers am untersten Cornealsegmente angelangt ist, wo dann das Kammerwasser rasch ausfliesst und ein *grosser* Theil der Iris unter das Messer kömmt. Es droht dieses Ereigniss um so mehr, wenn der Kranke, wie dieses häufig geschieht, im Momente des Einstiches *auszuweichen sucht* und das Auge etwas nach *innen* dreht. War die optische Axe *leicht nach aussen gerichtet*, so muss die Excursion schon *bedeutender* sein, um die Operation zu beirren und beansprucht auch wohl etwas *mehr Zeit*, daher es *leichter* gelingt, die Kammer zu passiren und den Bulbus völlig in die Gewalt zu bekommen, *ehe die Spitze des Messers anstösst*. Immerhin

gewährt auch *dieses* Manöver *keine volle* Sicherheit, daher man beim Einstiche auf das *Fliehen* des Auges *gefasst* sein muss. Man soll daher niemals das Messer ansetzen mit der Idee, dass man durchkommen *müsse*, sondern immer erst *die Stabilität* des Auges *prüfen.* Zu diesem Ende ist es am besten, das Messer vorerst *flach* aufzusetzen, so dass dessen *Spitze* sich *stützt.* Hält sich das Auge *ruhig*, so wird das Heft rasch gehoben, die Spitze durch die Dicke der Hornhaut gestossen, sodann das Messer wieder gesenkt und ohne Aufenthalt vorgeschoben. *Weicht das Auge aber aus*, so ist es klüger, das Instrument wieder *abzuheben* und *das Verfahren zu wiederholen*, bis ein Moment *der Ruhe* die Schnittführung erlaubt.

3. Die Spitze des Keratoms muss *steil eingestochen* werden. Wird das Messer beim Einstiche *zu flach* gehalten, so dringt es *sehr schief durch die Cornea*, der Einstichskanal wird *sehr lang* und hält das Messer in der ursprünglichen Lage fest, daher dessen Spitze die Kammer sehr nahe an der hinteren Cornealwand passirt und *eben so schief wieder aussticht.* Die *Bogenschnittfläche* wird dann sehr *breit* und die *Oeffnung* im Verhältnisse schmäler, daher sich der Staar entweder *gar nicht* oder überaus *schwer* entbindet, wobei der *zugeschärfte* Innenrand der *hinteren* Wundlefze in der Gegend der *Wundwinkel* leicht gedehnt, gezerrt oder gequetscht wird und heftige Entzündungen eine Veranlassung finden. Dazu kömmt, dass der *äussere dünne* Rand des *Lappens* sich gerne runzelt oder gar einschlägt, daher die beiden *Wundflächen* nicht mehr allenthalben auf einander genau passen und so ein schlechtes Anheilen oder gar eine Vereiterung des Lappens verursacht werden kann.

4. *Das Ausschneiden* muss *sehr langsam* und *vorsichtig* geschehen, es darf dabei durchaus *kein Druck* auf die *Schneide* des Messers ausgeübt werden, widrigenfalls bei *ruckweisem* Herausfahren des Messers der Kranke leicht erschrickt, die Augenmuskeln krampfhaft zusammenzieht und nicht nur die Linse, sondern auch einen Theil des Glaskörpers herausschleudert. Die Kraft muss daher immer nur *in der Axe des Instrumentes* wirken.

5. Der *ganze* Bogenschnitt soll *innerhalb die Grenzen des Limbus conjunctivalis* fallen. Nähert er sich zu sehr dem *Scleralrande*, so fällt ein Theil der *Zonula* in den Bereich der Wundöffnung, wird nicht mehr von der hinteren Wundlefze nach vorne zu gestützt und *berstet* darum leicht unter dem Drucke des von hinten andrängenden Glaskörpers. Der letztere *entleert* sich dann theilweise *vor* dem Austritte der Linse und macht deren *Entbindung* geradezu *unmöglich.* Mitunter geschieht es dann wohl auch, dass beim Ausschnitte ein *Lappen der Bindehaut abgestreift* wird, sich zusammenfaltet, unter den Lappenrand einschlägt und die *Verheilung* der Wundflächen verzögert oder erschwert. Es ist daher in einem solchen Falle nothwendig, den Conjunctivallappen mit der Schere *abzutragen.* Von *geringerer* Bedeutung ist der mit einer Verletzung des Limbus conjunctivalis verbundene *Schmerz* und die darauf folgende *Blutung.* Doch können auch *diese* Zufälle den *Gang* der Operation beirren. Einem *Greisenbogen* auszuweichen, ist nicht nothwendig.

6. *Die Nadel* muss mit grösster Vorsicht, den *Rücken voran*, unter den Lappen geführt werden, damit *die Iris* nicht verletzt werde, weil dieses Schmerzen veranlasst und den Kranken leicht unruhig macht, auch gerne Blutungen nach sich zieht, welche die Operation sehr erschweren. Wurde aber der *Pupillarrand* eingeschnitten, so kann die Wunde bei dem Austritt eines *grossen Kernes weitergerissen* und so eine höchst verderbliche Entzündung verursacht werden. Ein Schnitt *in die Breite* der Iris macht bisweilen, dass der Rand des vordringenden Kernes sich in der Wunde fängt und zurückgehalten wird, dabei die Regenbogenhaut mächtig zerrt und dehnt, oder gar die Brücke durchreisst, um austreten zu können.

7. Bei der *Eröffnung der Kapsel* darf man der *Zonula* nicht zu nahe kommen, weil der *Glaskörper* leicht einen Ausweg findet, wenn das Strahlenblättchen verletzt wird. Ist die Kapsel durch *partielle Synechien* mit dem Pupillarrande verbunden, so müssen diese Verbindungen *mit der Nadelschneide getrennt* werden. Ist die *Kapsel* durch Anlagerungen auf eine der beiden Oberflächen *sehr derb* und *zähe*, so ist es besser, gleich das *Irishäkchen* zu nehmen, die Kapsel in einiger Entfernung von der Zonula *anzuhaken* und *nach aussen zu ziehen.* Ist der *Staar* schon *sehr geschrumpft*, so folgt dann wohl auch öfters das *ganze* Linsensystem *im Zusammenhang.*

8. Auch *die Handhabung des Daviel'schen Löffels* fordert die grösste Vorsicht. Es muss derselbe *leise* auf den oberen Cornealrand aufgesetzt und der Druck nur sehr *allmälig gesteigert* werden. Bei *hastigem* Vorgehen hat der Druck nicht Zeit, sich zu vertheilen, es kann die untere Partie der *Zonula einreissen* und den *Glaskörper* herauslassen. Uebrigens darf auch der Druck niemals ein *beträchtlicher* werden, wegen der Gefahr einer *Zonulaberstung* und weil bei *raschem* Austritt des Staares der *Pupillarrand* sehr stark gezerrt werden und wohl auch die *Hyaloidea* der tellerförmigen Grube *gesprengt* werden könnte. Entwickelt sich daher der Staar bei *leisem* Drucke *nicht*, so muss man die Operation auf einige Momente unterbrechen und das Verfahren wiederholen, niemals aber *forciren*.

Ueble Zufälle. 1. *Verletzungen der Regenbogenhaut. a)* Wird die Iris *gleich beim Einstiche* angespiesst, so ist es das Beste, das Messer *zurückzuziehen* und die Operation erst *nach Verheilung* der Cornealwunde vorzunehmen, weil bei *weiterem Vordringen* des Instrumentes die Regenbogenhaut unter grosser *Zerrung* in beträchtlicher Breite durchschnitten wird, was die weiteren Operationsacte sehr beirrt und auch gefährliche Entzündungen im Gefolge haben kann. *b)* Am *häufigsten* wird *während des Ausschnittes* ein *Sector* der Iris *exscindirt*. Besonders leicht geschieht dieses, wenn die *Kammer* sehr enge, die *Pupille* contrahirt und die Iris stark nach vorne gebaucht ist, da dann das Messer nur schwer *vorbei* geführt werden kann. Es ist in solchen Fällen gut, die *Pupille* vorläufig durch *wiederholte* Einträufelungen von Atropin *möglichst zu erweitern*. *Sicherheit* gewährt die Mydriasis jedoch *nicht*, indem in Momente, wo der Humor aqueus sich entleert, die Pupille gewöhnlich *zurückspringt* und sich vor die Schneide legt. Uebrigens fällt auch bei *weiter* Kammer die Iris unter das Messer, wenn dasselbe nicht genug *rasch* oder *mit Unterbrechungen* die Kammer passirt. Oefters gelingt es dann noch, die Iris *von der Schneide wegzudrängen*, wenn man diese nach *vorne* wendet und mit der Fingerspitze einen *mässigen* Druck auf den *unteren* Cornealabschnitt ausübt, so dass derselbe etwas *abgeflacht* wird; oder wenn man die sanft aufdrückende Fingerspitze über die vor der Schneide gelegene Partie der Cornea von oben *herabstreicht*. Oft *versagt* aber auch dieses Verfahren und es bleibt nichts übrig, als den betreffenden Sector der Iris zu opfern. Die *Pupille* wird dann übermässig weit und unregelmässig, was in *cosmetischer* und *dioptrischer* Beziehung von Uebel ist, *sonst* aber keinen *wesentlichen* Schaden mit sich bringt. Mitunter bleibt jedoch der entsprechende Theil des *Pupillarrandes* stehen und es wird ein *Loch* aus der *Breite* der Iris geschnitten. Dann ist es *nothwendig*, die *Brücke* sogleich mit der Nadel zu *spalten*, damit sich der Staar nicht fange, die Iris zerre und selbst die Brücke zerreisse. *c)* Aehnliches gilt, wenn die Iris *mit der Sichelnadel* in ihrer *Breite* verletzt wurde, besonders wenn der Schnitt mehr als 1''' Länge besitzt. Auch ist es klug, den Spalt zu *verlängern*, wenn die Nadel blos den *Pupillarrand* seicht durchschnitten hat und ein *grosser* Staar sich *schwer* entleert, damit bei dessen Austritte die Wunde von ihrem Winkel aus nicht *weiter eingerissen* werde.

2. *Der Staar tritt nicht aus. a)* Die gewöhnlichste Ursache dessen ist, dass der *Lappen zu klein* angelegt oder der *Bogenschnitt sehr flach* durch die Cornea geführt wurde. Erkennt man diesen misslichen Zufall, so *hüte man sich* vor dem gewaltsamen *Auspressen* des Staares, da die Wundwinkel stark gezerrt werden und oftmals die Entbindung doch nicht gelingt, indem der *Glaskörper früher* austritt. Vielmehr *erweitere man den Bogenschnitt sogleich* nach Bedarf, indem man das stumpfgespitzte Blatt einer zarten *Louis'schen Schere* von der Seite her zwischen Lappen und Iris vorsichtig einführt und dann das Instrument in der Verlängerung eines oder des anderen *Wundwinkels* wirken lässt. Die traditionelle Furcht vor der Schere ist ganz *unbegründet*, da der von der Schere gebildete Wundtheil in der Regel eben so leicht zuheilt, als der mit dem *Messer* zu Stande gebrachte, und meistens nicht einmal eine *trübe* Narbe zurücklässt, vorausgesetzt natürlich, dass der Bulbus und namentlich die Wundwinkel nicht gar zu hart mitgenommen wurden, ehe die Schere in Anwendung kam. *b)* Seltener bildet eine krampfhafte *Contraction des Sphincter* pupillae das *Hinderniss*. Wenn nämlich auch öfter aus diesem Zufall *Schwierigkeiten* erwachsen, so werden dieselben doch in der Regel durch *geduldiges Vorgehen* beseitigt, indem der Muskel alsbald ermattet. *c)* Dagegen können *hintere Synechien* der unteren Hälfte des Pupillarrandes und *sehnige Verbildungen* desselben über der Entbindung des Staares *unübersteigliche* Hindernisse in den Weg legen. In Fällen dieser Art bleibt nichts übrig, als die Iris von dem

Pupillarrande aus *mit der Sichelnadel* in verticaler Richtung bis nahe zum Ciliarrande *einzuschneiden*, worauf der Staar in der Regel sehr bald folgt.

3. *Es kömmt der Glaskörper vor dem Staare.* Es tritt dieses *höchst missliche* Ereigniss besonders gerne ein, wenn ein Theil des Bogenschnittes in *die Sclera* gefallen ist, oder wenn man bei der *Eröffnung der Kapsel dem Linsenrande* mit der Nadel *zu nahe* kam, oder wenn bei der *Entbindung des Staares* der *Löffel* zu rasch und zu fest aufgedrückt wurde, also unter Verhältnissen, welche einen Theil der *Zonula* der Berstung oder der Verletzung mit der Nadel aussetzen. Starkes *Pressen* von Seite des Kranken *begünstigt* den Prolapsus ungemein. Es bleibt in einem solchen Falle kaum etwas anderes übrig, als *die Operation zu unterbrechen* und den Verband anzulegen. Bei fortgesetzten Versuchen, den Staar nach aussen zu befördern, entleert sich nämlich mehr und mehr Glaskörper, *die Linse sinkt* immer weiter *zurück* und am Ende muss man doch abstehen, nachdem man die Gefahr intraocularer Blutungen, einer Netzhautabhebung, unvollkommener Anpassung des Lappens, heftiger Entzündungen u. s. w. auf das höchste gesteigert hat. Man hat wohl gerathen, *die Extraction dadurch zu forciren*, dass man mit dem Daviel'schen Löffel durch die Pupille *hinter* den Staar geht und diesen hervorholt. Es ist ein solches Verfahren aber aus den angegebenen Gründen sehr misslich und oft auch fruchtlos. Vielleicht kann man in *sanfterer* Weise zum Ziele gelangen, wenn man einen *breiten Sector der Iris ausschneidet*, nun mit dem zur Excochleatio cataractae gebräuchlichen Löffel den Staar fasst, gegen die hintere Cornealwand drückt und hervorzieht.

4. *Es stürzt die Linse sammt einem Theile des Glaskörpers hervor.* Es droht dieser Zufall ganz besonders bei *unruhigen Kranken*, welche stark pressen, wenn der *Hornhautschnitt zu gross* angelegt worden ist, oder der *Daviel'sche Löffel* unvorsichtig gehandhabt wurde. Man muss dann sogleich jede weitere Manipulation aufgeben und den *Verband* anlegen, widrigenfalls der Glaskörper zum *grossen* Theile entleert wird, was nach dem bereits Mitgetheilten zu sehr üblen Folgen führen kann. Vielfach wird auch *Glaskörperverflüssigung* als ein Grund dieses Zufalles angegeben. Bei sonst *normal aussehenden* Augen ist jedoch eine wirkliche Verflüssigung, oder auch nur eine blosse *Consistenzverminderung* des Glaskörpers, ausserordentlich selten und lässt sich kaum im voraus erkennen. Wo indessen *Chorioiditis* oder *Iridochorioiditis* vorausgegangen ist, oder wo *ausgedehntere Staphylomata postica* gegeben sind, kömmt die Synchysis häufiger vor und muss in die Berechnung gezogen werden.

5. Zu den üblen Folgen des Glaskörpervorfalles gehört unter anderen auch *ein unrichtiges Anheilen des Lappens*, ein Ereigniss, welches übrigens auch sonst, *ohne* Glaskörpervorfall, ziemlich häufig vorkömmt, wenn dem Lappen *ein übermässiger Umfang* gegeben wird. Indem nämlich nach der Verminderung des Bulbusinhaltes die vordere Fläche des Augapfels eine andere Krümmung erhält, etwas einsinkt, wird der Lappen *relativ zu gross*, es legen sich die beiden Wundränder nicht genau an einander und verkleben in dieser *falschen* Stellung. Die *vorspringende Treppe* stösst bei den Bewegungen des Augapfels an den unteren Lidrand und bedingt so eine sehr bedeutende *Reizwirkung*, welche oftmals die Quelle höchst verderblicher Entzündungen wird. Die Gefahr ist übrigens um so grösser, als der schlecht anliegende Lappen auch *schwieriger anheilt* und als weiters die unvollkommene Verbindung bei den Bewegungen des Auges öfters wieder theilweise *gelöst* wird und so der *intraoculare* Druck *wiederholt auf Null* herabgesetzt wird, bis endlich die Narbe genügende Festigkeit erlangt. Die Gewalt, mit welcher sich die Treppe an dem Lidrand stösst, ist in der That eine sehr bedeutende, wie daraus hervorgeht, dass der Letztere gar nicht selten *nach innen umgerollt* wird, wobei freilich der Krampf des *Thränenmuskels*, welcher durch den Schmerz angeregt wird, wesentlich beihilft. Leider lässt sich dagegen auch sehr wenig thun, besonders *in den ersten Tagen* nach der Operation, wo es am *meisten* Noth thäte. Weder Pflaster, noch Collodiumbestreichungen reichen aus, um das untere Lid vom Bulbus *abgezogen* zu erhalten, da vermöge des vorhandenen Reizzustandes bei *künstlichem* Ectropium immer viel Thränen ausfliessen und alles abweichen, die hierzu nöthigen Hantierungen übrigens *kurz nach* der Operation auch gefährlich sind. Am besten dürfte es noch sein, den Kranken anzuweisen, die Augen *nach oben und innen* gerichtet zu halten, was auch ihre natürliche Stellung während des *Schlafes* ist. *Späterhin* kann man die *sehr vorspringende* Treppe

unter Fixation des Bulbus *mit der Schere abtragen.* In der Regel aber wird man unter möglichster Fernhaltung aller anderen Schädlichkeiten ruhig die allmälige *spontane Abschleifung* des vorspringenden Randes *abwarten müssen.* Gewöhnlich ist sie im Verlaufe einiger Wochen vollendet.

6. *Ein Irisvorfall.* Er ist öfters ebenfalls die mittelbare Folge eines *zu grossen* Hornhautlappens und der *unrichtigen Anheilung* desselben. Indem nämlich der Lappen in der ersten Zeit nicht allenthalben gleichmässig anliegt oder zeitweise gar *gelüftet* wird, kann die untere Irispartie durch den andrängenden *Glaskörper* oder das mittlerweile gesammelte und ausfliessende *Kammerwasser* in die Lücke geschoben und daselbst fixirt werden. Eben so oft ist der Prolapsus aber gleich *ursprünglich* beim Austritte der Linse zu Stande gekommen, indem ein Theil der Regenbogenhaut *mitgerissen* wurde und der Operateur es versäumte, ihn zu reponiren, oder indem *wegen Glaskörpervorfall* die Reposition unterlassen werden *musste.* Jedenfalls resultirt dann eine sehr bedeutende *Verziehung der Pupille,* ja es kann bei grossen Vorfällen sogar zum *Verschluss* der Pupille kommen, besonders wenn sich *heftige Iritiden* einstellen, wie dieses gar nicht selten der Fall ist. Auch kann es geschehen, dass der Lappen eine *sehr unregelmässige Krümmung* erhält und das Sehvermögen sehr übel beeinflusst, indem die Narbe sich wohl contrahirt, immerhin jedoch eine *gewisse Breite* behält, so dass also der Lappenrand von der unteren Wundlefze mehr weniger *absteht,* mit ihr eine Art Treppe bildet (F. 22, *a*; S. 130). Um solchen üblen Folgen vorzubeugen, ist es nothwendig, den *Verband länger tragen* zu lassen, als es sonst nöthig ist, so lange nämlich, bis die Narbe *dicht* und *widerstandkräftig* ist. Ist der *Pupillarrand* eingeheilt, so muss auch Atropin angewendet werden, um den *oberen* Theil desselben möglichst ferne von der Verwachsungsstelle zu halten. *Eine Abtragung* oder wiederholte *Punction* ist nur angezeigt bei *sehr grossen* noch immer *wachsenden* Vorfällen *aus der Breite* der Iris, besonders wenn die Gefahr droht, dass endlich der *Pupillarrand* in den Bereich der Wunde gezogen werde (S. 86, 8.).

7. Intensive *Reaction, Vereiterung* des Lappens, *Chorioiditis, Netzhautabhebung, Netzhautentzündung,* starke *Bindehautkatarrhe* u. s. w. Sie müssen nach den allgemeinen Regeln behandelt werden.

8. *Das Zurückbleiben eines Nachstaares* und die nachträgliche *Trübung der hinteren Kapsel.* Bei *consistenteren* Nachstaaren empfiehlt sich die *lineare Extraction* oder die *Depression,* bei Trübungen der hinteren Kapsel die *Discission* durch Scleronyxis.

Ersatzmethoden. 1. Am wichtigsten und am meisten versprechend ist *die mit der Iridectomie gepaarte Lappenextraction.* Sie *empfiehlt* sich in allen Fällen, in welchen die Lappenextraction das *geeigneteste* Verfahren bildet, aber das Zurückbleiben *grösserer* Mengen corticaler Massen nicht leicht vermieden werden kann, also vorzüglich beim *Schichtstaare Erwachsener* und *älterer Individuen,* so lange die *oberflächlichen* Strata der Linse den *normalen Consistenzgrad* bewahren; ferner bei *Totalstaaren mit wachsähnlich derbem Kerne und normal consistenter Rinde.* Ausserdem *empfiehlt* sie sich in *allen* Fällen, wo man es voraussichtlich mit einem *sehr grossen sclerosirten Kerne* zu thun hat und die starke Zerrung des Pupillarrandes beim Austritte der Linse zu fürchten ist. *Angezeigt* erscheint diese Methode nach den bisherigen Erfahrungen 1. bei allen *die Lappenextraction fordernden Staaren,* wenn vermöge dem Zustande der Augen überhaupt oder vermöge der individuellen Körperbeschaffenheit (S. 576, *a, b*) eine Vereiterung des Hornhautlappens droht. 2. Bei zur Lappenextraction geeigneten Staaren, wenn sie *mit ausgebreiteten hinteren Synechien gepaart* sind. 3. Bei *traumatischen Staaren älterer Individuen* und *in die Vorderkammer vorgefallenen Linsen,* wenn es bereits zu stärkeren *Reizzuständen* oder gar zu förmlichen *Entzündungen* der Iris und Regenbogenhaut gekommen ist.

Im *letzteren* Falle, wo die Gefahr *drängt,* ist die Iridectomie und die Lappenextraction *gleichzeitig* durchzuführen und der *Lappenschnitt* zu be-

nützen, um sowohl das betreffende *Irisstück*, als auch den *Staar* hervorzu-
holen. In den *übrigen* Fällen ist es, da *nach* vollendetem Bogenschnitte
die Fassung und Abschneidung der Iris nicht selten sehr schwierig und selbst
gefährlich wird, *gerathener*, die Iridectomie 14 Tage und mehr, überhaupt
um so länger *vorauszuschicken*, je *drohender* die Gefahren der Cornealvereiterung scheinen. Jedenfalls darf dann zur *Lappenextraction* erst geschritten
werden, wenn das Auge sich von dem *ersten* operativen Eingriffe vollkommen *erholt* hat, keine Hyperämien mehr gegeben sind u. s. w.

Wo *Synechien des Pupillarrandes* gegeben sind, bestimmen *diese* den
Ort der künstlichen Pupille; *sonst* ist dieselbe immer *nach unten* anzulegen
und dabei nach den allgemeinen Regeln vorzugehen.

2. Die *Auslöffelung* oder *Excochleatio cataractae* ist angezeigt bei *traumatischen
Staaren, wenn ein fremder Körper in der Linse stecken geblieben ist, und bei Schwimm-
staaren.* Um sie durchzuführen, wird mit einem breiten geraden *Lanzenmesser* an
der Schläfenseite im horizontalen Meridian und genau an der Scleralgrenze eingestochen und das Messer so weit in die Vorderkammer eingesenkt, dass eine bei
4''' lange lineare Wunde resultire. Hierauf wird der betreffende *Irissector* mit der
Pincette *breit* gefasst, aus der Wunde hervorgezogen und mit der Schere *abgetragen.* Ist dieses geschehen, so wird bei *traumatischen* Staaren eine *Sichelnadel*
oder ein *Irishäkchen* eingeführt und die Kapsel in weitem Umfange *bis in die
Nähe der Cornealwunde* gespalten. Nun wird mit einem breiten stark ausgehöhlten
ohrlöffelartigem Instrumente durch die Cornealwunde *in die Kapselhöhle* eingegangen,

Fig. 93.

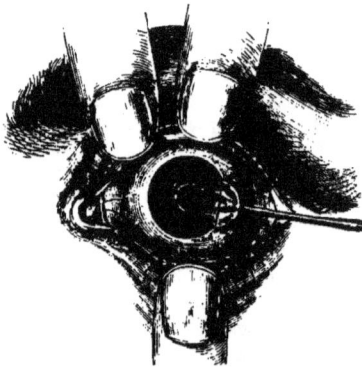

der Löffel *hinter* den Kern der Linse
fortgeschoben und, nachdem der vordere Rand desselben über die *innere*
Grenze des Kernes hinaus gedrungen
ist, nach vorne gewendet, so dass
der Kern zwischen die hintere Cornealwand und Concavität des Löffels
hineingezwängt wird. Zur grösseren
Sicherheit kann dann noch ein auf
den *inneren* Theil der Cornea aufge-
legter *Finger* den Staarkern sanft in
die Höhlung des Löffels *hineindrücken,*
und das Ausgleiten desselben verhindern, während das Instrument *hervorgezogen* und damit auch der Staar nach
aussen gefördert wird (Fig. 93). Was
an *Corticalmasse* zurückbleibt, kann
nachträglich noch durch das bei der
linearen Extraction gebräuchliche Manöver, wenigstens *theilweise*, entfernt
werden. Doch *hüte* man sich vor *zu*
oftem Eingehen mit dem Instrumente und namentlich vor allen *gewaltsamen* Versuchen behufs einer *gänzlichen* Entleerung.

4. Die Niederdrückung, Depressio, Reclinatio.

Anzeigen. Die Depression *ist am Platze* 1. *bei trockenhülsigen Cataracten* und *bei Nachstaaren* des Kindesalters und Erwachsener, wenn man
wegen zu grosser Angst und Unruhe des Kranken oder wegen anderen
Ursachen, z. B. erwiesener Glaskörperverflüssigung, *die lineare Extraction*
fürchtet. Erlaubt ist sie ferner:

2. *Bei Greisenstaaren* jeder Art, namentlich bei Cataracten mit *grossem
Kern* und *normal consistenter Rinde* und bei *stark geschrumpften* Staaren, wenn
die Lappenextraction aus irgend einem Grunde allzu gefährlich scheint.

Das Verfahren ist nahezu dasselbe, wie bei der *Discissio per Sclero-nyxim.* Doch ist *die Wirkung* eine andere, weil eben das *Substrat* ein verschiedenes ist, d. h. weil die *flach* auf den Staar aufgelegte Nadel diesen vermöge seiner Consistenz *nicht zertrümmern* und *durchdringen* kann, sondern ihn bei *richtiger* Führung *vor sich her in den Glaskörper* treibt und daselbst fixirt.

Um die Operation möglichst leicht und sicher durchführen zu können, ist es gut, sich das Operationsfeld durch *vorläufige Anwendung von Mydriaticis* bloszulegen. Es wird dann die *gerade Staarnadel* wie bei der Discissio per Scleronyxim in die Lederhaut eingestochen, das myrthenblattähnliche Ende derselben nahe an dem *Schläfentheile* der Ciliarfortsätze und des Pupillarrandes vorbei *durch die Linsenperipherie hindurch* in die *Vorderkammer* geführt, bis an den oberen inneren Rand des Schloches vorgeschoben, dann *flach* über das *Centrum* des Staares gelegt und nun auf das letztere ein *sanfter allmälig steigender* Druck ausgeübt, auf dass sich das Linsensystem in möglichst *grossem* Umfange aus seiner Verbindung mit der *Zonula* löse. Ist dieses geschehen, so wird das Nadelheft in der *Meridianebene* des Einstichspunktes gehoben, und dadurch der Staar *mit der Kapsel* in den *unteren äusseren Theil des Glaskörpers* hinabgesenkt. Durch eine leichte Drehung der Nadel um ihre Axe wird deren Spitze, welche sich gerne in den deprimirten Staartheilen fängt, frei und kann *flach* aus der Einstichswunde herausgeführt werden ohne Gefahr, dass bei diesem Manöver der Staar folge und an einen Ort gelange, an welchem er minder gut haftet, oder gar die bluthältigen Binnenorgane des Augapfels gefährden könnte.

1. Die Nadelspitze muss *nahe an den Ciliarfortsätzen* und *dem Pupillarrande* vorbei *durch die Peripherie des Staares* gestossen werden, damit man ein *möglichst grosses Stück* der Kapsel unter die Nadelbreite bekomme und so der auf die Kapsel ausgeübte Druck sich auf die Anheftungslinie der *Zonula* fortpflanzen könne; weiters damit man mit der Nadelspitze nicht an den Rand des sclerosirten *Kernes* stosse und die *Linse vorzeitig dislocire*, was den Gang der Operation sehr beirrt. Bei *sehr grossem* Kerne geschieht es nicht gar selten trotz aller Vorsicht, dass man in dessen Rand einsticht. Es wölbt sich dann der Staar an der betreffenden Seite merklich hervor und kann wohl auch in die Vorderkammer getrieben werden. Um dieses zu vermeiden, muss man sogleich die Nadel wieder befreien, indem man sie um ihre Axe dreht, sie hierauf zurückziehen und mit ihr etwas weiter nach aussen wieder vordringen.

2. Die Nadel muss *flach aufgelegt* werden, widrigenfalls eine *Schneide* derselben auf die Kapsel wirkt, in *diese eindringt* und so hindert, dass die *ganze Kapsel* oder doch der *grösste Theil* derselben aus ihren Verbindungen gerissen werde und der Nadel in den Glaskörper folge.

3. Aus gleichem Grunde muss die Nadel auch *ganz allmälig aufgedrückt* werden. Bei einem *rasch steigenden* Drucke hat dieser nicht Zeit, sich an die *Peripherie* der Kapsel fortzupflanzen, die Nadel *dringt durch die Kapsel* durch, diese wird blos *gespalten* und muss weiterhin noch mühsam zerstückelt werden, oder sie bleibt stehen und wird die Grundlage eines sehr störenden *Nachstaares.* Uebrigens ist es schwer, mit der Nadel gerade die *grössten* Durchmesser des Staares zu treffen, deren *Mitte also gerade über das Centrum* des Staares zu legen. Ist dann der Druck ein sehr *rascher*, so geschieht es leicht, dass der Staar sich um seinen Durchmesser wälzt und der Nadel nicht in den Glaskörper folgt. Bei *allmälig* zunehmendem Drucke kann man aber eine Seitenabweichung des einen Staarrandes leicht bei Zeiten bemerken und die Nadel in die *richtige* Lage bringen, um die Operation ungefährdet zu vollenden. Hat sich der Staar *trotz aller Vorsicht* gewälzt, so muss man mit der Nadel *neuerdings* vorgehen, sie über den grössten Durchmesser desselben legen und die Depressionsversuche bis zum Gelingen wiederholen.

4. Es muss, will man den Staar in der Gewalt haben und das Ausweichen desselben hindern, die Nadel, nachdem sie gehörig aufgesetzt ist, *alle ihre weiteren Bewegungen durchführen, ohne die Meridianebene des Einstichspunktes zu verlassen;* auch muss der *in der Einstichswunde gelegene Theil* des Nadelheftes *vollkommen ruhig bleiben,* widrigenfalls das Instrument nicht mehr als ein *zweiarmiger Hebel* wirkt, die Cataracta hin und her geworfen, zerbröckelt wird und entweder gar nicht oder doch erst nach vielfältigen mechanisch beleidigenden Versuchen deprimirt werden kann.

5. Der in den Glaskörper versenkte Staar darf *nicht gewaltsam auf die äussere untere Bulbuswand aufgedrückt* werden, damit die Netzhaut und Aderhaut nicht Schaden leide. Würde man ihn mit diesen Membranen in *directe* Berührung bringen, so wären heftige Entzündungen die Folge, welche leicht zur Vereiterung führen können, jedenfalls aber die Functionstüchtigkeit des lichtempfindenden Apparates in weitem Umfange gefährden. Immer soll *eine Schichte Glaskörpersubstanz* zwischen dem Staare und der Netzhaut liegen bleiben, damit die letztere vor der mechanischen Einwirkung der Cataracta geschützt sei. Die Cataracta *fixirt sich* im Glaskörper durch eine *neoplastische bindegewebige* Hülle, welche aus der entzündlichen Wucherung des *Glaskörpergefüges selber* hervorgeht.

6. Was *von der Rinde* des Staares in dem Kammerraume *zurückbleibt,* muss der *Resorption* überlassen werden, da eine Depression desselben in den Glaskörper nur unvollständig und nach vielfältigen Versuchen gelingt.

Ueble Zufälle. 1. *Der Linsenkern wird in die Vorderkammer gestossen* und daselbst durch die sich hinter ihm contrahirende Iris fixirt. Man muss in einem solchen Falle den *Kern von hinten anstechen* und in die hintere Kammer *zurückzuziehen* suchen. Falls dies aber nicht gelingt, bleibt nichts übrig, als den Staar *durch einen Lappenschnitt zu extrahiren.*

2. *Der Staar steigt* während der Nachbehandlung oder später *wieder auf.* Er muss dann *neuerdings deprimirt* werden; falls aber *Verflüssigung des Corpus vitreum* die Schuld ist, indem sie eine Fixation hindert, ist *zur Auslöffelung des Staares* zu schreiten, widrigenfalls die Functionstüchtigkeit des Auges durch den mechanischen Reiz der *herumschweifenden* Cataracta gefährdet wird.

3. *Zurückbleiben einer grossen Menge von Staartrümmern* in dem Kammerraum, Blähung derselben und in Folge dessen heftige Reizzustände. In einem solchen Falle ist vorzugehen, wie *nach der Discissio cataractae* unter ähnlichen Verhältnissen vorgegangen wird.

4. *Die Entwickelung eines Nachstaares* fordert die nachträgliche Wiederholung der Depression oder die lineare Extraction.

5. *Heftige Reaction* und nachträgliches *Auftreten von Chorioiditis, Glaucom* u. s. w. Es gelten hierfür die bekannten allgemeinen Regeln.

VIERTES HAUPTSTÜCK.

Functionsfehler.

ERSTER ABSCHNITT.

Refractions- und Accommodationsfehler.

Vorbegriffe. Die *Hauptbestandtheile* des *lichtbrechenden* oder *dioptrischen* Apparates des Auges sind die *Hornhaut* und der *Krystallkörper*, welche *beide* als *Sammellinsen* wirken und durch das *Kammerwasser* von einander, durch den *Glaskörper* aber von der Netzhaut getrennt werden. Ihre *Oberflächen*, die *Haupttrennungsflächen* des dioptrischen Apparates, können als *centrirt* betrachtet werden, d. h. ihre Scheitelpunkte fallen nahezu in *Eine Linie* welche, von dem Scheitel der vorderen Hornhautfläche ausgehend, zwischen dem gelben Flecke und dem Sehnerveneintritte die Netzhaut trifft und als *optische Axe des Auges* bezeichnet wird. Die *Mittelstücke* dieser Haupttrennungsflächen lassen sich ohne erheblichen Fehler als Abschnitte von *Kugelflächen* betrachten, deren *Halbmesser* bei verschiedenen Individuen innerhalb gewisser enger Grenzen *wandelbar* sind. *Im Ganzen* genommen nähert sich die Gestalt dieser Flächen mehr Abschnitten von *Ellipsoiden* und beziehungsweise von *Paraboloiden*, ist indessen *nicht ganz regulär*, namentlich in den *Randzonen*, indem die Krümmungen nach der Richtung *verschiedener Meridiane* etwas von einander *abweichen*.

Die *wichtigste* der vier Trennungsflächen ist die *vordere Hornhautfläche*, denn in ihr werden die auffallenden Strahlen *am meisten* von ihrer ursprünglichen Richtung abgelenkt. Es tritt hier nämlich das Licht aus einem Medium von *sehr geringem* Brechungsvermögen, aus der *Luft*, in ein Medium von relativ *grossem* Brechungsvermögen über. In der That lehrt eine einfache Berechnung, dass ein Bündel *paralleler* Strahlen, welches auf die vordere Hornhautfläche auffällt, von dieser so gebrochen wird, dass es nahe an 5''' hinter der Netzhaut zur Vereinigung käme. Man kann daher sagen, dass die *hintere Brennweite* der vorderen Hornhautfläche die optische Axe des Auges nur um wenige Linien übertrifft.

Die *hintere Hornhautfläche*, obwohl sie eine *stärkere* Krümmung besitzt, kömmt in dioptrischer Beziehung nur *wenig* in Betracht. Es können die durchtretenden Lichtstrahlen fast wie in einem und demselben Medium fortschreitend betrachtet werden, da das Brechungsvermögen der Cornealsubstanz von dem des Kammerwassers nur *sehr wenig* verschieden ist.

Wegen der Kleinheit des Unterschiedes in den Brechungsvermögen der auf einander treffenden Medien haben auch die *beiden Oberflächen der Linse* einen nur geringen Einfluss auf den Gang der Lichtstrahlen. Dass der Krystall dennoch als ein *ziemlich stark* brechendes Medium wirkt, hat seinen Grund darin, dass die Linse *aus einer grossen Anzahl von Schichten* zusammengesetzt ist, deren Brechungsvermögen von der Peripherie gegen das Centrum hin *wächst*, dass *im Inneren* des Krystalles selbst also eine Anzahl von *Trennungsflächen* bestehet, welche ihren dioptrischen Effect gleichsam *summiren*. Wirklich werden vermöge dieses Baues die die Linse passirenden Strahlen *mehr* von ihrer ursprünglichen Richtung abgelenkt, als wenn der Krystall bei vollkommen *homogenem* Gefüge ein Brechungsvermögen gleich dem des *Kernes* hätte. So geschieht es, dass parallel auf die Cornea auffallende Strahlen unter *normalen* Verhältnissen in der lichtempfindenden Schichte der *Netzhaut* zur Vereinigung kommen können.

Eine *vollkommen genaue* Vereinigung der von einzelnen Objectpunkten ausgehenden und zur Netzhaut gelangenden Strahlen findet indessen *niemals* statt. *Verschieden farbige* Strahlen werden nämlich auch in dem dioptrischen Apparate in *verschiedener* Entfernung vereinigt und erzeugen so *farbige Säume*. Noch mehr aber macht sich die *Irregularität der Krümmungen* der einzelnen Trennungsflächen geltend, indem die Differenz der Vereinigungsweiten von Strahlen, welche in *verschiedenen Meridianebenen* streichen, entsprechend der Grösse jener Unregelmässigkeiten oftmals eine sehr bedeutende ist. So kömmt es, dass die Sterne, das Licht einer fernen Lampe im Dunkeln strahlend erscheinen; dass von Linien, welche aus einem Punkte radienförmig ausgehen, jeweilig nur *einzelne* von *gewisser* Richtung scharf gesehen werden u. s. w. Bei dem *gewöhnlichen* Gebrauche der Augen treten diese Unvollkommenheiten des dioptrischen Apparates, die *chromatische Abweichung* und die *Abweichung wegen der Gestalt der brechenden Flächen*, auch *monochromatische* Abweichung oder *Astigmatismus* genannt, nicht störend hervor. Die *Iris* blendet nämlich die *Randstrahlen* ab und zwar um so mehr, je stärker die *Erleuchtungsintensität* des Gesichtsfeldes ist, und je *nähere* Objecte das Auge betrachtet. Wird aber die Pupille *erweitert*, oder blickt das Auge aus einem *dunklen* Raume auf einen grell erleuchteten *ferneren* Gegenstand, so wird der „*Haarstrahlenkranz*" sehr deutlich.

Das lichtempfindende Stratum der Netzhaut besteht aus einer Unzahl von *einfachen* Elementen, *Zapfen* und *Stäben*, welche *mosaikartig* aneinander gedrängt stehen und ihre *Grundfläche* der *inneren* Oberfläche der Retina zukehren. Ihre *Wände spiegeln*, sie werfen alle schief auffallenden Lichtstrahlen in das Innere der Elemente zurück und hindern so, dass die Lichtstrahlen aus einem Elemente in das andere übertreten.

Jeder einzelne Stab und Zapfen kann seiner elementaren *Einfachheit* halber nur den *gemischten* Totaleindruck *sämmtlicher* Lichtstrahlen, welche ihn *jeweilig* treffen, zur Wahrnehmung bringen; eine *Sonderung* der einzelnen *gleichzeitigen* Eindrücke ist in einem *einfachen* Elemente kaum denkbar; ja die *Stäbe* können, da immer *mehrere* derselben durch einen *einfachen* Nerven aden mit dem Gehirne zusammenhängen, höchst wahrscheinlich nicht einmal ihre *Einzeleindrücke* scheiden, sondern führen *gruppenweise* einen aus *sämmtlichen* Theileindrücken *gemischten* Totaleindruck dem Gehirne zu.

Die einzelnen Elemente *versetzen* erfahrungsmässig *ihre Eindrücke* in *geraden Linien* nach aussen, welche sich sämmtlich in einem Punkte der hinteren Hälfte der Krystallaxe kreuzen. Man nennt sie *Richtungslinien*, da sie nach vorne verlängert die einzelnen *Netzhautbildpunkte* mit den entsprechenden *Objectpunkten* verbinden, umgekehrt also die *Richtung der Axenstrahlen* der einzelnen Strahlenbündel angeben. Den *Punkt*, in welchem sie sich schneiden, nennt man den *Kreuzungspunkt der Richtungslinien* und den *Winkel*, welchen zwei zu *entgegengesetzten* Punkten eines Objectes gehörige Richtungslinien mit einander einschliessen, den *Sehwinkel* oder *Gesichtswinkel*.

Indem die Stellung eines jeden Zapfens und einer jeden Stabgruppe zur optischen Axe und die Lage des Kreuzpunktes der Richtungslinien ganz *unabänderlich* sind: muss *jedes Element* seine Eindrücke *stets* an einen *ganz bestimmten Ort des Gesichtsfeldes* versetzen und umgekehrt müssen von einer *gewissen Stelle des Gesichtsfeldes* ausgehende Strahlenbündel ihre Vereinigung immer wieder in der *Richtung eines bestimmten Netzhautelementes* finden. Da die Zapfen und Stabgruppen nicht Punkte, sondern *Flächen* der Aussenwelt zukehren, ist es auch klar, dass jedem einzelnen Elemente oder Elementencomplexe nicht ein Punkt, sondern ein seiner Grundfläche proportionirter *aliquoter Theil des Gesichtsfeldes* zugehöre, dass demnach das Gesichtsfeld in *eben so viele Theile* zerfalle, als es in der Netzhaut *Stäbegruppen* und *Zapfen* giebt. Die *relative Grösse* dieser Theile oder *Aichungen* des Gesichtsfeldes steht im Verhältniss zur *Grundfläche* der *zugehörigen Elemente*. Im *Centrum* des Sehfeldes sind sie *kleiner*, da die Grundfläche der *Zapfen* kleiner ist, als jene der *Stabgruppen*. Die *absolute Ausdehnung* der *Aichungen* jedoch steht im Verhältnisse zur Grösse des *ganzen* Gesichtsfeldes, also auch zur Länge der auf seine Begrenzungsfläche gezogenen Geraden.

Es ergiebt sich hieraus unmittelbar, dass zwischen den *optischen Qualitäten* der *objectiven Netzhautbilder* und den *subjectiv* wahrgenommenen *optischen Eigenschaften* der entsprechenden Gegenstände ein grosser *Unterschied* besteht. Während nämlich das Netzhautbild die Oberfläche des Objectes bis in das feinste Detail wiedergiebt, indem *einem jeden* Punkte der letzteren *ein Punkt* des ersteren entspricht: wird *nicht jeder Punkt* des Netzhautbildes *für sich* und *gesondert* empfunden, sondern es werden nur *so viele und nicht mehr gesonderte Theilwahrnehmungen* vermittelt, als Zapfen und Stabgruppen von dem Netzhautbilde *bedeckt* werden. Folgerecht hängt die *Feinheit* des wahrgenommenen Detailes eines bestimmten Objectes einerseits von der *relativen Grösse des Netzhautbildes* oder des *Gesichtswinkels* ab, unter welchem das Object gesehen wird, es muss das Object dem Auge also um so *näher* gerückt werden, je *feiner* das Detail ist, welches zur Wahrnehmung gebracht werden soll. Andererseits ist auch der *Ort*, auf welchem das Netzhautbild entworfen wird, von grösstem Einfluss. Im *Centrum* der Retina, wo *blos Zapfen* die äusseren Eindrücke aufnehmen, ist die Fähigkeit, *Theilwahrnehmungen zu sondern*, am *grössten*; daher Objecten, welche *möglichst genau* gesehen werden sollen, immer *die Mitte der Retina*, die Stelle des „*directen Sehens*" zugewendet werden muss. Gegen die *Peripherie* hin nimmt diese Fähigkeit der Netzhaut entsprechend der Verminderung der *Zapfen* und der Vergrösserung der Grundflächen der einzelnen *Stabgruppen* sehr bedeutend ab und zwar rascher in *verticaler* als in *horizontaler* Richtung, die Objecte werden an *diesen Stellen des „indirecten Sehens"*, nur ihren *Hauptumrissen* nach ohne *feinere Detailzeichnung* gesehen. Im Bereiche des *Sehnerveneintrittes* fehlen die *lichtempfindenden* Elemente ganz, daher denn auch eine an Grösse proportionirte Aichung des Gesichtsfeldes *dunkel* erscheinen müsste, wenn man dieselbe nicht *durch Urtheil* ausgefüllt würde.

Es ergiebt sich aus Obigem weiters, dass *nahezu scharfe* Bilder auf der *vorderen* Fläche der Stabschichte entworfen werden müssen, wenn die zugehörigen Objecte in ihren Umrissen und in ihrem Detail *deutlich* wahrgenommen werden sollen. Fallen nämlich *Zerstreuungskreise von einigem Durchmesser* auf jene Fläche, so wird das aus *jeder einzelnen* Aichung des Gesichtsfeldes zum Auge gelangende Licht auf eine grössere oder geringere *Anzahl* von Zapfen und Stabgruppen vertheilt, umgekehrt aber *jeder Zapfen* und *jede Stabgruppe* von Licht aus *verschiedenen* Aichungen des Gesichtsfeldes getroffen und sonach das Detail der Objecte auch *in der Wahrnehmung* vermischt. Es werden daher die wahrgenommenen Bilder *undeutlich* und dieses zwar im Verhältniss zur *Grösse* der Zerstreuungskreise, also im Verhältniss zur Grösse der *Pupille* und zur Grösse des *Abstandes* der Bilder von der vorderen Fläche der Stabschichte oder zur Grösse der „*Differenz der hinteren Vereinigungsweite*".

Immerhin müssen die Zerstreuungskreise *einen gewissen Durchmesser* erreichen, soll das Bild ein *undeutliches* werden. *Sehr kleine* Zerstreuungskreise beeinflussen die Deutlichkeit der Wahrnehmungen nur in *sehr geringem*, fast unmerklichen Grade, da sie *zu wenig* Licht aus den einzelnen Aichungen des Gesichtsfeldes auf die den nachbarlichen Aichungen zugehörigen Elemente der Netzhaut werfen, als dass dadurch die Qualität der von den *einzelnen* Zapfen und Stabgruppen gewonnenen *Theilwahrnehmungen* wesentlich alterirt werden könnte. Es folgt daraus dass, wenn der dioptrische Apparat für *eine gewisse Entfernung* eingestellt ist und *bleibt*, das Object innerhalb gewisser bestimmter Grenzen seine *Entfernung wechseln* könne, *ohne dass* die Wahrnehmungen *merklich* an Deutlichkeit verlieren.

Das *normal gebaute*, orthomorphische oder *emmetropische Auge* sieht *sehr ferne* Gegenstände unter übrigens günstigen Verhältnissen in einem scharfen und deutlichen Bilde, wenn es auch wegen der Kleinheit des Sehwinkels *das* Detail der Objecte nur bis zu einer bestimmten Grenze zu *sondern* vermag. Man kann daher sagen, dass *die Brennweite des dioptrischen Apparates* mit dem Abstande des lichtempfindlichen Apparates nahe oder völlig zusammenfalle. Indem nun der lichtbrechende Apparat nach Art einer *Sammellinse* wirkt, *wächst die hintere Vereinigungsweite* der Strahlen, wenn die *Entfernung der Objecte sich verkürzt. Anfänglich* ist die Zunahme der hinteren Vereinigungsweite eine *sehr geringe*, das Object muss bis auf *wenige* Klafter an das Auge heranrücken, ehe der Abstand des Bildes von der Stabschichte, die Differenz der hinteren Vereinigungsweite, merkbar wird, ehe daher die Deutlichkeit der wahrgenommenen Bilder sich in *fühlbarer* Weise vermindert. Bleibt aber die Einstellung des dioptrischen Apparates *unverändert* und rückt das Object noch *weiter herein*, so nimmt die Differenz der hinteren Vereinigungsweite und der Abstand des Bildes von der Stabschichte rasch zu und zwar *um so rascher*, je näher das Object ans Auge herantritt. Es wächst demnach auch die *Undeutlichkeit der Bilder* in *steigender* Progression.

Es kann dieselbe indessen unter sonst normalen Verhältnissen *niemals* eine *ganz absolute* werden, da die Differenz der hinteren Vereinigungsweite und somit auch die *Grösse* der Zerstreuungskreise nur innerhalb gewisser *enger* Grenzen variabel sind. Wenn nämlich auch das Object bis in die *vordere* Brennweite der *Cornea*, also in eine Distanz von *wenigen Linien* ans Auge heranrückte, so dass die Strahlen *parallel* in das Kammerwasser ausführen, so würden die letzteren durch die *Linse* dennoch in einer Entfernung von etwas mehr als *einem Zolle hinter* der Netzhaut zur Vereinigung gebracht. Der Durchmesser der *Zerstreuungskreise* erreicht unter gewöhnlichen Verhältnissen zu Folge dessen kaum jemals die *Hälfte* des *Pupillendurchmessers*. Daher kömmt es, dass trotz *ganz unrichtigen* Einstellungen des lichtbrechenden Apparates *grössere* Objecte immer noch nach ihren Hauptumrissen und in ihren gröberen Theilen erkannt werden können, dass ihre Grenzen nur mehr oder weniger *verwaschen* erscheinen.

Selbstverständlich lassen sich diese Fehler *einigermassen verbessern* durch *Verengerung der Pupille* oder der *Lidspalte*, so wie durch *Benützung eines Schirmes mit enger Oeffnung*. Ausserdem kömmt noch ein anderes *physiologisches* Moment in Rechnung, nämlich *die Fähigkeit, Zerstreuungskreise zu verarbeiten*, d. i. aus *ver-schwommenen* Bildern die *wahre Gestalt* der Objecte durch *Urtheil* zu construiren. Es ist diese Fähigkeit in verschiedenen Augen *verschieden gross* und kann durch *Uebung* bis zu einem sehr hohen Grade gesteigert werden.

Immerhin jedoch bleiben dieses *Nothbehelfe*, welche nicht zureichen, um in *allen* Fällen *bestimmte* und *deutliche* Wahrnehmungen *kleiner* Objecte und des *feineren* Details *grösserer* Gegenstände zu ermöglichen. Am meisten könnte noch eine *sehr bedeutende* Verengerung der Pupille leisten. Allein da dann nur *Centralstrahlen* zur Netzhaut gelangen, wird die *Lichtstärke* der Retinalbilder sehr vermindert und, was die Schärfe der Wahrnehmungen gewinnt, an der *Intensität* des Eindruckes wieder verloren; daher dieser Behelf eine *sehr starke* Erleuchtung des Gesichts-feldes voraussetzt.

Es wohnt nun dem Auge das Vermögen inne, *die Brennweite* seines dioptrischen Apparates durch *Convexitätsvermehrung der beiden Linsenober-flächen* innerhalb gewisser Grenzen *willkürlich zu verkürzen* und wieder auf das frühere Mass zu *verlängern*, solchermassen also die aus dem Wechsel der Objectdistanzen erwachsenden Differenzen der hinteren Vereinigungs-weite auszugleichen. Man nennt dieses Vermögen des Auges, seinen diop-trischen Apparat je nach Bedarf für *verschiedene* Entfernungen einzustellen, das *Accommodations-* oder *Adaptionsvermögen*.

Die *grösste* Entfernung, aus welcher ein Auge Objecte in *deutlichen* und *scharfen* Bildern wahrzunehmen vermag, heisst der *Fernpunktabstand*, die kürzeste der *Nahepunktabstand*. Der *Fernpunkt* und der *Nahepunkt* selbst sind Punkte der verlängerten optischen Axe und bilden die Grenzen der *deutlichen Sehweite* oder der *Accommodationsbreite*.

Da die Netzhautbilder um ein Kleines *vor* oder *hinter* der vorderen Fläche der Stabschichte entworfen werden können, *ohne dass* die Deutlichkeit der Wahr-nehmungen *merkbar* vermindert wird, erscheint das Auge jeweilig *für eine Reihe hinter einander gelegener Punkte*, d. i. für eine *Linie* accommodirt, während der *lichtbrechende Apparat* immer nur für *Einen Punkt* optisch *richtig* eingestellt sein kann. Es fallen darum auch die *Grenzen* der deutlichen Sehweite *nicht* zusammen mit der grössten und kleinsten Distanz, für welche sich der lichtbrechende Apparat *optisch richtig* einzustellen vermag, die deutliche Sehweite ragt vielmehr nach *beiden* Richtungen hin *über* die Grenzen der optischen Einstellungsfähigkeit hinaus.

Die *Accommodationslinien* sind um so *kürzer*, je näher der zugehörige *Accom-modationspunkt* am Auge liegt. Die *äusserste* Accommodationslinie des normal gebauten Auges ist *unendlich lang*. Es sieht dasselbe nämlich, falls es für eine unendliche Entfernung optisch eingestellt ist, ohne Veränderung seiner Brenn-weite auch auf einige Klaftern Distanz scharf und deutlich, es werden accommo-dative Anstrengungen erst nöthig, wenn die Gegenstände noch näher an das Auge heranrücken. Die *kürzeste* Accommodationslinie hingegen übersteigt kaum die Länge eines oder des anderen Zolles. Es hat nämlich jene Differenz, um welche die Netzhautbilder unbeschadet der Deutlichkeit ihrer Wahrnehmung von der vor-deren Stabschichte sich entfernen können, eine nahezu *bestimmte Grösse*. Indem aber die hintere Vereinigungsweite *um so rascher* wächst, je mehr sie bereits die Brennweite übertrifft, wird sie einem um so kleineren Unterschied in der Objects-distanz conjugirt erscheinen, je kürzer die Distanz ist, für welche sich das Auge accommodirt, je kürzer also die *Brennweite* des lichtbrechenden Apparates gewor-den ist, je weiter sich die letztere von der Netzhaut gegen die hintere Linsen-fläche entfernt hat.

Es ist übrigens klar, dass die *Länge* der Accommodationslinien auch von der *Grösse der Pupille* beeinflusst werde und im *verkehrten* Verhältnisse zu der letzteren wachse und abnehme. Sie ist ja eben nur bedingt durch die *Zulässig-keit* von Zerstreuungskreisen eines *gewissen* Durchmessers und dieser Durchmesser ist nicht blos von der Grösse des *Einstellungsfehlers*, sondern in *vorwiegendem* Masse von der *Grösse der Pupille* abhängig. In der That werden die Accommodations-linien bei *jeder beliebigen Einstellung* des dioptrischen Apparates *unendlich gross*, wenn man durch ein sehr feines Schirmloch sieht. Es werden dann eben so gut unendlich ferne, als 1 Zoll distante Objecte deutlich erkannt, vorausgesetzt, dass die *Erleuchtung* derselben gross genug ist, auf dass die blossen *Centralstrahlen* ein genügend lichtstarkes Bild auf der Netzhaut entwerfen können.

Es ergiebt sich nach allem dem von selbst, dass der *Nahepunkt* als die *diesseitige Grenze der kürzesten Accommodationslinie* und der *Fernpunkt* als die *jenseitige Grenze der längsten Accommodationslinie* definirt werden müsse, so wie dass deren *Lage* und daher auch die *Länge* der deutlichen Sehweite von der *Grösse der Pupille* beeinflusst werden.

Der *Mechanismus der Accommodation* ist bisher noch immer nicht aufgeklärt. So viel steht indessen fest, dass der *Ciliarmuskel* den eigentlichen Motor abgebe, dass die Convexitätsvermehrung der Linse eine mittelbare oder unmittelbare Wirkung seiner Zusammenziehung sei und dass die accommodative Verkürzung der Brennweite des dioptrischen Apparates im Verhältnisse zu seinem Kraftaufwand stehe, dass also das Auge bei seiner möglichst grössten *Abspannung* für die *jenseitige*, beim Maximum seines *Kraftaufwandes* für die *diesseitige* Grenze der deutlichen Sehweite eingestellt erscheine.

Wahrscheinlich wirkt hierbei der Muskelapparat der *Iris beihelfend* mit, doch jedenfalls in *untergeordneter* Weise, denn es sind in neuerer Zeit Fälle bekannt geworden, wo die Accommodation nach völliger *Entfernung* der Regenbogenhaut noch nachgewiesen werden konnte.

Die *Art und Weise* nun, in welcher der Ciliarmuskel eine seiner Anstrengung entsprechende Convexitätsvermehrung der Linse vermittelt, ist ganz in Dunkel gehüllt. Die meisten und gewichtigsten Stimmen sprechen sich dermalen dahin aus, dass der Linse bei einer sehr bedeutenden *Elasticität* das *Streben* inne wohne, ihre *Convexitäten* unter Verkürzung des *äquatorialen* Durchmessers zu *verstärken*; dass sie aber durch die *Zonula* abgeplattet erhalten werde, so lange der Ciliarmuskel in *Unthätigkeit* verharrt. Sobald dann dieser Muskel sich *zusammenzieht*, wird die Ora serrata unter Zerrung der Chorioidea und Retina dem Linsengleicher *genähert*, das Strahlenblättchen entsprechend dem Kraftaufwande des Muskels *entspannt* und sohin der Linse die Möglichkeit gegeben, ihrem Drange nach Convexitätsvermehrung zu folgen. Die *anatomische* Vertheilung der weitaus überwiegenden Zahl von Muskelbündeln (S. 147) ist dieser Anschauungsweise unzweifelhaft günstig. Dazu kömmt, dass der Krystall bei theilweiser oder gänzlicher *Trennung von der Zonula* und *nach dem Tode*, scheinbar unabhängig von der Quellung, die Convexität seiner Oberflächen in einem weit *höheren* Grade verstärkt, als dieses selbst beim *Maximum* der Accommodationsanstrengung im Leben geschieht. Auch deuten gewisse *subjective* Erscheinungen, welche bei kräftigster Spannung des Muskels und darauf folgendem plötzlichen Nachlassen seiner Thätigkeit im Dunklen beobachtet werden (*Accommodationsphosphene*) darauf hin, dass bei der Einstellung des Auges für die *Nähe* die vordere Zone der Netzhaut einer Zerrung ausgesetzt werde. Die Schwierigkeit liegt nur in dem *Nachweise*, dass die Linse während der *Ruhe* des Accommodationsmuskels wirklich *durch die Zonula* abgeflacht werde. Durch blosse *Elasticität* kann das Strahlenblättchen kaum so bedeutendes leisten; auch wäre die rasche Vernichtung dieser *physicalischen* Eigenschaft nach dem Tode nicht leicht zu erklären. *Contractile Elemente* aber von solcher Menge und Kraft, dass sie nicht nur den Widerstand der Linse überbieten, sondern überdies noch eines so massigen Muskels wie der Ciliarmuskel ist bedürfen, um in ihrer Wirksamkeit *neutralisirt* werden zu können, sind bisher noch nicht gefunden worden.

Eine andere Meinung geht dahin, dass der Ciliarmuskel in Verbindung mit dem Muskelapparate der *Iris* bei der Zusammenziehung der betreffenden Elemente *einen Druck auf den Rand der Linse ausübe* und dieses zwar entweder *mittelbar* durch das im *Petit'schen* Kanal eingeschlossene Fluidum,. oder *unmittelbar* durch *directe* Einwirkung auf den Krystallgleicher. Sicher steht, dass die *Peripherie* der Iris bei der Accommodation für die *Nähe* etwas nach *hinten* gezogen wird und dass solchermassen die aus dem Ciliarmuskel in die Iris ausstrahlenden Muskelbündel in eine günstige Lage versetzt erscheinen, um auf den Rand der Linse comprimirend zu wirken. Auch ist die Entdeckung *circularer* Muskelbündel im Ciliarmuskel dieser Ansicht günstig. *Beweisen* lässt sich diese Theorie aber auch nicht. Möglich, dass an *beiden* Ansichten etwas wahres ist, und dass die *Druckwirkung der Muskeln* in der gleichzeitigen *Abspannung der Zonula* ein *förderliches* Moment findet.

Der *Accommodationsmuskel* steht unter dem Einflusse von Nervenfasern, welche theils aus dem obersten Halsknoten des *Sympathicus* hervorgehen und wahrscheinlich *cerebrospinale* Aestchen beigemischt enthalten, theils aber *im Stamme des Oculomotorius* zur Orbita gehen und hier erst abzweigen, um durch den *Augenknoten* zum Bulbus zu gelangen.

Die *directe* Betheiligung von *Quintusfasern* ist mindestens zweifelhaft. Allerdings sprechen die Ergebnisse einiger neuzeitigen physiologischen Untersuchungen dafür. Allein es enthalten diese noch manche Widersprüche und stimmen überdies mit den *klinischen* Erfahrungen *nicht* überein. Nach den *letzteren* bestehen nämlich *complete* Lähmungen des *Trigeminus in der Regel* ohne die mindeste Motilitätsstörung in dem fraglichen Bezirke, was wohl nicht sein könnte, wenn der Quintus auf *directem* Wege die Irismuskeln und den Accommodationsmuskel beeinflusste.

Es wäre ein Irrthum, wenn man den *Sphincter pupillae allein* vom *dritten* Paare, den *Dilatator pupillae* und den *Accommodationsmuskel aber allein* von dem *Sympathicus* und dem ihm beigemischten *Cerebrospinalästen* beherrscht dächte; es handelt sich höchstens um ein *Vorwiegen* des einen und des anderen Nerven in dem einen und dem anderen Gebiete. Wäre nämlich der *Sphincter* pupillae *blos* vom *Oculomotorius* beeinflusst, so müsste die *complete* Lähmung des genannten Nerven *in der Regel* oder doch *häufig* mit *maximaler* Erweiterung des Sehloches einhergehen und doch ist dieses eine *seltene* Ausnahme. Es ist auch nicht wahrscheinlich, dass der *Sympathicus* die *accommodative* Thätigkeit *allein* leite. Es stünde dies nämlich mit der täglichen Erfahrung in Widerspruch, nach welcher *Oculomotoriuslähmungen* mit *wenigen* Ausnahmen eine bedeutende Verminderung oder gänzliche *Vernichtung* des *Accommodationsvermögens* im Gefolge haben.

In *einzelnen Fällen* besteht allerdings die Adaptionsfähigkeit neben *vollständiger* Lähmung des dritten Gehirnnerven fort, oder stellt sich bis zu einem gewissen Grade wieder her, während die Paralyse in dem *übrigen* Verzweigungsgebiete des Nerven unverändert bleibt; umgekehrt aber kommen *Accommodationsparesen* sehr häufig vor, *ohne* die mindeste Betheiligung der vom Oculomotorius abhängigen *übrigen* Muskeln. Es lassen sich diese Einwürfe jedoch leicht durch die Thatsache beheben, dass im *Stamme* eines Nerven nicht nothwendig *alle* Fasern krankhaft ergriffen werden, die dem *dritten* Paare *beigemischten* Pupiläräste demnach ebenfalls an pathologischen Zuständen des *Stammes* je nach Umständen *participiren*, oder *frei bleiben*, oder wohl auch *unabhängig* von den übrigen Fasern *alterirt* werden können.

Es erklärt sich aus dieser Nervenvertheilung der innige *functionelle* Verband, in welchem der Accommodationsmuskel mit dem *Ringmuskel der Iris* steht und welcher macht, dass sich in der Regel jedweder Einstellung des dioptrischen Apparates *für die Nähe* eine *Verengerung*, jeder Abspannung des Adaptionsmuskels eine *Erweiterung* des Sehloches associirt. Die *Ausnahmen*, welche diese Regel erleidet, finden ihren Grund in dem Umstande, dass der Sphincter pupillae auch *in excitomotorischem Verbande* mit dem *Nervus opticus* und mit dem *Trigeminus* steht und dass bei heftigeren Reizeinwirkungen die von diesen Nerven auf den Sphincter pupillae *reflectirten* Impulse viel kräftiger sind, als jene, welche von dem Accommodationscentrum *durch Consens* auf den Pupillenschliesser übertragen werden.

Es ist diese *Erweiterung* der Pupille beim *Fernsehen* insoferne von grossem Vortheil, als dadurch die *Lichtstärke* der Netzhautbilder und die relative Ausdehnung des *Gesichtsfeldes* vermehrt werden.

Wahrscheinlich haben die den *accommodativen* und den *reflectorischen* Muskelthätigkeiten vorstehenden Zweige des Nervus oculomotorius ganz *verschiedene*

Gehirnursprünge und sind so als dem Stamme *mechanisch* beigegebene *verschiedene Nerven* zu betrachten. Es kann nämlich *jede* der beiden Gruppen *unabhängig* von der andern in ihrer Leitung gestört werden. So sind Fälle beobachtet worden, wo bei *vollständiger* Lähmung der Augenmuskeln die *Accommodation* und die accommodativen Bewegungen der Iris nicht die mindeste Störung erkennen liessen, während *Lichtreize* keinerlei Reaction hervorriefen, oder *umgekehrt.*

In einer ähnlichen Beziehung steht der Accommodationsmuskel zu *den vom Nervus tertius versorgten Augenmuskeln*, insoferne gewisse Kraftanstrengungen des ersten sich in der Regel mit *entsprechenden Convergenzstellungen der beiden optischen Axen* combiniren und umgekehrt. Es ist dieser Nexus vorwiegend in einer durch das Bedürfniss angelernten *Gewohnheit* begründet. Sollen nämlich *beide* Augen zum *gemeinschaftlichen* Sehacte verwendet werden, so müssen sich ihre *optischen Axen* in dem fixirten Punkte des Objectes *schneiden*, widrigenfalls eine *einheitliche* Wahrnehmung nicht möglich wäre, vielmehr *Doppelbilder* gesehen würden. Die *Grösse* des erforderlichen *Convergenzwinkels* ist nun direct von der *Entfernung* des Gegenstandes abhängig und eben so steht das *Mass* der nothwendigen *Accommodationsanstrengung* zur Objectsdistanz in einem bestimmten Verhältniss. So oft daher die beiden optischen Axen behufs der Fixation eines Objectes sich in einen gewissen Winkel zu einander neigen, muss der Accommodationsmuskel behufs einer möglichst entsprechenden Einstellung des dioptrischen Apparates eine bestimmte Kraftanstrengung machen. Indem diese Verhältnisse sich aber immer und immer wiederholen, gewöhnt man sich, *Impulse von entsprechender Stärke* auf *beide* Muskelsysteme zu werfen und diese Gewohnheit wurzelt am Ende so ein, dass *grössere Abweichungen* schwierig oder unmöglich werden, selbst wenn sie wegen zeitweiliger Aenderung der Verhältnisse *zweckdienlich* wären, z. B. wenn bei einer bestimmten Objectsdistanz in Folge der Benützung von Brillen das Mass der erforderlichen Accommodationsanstrengung ein anderes wird.

Kleine Abweichungen sind allerdings nicht ausgeschlossen, doch erscheinen ihre Grenzen so *enge* gezogen, dass man sie dermalen in *praktischer* Beziehung noch vernachlässigen darf.

Der *Unterschied* der *grössten* und *kleinsten* Entfernung, für welche die beiden optischen Axen sich in den *richtigen Winkel* einstellen lassen, nennt man die *Convergenzweite* oder *Convergenzbreite.* In der Norm entspricht sie der Länge und Lage nach meistens der *deutlichen Sehweite*, indem die beiden optischen Axen sich ebenso für einen unendlich entfernten als für einen bei 5 Zoll distanten Objectpunkt einstellen lassen, wobei nur zu bemerken ist, dass *Convergenzstellungen*, welche sich dem *Maximum* nähern, ebenso wie *Accommodationen* für den *Nahepunktabstand*, nur *kurze* Zeit erhalten werden können, indem die Muskeln bei dem Aufbot *aller* ihrer Kraft leicht ermüden. Insoferne man nun die Differenz jener Entfernungen, für welche sich *sowohl* der dioptrische Apparat *als auch* die optische Axe *beider* Augen richtig einstellen lässt, *die gemeinschaftliche deutliche Sehweite* nennt, kann man sagen: *normale* Augen haben eine *gemeinschaftliche deutliche Sehweite* von Unendlich bis 5 Zoll.

Nosologie. Es kommen sehr viele Fälle vor, wo zwischen der *Convergenzweite* und der deutlichen *Sehweite* ein *sehr grosser* Unterschied besteht, wo beide nur *zum Theile* oder *gar nicht* zusammenfallen, die *gemeinschaftliche* deutliche Sehweite also *sehr kurz* oder *völlig Null* ist. Der Grund dessen liegt relativ selten in einer angeborenen oder erworbenen *Functionsstörung der Augenmuskeln*; in der Regel ist es eine *Verkürzung* oder eine *Lageänderung der deutlichen Sehweite des einen* oder *beider* Augen in *gleichem* oder *verschiedenem Grade*.

1. So giebt es sehr viele Augen, deren *Brennweite* selbst bei völliger Entspannung des Accommodationsmuskels *kürzer* als der Abstand der Netzhaut ist, sei es wegen abnorm *grosser Convexität* einzelner Trennungsflächen, sei es wegen übermässiger *Länge der optischen Axe*, oder endlich wegen Zusammenwirkens *beider* Momente. Es sehen solche Augen *ferne* Objecte in Zerstreuungskreisen; die Gegenstände müssen, um in *deutlichen scharfen* Bildern wahrgenommen zu werden, an das Auge *heranrücken* und zwar verhältnissmässig *nahe*, da die hintere Vereinigungsweite vom Brennpunkte ab *anfänglich* nur sehr langsam zunimmt. Der *Fernpunkt* liegt also *dem Auge nahe*, die *deutliche Sehweite* erscheint *verkürzt und hereingerückt*, das Auge sieht *nur in kurzen* Distanzen scharf und deutlich, es ist *kurzsichtig, myopisch*. Der *Nahepunktabstand* hängt dann von der Lage des Fernpunktes und hauptsächlich von der *Grösse des Accommodationsvermögens* ab. Ist diese die *normale* geblieben oder doch *nicht sehr beschränkt* worden, so ist der Nahepunktabstand nothwendig ein *kürzerer* als in der Norm.

Kann nämlich eine der Norm *gleichwerthige* Differenz der hinteren Vereinigungsweite durch die Accommodation ausgeglichen werden, so muss offenbar jener Theil der Kraft, welchen *normale* Augen aufwenden, um sich für den Fernpunktabstand des *myopischen* Auges anzupassen, dem *letzteren* für Einstellungen *diesseits* der normalen Accommodationsgrenze zu Gute kommen, d. h. während ein *normales* Auge das *Maximum* seiner Accommodationskraft braucht, um sich für eine Distanz von circa 5 Zoll einzustellen, bleibt dem myopischen Auge bei *gleicher* Objectdistanz noch ein *Theil* seiner accommodativen Kraft *übrig* und zwar um so *mehr*, je *kürzer* der Fernpunktabstand ist und je weniger das Accommodationsvermögen Einbusse erlitten hat. In der That stellen sich auch stark kurzsichtige Augen sehr gewöhnlich ohne Beschwerde auf 4, 3, selbst 2 Zoll und darunter ein.

Die Convergenzweite ist dabei *nicht nothwendig* alterirt, myopische Augen können vielmehr in der Regel ihre optischen Axen ebenso gut *parallel* stellen, als für eine Entfernung von wenigen Zollen zusammenneigen. Die *gemeinschaftliche* deutliche Schweite ist aber *verkürzt*, ihre *jenseitige* Grenze liegt im *Fernpunktabstande*, während ihre *diesseitige* bei hochgradiger Myopie nicht immer den *Nahepunkt* erreicht.

Selbstverständlich ist das Verhältniss zwischen der *Stärke jener Impulse*, welche gleichzeitig auf den Accommodationsmuskel und auf die die Convergenz der Sehaxen vermittelnden Muskeln geleitet werden müssen, um ein *einfaches deutliches* Bild zur Wahrnehmung zu bringen, im myopischen Auge ein von der Norm *abweichendes*. So erfordert z. B. die Fixation von Objecten, welche im *Fernpunktabstande* gelegen sind, schon einen ansehnlichen Kraftaufwand von Seite der *Augenmuskeln*, während der Accommodationsmuskel noch in völliger *Ruhe* verharren kann.

2. In anderen Fällen ist die Brennweite des dioptrischen Apparates bei völliger *Entspannung* des Accommodationsmuskels *grösser*, als der Abstand der Stabschichte der Netzhaut, sei es wegen *Convexitätsverminderung* oder gänzlichem *Ausfall* einzelner Trennungsflächen, sei es wegen normwidriger *Kürze der optischen Axe*, oder aus *beiden* Ursachen zugleich. Es sehen solche Augen bei völliger *Entspannung* des Accommodationsapparates *ferne und nahe* Objecte in *Zerstreuungskreisen*; es müssen die Lichtstrahlen *convergent* auf

die Cornea auffallen, um auf der Stabschichte zu *scharfen* Bildern vereinigt
zu werden ; der dioptrische Apparat ist blos für *virtuelle* Bilder eingestellt,
welche *über der Netzhaut drüben*, d. i. *hinter* der Netzhaut liegen, das Auge
ist *übersichtig, hyperpresbyopisch, hypermetropisch, hyperopisch.*

Ist die hintere Brennweite des dioptrischen Apparates nur *wenig länger*
als der Abstand der Netzhaut, und ist das *Einstellungsvermögen* von *normaler*
Grösse, so wird jene Differenz nicht nur leicht *ausgeglichen*, sondern die
Brennweite auch um ein Gewisses *unter* das Mass des Netzhautabstandes verkürzt werden können, das Auge besitzt die Fähigkeit, sich für *parallele*
und selbst für *divergente* Strahlen, also für Objecte von *positiver* und selbst
kurzer Distanz zu accommodiren, der *Fernpunkt* liegt *hinter*, der *Nahepunkt*
vor der Netzhaut auf der verlängerten optischen Axe, die deutliche Sehweite ist eine *discontinuirliche.* Der *Nahepunktabstand* ist im Vergleiche zur
Norm *vergrössert*, da ein gewisser Quotient der aufwendbaren accommodativen Kraft schon aufgeht, um das Auge für *parallele* Strahlen einzurichten
(*facultative Uebersichtigkeit*).

Ist die hintere Brennweite des dioptrischen Apparates *bedeutend grösser*
als der Abstand der Netzhaut, so reicht oft schon das *Maximum* der aufwendbaren Kraft *nicht* mehr zu, um das Auge für *parallele* Strahlen, also
für *positive* grosse Entfernungen einzustellen, es liegt der Fernpunkt *und*
der Nahepunkt *hinter* der Netzhaut, die deutliche Sehweite ist ihrer *ganzen*
Länge nach *negativ*, das Auge ist *absolut übersichtig.*

Die *Convergenzweite* ist auch hier *nicht* nothwendig vermindert, vielmehr
in der Regel von *normaler* Grösse. Sie kömmt begreiflicher Weise bei *discontinuirlicher* Sehweite nur mit dem *positiven* Theil der letzteren überein
und überragt denselben gegen das Auge hin; bei *absoluter* Uebersichtigkeit
hingegen fällt die deutliche Sehweite und die Convergenzweite *in keinem
Punkte* zusammen, die *gemeinschaftliche deutliche* Sehweite wird Null.

Das *Verhältniss der Impulse*, welche bei den verschiedenen Objects-
distanzen gleichzeitig auf den Accommodationsmuskel und auf die die entsprechende Convergenzstellung vermittelnden Muskeln geworfen werden, ist
natürlich auch bei der Uebersichtigkeit ein *von der Norm verschiedenes*, und
zwar sind die auf den *Accommodationsmuskel* geleiteten Impulse relativ zur
Norm immer *stärker.* Muss dieser doch oft schon das *Maximum* seiner Kraft
aufwenden, damit *ferne* Objecte in deutlichen oder nahezu deutlichen Bildern
auf der Stabschichte entworfen werden können.

3. Ueberaus häufig wird die *deutliche Sehweite verkürzt* durch *Beschrän-
kungen des Accommodationsvermögens.* Es werden dieselben begründet durch
krankhafte Affectionen des *Adaptionsmuskels* und seiner *Nerven* (eigentliche
Accommodationsparesen), oder durch *mechanische* Beirrung der *Muskelwirkung.*
Ausserdem finden sie noch eine sehr natürliche Quelle in *physiologischen*
Vorgängen, in der mit zunehmendem Alter wachsenden *Dichtigkeit* der Linse
und in späteren Lebensperioden überdies noch in der *senilen Involution* des
Accommodationsmuskels. Sie machen sich darum auch ebensowohl im *normal
gebauten* Auge geltend, als im *kurzsichtigen* und *übersichtigen.* Wird der
Widerstand grösser, welchen die Linse ihren Formveränderungen entgegen-
setzt, oder die *Kraft* geringer, mit welcher der Muskel diese Formveränderungen anstreben kann, so *sinkt* offenbar das *Maximum* der aufbringbaren
Convexitätsvermehrung des Krystalls, der *Nahepunktabstand vergrössert* sich,

das Auge kann nicht mehr in so kurze Distanzen scharf und deutlich sehen wie früher, die Objecte müssen zu diesem Behufe vom Auge mehr *entfernt* werden, das Auge ist also in gewisser Beziehung *fernsichtig* geworden.

Fernsichtig im eigentlichen Wortsinne können durch Vergrösserung des Nahepunktabstandes nun allerdings blos *normalgebaute* und *übersichtige* Augen mit *discontinuirlicher* Sehweite werden. Man hat daher mit Recht den Namen „*Fernsichtigkeit*" als *zu enge* für den Begriff erklärt und dafür sein früheres Synonym „*Presbyopie*" in der *weiteren* Bedeutung des Wortes, d. i. in seiner Beziehung zu den senilen Alterationen der betreffenden Organe, gesetzt. Eine strenge Kritik verträgt jedoch auch dieser Name nicht. Erstens *beginnt* die Verdichtung des Linsenkernes schon in der *Pubertätsperiode* und macht sich schon lange *vor* dem Eintreten des *Greisenalters* geltend, wenn auch *auffällige* Vergrösserungen des Nahepunktabstandes erst in den *späteren* Lebensperioden die Regel bilden. Zweitens kömmt es bisweilen auch *in der Jugend* schon zur Sclerose des Linsenkernes so wie zu Functionsstörungen-des Accommodationsmuskels und das Resultat ist in einem und dem anderen Falle das gleiche, *eine Verkürzung der deutlichen Sehweite durch Vergrösserung des Nahepunktabstandes.* Um nicht immer wieder neue Namen zu bilden und den alten Namen neue *Begriffe* unterzustellen und solchermassen für den Praktiker das Verständniss zu erschweren, dürfte es gerechtfertigt sein, nach *altem* Brauche mit dem Namen Fernsichtigkeit oder Presbyopie als *Synonymen* eine *Verminderung der Accommodationsgrösse bei normal gebautem Auge* zu bezeichnen und die auf *gleicher Basis* beruhenden Verkürzungen der deutlichen Sehweite bei *kurz- und übersichtigen* Augen unter den *Ausgängen* der *Myopie* und der *Hyperpresbyopie* zu erörtern.

Die *Convergenzweite* erscheint bei fernsichtigen Augen gemeiniglich etwas *verkürzt*, besonders im *höheren* Alter, da sich in dieser Lebensperiode die senile Involution auch in den *äusseren Muskeln* des Augapfels geltend zu machen pflegt. Immerhin jedoch *überragt* sie die deutliche Sehweite in der Richtung *gegen das Auge*, während in der *umgekehrten* Richtung sehr oft die *letztere* überwiegt, indem mit der senilen Verdichtung des Linsenkernes sehr oft eine *Abflachung* desselben einhergeht und das Auge bis zu einem gewissen Grade *übersichtig* macht. Selbstverständlich jedoch sind die Unterschiede *geringer*, als beim myopischen und hyperpresbyopischen Auge und auch das Verhältniss der *Impulse*, welche gleichzeitig auf den Accommodationsmuskel und den Bewegungsapparat der Augen geleitet werden, weicht nicht sehr von der Norm ab, wenn auch die *Wirkung* dieser Impulse eine sehr *verschiedene* ist.

4. Nicht selten äussern sich Functionsstörungen im *Accommodationsmuskel* oder in den die Kreuzung der Sehaxen vermittelnden *inneren geraden Augenmuskeln* durch das Unvermögen, *die richtige Einstellung oder Axenconvergenz für kurze Distanzen längere Zeit zu erhalten;* die Muskeln *ermatten leicht*, wenn ein einigermassen bedeutenderer Kraftaufwand von ihnen gefordert wird; bei fortgesetzter Arbeit stellen sich das Gefühl der Uebermüdung, selbst heftige Schmerzen und Congestionserscheinungen ein, welche die fernere Arbeit bis auf weiteres unmöglich machen und am Ende eine höchst peinliche *Hyperästhesie der Netzhaut und Ciliarnerven* im Gefolge haben. Die *Grösse* des Adaptionsvermögens, d. h. die Fähigkeit, Differenzen der hinteren Vereinigungsweite durch Convexitätsvermehrung der Linse auszugleichen, und beziehungsweise die *Convergenzweite* sind dabei *nicht nothwendig*, wohl aber *oft vermindert.* Man nennt diesen Zustand von Schwäche der Muskeln *Schwachsichtigkeit, Asthenopie, Kopiopie, Hebetudo visus* etc.

5. Von hohem Belange sind *Ungleichheiten in der deutlichen Sehweite beider Augen.* Es sind dieselben in der Mehrzahl der Fälle durch eine

Verschiedenheit in der *natürlichen Einstellung* des dioptrischen Apparates begründet; nicht selten jedoch trägt auch eine angeborene oder erworbene *Ungleichheit in der Grösse des Accommodationsvermögens* die Schuld. Die *gemeinschaftliche* deutliche Sehweite ist dann viel *kürzer*, als die Convergenzweite und als die deutliche Sehweite beider Augen *neben* einander gestellt. *Ausserhalb* derselben stehende Objecte werden natürlich nur von *Einem* Auge deutlich und scharf gesehen, von dem anderen in *Zerstreuungskreisen*. So lange dann die Differenz *keine sehr beträchtliche* ist, wird die Deutlichkeit und Schärfe des *gemeinschaftlichen* bildlichen Eindruckes *nicht sehr* alterirt und der etwaige Fehler reichlich aufgewogen durch die Verstärkung der *Intensität* des Eindruckes, daher in der Regel auch *beide* Augen zur *Fixation* benützt werden. Bei *grossen* Differenzen jedoch tritt die *Störung* sehr misslich hervor, der Kranke ist gezwungen, das *falsch* eingestellte Auge zu *bedecken*, oder er *unterdrückt* das undeutliche Bild desselben. Nicht selten geschieht es dann, dass für *kurze* Distanzen das *eine*, für *grosse* aber das *andere* Auge benützt wird. Gelingt die *Unterdrückung* des störenden Bildes bei richtiger Axenstellung der Augen *schwer*, so wird das betreffende *falsch* eingestellte Auge beim *Scharfsehen* wohl auch *abgelenkt* und am Ende entwickelt sich nicht selten ein wirklicher *ständiger Strabismus*.

6. Endlich kommen wegen ihres natürlichen Zusammenhanges mit Accommodationsfehlern noch die *Mydriasis* und *Myosis* in Betracht. Mit ersterem Namen bezeichnet man eine *Erweiterung*, mit letzterem eine *Verengerung* der Pupille, wenn selbe Zustände entweder auf einem *Krampf* oder auf einer *Lähmung* der die Iris bewegenden Muskeln beruhen.

1. Die Kurzsichtigkeit.

Krankheitsbild. *Charakteristisch ist die Verkürzung des Fernpunktabstandes und das damit gesetzte Unvermögen des Auges, weiter abstehende Objecte ohne Zuhilfenahme von Zerstreuungsgläsern in deutlichen und scharfen Bildern zur Wahrnehmung zu bringen.*

1. *Der Fernpunktabstand* kann in allen möglichen *positiven* und *endlichen* Werthen schwanken; *in der Praxis* jedoch erscheinen nur Myopien von Belang, bei welchen derselbe *weniger* als 5 Schuh beträgt. Je nach der *Grösse dieses Werthes* unterscheidet man *mehrere Grade* der Kurzsichtigkeit und zwar kann man Myopien mit einem Fernpunktabstand bis ungefähr 14 Zoll herab zu den *niedergradigen*, mit Fernpunktabständen zwischen 14" und 6" zu den *mittleren Graden* und mit Fernpunktabständen unter 6" zu den *hohen Graden* rechnen. Unter 2 Zoll sinkt jener Werth nur selten, ohne dass *Complicationen* sich überwiegend beim Sehacte geltend machen.

Bei Fernpunktabständen von *mehr* als 5 Schuhen ist nach dem oben Mitgetheilten die Differenz zwischen dem Abstande der Netzhaut und der natürlichen Brennweite des Auges ein so geringer und demgemäss der *Durchmesser der Zerstreuungskreise* ein so kleiner, dass dadurch die Deutlichkeit der Wahrnehmung *ferner* Objecte nicht wesentlich beeinträchtigt wird, wenn die Pupille nur *mässig* contrahirt ist. Fernpunktabstände von *weniger* als 2 Zoll hingegen setzen sehr bedeutende Abweichungen in dem Baue des dioptrischen Apparates voraus und diese sind meistens mit *Unregelmässigkeiten* in der Krümmung einzelner Trennungsflächen, vornehmlich aber mit materiellen Veränderungen der hinteren Bulbushälfte vergesellschaftet, welche die Functionstüchtigkeit des *lichtempfindenden* Apparates in hohem Grade beschränken oder aufheben.

Zur ungefähren Bestimmung des Fernpunktabstandes, wie selbe zu *prac-tischen* Zwecken in der Regel ausreicht, genügt es, die *weiteste* Distanz mit dem Zollstabe abzumessen, in welcher das betreffende Auge *mittlere* und *kleine* Druckschrift anstandslos zu lesen, oder ähnliche Zeichen zu erkennen vermag. Die *Anzahl* der ermittelten *Zolle* ergiebt die *Grösse des Fernpunkt-abstandes.* Man hat dabei nur die Vorsicht zu gebrauchen, dass man für *sehr kleine* Distanzen auch sehr *kleine* Druckschrift wählt, mit deren Grösse aber *steigt,* wenn sich der Fernpunktabstand als ein *beträchtlicherer* erweiset.

Würde man nämlich für Distanzen von *mehr* als 12 Zoll *sehr feine* Schrift benützen, so würde dieselbe *trotz richtiger* Einstellung des dioptrischen Apparates wegen der Kleinheit des *Gesichtswinkels* nicht mehr erkannt werden; würde man aber für Distanzen *unter* 12 Zoll *grössere* Schrift wählen, so wäre der Gesichts-winkel, unter welchem die einzelnen Buchstaben gesehen werden, so *gross,* dass *mässige* Zerstreuungskreise das Erkennen derselben *nicht* verhindern könnten. Im Allgemeinen dürfte für Entfernungen unter 10 Zoll die Petitschrift *dieses* Werkes, für Entfernungen zwischen 10″ und 24″ der Text und für Distanzen von 2 bis 5 Schuh die Schrift der Abschnittstitel entsprechen. Wer die *Jäger'schen Schrift-proben* besitzt, möge bis 6 Zoll die Nummern 1—4; bis 14 Zoll Nr. 5—8; bis 30 Zoll Nr. 9—11 und für 30—60 Zoll Nr. 12—14 benützen.

Etwas *genauere* Resultate wird man erzielen, wenn man diesen Versuch anstellt, nachdem man den Accommodationsmuskel durch wiederholte Einträufe-lungen von Atropinsolution völlig *gelähmt* hat und, um den störenden Einfluss der Randzonen der Trennungsflächen zu beseitigen, das Auge durch ein 1½‴ Durch-messer haltendes Loch in einem Schirme sehen lässt, welcher dicht vor das Auge gehalten wird. Die *Lähmung* des Muskels ist nothwendig, weil der völligen *Ruhe* desselben nicht immer eine völlige *Entspannung* des Accommodationsapparates parallel geht, so dass der Fernpunkt also etwas *weiter* vom Auge absteht, als der Endpunkt jener Accommodationslinie, für welche das Auge bei der *Ruhe* des Muskels eingestellt ist.

Kaum verlässlichere Resultate gewinnt man nach völliger Erlahmung des Accommodationsmuskels durch Atropin mittelst guten *Optometern.*

Ausserdem kann auch der Augenspiegel benützt werden, um die *jeweilige Einstellung* des dioptrischen Apparates, also auch den *Fernpunktabstand* eines Auges, zu bestimmen. Am leichtesten gelingt der Nachweis *hoher Grade* von Kurzsich-tigkeit, denn es bedarf hier nur eines einfachen concaven *Beleuchtungsspiegels,* um bei richtiger Aufstellung des untersuchenden Auges ein deutliches verkehrtes Bild des Augengrundes zu gewinnen. Es wird dann nämlich wenige Zolle *vor der Hornhaut* ein verkehrtes virtuelles Bild vom Augengrunde entworfen und ein gut accommodirendes Auge darf sich nur wenige Zoll *weiter entfernt* in der Verlängerung der optischen Axe aufstellen, um ein deutliche Wahrnehmung zu erzielen. Wäre das Auge z. B. für 3 oder 4 Zoll eingestellt, so würde das mit dem Spiegel bewaffnete Auge bei einer Entfernung von 8 bis 10 Zoll, von der Hornhaut des *ersten* Auges gerechnet, ein deutliches und scharfes Bild bekommen. Weiss dann der Untersuchende genau, *für welche* Distanz sein Auge eingestellt ist, so darf er *diesen* Werth nur von dem *gemessenen* Abstand *beider* Augen *abziehen,* um die Einstellung des *untersuchten* Auges zu erhalten. Ist das letztere für *grössere* Distanzen adaptirt, also in *minderem* Grade kurzsichtig, so wird das virtuelle Bild des Augengrundes natürlich in entsprechendem Masse *hinausgerückt* und das oph-thalmoscopirende Auge muss sich auf der verlängerten optischen Axe um eben so viel entfernen; es wird dann aber die Erleuchtungsintensität des *Augengrundes,* sohin auch die Helligkeit des *virtuellen Bildes,* sehr vermindert und die Wahrneh-mung des letzteren um so weniger deutlich, als nur ein *kleiner* Theil des Lichtes von dem virtuellen Bilde durch das Spiegelloch und die Pupille zur Netzhaut des *untersuchenden* Auges gelangt. Dazu kömmt noch, dass bei enger und mittel-weiter Pupille nur ein kleiner Theil des *Augengrundes* übersehen werden kann. Um den *Abstand beider Augen* auf ein Kleines reduciren zu können und so jenen Uebelständen zu entgehen, ist es nothwendig, den Beleuchtungsspiegel mit einer

Zerstreuungslinse zu combiniren, deren Brennweite, vermehrt um ihren Abstand vom untersuchten Auge, *kleiner* ist, als dessen *Einstellungswerth.* Die *convergent* auf die Linse auffallenden Strahlen fahren dann nämlich so aus, als kämen sie von einem *vor* der Linse gelegenen *aufrechten* virtuellen Bilde und, falls dieses in der deutlichen Sehweite des untersuchenden Auges gelegen ist, wird davon auch eine deutliche Wahrnehmung gewonnen werden können. Es muss demnach die *Brennweite der Linse* um so kürzer sein, je kürzer die Accommodationsweiten des untersuchenden und untersuchten Auges sind. Weiss der Untersuchende genau die Entfernung, *für welche* er bei der Untersuchung sein Auge einstellt, so bedarf es nur mehr des Abstandes *beider* Augen und der *Brennweite* der erforderlichen Linse, um mittelst der bekannten Formel den Einstellungswerth des *untersuchten* Auges zu berechnen. Die *genaue* Schätzung der eigenen Accommodationsweite setzt aber grosse Uebung und Erfahrung voraus, daher diese Methode nicht Jedermann gleich sichere Resultate liefert.

2. *Der Nahepunkt* rückt bei der Kurzsichtigkeit im Verhältniss zur Verkürzung des Fernpunktabstandes *an das Auge heran,* wenn die *Accommodationsgrösse* die *normale* geblieben ist. Man findet ihn bei *niederen* Graden der Myopie gewöhnlich nur um *wenig* verrückt, bei den *mittleren* Graden jedoch erweiset sich sein Abstand meistens schon bis *nahe an 3 Zoll* und selbst darunter verkürzt, während bei den *höchsten* Graden Nahepunktabstände von *weniger als 2 Zoll* häufig vorkommen. Man kann daher aus einer auffälligen *Verkürzung* des Nahepunktabstandes mit sehr grosser Wahrscheinlichkeit auf das Gegebensein einer Myopie schliessen und zwar auf einen um so *höheren* Grad der letzteren, je *näher* der Nahepunkt dem Auge steht; nicht aber umgekehrt, da *Verkleinerungen der Accommodationsgrössen* aus mancherlei Ursachen bei Myopien nicht gerade selten vorkommen.

Um den *Nahepunkt* für *practische* Zwecke zu bestimmen, genügt es, die *kleinste* Distanz mit dem Zollstab zu messen, in welcher das Auge *sehr feine* Druckschrift anstandslos zu lesen im Stande ist. Es muss aber die gewählte Schrift *um so feiner* sein, je *kürzer* sich der Nahepunktabstand erweiset, weil mit der Annäherung an das Auge der *Sehwinkel* und sohin auch die Möglichkeit wächst, die Objecte in mässigen *Zerstreuungskreisen* zu erkennen.

Insoferne der Nahepunktabstand Kurzsichtiger in der Regel ein *sehr kleiner* ist, werden bei dessen Bestimmung gewöhnlich Nr. 1 und 2 der *Jäger'schen* Schriftproben in Anwendung gebracht werden müssen. Behufs *genauerer* Bestimmungen thut man wohl, das myopische Auge mit einem *Zerstreuungsglas* zu bewaffnen, dessen *Brennweite* mit dem Fernpunktabstande nahebei *übereinstimmt* und dann die *Distanz* zu messen, in welcher das Auge *mit der Brille* jene Schriftarten zu lesen vermag. Sehr kleine Distanzen, um welche es sich hier handelt, *mit dem Zollstabe richtig* zu messen, ist nämlich sehr schwer. Durch das Zerstreuungsglas werden nun jene *Distanzen* sehr vergrössert und die *Fehlerquellen* um so mehr vermindert, als selbst *ansehnlichen* Distanzdifferenzen nur *sehr kleine* Unterschiede in der *Vereinigungsweite*, also in der Lage des virtuellen Bildes entsprechen. Den *wirklichen* Nahepunktabstand findet man dann also ziemlich genau mittelst bekannter Formeln.

3. Der *Myops* sicht die *innerhalb seiner deutlichen Sehweite gelegenen Gegenstände* eben so scharf und deutlich, wie der Normalsichtige, ja bei *gleich kurzer* Distanz sogar mit *geringerem* Kraftaufwande von Seite des Accommodationsmuskels, also mit geringerer Anstrengung. Myopen harren darum bei Beschäftigungen, welche ein *anhaltendes* Sehen in *kurze* Distanzen erfordern, in der Regel längere Zeit *ohne Beschwerde* aus, als dieses bei Normalsichtigen der Fall ist. Sie *wählen* auch solche Beschäftigungen mit Vorliebe, um so mehr, als der Blick in die *Ferne* ohne die Vielen lästige

Brille ihnen nur undeutliche und verschwommene Bilder zur Wahrnehmung bringt.

Es wird das Sehen in *kleine* Distanzen übrigens auch noch wesentlich durch die *Kraftzunahme* erleichtert, welche sich in den die *Convergenz der optischen Axen* vermittelnden Augenmuskeln in Folge fortgesetzter *Uebung* und überwiegender Ernährung öfters geltend macht und zwar bisweilen in so hohem Grade, dass die Sehaxen auch beim *gedankenlosen Blicke* deutlich *convergiren*, sich also in *kurzen* Distanzen kreuzen. Es hat dieses jedoch seine *Grenzen* und deshalb findet man oft schon bei *mittleren* Graden der Kurzsichtigkeit, bei hohen Graden aber sehr *gewöhnlich*, dass der zum Deutlichsehen der Objecte erforderliche *Convergenzgrad* nur mit *grosser* Anstrengung durch längere Zeit erhalten werden kann, und dass sich derlei Individuen dadurch helfen müssen, dass sie beim Betrachten *kleiner* Objecte, beim Lesen u. s. w. das *eine Auge ablenken* und dessen Wahrnehmungen förmlich *unterdrücken*.

Indem der *Nahepunkt hereingerückt* ist und die Objecte demnach in kürzere Abstände vom Auge gebracht werden können, pflegen Myopen mit Leichtigkeit feine Arbeiten bei viel *schwächerer Beleuchtung* auszuführen, als Normalsichtige. Aus demselben Grunde entziffern sie auch viel *feinere Details* in den Objecten, schreiben meistens eine sehr kleine Handschrift u. s. w.

4. *Ausserhalb der deutlichen Sehweite gelegene Gegenstände* werden von Myopen in Zerstreuungskreisen gesehen, ihre Wahrnehmung ist unter übrigens gleichen Umständen eine um so undeutlichere, je grösser ihr *Abstand von den Endpunkten der deutlichen Sehweite* und je grösser die Pupille ist. Der letztere Factor kann auf Kosten der *Lichtstärke* des Netzhautbildes durch *Verengerung der Lidspalte* abgeschwächt werden und wirklich wird dieses Manöver behufs deutlicheren Sehens von Kurzsichtigen so häufig ausgeführt, dass der fragliche Functionsfehler vom *Blinzeln* (μνείν) seinen Namen trägt.

Bei *schwacher* Erleuchtung des Gesichtsfeldes ist der *Ausfall*, welchen die *Lichtstärke* des Netzhautbildes durch ein theilweises Abschneiden der Randstrahlen erleidet, *zu gewichtig*, als dass der *Myops Vortheile* aus einer beträchtlichen Verengerung der Lidspalte zu ziehen vermöchte. Es macht sich daher unter *solchen* Umständen die unrichtige Einstellung des dioptrischen Apparates *besonders* fühlbar; selbst *niedere* Grade der Kurzsichtigkeit treten sehr merklich beim Blicke *in die Ferne* heraus und bei *hohen* Graden geht es bisweilen so weit, dass die *Selbstführung* sehr beschwerlich wird und die damit Behafteten wie Blinde herumtappen, während *Normalsichtige* bei *gleicher* Beleuchtung sich noch ganz gut zurechtfinden und sogar noch verhältnissmässig *kleine* Objecte erkennen.

Ausser der Grösse und Lichtstärke der *Zerstreuungskreise* kommen übrigens auch noch andere Momente in Betracht. Es werden nämlich mitunter Fälle beobachtet, in welchen die *Undeutlichkeit* der Wahrnehmungen bei allmäliger Entfernung der Gegenstände in einem *weit rascheren* Verhältnisse wächst, als dass sich die Grössenzunahme der Zerstreuungskreise als ein *genügender* Erklärungsgrund behaupten liesse. So kommen Fälle vor, wo auf 2—3 Schuh noch *ganz deutliche* Wahrnehmungen vermittelt werden, während Objecte von wenigen *Schritten* Distanz schon in einem *viel höheren* Grade undeutlich und verschwommen gesehen werden, als dieses bei *weit kurzsichtigeren* Augen unter *gleichen* Umständen der Fall ist. Man hat diesen Zustand mit dem Namen „*Myopie in Distanz*“ belegt und dafür mancherlei Erklärungsgründe gefunden. Mitunter ist die *Fähigkeit*, Zerstreuungskreise zu *verarbeiten*, d. i. aus *verschwommenen* Bildern durch *Urtheil* eine *klare* Vorstellung von der wahren Gestalt der Objecte zu construiren, weniger ausgebildet. In anderen nicht ganz seltenen Fällen scheint eine Art *Unverträglichkeit* des Auges gegen Zerstreuungskreise von *gewissem Durchmesser* zu bestehen, welche macht, dass im Augenblicke, wo Zerstreuungskreise von *bestimmter Grösse* die Netzhaut treffen, der Accommodationsmuskel sich *mächtig zusammenzieht* und, indem er die Brennweite des dioptrischen Apparates verkürzt, auch den *Durchmesser* der Zerstreuungskreise und damit die *Undeutlichkeit* der Wahrnehmungen *vergrössert.* Ganz *unzweifelhaft* liegt der Erscheinung eine *perverse* Thätigkeit des *Accommodationsmuskels* zu Grunde, vermöge welcher, wenn einmal eine *scharfe* Accommodation unmöglich ist, nicht mehr der relativ *günstigste* Zustand der Accommodation, sondern geradezu ein *entgegengesetzter* eingeleitet wird.

Ursachen. Die Kurzsichtigkeit findet ihren Grund sehr häufig in einer normwidrigen *Vergrösserung des Längsdurchmessers des Bulbus*, wodurch die natürliche Brennweite *relativ zu kurz* wird. In anderen Fällen liegt die Ursache in abnorm *grosser Convexität einzelner Trennungsflächen*, also in einer *factischen Verkürzung* der natürlichen *Brennweite.* Endlich geschieht es wohl auch, dass *beide diese Momente* in der Pathogenese der Myopie *zusammenwirken.*

1. *Die Verlängerung des Bulbus*, welche als Ursache *wahrer* Myopien in Betracht kömmt, der *Langbau, Bathymorphie*, ist in ihrer *Anlage* stets *angeboren* und sehr häufig *ererbt.* Sie findet sich sowohl bei Stadt- als bei Landbewohnern und ist in ihrem Auftreten ganz *unabhängig von der Beschäftigung*, welcher sich das betreffende Individuum widmet. Sie macht sich meistens erst nach dem 4. oder 5. Lebensjahre, bisweilen auch viel später, bemerkbar und schreitet dann in ihrer Entwickelung mehr weniger rasch vorwärts. Sie ist darin begründet, dass der Bulbus, anstatt bei seinem Wachsthum *alle* seine Dimensionen im Verhältnisse zu vergrössern, in Folge der fehlerhaften Anlage den *Längsdurchmesser* übermässig entwickelt, während der *äquatoriale* zurückbleibt (Fig. 46, S. 300).

Selbstverständlich kann die solchermassen begründete Missstaltung des Bulbus in einer Unzahl von *Graden* schwanken und damit auch sehr verschiedene *Grade von Kurzsichtigkeit* bedingen. Mitunter ist die Verlängerung der optischen Axe eine sehr *geringe*, der Bulbus erscheint für das *freie* Auge *normal* gebaut und die Bathymorphie lässt sich nur durch genaue *Messungen* ermitteln. Die *Myopie* bewegt sich dann meistens in den *mittleren* Graden, *nähert* sich auch wohl den *höheren*. In anderen Fällen kann man die Verlängerung des Bulbus auf den ersten Blick erkennen und dann ist die Kurzsichtigkeit in der Regel eine *hoch- oder höchstgradige*. Der *Augapfel tritt* in solchen Fällen ungewöhnlich *stark hervor*, treibt die Lidspalte auseinander, wölbt die Lider in auffälliger Weise, so dass er ein eigenthümlich *glotzendes* Ansehen bekömmt. Wird er *stark* nach *innen* gewendet, so zeigt sich alsogleich die beträchtliche Verlängerung seiner *optischen Axe* und die unverhältnissmässig *geringe* Wölbung der *äquatorialen* Zone, der Bulbus erscheint *walzig* mit *starker vorderer* und *hinterer* Convexität.

Zu diesen Merkmalen kömmt dann noch ganz gewöhnlich ein mehr weniger entwickeltes *Staphyloma sclerae posticum* (S. 299). Es ist dieses ein sehr *charakteristisches* Symptom des Langbaues; denn während es *sonst* nur *ausnahmsweise* erscheint, *fehlt* es bei ausgesprochener Bathymorphie und selbst bei niederen Graden derselben *nur selten*; ja es wurde öfters schon in seinen *Anfängen* bei *ganz kleinen* Kindern als *erstes* Wahrzeichen des *später* hervortretenden Langbaues nachgewiesen. Die *Anlagen* dieser beiden Zustände finden nämlich ihre Quelle in *enge mit einander verknüpften Bildungshemmungen*, so dass, wo die *eine* sich geltend macht, in der Regel auch die *andere* zum Vorschein kömmt und *beide* Anomalien gewöhnlich auch in einem gewissen Verhältnisse *mit einander* wachsen.

Jene Verlängerungen des Bulbus, welche aus *Sclerochorioidalstaphylomen* resultiren, stellen das Auge allerdings auch für *kurze* Distanzen ein, bedingen aber *keine Myopie* im engeren Wortsinne. Sie sind nämlich mit sehr auffälligen *materiellen* Veränderungen im *lichtempfindenden* Apparate verbunden, welche ein *deutliches Sehen* ganz unmöglich machen. Derlei Augen sind *amblyopisch* oder *amaurotisch* und kommen hier nicht in Betracht.

2. *Verkürzungen der natürlichen Brennweite* können aus *mannigfaltigen* Alterationen des dioptrischen Apparates hervorgehen. In der Regel jedoch werden Kurzsichtigkeiten dieser Art begründet durch *Formabweichungen der Linse*, durch *vermehrte Wölbung* ihrer Trennungsflächen mit entsprechender Verlängerung der *Axe* und Verkürzung des *äquatorialen* Durchmessers. Es *verräth* sich dieser Gestaltfehler bei einigermassen stärkerer Entwickelung in dem *Zurücktreten* der *peripheren* Iriszone, wodurch eine *scheinbare* Erweiterung der Vorderkammer bedingt wird. Man kann denselben mittelst geeigneter Instrumente übrigens auch aus der *Grösse* und *gegenseitigen* Stellung der beiden *Linsenspiegelbilder thatsächlich erweisen.* Diese verhalten sich nämlich unter solchen Umständen ganz analog, wie in *normalen* Augen während der Einstellung des dioptrischen Apparates für *entsprechend kurze* Distanzen. Es ist die *abnorme* Wölbung der Linse eben auch nichts anderes, als die Folge der *Unfähigkeit des Krystalles,* bei eintretender Accommodations*ruhe* in die *natürliche* Form zurückzuspringen, und beruht in *letzter* Instanz auf einer gewissen *Schwäche* in jenen Theilen, welche dem Accommodationsmuskel vermöge ihrer eigenen *Elasticität* entgegenwirken. Ist die Convexitätsvermehrung der Linse beim Nahesehen in dem *natürlichen Drange der letzteren* nach starker Wölbung und in der *Abspannung* der jenem Drange entgegenarbeitenden Zonula begründet, so liesse sich eine Elasticitätsabnahme, eine Erschlaffung oder Dehnung des *Strahlenblättchens* als *nächste* Ursache der Formabweichung der Linse behaupten. Ist die Convexitätsvermehrung im Gegentheil aber die Wirkung eines von dem Accommodationsmuskel ausgehenden *Druckes,* und das Zurückspringen des Krystalles in seine natürliche Form ein *Elasticitätsphänomen* des letzteren, so kann die Ursache der Gestaltabweichung hauptsächlich nur in einer Abnahme der *Linsenelasticität* gesucht werden.

Es liegt nahe, diese Functionsschwäche in einer *ursprünglichen mangelhaften Organisation* der die negative Accommodation vermittelnden Theile begründet zu erachten. In diesem Sinne kann man denn auch von einer *angeborenen Anlage* zu dieser Form der Kurzsichtigkeit sprechen. Die *Anlage* ist jedoch nicht der *Fehler* selbst. Dieser *tritt nur hervor,* wenn durch *anhaltende* und besonders auch durch *starke* Adaptionsbestrebungen *übermässige* Anforderungen an die *Federkraft* der dem Accommodationsmuskel entgegenarbeitenden Organe gestellt wird. Seine *Entwickelung* fällt darum fast constant in die *Jugendperiode,* zwischen das 8. und 16. Lebensjahr, also in die Zeit, in welcher die Erwerbung der für das Leben nöthigsten Kenntnisse den Accommodationsapparat stark in Anspruch zu nehmen pflegt, und findet sich weit seltener bei *Landbewohnern,* als bei *Städtern,* und besonders in jenen Volksclassen, deren *Beschäftigung* ein *anhaltendes* Sehen in *kurze* Distanzen mit sich bringt. Insoferne kann man diese Kurzsichtigkeit als eine im eigentlichen Wortsinne *erworbene* betrachten und der *angeborenen,* bathymorphischen, als eine *besondere* Art entgegenstellen. Man hat für sie den Namen *Nahsichtigkeit, Plesiopie,* vorgeschlagen.

Der Grad, bis zu welchem sich die natürliche Brennweite durch Convexitätsvermehrung der Linse verkürzen kann, wird ebensowohl von der *Grösse der Anlage,* als von der *Art der Beschäftigung* beeinflusst.

40*

Wo die Anlage fehlt, führen auch *starke* und *dauernde* Anstrengungen des Accommodationsmuskels *nicht* zur Kurzsichtigkeit im engeren Wortsinne. Allerdings springt die Linse nach solchen Adaptionsbestrebungen nicht immer *sogleich* in die normale Form zurück, das Auge erscheint *vorübergehend* kurzsichtig; allein es reichen einige Stunden der Accommodationsruhe hin, um die *normalen* Verhältnisse wieder herbeizuführen und der verkürzten Brennweite ihre *normale Länge* zu geben. Wo aber *die Anlage besteht,* wird bei *gleicher Grösse* und *Dauer* der Adaptionsbestrebungen die Kurzsichtigkeit *um so stärker,* je *geringer die Elasticität* der negativen Accommodationsorgane ist; bei *gleicher* Anlage aber um so stärker, je *kürzer die Distanz* ist, für welche das Auge bei einer *gewissen* Beschäftigung eingestellt wird und je *anhaltender* das Individuum dieser Beschäftigung obliegt.

Im Ganzen kann unter solchen Verhältnissen *der Fernpunktabstand niemals kleiner werden, als die Distanz,* für welche das Auge sich *anhaltend* zu adaptiren gezwungen ist.

Eine Verkürzung des Fernpunktabstandes auf den Werth der durch die gewählte Beschäftigung gebotenen Accommodationsweite würde nämlich voraussetzen, dass die negativen Accommodationsorgane ihre Functionstüchtigkeit *vollkommen eingebüsst* haben und dieses kömmt unter gewöhnlichen Verhältnissen wohl nicht leicht vor. Es bleibt vielmehr immer ein *gewisser* Grad von Elasticität *übrig* und zwar um so mehr, je geringer die Anlage und je geringer die Accommodationsanstrengung ist.

Insoferne aber wohl nur wenige Beschäftigungen eine *dauernde* Adaption für weniger als 8 Zoll erheischen, übrigens auch Accommodationen für *kürzere* Distanzen kaum *lange erhalten,* wenn überhaupt *aufgebracht* werden können, liegt es auf der Hand: dass diese Form der Kurzsichtigkeit sich in der Regel nur in den *niederen* und *mittleren Graden* bewegen werde, so lange sie *rein* dasteht und nebenbei nicht noch *andere* Momente eine *weitere* Verkürzung der natürlichen Brennweite bedingen oder eine *Bathymorphie* zur Ausbildung kömmt.

Es muss wohl berücksichtiget werden, dass bei *gleicher Beschäftigungsweise* mannigfaltige Umstände den *Bedarf an Accommodationsarbeit erhöhen* und darum bei der Erzeugung und Gradsteigerung der Kurzsichtigkeit *mitwirken* können. So werden die Augen dem Objecte oft *übermässig genähert* wegen *ungenügender Beleuchtung* oder wegen einer unzweckmässigen *Stellung des Körpers* z. B. wegen zu *tiefem* Sitzen beim Schreiben. Sehr häufig kömmt bei Kindern auch *üble Gewohnheit* ins Spiel. Ausserdem sind von grösstem Belange *Trübungen der einzelnen dioptrischen Medien,* besonders der Cornea, da die durch sie bedingten Sehstörungen einigermassen vermindert werden durch starke Annäherung des Objectes, indem dann nämlich viel von dem *seitlichen* diffusen Licht abgeschnitten, andererseits aber die Grösse und Lichtstärke der *Netzhautbilder vermehrt,* die Erleuchtungsintensität des *Spectrum* also absolut und relativ *vermindert* wird. Endlich liegt ein sehr wichtiges Moment in dem *unzweckmässigen Gebrauche von Zerstreuungsgläsern,* insoferne durch diese virtuelle Bilder in zu *kurzen* Distanzen vom Auge entworfen und daher ganz unverhältnissmässig *grosse* Adaptionsanstrengungen nothwendig gemacht werden.

Es kann übrigens die der Kurzsichtigkeit zu Grunde liegende *ständige* Convexitätsvermehrung der Linse keineswegs einzig und allein auf die *Verminderung der Elasticität* in den Organen der negativen Accommodation geschoben werden. Diese giebt nur den letzten Grund ab. Werden nämlich die einzelnen Linsenschichten wegen dieser Anomalie längere Zeit in einer starken Krümmung erhalten, so *wachsen die Theile in die ihnen auf-*

gedrungene Form gleichsam hinein und *consolidiren* sich darin, so zwar, dass die abnorme Gestalt fortbestehen würde, auch wenn jene Ursachen *aufhörten* zu wirken. Die *Linse* erscheint demnach *factisch verbildet.*

Die *bedeutendsten* Verkürzungen der natürlichen *Brennweite* werden durch *Convexitätsvermehrung der Cornea* bedingt; da eben die *vordere* Trennungsfläche der letzteren den Gang der Lichtstrahlen im dioptrischen Apparate am *meisten* beeinflusst. In der That lässt sich leicht nachweisen, dass Vorwölbungen, welche dem freien Auge noch *kaum* erkennbar sind, schon *höchstgradige* Kurzsichtigkeiten zu begründen vermögen. *Geringgradige* derartige Formfehler sollen nun auch *wirklich angeboren* vorkommen und entsprechende Myopien veranlassen. In der Regel sind normwidrige Vorwölbungen der Cornea jedoch *erworben* und zählen in die Categorie der *Staphylome.* Diese begründen aber wohl *kaum jemals* eine *wahre* Kurzsichtigkeit, da ihre Krümmung immer eine mehr weniger *irreguläre* ist und darum nothwendig eine *Verzerrung* der Netzhautbilder, also einen *Visus incorrectus* mit sich bringt, welcher zum Ueberflusse noch häufig durch die nebenbei vorhandenen Trübungen des Hornhautgefüges mit *Trübsehen* gepaart wird.

Ausserdem werden als *mögliche* Ursachen der Myopie noch aufgeführt: *Angeborene* Formveränderungen der *Linse,* Annäherung der letzteren an die hintere Cornealwand wegen ungenügender Menge des Kammerwassers, Sprengungen der Zonula mit davon abhängiger Convexitätsvermehrung und Vordrängung des Krystalles, abnorme grosse Brechungsverhältnisse in der Linsensubstanz etc. Jedenfalls kommen diese Momente nur *äusserst selten* in Betracht und wenn dieses der Fall ist, gehen in der Regel *andere* Zustände mit in Rechnung, welche ein *deutliches* Sehen in *irgend einer* Distanz *unmöglich* machen und sohin von einer *Myopie nicht* sprechen lassen.

Verlauf und **Ausgänge.** Diese sind in hohem Grade verschieden *je nach dem Grundleiden*, welches in der Kurzsichtigkeit symptomatisch zum Ausdrucke kömmt.

1. *Die auf Verlängerung des Bulbus beruhende Myopie* spricht sich gewöhnlich schon nach Ablauf des 4. bis 5. Lebensjahres deutlich aus. Oefters jedoch tritt sie erst mit dem 8. oder 10. Jahre auffälliger hervor. Eine Entwickelung derselben *nach* dem 15. Jahre oder gar in *reiferem* Alter gehört dagegen zu den grossen Seltenheiten.

Allerdings kommt es bisweilen vor, dass der Langbau sich erst in dieser späten Periode *fühlbar* macht; allein dann war das Auge bisher gewiss *nur ausnahmsweise* völlig *normal* gestaltet, in der Regel waren *geringe Grade* von Kurzsichtigkeit gegeben, welche *übersehen* worden sind, bis die Bathymorphie in ihrer Entwickelung auf einmal einen *raschen* Aufschwung nahm.

Die weitere Ausbildung des in seinem Keime *angeborenen* Formfehlers und die damit verknüpfte *Gradsteigerung* der Myopie ist überhaupt nur selten eine ganz *regelmässig* und *stetig* fortschreitende.

a) *Oefters wird die Bathymorphie schon vor der Reife des Individuums stationär*, das einmal gegebene *Missverhältniss* zwischen den einzelnen Durchmessern nimmt nicht mehr zu, die Volumsvergrösserung des Bulbus erfolgt fürder bis zum Abschlusse des Körperwachsthumes mehr *gleichmässig nach allen* Richtungen und der *Fernpunktabstand* rückt dem entsprechend nicht merklich mehr herein. Es geschieht dieses *um so weniger leicht*, je *höher* sich der Formfehler bereits in der *ersten Jugendperiode* entwickelt hat, je bedeutender der Grad der Kurzsichtigkeit geworden ist. Wo der Langbau schon am *Kindesauge* sich sehr auffällig geltend gemacht hat, ist ein solches Vorkommniss eine *sehr seltene Ausnahme.*

Hier kann es nach einigen Beobachtungen wohl auch geschehen, dass die Kurzsichtigkeit wieder *abnimmt*, sich gleichsam *auswächst*, indem von einem gewissen Zeitpunkt an die *äquatorialen* Durchmesser des Bulbus *rascher* zunehmen, als die Längsaxe und dass solchermassen die *normale* Gestalt des Bulbus *annähernd* wieder hergestellt wird. Sicherlich ist die Zahl dieser Fälle jedoch *verschwindend klein* im Vergleiche zu jener, wo der Formfehler und damit auch die relative Kürze der natürlichen Brennweite *zeitlebens fortbesteht.*

b) In sehr vielen Fällen *nimmt* gerade *in der Pubertätsperiode*, wohl auch kurz *vor* oder *nach* derselben, *die weitere Ausbildung der Bathymorphie einen plötzlichen Aufschwung.* Der Bulbus verlängert sich *rapid*, das *Staphyloma posticum* tritt deutlicher und deutlicher hervor und der Fernpunktabstand sinkt während dem Laufe weniger Jahre oder Monate von beträchtlicher Höhe auf wenige *Zolle* herab, worauf dann wieder ein *Stillstand* eintritt oder das Fortschreiten wenigstens *unmerklich* wird, so dass man gewissermassen von einem *Stationärwerden* des Zustandes sprechen kann. Am gewöhnlichsten beobachtet man eine solche *zeitweilige Progression* während den Jünglingsjahren in Fällen, in welchen schon lange *vor* der Pubertätsperiode *bedeutendere* Grade von Kurzsichtigkeit sich geltend gemacht hatten; öfters aber auch dort, wo während den Kindesjahren die Myopie *sehr wenig* entwickelt war und *scheinbar* stille stand, oder doch eine *kaum merkliche* Zunahme erlitten hatte.

Es ist dann der *rasche* Fortschritt des Formfehlers häufig mit Erscheinungen von *Aderhaut-* und *Netzhautcongestionen*, mit *Hyperästhesie der Netzhaut* und des *Ciliarsystems*, bisweilen auch mit Glaskörperzellenwucherungen und davon abhängigem *Mückensehen* etc., d. i. mit Zuständen vergesellschaftet, welche stärkere Anstrengungen des Sehorganes im hohen Grade peinlich machen und umgekehrt *durch* dieselben oft bis zum Unerträglichen gesteigert werden; übrigens auch bei *zweckdienlichem* Verhalten des Kranken nicht selten exacerbiren und remittiren. Es dauern diese Zufälle gewöhnlich an, bis die weitere Entwickelung der Bathymorphie *unterbrochen* oder wenigstens bis zum Unmerklichen *verlangsamt* wird, was öfters schon *frühzeitig*, öfters aber auch erst *nach* dem Eintritt in das *reifere* Mannesalter geschieht.

c) Nicht selten ist ein solcher Stillstand auch nur ein *temporärer* und über kurz oder lang macht sich ein *weiteres*, wenn auch langsameres doch *entschiedenes Weiterschreiten* bemerkbar. Dann ist ein *wirklicher Stillstand* nur selten mehr zu gewärtigen und zwar um so weniger, je *stärker* ausgebildet die Bathymorphie bereits ist und je *grössere* Dimensionen das *Staphyloma posticum* bereits erlangt hat. Es bleiben darum auch vornehmlich *solche* Myopien *progressiv*, welche zur Zeit der *Pubertät* oder kurz nach derselben bereits *hohe* Grade erreicht hatten. Wo schon während der *Kinderjahre* der Langbau *sehr stark* ausgesprochen war und Fernpunktabstände von 6, 5 und weniger Zolle begründet hatte, gehört ein *stetiges Weiterschreiten* sogar *zur Regel*, indem die mit beträchtlicher Verlängerung des Bulbus verknüpfte *Verdünnung* der hinteren Lederhautpartien *fernere* Ausdehnungen begünstigt. Umgekehrt wird eine Bathymorphie, welche sich bis *ins Mannesalter* in *mässigen* Graden erhalten hatte, nur *ausnahmsweise* unter rascher Entwickelung eines mächtigen Staphyloma posticum *bleibend progressiv.*

Es erfolgt diese *Zunahme* in den *reiferen Mannesjahren* gewöhnlich *langsam und allmälig*, der Fernpunktabstand rückt *nach und nach* herein. Oftmals geschieht dieses aber auch *stossweise*, in längeren Intervallen und dann ist die *jedesmalige* Zunahme der Sehaxe und des Staphyloma posticum, wenn auch absolut gering, verhältnissmässig doch eine *rasche* und *ausgiebige.*

Im Ganzen kommen Verkürzungen des Fernpunktabstandes *unter 2 Zoll* nur selten mehr symptomatisch zum Ausdruck, indem die *Functionstüchtigkeit der Netzhaut* mittlerweile gewöhnlich in Folge der übermässigen Zerrung

der Theile beschränkt oder vernichtet wird. Ueberdies gedeihet die Bathymorphie nur selten zu *extremen* Graden, ohne dass ein oder das andere
Mal *förmliche Entzündungen* der hinteren Binnenorgane sich geltend gemacht
und zu wirklichen *Gewebsalterationen* der letzteren geführt hätten.

Es drohen diese Zufälle besonders bei *stossweiser* Zunahme des Langbaues. Sie kündigen sich öfters *schon lange vorher* an durch das Erscheinen
des *Mariotte'*schen Fleckes im Gesichtsfelde, durch Entwickelung *fixer* und
beweglicher Scotome, durch die Unverträglichkeit der Augen gegen grelleres
Licht und besonders gegen anhaltende Bethätigung derselben, durch stärkere *Injection* der Ciliar- und Netzhautgefässe, durch *lästige Gefühle* von
Druck und Schwere im Bulbus, später selbst durch wirkliche Photopsien
und *Umnebelung des Gesichtsfeldes*. Sie führen am Ende stets zu sehr auffälligen *Verbildungen* der Ader- und Netzhaut. Oft gesellen sich auch noch
intraoculare *Blutaustretungen*, *Abhebungen* der Netzhaut, schnige Degeneration
oder Verflüssigung des *Glaskörpers*, mitunter auch *Cataracta* dazu. Das
Resultat ist also *völlige Blindheit*.

Man sieht hieraus, dass *höhergradiger Langbau* der Augen in der That
als eine *Krankheit* betrachtet werden müsse, welche das Sehorgan arg *bedroht*,
so lange sie im *Fortschreiten* begriffen ist, und zwar um so mehr, je *rascher*
dieser Fortschritt ist.

2. Die auf *Convexitätsvermehrung der Linse* beruhende Myopie ist in
jeder Beziehung von viel *geringerer* Bedeutung. Sie entwickelt sich nur
dann, wenn das Individuum bei gegebener Anlage während der *späteren*
Kinderjahre zu *stärkeren* und *anhaltenden Accommodationsanstrengungen* gezwungen wird und schreitet während der *Jugendperiode* nach Massgabe der
aufgewendeten Accommodationsarbeit *langsam* vorwärts. Bei zweckmässiger
Verwendung der Augen kann sie wohl auch *mehr weniger zurückgehen* und
erreicht überhaupt niemals *bedeutendere* Grade. Nach *Abschluss des Körperwachsthumes* findet eine *Steigerung* derselben kaum mehr statt, da dann die
Dichtigkeit des Linsenkernes weiteren Formveränderungen nicht mehr günstig
ist und auch die Ernährungsverhältnisse einer *Consolidation* der vermehrten
Krümmung weniger fördersam werden.

Es setzt dieses natürlich voraus, dass nicht *nebenbei* die *Bathymorphie* zur
Ausbildung kam, was jedoch *selten* der Fall sein mag, da der Langbau sich in
der Regel frühzeitig in einem Grade geltend zu machen pflegt, welcher Convexi-
tätsvermehrungen der Linse behufs des *Nahesehens überflüssig* erscheinen lässt, so
dass man mit einigem Rechte sagen kann, die Bathymorphie *schliesse die erworbene Kurzsichtigkeit aus*.

3. Von hervorragendem Einflusse auf den Verlauf der Myopie sind
ausser dem eigentlichen Grundleiden noch die *mit fortschreitendem Lebensalter
sich einstellenden Veränderungen der Linse* und der *beim Sehacte thätigen
Muskeln*.

a) Sie führen vorerst zur *Verminderung der Accommodationsgrösse*. Indem
nämlich die *Dichtigkeit* der Linse und daher auch der *Widerstand* wächst,
welchen diese accommodativen Formveränderungen entgegensetzt, der *Muskel*
aber *nicht* in entsprechendem Masse *an Kraft gewinnt*: sinkt nothwendig das
Maximum der aufbringbaren Convexitätsvermehrung des Krystalls und ver-
grössert sich proportionaliter der *Abstand des Nahepunktes*. Es ist dessen
Verrückung selbstverständlich unter sonst gleichen Umständen eine um so
ausgiebigere, je *länger* die deutliche Sehweite, je *niederer* also der Grad der

gegebenen Myopie ist; denn mit der absoluten *Grösse* der deutlichen Sehweite wachsen die *Distanzdifferenzen*, für welche *gleiche* Adaptionsbestrebungen
den dioptrischen Apparat einzustellen vermögen.

In der That werden derartige *Verkürzungen* der deutlichen Sehweite bei den
niederen Graden der Myopie sehr fühlbar, wenn das Individuum vermöge seiner
Stellung oder Neigung sich anhaltend mit *sehr kleinen* Objecten zu beschäftigen
gedrängt wird. Schon beim Eintritt in die *Mannesjahre* findet es dann gewöhnlich
einige Schwierigkeit, den Accommodationsbedarf bei derlei Arbeiten für *längere
Zeit* aufzubringen; die Augen *ermüden* leicht, müssen öfter ausruhen und, wird die
Beschäftigung, welcher sie früher *spielend* mit *Ausdauer* obliegen konnten, mit Aufwand aller Kraft *fortgesetzt*, so entwickelt sich wohl auch förmliche *Asthenopie*.
Auffällig wird die Vergrösserung des Nahepunktabstandes aber erst gewöhnlich
um die *40ger Jahre* und dann kann es wohl geschehen, dass der Myops die früheren
Arbeiten nur unter Zuhilfenahme von *Convexgläsern* zu verrichten vermag und
überhaupt auch weniger kleine Objecte vom Auge etwas *entfernter* halten muss,
um sie deutlich zu sehen.

Bei *hohen* Graden ist die solchermassen begründete Verlängerung des Nahepunktabstandes eine absolut *viel geringere* und fällt in der Regel schon darum
weit weniger ins Gewicht, weil Objecte, welche vermöge ihrer Kleinheit in den
Nahepunktabstand eines stark bathymorphischen Auges gebracht werden müssen,
gewiss nur äusserst *selten* Substrat *anhaltender* Beschäftigung sind. Dafür macht
sich unter solchen Verhältnissen ziemlich häufig ein anderes störendes Moment
sehr fühlbar, nämlich die *Kraftabnahme des Accommodationsmuskels*. Sie ist eine
Folge der mit fortschreitender *Ausdehnung* des Bulbus wachsenden *Zerrung* des
Muskels. Bei *sehr hochgradigem* Langbau kömmt sie in der Regel vor und zwar
öfters schon *sehr frühzeitig*, während der *Jugendjahre*. Sie geht bisweilen bis zur
völligen Accommodationsparese, indem der Muskel und seine Nerven wegen übermässiger Dehnung am Ende *atrophiren*. Die deutliche Sehweite ist dann natürlich auf die dem Fernpunktabstande entsprechende ohnehin kurze *Accommodationslinie* beschränkt und zwingt den Kranken für *verschiedene* Distanzen *verschiedene*
Zerstreuungsgläser in Gebrauch zu ziehen, falls er stets deutlich sehen will.

b) Späterhin, *im Greisenalter*, wird neben zunehmender Verminderung
der *Accommodationsgrösse* auch noch die *Verflachung* des sclerosirenden *Linsenkernes* und der Umstand von Belang, dass mit wachsender *Verdichtung* die
einzelnen Schichten des Krystalles eine *mehr gleichmässige Festigkeit* gewinnen, die *Zahl* der Trennungsflächen also gewissermassen einen *Abbruch*
erleidet. Die Folge dessen ist eine *Verlängerung der natürlichen Brennweite*
des dioptrischen Apparates, also eine *Vergrösserung des Fernpunktabstandes.*
Indem gleichzeitig aber auch der *Nahepunkt* nach aussen rückt und zwar
um so mehr, als am Ende auch der *Accommodationsmuskel* an der senilen
Involution Theil nimmt: erscheint die *ganze* deutliche Sehweite in der
Richtung vom Auge hinweg *verschoben.*

Bei *niederen* Graden der erworbenen Kurzsichtigkeit sind diese *senilen* Alterationen oftmals genügend, um das Auge in der That *fernsichtig* oder gar *übersichtig*
zu machen. Je *höher* aber der Grad der Myopie gestiegen ist, um so *weniger* auffällig wird die Verrückung des Fernpunktes. Schon *mittlere* Grade der Kurzsichtigkeit *bestehen* in der Regel *zeitlebens* fort, wenn sie sich auch in Bezug auf den
Fernpunktabstand etwas *vermindern*. Bei *hohen* Graden ist die Vergrösserung des
letzteren meistens so *gering*, dass der Kranke daraus kaum einen merklichen Vortheil zieht. Ist die Bathymorphie gar eine *bleibend progressive*, so wird die Verlängerung der Linsenbrennweite gewöhnlich weitaus *überboten* durch das Wachsthum
der optischen Axe, die Myopie *schreitet vorwärts* und die senilen Alterationen führen
nur zu um so bedeutenderer *Verkürzung* der deutlichen Sehweite.

c) Endlich kömmt dazu noch bisweilen eine *Verminderung der Convergenzweite*. Auch dieser Uebelstand wird in der Regel nur bei *niederen* und
mittleren Graden der Myopie von grösserem Belang, indem bei *hohen* Graden

der Kurzsichtigkeit gewöhnlich *keine gemeinschaftliche deutliche Sehweite* besteht, vielmehr beim *Nahesehen* das eine Auge *abgelenkt* zu werden pflegt. Die Beschäftigung mit *sehr kleinen* Objecten, welche sehr nahe an das Auge gehalten werden müssen, um unter genügend grossem Gesichtswinkel wahrgenommen werden zu können, erweiset sich dann oft sehr beschwerlich und auf die *Dauer* kaum möglich, selbst wenn durch Zuhilfenahme von Brillen der Accommodationsbedarf auf ein Kleines herabgesetzt wird und bei *forcirter* Anstrengung kann es wohl auch zur *Asthenopie* kommen.

Die Behandlung hat vorerst darauf hinzuwirken, dass die *Entwickelung* und *Gradsteigerung der Myopie* womöglich *verhütet* werde. Die zweite Aufgabe geht dahin, durch Bestimmung der entsprechenden Zerstreuungsgläser die *Verkürzung der deutlichen Sehweite zu compensiren.* Endlich ist durch Vorschreibung eines gehörigen *Verhaltens* den *Gefahren zu begegnen,* welche aus *fehlerhaftem Gebrauche der Brillen resultiren* und welche dem *Grundleiden an sich* sehr oft *anhaften.*

1. *Die Prophylaxis* muss natürlich schon in den *ersten Kinderjahren* beginnen und besonders strenge *dort* durchgeführt werden, wo aus irgend einem Grunde, besonders wegen Kurzsichtigkeit der *Eltern* die Annahme einer *Disposition* gerechtfertigt erscheint. Grundsätzlich besteht sie in der *Vermeidung anhaltender Adaptionsthätigkeit für sehr kleine Distanzen.*

Rücksichtlich dessen ist schon die Auswahl passender *Spielzeuge* belangreich. Von hervorragender Wichtigkeit aber ist die Beschaffenheit der *Lehr- und Lernbehelfe* so wie die *Art* ihres *Gebrauches.* Im Allgemeinen sollten Kindern nur *Bücher* mit *grösseren* und *fetten* Lettern vorgelegt werden; sie sollten verhalten werden, eine *grosse Handschrift* mit kräftigen dicken Zügen zu schreiben; das *Zeichnen* und bei Mädchen das Erlernen des *Feinnähens,* des Stickens und überhaupt aller der sogenannten *feinen weiblichen Arbeiten* etc. würde besser *jenseits* der eigentlichen Kinderjahre *begonnen* und bei Anlage zur Kurzsichtigkeit am besten *unterlassen.*

Von grösster Bedeutung ist auch, dass die Kinder bei derlei Beschäftigungen gewöhnt werden, den Objecten die *volle Gesichtsfläche* zuzuwenden, so dass *beide* Augen vom Fixirpunkte *gleichweit* abstehen; weiters dass sie den *Kopf* nicht über Bedarf dem Gegenstande *nähern* und dass die *Fläche* des Gegenstandes in einem Winkel von ungefähr 45 Graden zu der Gesichtsebene erhalten werde. Es ist in dieser Beziehung besonders darauf zu achten, dass die Kinder relativ zur Objectsunterlage *nicht zu tief* sitzen.

Ausserdem kann nicht genug darauf gedrungen werden, dass die Objecte bei derlei eine starke Accommodationsthätigkeit erfordernden Beschäftigungen *gehörig beleuchtet* seien. Nicht leicht etwas begünstigt die Entwickelung und Gradsteigerung der Myopie so sehr, als wenn Kinder gezwungen werden, in *düsteren* Localen oder *weit entfernter* Kerzenflamme anhaltend zu lesen, schreiben etc. Ueberhaupt sollten Kinder bei *künstlicher* Beleuchtung *so wenig als* möglich mit derlei Arbeiten behelligt werden.

Endlich ist auch *die Dauer* solcher Beschäftigungen von hohem Belange. Es sollten dieselben bei Kindern *niemals* stundenlang fortgesetzt, sondern in gemessenen Zeiten *unterbrochen* und durch Arbeiten oder Spiele ersetzt werden, welche an den Accommodationsapparat *keine* oder doch nur *sehr mässige* Anforderungen machen.

Bei einem geeigneten und consequent durchgeführten Verfahren kann man zweifelsohne hoffen, in einem gewissen Procent der Fälle die *Erwerbung* der Kurzsichtigkeit zu *hintertreiben,* und geringe Convexitätszunahmen des Krystalles wieder *rückgängig* zu machen. Ist eine *Anlage zur Bathymorphie* gegeben, so wird man die *Entwickelung* und weitere *Gradsteigerungen* der Kurzsichtigkeit freilich kaum ganz verhüten können. Nichtsdestoweniger erscheint *gerade hier* die *strengste* Beobachtung der prophylactischen Regeln von allergrösstem Belange. Es steht nämlich fest, dass *Congestivzustände* des Auges einen höchst bedeutenden Einfluss auf die weiteren Fortschritte des Langbaues ausüben. Solche Congestivzustände werden aber sehr leicht hervorgerufen und unterhalten durch *übermässige Anstrengungen* der Augen behufs des Nahesehens, indem hierbei die *Ueberbürdung* des Accommodationsmuskels und der Musculi recti interni mit der stark *übergebeugten Stellung* des Oberkörpers als eben so viele pathogenetische Momente von *Hyperämien* zusammenwirken.

Besonders ist das *letzterwähnte* Moment mit der dadurch gesetzten *Compression der Baucheingeweide* von hervorragender Wichtigkeit sowohl an und für sich, als auch desswegen, weil es mit der *Progression* der Bathymorphie selbstverständlich *an Wirksamkeit zunimmt* und nicht aufhört sich geltend zu machen, wenn die Myopie bereits so weit gediehen ist, dass das Sehen *in die nächste Nähe keinerlei* Kraftaufwand von Seite des Accommodationsmuskels mehr verlangt und auch die Convergenzstellung der Augenaxen *wegfällt*, indem der Kranke gelernt hat, das eine Auge beim Nahesehen *abzulenken*. Man kann insoferne sagen, dass bei ausgesprochenem Langbau Ursachen und Wirkungen sich gewissermassen in einem *fehlerhaften Zirkel* bewegen und darin liegt gewiss zum Theile die Grund, warum *höhergradige* Bathymorphien gerne *progressiv bleiben* und am Ende zu den traurigsten Ausgängen führen.

Es ergiebt sich hieraus unmittelbar, dass *bei stark hervortretender Anlage* zum Langbau die Prophylaxis *jenseits* der Pubertätsperiode *fortgesetzt* werden müsse und insbesondere *bei der Wahl des Lebensberufes gewichtig in die Wagschale zu fallen habe*. Es ist Pflicht des Arztes, mit allen ihm zu Gebote stehenden Mitteln zu *verhindern*, dass Individuen mit *sehr ausgesprochener* Bathymorphie sich Geschäften widmen, welche ein *anhaltendes Sehen in sehr kurze Distanzen bei stark gebücktem Oberkörper erfordern*, z. B. die Uhrmacherei, Holzschneiderei, Lithographie u. dgl., ja selbst die Schneiderei und Schusterei. Es kommen die bedauerlichen Folgen einer solchen *verfehlten* Wahl des Lebensberufes in der Praxis nur zu häufig vor, um so mehr, als *von Jugend auf stark myopische* Individuen für derlei Beschäftigungen eine besondere *Vorliebe* zeigen und sich für ganz vorzüglich geeignet hierzu halten.

2. Die Kurzsichtigkeit oder vielmehr ihr *Grundleiden* durch *directe* Mittel bekämpfen und *heilen* zu wollen, ist und bleibt wohl ein *vergebliches* Beginnen. Man hat in dieser Beziehung *vieles* versucht und *nicht alles* war widersinnig; immer aber blieb der Erfolg weit hinter den Erwartungen zurück und lohnte nicht zum kleinsten Theil die Mühen und Gefahren, welche mit den Experimenten verknüpft waren. Man ist also, abgesehen von den oben angedeuteten mehr *diätetischen* Regeln, welche in *gewissen* Fällen eine *Heilung* wirklich anbahnen können, auf *Palliativmittel* angewiesen, welche den gegebenen Fehler möglichst *compensiren*.

Es sind dieses bekanntlich *Zerstreuungsgläser*, welche von allen in *positiver* Entfernung gelegenen Objecten *aufrechte* und *verkleinerte* virtuelle Bilder *innerhalb* ihrer negativen Brennweite, also *vor* der Brille entwerfen. Sollen sie im *concreten* Falle ihrem Zwecke entsprechen, so müssen sie bei *richtiger* Stellung vor dem Auge von den *jenseits* des Fernpunktabstandes befindlichen Gegenständen aufrechte virtuelle Bilder *innerhalb der verkürzten deutlichen Sehweite* zu Stande bringen und zwar muss die *Lage* und *Grösse* dieser virtuellen Bilder eine solche sein, dass sie das *bewaffnete* kurzsichtige Auge nahezu unter derselben *Accommodationsanstrengung* und nahezu unter *demselben*

Gesichtswinkel zur *deutlichen* Wahrnehmung bringt, wie das *unbewaffnete normalsichtige* Auge die *Objecte* selber.

Am *meisten* entsprochen wird diesen Anforderungen durch eine *Brille*, deren negative *Brennweite vermehrt um den Abstand des Glases vom Auge gleich ist dem Fernpunktabstand des letzteren.*

Es entwirft eine solche Brille nämlich von *sehr weit* entfernten Gegenständen virtuelle Bilder *in* ihrer Brennweite, und bei richtiger Stellung zum Auge natürlich *in dessen Fernpunktabstande;* daher diese Objecte *mittelst* der Brille gleichwie im unbewaffneten *normalsichtigen* Auge *ohne* alle Accommodationsanstrengung zur *deutlichen* Wahrnehmung gebracht werden. *Verkürzt* sich die *Distanz* der Objecte, so wird auch die *Vereinigungsweite* der Brille eine kleinere und die virtuellen Bilder *rücken* in der deutlichen Sehweite des Myops *herein.* Anfänglich ist die Verkürzung der Vereinigungsweite eine sehr geringe, so dass die *Entfernung* der Objecte um ein *sehr bedeutendes* abnehmen muss, ehe die virtuellen Bilder die *längste* Accommodationslinie des kurzsichtigen Auges überschreiten und eine Bethätigung des Adaptionsmuskels nothwendig machen. *Je mehr* sich aber die Gegenstände *nähern,* um so *rascher* sinkt die Vereinigungsweite und *steigt* demnach der erforderliche Accommodationsaufwand. Ist das Object bis *in die Brennweite der Linse* gerückt, so steht das virtuelle Bild in der *halben* Brennweite und das kurzsichtige bewaffnete Auge ist bereits zu einer *bedeutenden* Anstrengung gezwungen, welche jener des *normalsichtigen* Auges bei *gleicher* Objectsdistanz gewiss nichts nachgiebt, in der Regel aber *vermieden* wird, indem der Myops *im Fernpunktsabstande* gelegene Objecte *ohne* Brille bei völliger *Abspannung* des Accommodationsmuskels *deutlich* wahrzunehmen im Stande ist.

Aehnliches gilt auch von der *Bildgrösse.* Doch sind in Bezug auf *diesen* Werth die Verhältnisse schon viel *ungünstiger.* Das brillenbewaffnete kurzsichtige Auge sieht die Objecte nämlich unter *allen* Umständen *kleiner,* als das *normalgebaute freie* Auge. Es wird dieses Missverhältniss bei vorhandener *Bathymorphie* einerseits schon durch die *Verlängerung der optischen Axe* begründet. Andererseits nehmen darauf in *directer* Weise die *Brennweite des Glases* und *dessen Abstand vom Auge* einen massgebenden Einfluss. Bei *niederen* Graden der Myopie, wo die optische Axe *nicht* excedirt und *schwache* Gläser ausreichen, wird der Fehler unter Voraussetzung einer richtigen Brillenwahl *nicht* sehr auffällig, wohl aber bei *hohen* und *höchsten* Graden der Myopie. Hier ist die Abweichung *so gross,* dass die Träger es öfters *vorziehen,* relativ *zu schwache* Brillen zu gebrauchen, obgleich diese *entferntere* Objecte nur in *undeutlichen* Bildern zur Wahrnehmung bringen.

Um die dem vorhandenen Grade der Kurzsichtigkeit entsprechende Brille zu finden, braucht man *blos den Fernpunkt zu bestimmen* (S. 623). Sein Abstand *vermindert* um den Abstand des Glases vom Auge giebt die *Brennweite des Glases.*

Würde man ein Glas mit *grösserer* Brennweite wählen, so würden die von ihm entworfenen virtuellen Bilder *ferner* Gegenstände *jenseits* des Fernpunktabstands des Auges fallen, also nicht scharf gesehen werden, die Brille entspräche nicht den Anforderungen, sie wäre *zu schwach.* Wäre die Brennweite aber *kürzer,* so würde die *Bildgrösse* übermässig *verkleinert* und schon die virtuellen Bilder *ferner* Objecte würden *innerhalb* des Fernpunktabstandes entworfen werden, zu ihrer deutlichen Wahrnehmung also eine *accommodative Anstrengung* erfordern, und diese würde um so *grösser* sein, je mehr die Schärfe des Glases den Bedarf übersteigt und je näher die Objecte rücken. Im Ganzen könnte dann der Accommodationsapparat *niemals abgespannt* werden und ruhen, er wäre zu *fortwährender Arbeit* verurtheilt. Dieses vertragen aber nur wenige Augen, in der Regel stellen sich alsbald *Reizzustände* ein und bei *forcirtem* Gebrauch drohen dieselben *Gefahren,* welche der *unzweckmässigen* Anwendung *passender* Gläser anhängen (S. 639, 3.).

Nimmt man den *Abstand des Glases vom Auge* gleich ¹/₂ Zoll und fände man die Distanz des *Fernpunktes* gleich 14″, so wäre die *Brennweite* der erforderlichen Brille 13¹/₂ Zoll. Wäre aber der *Fernpunktabstand* gleich 6¹/₂ Zoll, so wäre die entsprechende *Brennweite* 6 Zoll.

Bei *grösseren Fernpunktabständen* fällt der *Abstand des Glases vom Auge* selbstverständlich nicht sehr ins Gewicht, daher man ihn bei *niederen* Graden der Myopie auch nicht gar zu ängstlich zu berücksichtigen braucht. Bei *mittleren* und *höheren* Graden der Myopie ist sein Einfluss jedoch ein *überaus grosser*, hier machen sich Differenzen von $\frac{1}{2}$" und selbst von $\frac{1}{4}$" in dem Abstande des *virtuellen Bildes* vom Auge schon sehr fühlbar, daher derselbe unter solchen Umständen *niemals* vernachlässigt werden darf. Ueberhaupt erfordert die *genaue* Bestimmung des Fernpunktabstandes und der erforderlichen Brennweite des Glases bei *hohen* Graden der Myopie die *allergrösste* Sorgfalt und ziemliche Gewandtheit. Trotzdem bleibt eine *ganz richtige* Messung ohne complicirte Apparate immer schwierig, daher man unter solchen Umständen gut thut, sich *nicht* mit *Einer* Messung zu begnügen und neben dem so ermittelten Glase noch *andere* versuchen zu lassen, deren Brennweite um ein Kleines nach einer und der anderen Richtung differirt, um dann *jenes zu wählen*, mittelst welchem der Myops bei *geringster Verkleinerung* der Bildgrösse *möglichst ferne* Objecte in *deutlichen* und *scharfen* Bildern zur Wahrnehmung zu bringen vermag.

Man pflegt die Brillengläser je nach ihrer grösseren oder geringeren Brennweite mit *Nummern* zu bezeichnen. In der Regel drückt die Nummer den *Werth der Brennweite in Zollen* aus, so dass ein Glas Nr. 40, 20, 10, 6, 5 $\frac{1}{2}$ *eben so viele Zolle Brennweite* besitzt. Selbstverständlich variiren deshalb Brillen *gleicher* Nummer in den *verschiedenen* Ländern je nach den üblichen Längenmassen. Manche Optiker nummeriren ihre Gläser jedoch nach ganz abweichenden und zum Theile sehr willkürlichen Principien.

Gewöhnlich werden Zerstreuungsgläser *biconcav* geschliffen, seltener *planconcav*. Sehr beliebt waren früher *convexconcave* oder *periscopische* Gläser, da bei ihnen die Abweichung wegen der Kugelgestalt im Allgemeinen weniger fühlbar werden soll. Bei *schwachen* derartigen Gläsern ist aber dieser Fehler ohnehin überaus gering und bei *starken* wird der Gewinn reichlich aufgewogen durch die Uebelstände, welche eine übermässige Verkürzung des Radius der *hinteren* Krümmungsfläche mit sich bringt.

Die *beiden Gläser* einer *binocularen* Brille sollen immer eine *gleiche Brennweite* haben. Im Falle die Verkürzung des Fernpunktabstandes in beiden Augen eine *verschiedene* ist, hat bei Bestimmung der Brennweite immer *jenes* Auge als das massgebende zu gelten, welches *vornehmlich* zum *Fernsehen* verwendet wird, in der Regel also dasjenige, welches in *geringerem* Grade kurzsichtig ist.

Der Versuch, derlei Differenzen in der natürlichen Einstellung des dioptrischen Apparates dadurch auszugleichen, dass man *jedem* Auge das *seinem Fernpunktabstande entsprechende* Glas vorsetzt, führt erfahrungsmässig nicht zu dem gewünschten Resultat. Häufig, besonders wo *grössere* Differenzen bestehen, wird das kurzsichtigere Auge bei Fixation ferner Objecte nur *ungefähr* in die richtige Stellung gebracht oder ganz *abgelenkt* und seine Wahrnehmungen förmlich *unterdrückt*, ohne dass die Vorsetzung eines ganz entsprechenden Glases im Stande wäre, es zur Theilnahme an dem gemeinschaftlichen Sehacte beim Fernsehen zu vermögen. Besteht aber factisch ein *gemeinschaftlicher* Sehact beim Blicke in grosse Distanzen, so wird durch Vorsetzen *verschiedener* entsprechender Gläser die Differenz in der *Bildgrösse* in der Regel sehr merklich und in dem Grade störend, dass das *frühere* Verhältniss, die *mindere* Schärfe und Deutlichkeit in den Wahrnehmungen des einen Auges weitaus vorgezogen wird. Mitunter stellen sich in Folge dieser Störung wohl auch ähnliche Erscheinungen ein, wie beim Gebrauche einer *zu scharfen* Brille, der Zustand wird dem Myops unerträglich, oder dieser lernt, das betreffende Auge etwas abzulenken und in seiner Thätigkeit beim Fernsehen zu unterdrücken.

Ganz unpraktisch ist hier die Benützung der *Mittelstrasse*, d. i. die Wahl von Gläsern, deren Brennweite etwa der *halben* Differenz der beiden Fernpunktabstände gleicht. Es sind nämlich solche Gläser für das eine Auge zu schwach, für das andere zu stark.

Im Allgemeinen soll man immer *binoculare Brillen* verwenden, selbst wenn das zweite Auge functionsuntüchtig ist oder doch beim Sehen in *grössere Entfernungen nicht mitwirkt.* *Monoculare* Brillen lassen sich nämlich ohne absonderliche und lästige Apparate nicht leicht in der *richtigen* Lage *fixiren* und dies ist ein *Haupterforderniss*, soll die Brille ihrem Zwecke vollkommen entsprechen. Es gilt hier die Regel, dass die Brille *fest und unverrückbar möglichst nahe am Auge so stehe, dass die Axen ihrer beiden Linsen beim Blicke in die Ferne nahezu mit den optischen Axen der beiden Augen zusammenfallen.* Selbstverständlich bedarf es hierzu sehr gut construirter *Fassungen.*

Stecher oder *Lorgnetten* sind in Anbetracht dessen *weniger* zu empfehlen. Sie passen nur für *mindere* Grade von Kurzsichtigkeit, wo die aus einer nicht ganz richtigen Stellung der Gläser zum Auge quellenden Fehler wenig bemerkbar sind und dann, wenn der Myops dem *Brillentragen* abhold sich damit begnügt, blos *zeitweilig* scharf in grössere Fernen zu sehen. Werden Zerstreuungsgläser aber *längere* Zeit oder gar *anhaltend* benützt, so sollten sie immer in *Brillenform* gebracht werden.

Am besten taugen *Brillen mit federnden Spangen*, welche sich allenthalben ihrer ganzen Länge nach an die Seitentheile des Kopfes anschmiegen und darum auch *festhaften*, ohne einen oder den anderen Punkt vorwaltend zu drücken. Es müssen diese Spangen natürlich um *so stärker* sein, je *massiger* die Gläser sind, je höhergradiger also die zu neutralisirende Kurzsichtigkeit ist.

Es hat dieses jedoch seine Grenze, weil mit der Stärke der Spangen die *Schwere* der Brille und der *Druck* wächst, welchen einzelne Theile, besonders der *Nasenrücken*, auszuhalten haben. Dieser Umstand macht, dass Brillen überhaupt nicht an Orte sind, wenn das Individuum *sehr rasche* und *excursive* Bewegungen des Körpers auszuführen gezwungen ist. Eine Brille, welche unter solchen Verhältnissen *fest haften* soll, wird bald durch den Druck, welchen sie ausübt, unerträglich. ·*Bewegt* sich aber die Brille, so wird das Sehen in hohen Grade verwirrt. Stark Kurzsichtige taugen daher nicht zum *Reiten*, *Springen* etc.

Die Brille muss *möglichst nahe am Auge* anstehen, um die *Abweichung der Netzhautbildgrössen* auf ein *Kleinstes* zu verringern. Ganz besonders nothwendig ist dieses bei *höheren* Graden der Kurzsichtigkeit, wo *sehr starke* Gläser verwendet werden. Doch darf die Annäherung niemals so weit gehen, dass die *Cilien* an der Hinterwand der Brille *anstreifen*, weil diese sonst bald verunreinigt und zum Scharfsehen untauglich würde. Bei bathymorphischen Augen wird dieser Uebelstand oftmals sehr peinlich und hindert geradezu die Benützung ganz entsprechender Gläser.

Die *Axen der Gläser* und die *optischen Axen* beider Augen müssen der Richtung nach mit einander *zusammenfallen*, oder doch nur einen *sehr kleinen* Winkel einschliessen, auf dass vornehmlich *Centralstrahlen* durch die Pupille zur Netzhaut gelangen und die Abweichungen aus dem Spiele bleiben, welche die *prismatische* Gestalt der Brillenrandtheile mit sich bringt. Es fordert dieses, dass die Gläser *gut centrirt* seien, dass ihre *Mittelpunkte* bei Benützung der Brille den *Scheiteln der beiden Hornhäute* gegenüber gestellt werden und dass die *Flächen* der Gläser *senkrecht* auf den verlängerten optischen Axen oder *Sehlinien* stehen.

Centrirt ist ein Glas, wenn die Scheitelpunkte beider Krümmungsflächen einander gegenüber und genau in der *Mitte* der beiden Krümmungsflächen gelegen sind, also allenthalben gleichweit vom *Rande* der Linse abstehen. Es fordert die Centrirung genaue und kostspielige Instrumente, ausserdem aber Gewandtheit und grösste Sorgfalt von Seite der Verfertiger. Am leichtesten lässt sich den Anforderungen bei *runden* Gläsern entsprechen; viel schwerer, wenn den Gläsern die beliebte *ovale* Form gegeben werden soll. *Ovale* Gläser zeigen sich darum ziemlich oft fehlerhaft construirt und sollten immer nur von *ganz verlässlichen* Optikern angekauft werden. Sonst lässt sich ihnen *kein* erheblicher Vorwurf machen. Nur muss darauf gesehen werden, dass sie *gross genug* seien, um die Pupille auch bei *beträchtlichen* Seitwärtsbewegungen des Auges zu decken.

Stehen die Mittelpunkte der beiden Linsen *nicht* den Scheiteln der Hornhäute gegenüber, so können begreiflicher Weise die Pupille *nur Strahlen* passiren, welche durch einen *Seitentheil* des Glases gegangen sind, da alle anderen Strahlen von der *Iris* abgeblendet werden. Ein durch die hinterliegende Pupille gleichsam *abgegrenzter Seitentheil des Glases* wirkt dann auf das durchgehende Licht in der Eigenschaft eines *Prisma mit gekrümmten Flächen*. Er *lenkt* demgemäss die Strahlen *gegen seine Basis*, also gegen den entsprechenden Randtheil der Linse *hin ab* und zwar um so mehr, je grösser der *brechende Winkel* des Prisma, d. i. je *schärfer* die Brille ist. In Uebereinstimmung damit wird dieser Fehler bei *schwachen* Gläsern weniger bemerklich, macht sich dafür aber bei *scharfen* Gläsern um so fühlbarer. Die auf die *Netzhaut* fallenden Bilder erscheinen nämlich *verzerrt* oder *weichen* wohl gar von den Sehlinien ab *auf nicht identische Stellen beider Netzhäute* und werden beim gemeinschaftlichen Sehacte als *Doppelbilder* wahrgenommen. Solche *wenig distante Doppelbilder* sind geradezu unerträglich und rufen die lebhaftesten Anstrengungen behufs ihrer *Verschmelzung* hervor. Eine Verschmelzung ist aber meistens um so schwieriger, als sie vermöge der gegenseitigen Stellung der beiden Netzhautbilder einen mit dem Acommodationszustand der Augen *disharmonirenden* Convergenzgrad der optischen Axen fordert. Es *erschöpfen* sich darum die Muskeln bei diesen Versuchen sehr bald, es stellen sich Gefühle von Druck und Spannung, Congestivzustände und wirkliche Schmerzen im Auge, weiterhin Schwindel und Kopfweh, kurz alle jene Symptome ein, welche *übermässigen* Anstrengungen des Sehorganes zu folgen pflegen. Auch die *Asthenopie* findet hierin eine Quelle.

Der Fehler wird übrigens wesentlich *gesteigert,* wenn die *Flächen der Gläser nicht senkrecht* auf den *Sehlinien* stehen, da mit der Grösse des *Einfallswinkels* auch die *Ablenkung* wächst, welche die Strahlen durch die *prismatische* Gestalt der Seitentheile der Gläser erfahren.

Es ergiebt sich daraus die Nothwendigkeit, dem *Nasenbügel der Brille* eine dem concreten Falle entsprechende *Länge* und *wagrechte Biegung* zu geben. Es muss darum *vor der Wahl* der Brille immer erst ermittelt werden, *wie weit* die beiden *Hornhautscheitel* von einander *abstehen*, wenn der Kranke in Entfernungen blickt, für welche er die Brille benützen will.

Behufs dessen lässt man den Kranken ein Object von der betreffenden Distanz fixiren und bezeichnet mittelst Kohle an beiden unteren Lidrändern die den *Pupillencentris* entsprechenden Punkte. Man braucht dann nur einen gewöhnlichen *Zollstab* anzulegen, um die Entfernung der beiden Marken in Zollen und Linien abzulesen. Der gefundene Werth giebt den erforderlichen *Abstand der beiden Brillencentra* und bei gegebenem *Querdurchmesser* der Gläser auch die *Spannweite* des Bügels.

Man hat zu dieser Messung auch eigene Instrumente, sogenannte *Ophthalmodiastameter* construirt. Ihre richtige Handhabung ist indessen ziemlich schwierig und liefert darum in vielen Fällen ebenfalls nicht ganz genaue Resultate.

Es handelt sich übrigens in der Praxis gar nicht um ganz *haarscharfe* Bestimmungen. Die Brillen werden nämlich niemals für eine *einzige* Distanz verwendet. Mit dem *Wechsel* der Distanzen verändert sich aber der Convergenzwinkel der Sehaxen und sohin auch der Abstand der beiden Hornhautscheitelpunkte. Um den Fehler *ganz* zu vermeiden, müssten also die Brillencentra je nach der Entfernung der betrachteten Objecte sich nähern und entfernen, was unthunlich ist. Es kommt eben nur darauf an, dass die Differenzen eine *gewisse Grenze* nicht überschreiten. Es ist diese Grenze für *schwache* Gläser eine *weitere,* für *scharfe* Gläser eine *engere,* in *allen* Fällen aber eng genug, um den Gebrauch *einer* und *derselben* Brille für *grosse und sehr kleine* Entfernungen *unpracticabel* zu machen.

Immer müssen die Centra der Gläser einer Brille, welche für *weite* Distanzen benützt wird, *weiter* aus einander stehen, als die Mittelpunkte der Linsen in Brillen, welche für *nahe* Objecte benützt werden. Namentlich gilt dieses für *schärfere* Brillen.

Wenn *trotzdem* höhergradig Kurzsichtige nicht selten eine und dieselbe Brille beim Fernesehen und beim Lesen etc. ohne eine sonderliche Beschwerde verwenden, so liegt der Grund darin, dass sie beim Nahesehen eben nur *Ein* Auge benützen, das andere aber ablenken und in seinen Wahrnehmungen unterdrücken. Insoferne *kleine* Differenzen der fraglichen Art nicht sehr ins Gewicht fallen, liegt es übrigens klar am Tage, dass man den Unterschied der Entfernungen, für welche eine und dieselbe Brille ohne sonderliche Fehler benützt werden kann, dadurch merklich zu *vergrössern* im Stande ist, dass man den gegenseitigen Abstand der Glasmittelpunkte etwas *kleiner* macht als den Abstand der Hornhautscheitel bei *paralleler* Stellung der Augenaxen. *Höhergradig* Kurzsichtige, deren Brillengläser vermöge ihrer Schärfe dem Wechsel der Convergenzwinkel sehr enge Grenzen stecken, sind längst durch Erfahrung auf diesen Vortheil gekommen.

Um die *prismatische* Ablenkung auf ein Kleines zu reduciren, müssen die *Glasflächen* einer Brille, welche zum *Fernesehen* verwendet wird, in *einer und derselben verticalen* Ebene vor den Augen stehen. Soll die Brille aber für *kurze Distanzen* dienen, so müssen die Gläser entsprechend dem Convergenzwinkel der optischen Axen *zusammenneigen*, der Nasenbügel also in der *horizontalen* Ebene einen *nach hinten convexen* Bogen beschreiben.

Die Brillengläser müssen aus dem *reinsten* vollkommen *farblosen* Spiegel- oder Krystallglas *geschliffen* werden. *Blasen*, *Risse*, *Sprünge* sind von übelstem Einfluss auf die Deutlichkeit der wahrgenommenen Bilder, ebenso natürlich auch *Schmutzflecken.* Das auf sie wirkende *diffuse* Licht erzeugt nämlich trübe *Spectra*, welche sich über die Bilder lagern. Die Brillen sollen daher während der Zeit des Nichtgebrauches immer in passenden *Futteralen* verwahrt werden. Zu ihrer *Reinigung* empfiehlt sich feines *Linnenzeug. Rehleder* hat den Vorzug der Weichheit, doch wird es bei längerem Gebrauche gerne fettig und leistet dann nicht das Geforderte.

Als *Materiale für die Brillenfassung* dient am besten *matt* polirtes *Metall. Horn* und *Schildplatt* sind leichter, werfen sich aber gerne und verändern so die Stellung der Gläser zum Auge.

3. Der Gebrauch von *passenden* Brillen ist an und für sich *durchaus nicht schädlich.* Im Gegentheile sind Brillen, welche in Bezug auf Brennweite und Fassung *allen* Anforderungen entsprechen, als ein *wichtiges therapeutisches* Hilfsmittel zu betrachten, welches *neben* der Neutralisation des vorhandenen Einstellungsfehlers auch noch die der Bathymorphie anklebenden *Gefahren wesentlich zu vermindern* im Stande ist und darum auch im *frühen Alter angezeigt* sein kann. Soll dieser Zweck aber erreicht werden, sollen die Brillen also den Namen von „*Conservationsgläsern*" verdienen, so müssen bei deren Benützung *gewisse Vorsichten* beobachtet werden. *Zweckwidriger* Gebrauch der Brillen, auch wenn diese in jeder Beziehung den gegebenen Verhältnissen entsprächen, ist ganz geeignet, das *Grundleiden zu steigern* und eine Reihe *verderblicher Zustände* hervorzurufen.

Hauptregel ist, dass Brillen niemals für Distanzen benützt werden, welche innerhalb die Grenzen der deutlichen Sehweite fallen.

Insoferne nämlich bei Concavgläsern die *Vereinigungsweite divergent* auffallender Strahlen immer *kürzer* als der *Abstand* der Objecte ist, wird durch den Gebrauch von Brillen für *diesseits* des Fernpunktes gelegene Gegenstände der *Accommodationsbedarf* um ein beträchtliches *gesteigert.* Der Accommodationsmuskel, welcher *bei freiem Auge* in *Ruhe* verharren könnte, oder eine blos *geringe* Anstrengung zu machen hätte, muss nun eine *bedeutende Kraft* aufwenden, um die Linse in die dem *Abstand* des *virtuellen* Bildes entsprechende Wölbung zu bringen und darin zu erhalten. Ist die *Anlage* gegeben, so geschieht es dann leicht, dass die Linse ihre Convexitäten *bleibend verstärkt*, was unmittelbar eine *Gradsteigerung der Myopie* bedingt.

Die *Ueberbürdung* des Accommodationsmuskels ist aber auch eine Quelle von *Nervenreizungen* und *Congestivzuständen* des Auges, welche oftmals die *Asthe-*

nopie im Gefolge haben und ausserdem eines der *wirksamsten* pathogenetischen Momente abgeben für *fortschreitende* Entwickelung der *Bathymorphie*, weiterhin für rasche Ausbildung und Grössenzunahme des *Staphyloma posticum* und mittelbar selbst für *entzündliche Processe* in den *tieferen* Binnenorganen des Auges, die ihrerseits zur völligen *Functionsuntüchtigkeit* des Organes führen können.

Dazu kömmt, dass übermässige Bethätigungen des Accommodationsmuskels den *Drang* nach *Axenconvergenzen* erwecken, welche zu dem *wirklichen* Abstande des Objectes in *keinem* Verhältniss stehen. Im Falle es die *Objectsgrösse* zulässt, hilft sich der Myops dann bisweilen dadurch, dass er die Gegenstände *möglichst weit* vom Auge entfernt hält. Am Ende *gewöhnt* er sich an die *disharmonische* Bethätigung der betreffenden Muskeln und eignet sich einen dem Grad seiner Kurzsichtigkeit *gar nicht zukommenden geringen Convergenzgrad der Sehaxen* an. Die *Musculi recti interni* werden gleichsam *insufficient* und kömmt er in die Lage, *starke Axenneigungen* herstellen zu müssen, so geschieht dieses unter der grössten Anstrengung, die bald zur *Ermüdung* führt. Gewöhnlich aber bietet schon *von vorneherein* die *Erhaltung* des mit dem Accommodationszustand *disharmonirenden* Convergenzwinkels die grössten Schwierigkeiten und die damit verbundene Anstrengung *vermehrt* in sehr auffälliger Weise die Nervenreizungen und Congestivzustände nebst allen daran geknüpften Gefahren, wenn der Myops *nicht frühzeitig* lernt, das *eine* Auge vom *gemeinschaftlichen* Sehacte *auszuschliessen* oder gar völlig *abzulenken*, was leider gar nicht selten der Fall ist.

Uebrigens erscheint auch das mit der Annäherung der Objecte wachsende *Missverhältniss* in der *Grösse der wahrgenommenen Bilder* von Belang, insoferne mit deren Verkleinerung die *Sonderung der Details* erschwert und der *Netzhaut* eine grössere Arbeit aufgeladen wird.

Ist dann noch vielleicht gar die Brille *zu scharf*, oder ihre *Stellung* zum Auge eine *falsche*, so treten jene Uebelstände um so rascher und drohender hervor, die Brille wird zu einer *Schädlichkeit der schlimmsten Art*.

Bei *niederen* Graden von Myopie sollen darum Zerstreuungsgläser immer *nur zum Sehen in grössere Entfernungen* verwendet werden.

Anders verhält sich die Sache, *wenn der Fernpunktabstand unter 10 Zoll herabsinkt*. Dann können Zerstreuungsgläser auch *beim Nahesehen*, beim Lesen, Schreiben und ähnlichen Beschäftigungen nicht immer ohne Nachtheil *entbehrt* werden, indem die *freien* Augen behufs *deutlichen* Sehens den Objecten übermässig *genähert* werden müssen, was nicht nur *sehr grosse Convergenzen* der optischen Axen voraussetzt, so lange *gemeinschaftlicher* Sehact besteht; sondern auch eine *starke Beugung des Oberkörpers* nothwendig macht, wenn die *Objecte* nicht beliebig ihren *Ort verändern* lassen. Starke Zusammenneigungen der optischen Axen ebenso wie anhaltende Beugungen des Oberkörpers zählen aber zu den *ergiebigeren* Quellen von *Congestivzuständen*, welche bei *bathymorphischen* Augen *strenge* vermieden werden sollen. In Berücksichtigung dessen thut man *bei Fernpunktabständen von weniger als 10 und mehr als 6 Zoll* wohl, für Beschäftigungen mit Objecten, welche unbeschadet der erforderlichen *Netzhautbildgrösse über* die deutliche Sehweite des Myops *hinaus*, auf 12 und mehr Zoll Distanz, gerückt werden können, Brillen zu empfehlen, deren *Brennweite* den Fernpunktabstand *um einige Zolle übertrifft* und deren *Gläser* in entsprechender Weise *convergiren*.

Würde man zu solchen Beschäftigungen unter den erwähnten Verhältnissen *dieselben* Brillen verwenden lassen, welche *für grosse Distanzen* passen, so würde abgesehen von der Misslichkeit *prismatischer* Abweichungen auch der Accommodationsmuskel leicht *überbürdet*, indem die virtuellen Bilder der verhältnissmässig nahestehenden Objecte *wenig über die halbe deutliche Sehweite hinaus* fielen. Durch die Benützung *schwächerer* Gläser wird der Abstand der virtuellen Bilder schon merklich *vergrössert* und sohin auch der Accommodationsaufwand wesentlich *vermindert*.

Bei *höchstgradigen* Myopien von *weniger* als 6 Zoll Fernpunktabstand ist die Benützung von *schwächeren* Brillen für Distanzen von 10, 12 und mehr Zollen *überflüssig*; hier können ohne weiters die dem Fernpunktabstande *entsprechenden* Gläser gebraucht werden, indem sie die virtuellen Bilder ohnehin ziemlich *nahe der äusseren Grenze* der deutlichen Sehweite entwerfen. Nur muss hier *um so strenger* auf eine genügende *Convergenz* der Gläser gesehen werden.

Es kommt hier übrigens noch der Umstand in Betracht, dass Myopen dieser Art sich ohnehin sehr häufig mit Brillen behelfen, welche relativ zum Fernpunktabstande *zu schwach* sind, indem bei ganz *passenden* Gläsern die Abweichung der *Bildgrösse* überwiegende Nachtheile mit sich bringt. Zudem wird der Brille unter solchen Umständen gewöhnlich schon *von vorneherein* eine *Biegung* gegeben, welche *ansehnlichen* Convergenzen der Sehaxen entspricht, indem der Myops dann nur selten den Blick in die ihm ohnehin verschlossene *weite Ferne* lenkt.

4. Besondere Aufmerksamkeit erfordern *die Perioden des fortschreitenden Wachsthumes der Bathymorphie.* So lange diese *nicht stationär* geworden ist, müssen die im Obigen auseinander gesetzten Regeln mit *grösster* Strenge gehandhabt und insonderheit jede *Ueberbürdung* des Sehorganes und jede Gelegenheit zu *Congestivzuständen* des Bulbus auf das sorgfältigste vermieden werden. Zeigt sich das Grundleiden in *rascher* Progression begriffen, so genügt dies nicht mehr; dann wird *strenge Augendiät* zur *unerlässlichen* Bedingung, will man möglicher Weise einen *Stillstand* herbeiführen. Vor allem wird es dann nothwendig, *jede das Auge nur einigermassen anstrengende Beschäftigung,* das Lesen, Schreiben u. s. w. gänzlich *aufzugeben* und das Sehorgan vor dem Einflusse *grellen Lichtes,* namentlich stärkerer *Lichtcontraste,* zu schützen. Sehr vortheilhaft sind hierbei der Aufenthalt in schattigen Gärten, mässige Spaziergänge in wald- und wiesenreichen Gegenden. Bei grosser *Empfindlichkeit gegen das Licht* empfiehlt man das Tragen *blauer Concavgläser,* welche den vorhandenen Kurzsichtigkeitsgrad thunlichst neutralisiren und das Sehen in die Ferne ohne alle Anstrengung gestatten. Machen sich aber *hyperämische* oder gar *entzündliche* Zustände in den Binnenorganen des Auges geltend, so muss durch *direkte* Mittel, kalte Ueberschläge, örtliche Blutentziehungen u. s. w. eingeschritten werden, während gleichzeitig auch die *Diät* und das *Regimen* des Kranken der *Antiphlogose* entsprechend einzurichten sind.

5. Eben so grosse Beachtung verdienen die *senilen Alterationen des Auges* und die nicht gar selten vorkommenden *Accommodationsparesen* wegen ihrem Einfluss auf Länge und Lage der deutlichen Sehweite. Sie *steigern* den Accommodations*aufwand,* welcher zum deutlichen Sehen in kurze *diesseits* des Fernpunktabstandes gelegene Distanzen nothwendig ist, in dem Masse, als der *Nahepunkt* sich vom Auge *entfernt.* Die Folge davon ist, dass Beschäftigungen, welchen der Myops früher mit *Leichtigkeit dauernd* oblag, nun eine Quelle von *Ueberbürdungen* des Accommodationsmuskels werden und dem Auge geradezu *Gefahr* drohen können. Bis zu einem *gewissen* Grade hilft sich dann der Myops selbst durch *Verlängerung der Objectsdistanz.* Ist diese aber an der *Grenze* angelangt, welche ihr die *Art* der Beschäftigung als solche oder die *Grösse* des erforderlichen *Sehwinkels* setzt, so muss entweder die gewohnte Beschäftigung *aufgegeben,* oder eine *Brille* angewendet werden, welche bei der *passendsten Entfernung des Gegen-*

standes virtuelle Bilder *näher dem Fernpunktabstande* des myopischen Auges entwirft.

Bei *niederen* Graden der Myopie wird, wenn das Object *nahe* an das Auge herangerückt werden muss, oftmals die Benützung einer schwachen *Convexbrille* nothwendig, welche von den *innerhalb* ihrer Brennweite gelegenen Objecten aufrechte vergrösserte virtuelle Bilder *jenseits* der Objectsdistanz entwirft.

Bei *höheren* Graden von Kurzsichtigkeit aber, bei welchen aus erwähnten Gründen auch zum *Nahesehen* Concavgläser gebraucht werden, wird es nöthig, statt der früher benützten Brille eine *schwächere* zu wählen, um solchermassen bei *gleichbleibender* Objectsdistanz den *Abstand der virtuellen Bilder zu vergrössern*. *Rückt* dann später auch der *Fernpunktabstand hinaus*, so muss auch die für *grössere* Distanzen benützte Brille mit einer anderen vertauscht werden, deren Brennweite dem *dermaligen* Abstand des Fernpunktes entspricht.

Bei *höchstgradigen* Myopien, bei welchen ohnehin in der Regel *zu schwache* Gläser verwendet werden, wird ein Austausch der Gläser nur selten nöthig.

6. In Fällen von Myopie, wo beim Nahesehen *gemeinschaftlicher Sehact* besteht und sich das *Unvermögen* äussert, für gewisse Beschäftigungen die nöthige *Convergenz der optischen Axen* aufzubringen oder dauernd zu *erhalten*, sind *prismatische* oder sogenannte *Dissectionsgläser* zu empfehlen. Es sind dieses in Brillenform gebrachte *Glasprismen* mit mehr weniger grossem *brechenden Winkel*, deren Flächen *hohl geschliffen* sind und Sectoren *concaver* Kugelflächen darstellen. Abgesehen von der Grösse des brechenden Winkels ähneln sie Theilen einer durch ihr Centrum entzwei geschnittenen Concavlinse. Sie wirken einerseits in der Eigenschaft von *Concavgläsern* und erlauben das *Object* über die deutliche Sehweite *hinaus* vom Auge zu entfernen; anderseits aber wirken sie als *Prismen* und lenken die Strahlen, wenn ihre Basis gegen die *Nasenseite* gekehrt wird, nach *innen* ab, vermindern demnach in jeder Weise die zum gemeinschaftlichen Sehacte erforderliche *Convergenz* der Augenaxen. Selbstverständlich muss die *Brennweite* und der *brechende Winkel* in *jedem* Falle dem *Bedarf angepasst* werden.

Für die Ermittelung der *Brennweite* des Glases gelten die allgemeinen Regeln. Um den *brechenden Winkel* zu bestimmen, ist eine *Sammlung* von in Brillenform gefassten *Prismen* mit *planen* Flächen nothwendig, deren brechende Winkel von 2 Grad allmälig emporsteigen. Um die richtigen *Gläser* zu finden, wird vor die Augen die Brille gesetzt, welche die dem Zwecke entsprechende Brennweite besitzt, und nun *vor dieselbe* eine Prismabrille nach der andern gebracht, bis man den *passenden Winkel* gefunden hat. Der Optiker vermag dann leicht den brechenden Winkel *und* die Brennweite in *einer und derselben* Brille zu combiniren.

2. Die Uebersichtigkeit.

Krankheitsbild. *Charakteristisch ist die Verlängerung des Fernpunktabstandes über die positive Unendlichkeit hinaus in negative Distanzen und das damit gesetzte Vermögen des Auges, convergent auffallende Strahlen in deutliche und scharfe Netzhautbilder zu vereinigen.*

1. *Der Fernpunktabstand* kann in allen möglichen *negativen* Werthen schwanken. Analog der Myopie und aus demselben Grunde macht sich

die Uebersichtigkeit *in der Praxis* jedoch nur dann *bemerklich*, wenn der Fernpunkt auf der nach *hinten* verlängerten optischen Axe auf wenige *Schuhe* an den Bulbus herangerückt ist.

Um *mindere Grade* zu constatiren, muss die *Pupille* erweitert und der Accommodationsmuskel *völlig entspannt* werden, was durch wiederholte Einträufelungen stärkerer Atropinlösung geschieht.

Behufs einer annähernd richtigen *Bestimmung des Fernpunktabstandes* muss man *Sammellinsen* knapp vor das übersichtige Auge stellen und darunter die *stärkste* suchen, durch welche genügend grosse und gehörig beleuchtete *weit entfernte* Gegenstände in *deutlichen* und *scharfen* Bildern zur Wahrnehmung gebracht werden können. Die *Brennweite* dieses Glases, *vermindert* um dessen Abstand vom Auge, giebt den gesuchten Werth.

Wurde bei diesem Versuche die *Pupille* stark erweitert, so muss das Glas bis auf einen der gewöhnlichen *Pupillengrösse* entsprechenden centralen Theil *abgeblendet* werden, widrigenfalls sich die Unregelmässigkeiten in der Krümmung der Hornhaut- und Linsenrandtheile geltend machen und das Urtheil trüben. *Optometer* sind nur dann verwendbar, wenn sie mit Rücksicht auf beliebige *negative* Distanzen gebaut sind.

Ganz gute Dienste leistet der *Augenspiegel*, wenn es sich darum handelt, das *Vorhandensein mittlerer* und *hoher Grade* der Uebersichtigkeit festzustellen. Insoferne nämlich im hyperpresbyopischen Auge die Netzhaut und Chorioidea bei *völliger* Accommodationsruhe stets *innerhalb* der Brennweite des dioptrischen Apparates stehen, wirkt dieser gleich einer *Lupe* auf das *zurückkehrende* Licht, die Strahlen fahren *divergent* aus, als kämen sie von einem *hinter* der Netzhaut gelegenen vergrösserten aufrechten Bilde. Das *normalsichtige* Auge bedarf daher unter solchen Umständen nur eines *einfachen Beleuchtungsspiegels*, um den Augengrund in *deutlichen aufrechten* Bildern wahrzunehmen. Bei sehr grosser Uebung genügt dann der *gegenseitige Abstand beider Augen* und der erforderliche Accommodationsaufwand des *untersuchenden* Auges, um die *Distanz des virtuellen Bildes* durch Schätzung zu ermitteln und daraus die *Einstellung* des *untersuchten* Auges zu berechnen. *Sicherer* kömmt man zum Ziele, wenn man *Sammellinsen* vor das untersuchende Auge setzt und dann die *stärkste* Linse ermittelt, durch welche das virtuelle Bild noch deutlich wahrgenommen wird, da dieses eben voraussetzt, dass das *Bild* noch *innerhalb* der Brennweite jener Brille *gelegen* ist.

2. *Der Nahepunkt* liegt bald in *positiver*, bald in *negativer* Entfernung vom Auge, daher die deutliche Sehweite bald eine *discontinuirliche*, bald *ihrer ganzen Länge nach negative* ist. Es hängt dieses einerseits von der Stellung des *Fernpunktes*, andererseits von der *Accommodationsgrösse* ab.

In gewissen Fällen erreicht die letztere das *normale Mass*, oder ist wohl gar eine *aussergewöhnlich bedeutende*. Ist dann der *negative* Abstand des Fernpunktes ein *sehr grosser*, so ragt die deutliche Sehweite in *positiver* Richtung *sehr nahe an das Auge* heran, der *Nahepunkt* erscheint im Vergleiche zur Norm nur *wenig* von der Hornhaut *hinweg* gerückt, der Kranke sieht gleich dem Normalsichtigen gut in *die Ferne und Nähe*, die Hyperpresbyopie macht sich nur durch das Vermögen, mittelst *schwachen Convexbrillen* in *grosse Entfernungen deutlich zu sehen*, und durch den Umstand bemerklich, dass das *anhaltende* Sehen in *sehr kurze* Distanzen *viel grössere* Anstrengung erfordert und auch *früher* zur *Ermüdung* führt, als unter *normalen* Verhältnissen.

Ausnahmsweise wird hier etwas *ähnliches* beobachtet, wie bei der auf *Krampf* beruhenden *Myopie in Distanz* (S. 625). Bei fortgesetzter Anstrengung des Accommodationsmuskels geräth derselbe allmälig in einen Zustand *krampfhafter* Spannung, vermöge welcher der dioptrische Apparat für *kurze Distanzen* eingestellt bleibt und so eine *Kurzsichtigkeit* mit überaus *kurzer deutlicher Sehweite* vorgespiegelt wird.

Es bedarf dann wiederholter Einträufelungen von Atropinlösung, um den Muskel zu *entspannen* und die leicht hyperpresbyopische Einstellung des Auges zu ermitteln.

Ist die *Accommodationsgrösse* aus irgend einem Grunde *vermindert*, oder ist bei *Integrität* derselben der *Fernpunktabstand* in *negativer* Richtung näher an das Auge herangerückt, so steht der *Nahepunkt* immer schon in *beträchtlicher* Distanz vom Auge, auf einen Schuh und darüber entfernt. Der Uebersichtige findet dann schon grosse Schwierigkeiten beim Lesen *gewöhnlicher* Druckschrift, beim Schreiben und ähnlichen Beschäftigungen, indem diese das *Maximum* der aufbringbaren Muskelspannung erheischen. *Sehr kleine* Objecte, welche im Interesse eines genügenden Sehwinkels *sehr nahe* an das Auge gebracht werden müssen, verschwimmen in Zerstreuungskreisen und werden trotz aller Anstrengung nur *undeutlich* wahrgenommen. *In grössere* Entfernungen sieht das Auge vollkommen *scharf* und *deutlich*.

Je mehr die *Accommodationsgrösse* oder der *negative Abstand des Fernpunktes* aber abnimmt, um so mehr *verlängert* sich die Distanz des *Nahepunktes*, bis derselbe endlich *über die positive Unendlichkeit hinaus* gleichfalls in *negative* Entfernungen rückt, die deutliche Sehweite also *ihrer ganzen Länge nach negativ* geworden und der Uebersichtige sonach *weder ferne noch nahe* Objecte mit *freiem* Auge *deutlich* wahrzunehmen im Stande ist, also *nur mehr* Strahlen von einem gewissen *Convergenzgrad* auf der Netzhaut zu *scharfen* Bildern zu vereinigen vermag.

Um den Abstand des Nahepunktes zu ermitteln, genügt bei *discontinuirlicher* Sehweite *(facultativer Hyperpresbyopie)* das bei der *Myopie* zu gleichem Behufe vorgeschlagene Verfahren (S. 624, 2.), nämlich die Bestimmung der *kleinsten positiven* Entfernung, in welcher das Auge Objecte von *entsprechender* Ausdehnung *deutlich* und *scharf* zu sehen im Stande ist. Bei *absoluter* Uebersichtigkeit muss dem Auge eine dem *Fernpunktabstande* entsprechend gewählte *Sammellinse* vorgesetzt und dann die *kürzeste* Distanz *gemessen* werden, in welcher *mit dieser Brille* noch *deutliche* und *scharfe* Wahrnehmungen vermittelt werden. Es lässt sich dann aus *diesem* Werthe und aus der *Brennweite* der benützten Brille leicht die *Entfernung* des virtuellen Bildes berechnen und durch Subtraction des *Brillenabstandes* vom Auge kömmt man zur Kenntniss *der Lage des Nahepunktes*.

Insoferne der Nahepunkt bei *facultativer* Uebersichtigkeit immer um ein sehr Beträchtliches *weiter* absteht, als bei der Myopie, wird man bei diesem Versuche auch entsprechend *grössere* Objecte, eventuell *höhere* Nummern der *Jäger'*schen Schriftproben anwenden müssen. Bei *absoluter Hyperpresbyopie*, wo der Gebrauch von *Sammellinsen* nothwendig ist, gilt dieses nur *bedingungsweise*. Am wenigsten leicht wird man fehlen, wenn man als Regel festhält, stets die *kleinste* Schriftnummer zu wählen, welche ein vollkommen *normalsichtiges* Auge in der *gleichen* Entfernung noch leicht und anstandslos zu lesen im Stande ist.

3. *Objecte* und *virtuelle Bilder*, welche *innerhalb der deutlichen Sehweite* gelegen sind, sieht der Uebersichtige natürlich *ebenso scharf und deutlich*, wie der Normalsichtige, wenn auch häufig unter bedeutend *grösserer* Accommodationsanstrengung. *Ausserhalb* der deutlichen Sehweite gelegene Objecte und virtuelle Bilder werden aber im Allgemeinen um so *undeutlicher* gesehen, je *grösser* die die Netzhaut treffenden *Zerstreuungskreise* sind, je weiter also die *Pupille* und je grösser der *Abstand* ist, in welchem die den dioptrischen Apparat passirenden Lichtstrahlen *hinter* der Retina zur Vereinigung kommen. Insoferne aber der Einfluss dieser *letzteren* Differenz auf die Grösse der Zerstreuungskreise aus erwähnten Gründen weitaus von dem des *Durch-*

messers des Sehloches überboten wird, besonders so lange der Krystall als *lichtsammelndes* Medium *besteht*: findet der Uebersichtige in der theilweisen *Bedeckung* und in möglichster *Verengerung der Pupille* ein *sehr wirksames* Mittel, um von Objecten, welche weit *innerhalb* seines Nahepunktes in *positiver* Entfernung gelegen sind, noch *leidlich deutliche* Wahrnehmungen zu gewinnen und so seine deutliche Sehweite in *positiver* Richtung scheinbar um ein Bedeutendes zu *verlängern*. Er pflegt darum beim Betrachten von Objecten, welche *diesseits* seines Nahepunktes liegen, gleich dem Myops stark zu *blinzeln* und sich wo möglich so zu stellen, dass das *Object und das Auge* thunlichst *stark beleuchtet* werden. Durch Aufwand des *Maximum* seiner Accommodationskraft wird dann nicht nur die Differenz der hinteren *Vereinigungsweite* verkürzt, sondern auch die *Pupille* um ein *Ferneres* verengert und, was sich dann an der *Grösse* der Zerstreuungskreise nicht mehr ändern lässt, sucht er dadurch in seiner Wirkung abzuschwächen, dass er, so weit es geht, die Objecte *dem Auge nähert*, indem im umgekehrten Verhältnisse zur Objectsdistanz der *Sehwinkel* und somit auch der lichtstärkere *Kern* des Zerstreuungsbildes wächst, letzterer also sich deutlicher aus den verschwommenen Contouren *heraushebt*. Durch fortgesetzte Uebung bildet sich dann das *Vermögen, Zerstreuungskreise zu verarbeiten*, nicht selten in ganz wunderbarer Weise aus, so dass es gar nichts ungewöhnliches ist, *absolut Uebersichtige* zu finden, welche mit *freiem* Auge *mittlere* und selbst *ziemlich kleine* Druckschrift lesen, nähen u. s. w., immer vorausgesetzt, dass sie in der Lage sind, durch starke *Erleuchtung* der Augen und Objecte die *Pupille* sehr zu *verengern*. Bei *schwacher* Erleuchtung, überhaupt bei *weiter Pupille*, tritt dann der Einstellungsfehler um so deutlicher hervor und es kann dieses so weit gehen, dass absolut Hyperpresbyopische bei *schwachem Abendlichte* und überhaupt in *mässig finsteren* Räumen Schwierigkeiten finden, sich selbst zu führen.

Ursachen. 1. Die Uebersichtigkeit ist häufig der symptomatische Ausdruck eines *fehlerhaften Baues des Bulbus als Ganzen*, insbesondere einer normwidrigen *Kürze der optischen Axe*. Es ist dieser Fehler, der *Flachbau*, *Plathymorphie*, wenigstens in der Anlage, *angeboren* und oft *vererbt*. Wo er *höhere* Grade erreicht, verräth er sich in sehr auffälliger Weise durch normwidrig *tiefe Lage* und wirkliche oder scheinbare *Kleinheit des Bulbus*.

Bei genauerer Untersuchung findet man dann die *Seitentheile* des Augapfels stärker gewölbt, der Bulbus ist im Gegensatze zur Bathymorphie mehr in die *Breite* als in die Länge gewachsen, er hat das Ansehen, als wäre er von hinten nach vorne zusammengedrückt und dadurch in seiner hinteren und vorderen Convexität *verflacht*. Dabei zeigt sich die *vordere Kammer* häufig in ganz deutlicher Weise *verengt* und nach den neuesten Untersuchungen pflegt auch die *Linse* merklich *geringere* Convexitäten aufzuweisen, als in der Norm.

Es darf übrigens nicht verschwiegen werden, dass nicht selten *ziemlich hohe* Grade von Uebersichtigkeit als *angeborene* Fehler vorkommen, in welchen sich eine *Abweichung* von dem *normalen* Bau ohne complicirtere Instrumente *nicht* constatiren lässt. Um so weniger ist dieses natürlich möglich bei den angeborenen *geringen* Graden. Hier bleibt es in der Regel der *Willkür* überlassen, eine Verkürzung der optischen Axe, eine geringe Verflachung der Cornea oder Linse als das Grundleiden zu vermuthen.

Die *Accommodation* ist in Fällen dieser Art wohl *öfters*, durchaus aber *nicht nothwendig* beirrt; vielmehr findet man häufig, selbst bei *hochgradiger* angeborener Hyperpresbyopie, ein *ganz ausgezeichnetes* Einstellungsvermögen, welches dem normalen *nichts* nachgiebt, wie aus der *Länge* der *deutlichen*

Sehweite bei Benützung eines entsprechenden Sammelglases mit Bestimmtheit ermessen werden kann.

2. Viel öfter wird die Uebersichtigkeit *erworben* und dieses zwar in sehr mannigfaltiger Weise.

a) Vorerst kommen die *Verflachungen* in Betracht, welche die *Hornhaut* in Folge ausgebreiteter durchbohrender Geschwüre und der späteren *Narbenbildung* erleidet. Nach Massgabe der Verlängerung des *Cornealradius* können diese Hyperpresbyopien *in allen möglichen* Graden variiren; doch sind sie selten *rein*, indem die normwidrige *Krümmung* der Cornea fast immer eine *unregelmässige* ist. Die *Accommodation* ist dabei in der Regel sehr *beschränkt* wegen umfangsreichen vorderen Synechien der *Iris*.

b) Am häufigsten wird die Uebersichtigkeit begründet durch die *senilen Alterationen der Linse*, d. i. durch die mit der Consistenzvermehrung einhergehende *Verflachung* des Krystalles und durch die daran geknüpfte *mehr gleichmässige Vertheilung der Dichtigkeitsgrade* in den einzelnen Schichten desselben. Es sind dieses eigentlich *physiologische* Zustände, welche sich bald früher bald später einstellen, aber selbst im *hohen* Alter nicht immer *so weit* gedeihen, dass damit eine *sehr auffällige* Verlängerung der natürlichen Brennweite des dioptrischen Apparates nothwendig verbunden wäre. *Im Anfange* äussern sie sich blos durch die Vergrösserung des *Widerstandes* bei Einstellungen des Auges für die *Nähe*. Es *vermindert* sich demnach allmälig die *Accommodationsgrösse*, es stellt sich *Presbyopie* ein, welche sich fort und fort steigert, bis endlich unter wachsender Dichtigkeit der Linse die oben erwähnten Verhältnisse eine *Verlängerung* der natürlichen Brennweite über die Netzhaut hinaus, also die *Uebersichtigkeit*, mit sich bringen. Diese entwickelt sich unter solchen Umständen demnach *aus der Presbyopie*, durch *Gradsteigerung* des Grundleidens, daher der Name „*Hyperpresbyopie*“. Es erreicht diese ätiologische Form der Uebersichtigkeit *keine sehr hohen* Grade, doch wird bei ihr die beträchtliche Beschränkung der *Accommodationsgrösse* oftmals misslich.

Verflachungen des Krystalles kommen übrigens auch bisweilen in Folge *partieller staariger Zerfällniss und Resorption der Linse* vor und bedingen einen der Grössenabnahme der Krystallaxe entsprechenden meistens *sehr hohen* Grad von Hyperpresbyopie, welcher sich in der Regel nur unvollkommen durch Convexgläser neutralisiren lässt, wegen zurückbleibenden *Trübungen* und *Irregularität* der Krümmungsoberflächen des Krystalles.

Ebenso kommen Verflachungen des Krystalles in Augen vor, welche von Jugend auf *vom Sehact ausgeschlossen sind* und daher *niemals für die Nähe eingestellt werden*, sei es wegen *strabotischer* Ablenkung, oder wegen beträchtlicher *Functionsbeschränkung* derselben. Es bildet sich dann die Linse weniger in der Richtung der *Axe* aus, sie wird *weniger gewölbt*, indem in den ersten Lebensjahren die Entwickelung ohnehin *überwiegend* in *äquatorialer* Richtung erfolgt.

c) Eine weitere *höchst wichtige* Quelle der Uebersichtigkeit sind *Staaroperationen* und überhaupt *jedes* wie immer veranlasste *Heraustreten der Linse aus der optischen Axe*. Die solchermassen begründete Hyperpresbyopie ist wohl immer eine *absolute* und *sehr hochgradige*, der negative Fernpunktabstand ist ein *sehr kurzer*, so dass sie Sammellinsen von *wenigen* Zollen Brennweite zu ihrer Ausgleichung verlangt. Die *Accommodation* ist dabei stets *vollkommen aufgehoben*, die deutliche Sehweite sonach auf eine *einzige negative* Accommodationslinie beschränkt.

Allerdings kommen ausnahmsweise Fälle vor, wo linsenlose, *aphakische*, Augen die Fähigkeit erwerben, *mit* einer entsprechenden Sammellinse, oder gar *ohne* diese, Gegenstände von *sehr verschiedener* Entfernung zu erkennen, in die *Ferne und Nähe* ziemlich deutlich zu sehen; neuere Untersuchungen haben jedoch nachgewiesen, dass hierbei kaum *verschiedene Einstellungen* des dioptrischen Apparates in Betracht kommen, sondern vielmehr *andere* Verhältnisse, welche ihrer Gesammtheit nach noch nicht gehörig aufgeklärt sind, unter welchen jedoch durch ihre Wichtigkeit hervorragen: die *Länge* der gegebenen *Accommodationslinie*, die *Weite* der *Pupille* und ganz besonders das durch Uebung steigerbare *Vermögen*, *Zerstreuungskreise* innerhalb gewisser Grenzen zu *verarbeiten*.

d) Vom *theoretischen* Standpunkt aus kommen als *Ursachen* hyperpresbyopischer Einstellung noch zu berücksichtigen: *Verflachungen der Hornhaut* wegen beträchtlicher Steigerung oder Aufhebung des *intraocularen Druckes*, *Abhebungen der Netzhaut*, *Verkleinerungen der optischen Axe* wegen Volumsverminderung des gesammten Augapfels u. dgl. Selbstverständlich kann in solchen Fällen *niemals* eine *wahre* Uebersichtigkeit resultiren, da mit den erwähnten Zuständen stets *Sehstörungen* verbunden sind, gegen welche die mangelnde Schärfe der Netzhautbilder verschwindet.

Der Verlauf und die Ausgänge sind sehr *verschieden* je nach dem *Grundleiden* der Hyperpresbyopie.

1. Die *Plathymorphie* wird nur selten in auffälligem Grade an *Neugeborenen* beobachtet; meistens tritt sie erst in den *Kinderjahren* hervor und steigert sich allmälig, indem mit fortschreitendem Wachsthume das Missverhältniss in den einzelnen Durchmessern des Augapfels zunimmt. Mit der *Vollendung der Körperentwickelung* scheint dann auch die Plathymorphie als solche ihren *Abschluss* zu finden. Doch kömmt es auch öfters vor, dass die durch Plathymorphie begründete Uebersichtigkeit während der Jugendperiode wieder eine *Gradverminderung* erleidet, der *negative* Fernpunktabstand sich also vom Auge *entfernt* und der *positiven* Unendlichkeit mehr weniger *nähert*.

Zweifelsohne wird nämlich in manchen Fällen beim weiteren Wachsthum des Bulbus das *Missverhältniss* zwischen den einzelnen Durchmessern des Bulbus wieder *ausgeglichen*, indem der zurückgebliebene *Längsdurchmesser* durch raschere Zunahme das Versäumte *nachholt* und sich mit den übrigen Diametern ins Gleichgewicht setzt. Häufiger jedoch scheinen *ganz andere* Verhältnisse dieser Erscheinung zu Grunde zu liegen. Einmal ist nicht zu übersehen, dass der Uebersichtige beim Besehen *naher* Gegenstände, oft sogar beim Blicke in die *Ferne*, starke Accommodationsanstrengungen zu machen gezwungen ist, um durch möglichste *Convexitätsvermehrung der* Linse die Differenz der hinteren Vereinigungsweite der Strahlen auf ein Kleinstes zu reduciren, dass sonach bei fortgesetzter Accommodationsspannung und nur einiger Disposition der *Krystall* leicht in einer *normwidrigen* Convexität *verharren*, in dieselbe gleichsam *hineinwachsen* und solchermassen eine *Verkürzung* der natürlichen Brennweite des dioptrischen Apparates mit sich bringen könne. Das andere Mal aber ist es auch hier wieder die fortgesetzte *Uebung* und die dadurch erzielbare Steigerung des Vermögens, *Zerstreuungskreise zu verarbeiten*, ein Moment von hohem Belang.

Eine grosse Gefahr liegt bei einigermassen *höheren Graden der Plathymorphie* in der Nothwendigkeit, die Gegenstände in *nächste Nähe* des Auges zu bringen, um sie in ihren *Zerstreuungsbildern* möglichst deutlich zu erkennen. In der Regel erweisen sich dann die Musculi *recti* interni *zu schwach*, um den zum gemeinschaftlichen Sehact erforderlichen *Convergenzgrad* der Augenaxen aufzubringen und zu erhalten. Der Uebersichtige sieht sich darum *beim Nahesehen* oft gezwungen, will er Doppelbilder vermeiden, *das eine Auge abzulenken* und aus dem gemeinschaftlichen Sehact *auszuschliessen*. Die *Folge* dessen ist dann in vielen Fällen eine *dauernde* Vernachlässigung, noch *häufiger* aber ein *wirklicher Strabismus.* In neuester Zeit wird die Hyperpresbyopie sogar als die *gewöhnlichste Ursache des Schielens* betrachtet. Die Nothwendigkeit, beim *Nahesehen alle* am Sehacte betheiligten *Muskeln* aufs *äusserste* anzuspannen, macht *anhaltendere* Beschäftigungen mit *kleinen* Gegenständen, das Lesen u. s. w. auch zu einer Quelle von *Reizzuständen,* welche sich in *Hyperämien* und *Nervensymptomen* geltend machen, mitunter wohl auch wirkliche *Entzündungen* hervorrufen oder wenigstens in ihrem Auftreten *begünstigen.* Es scheint wirklich, als ob bei höheren Graden von Plathymorphie *Ausgänge von Entzündungen* der Binnenorgane des Augapfels, besonders der *Netzhaut,* und darin begründeten *Amblyopien häufiger* vorkämen, als bei normalsichtigen Augen.

Eine *gewöhnlichere* Folge dieser Verhältnisse jedoch ist die *Asthenopie,* ja man behauptet mit Recht, dass die Asthenopie nirgends einen so günstigen Boden finde, als in plathymorphischen Augen, und dass sie darum auch mit *weit überwiegender* Häufigkeit an *Uebersichtigkeit* gebunden vorkomme. Sie kann sich hier schon *frühzeitig* einstellen, meistens geschieht dieses jedoch erst im Beginne der *Mannesjahre,* um das 25. Lebensjahr herum, wenn die zunehmende *Dichtigkeit des Linsenkernes* dem Accommodationsacte grössere Widerstände entgegenzusetzen anfängt.

Mit *fortschreitender Verdichtung der Linse* nimmt in jedem Falle die *Accommodationsgrösse* gleich wie im normalen und kurzsichtigen Auge ab. Späterhin kömmt es vermöge der *Abflachung* und gleichmässigeren *Vertheilung* der Dichtigkeitsgrade in den einzelnen Schichten des Krystalles auch zu einer *Verkürzung* des *negativen Fernpunktabstandes,* die Uebersichtigkeit nimmt *als solche* zu.

2. Die *auf der senilen Involution der Linse allein beruhende Form* der Uebersichtigkeit tritt selbstverständlich immer erst im *höheren Mannes-* und *Greisenalter* hervor und steigert sich *nach und nach* proportional dem Fortschreiten der *senilen Veränderungen* der Linse.

3. In *aphakischen* Augen dürfte die *Brennweite* des dioptrischen Apparates kaum erheblichen *Wechseln* unterworfen sein. Doch sind *scheinbare* Verlängerungen der *deutlichen Sehweite* fast täglich Gegenstand der Beobachtung, insoferne nämlich die *Distanzdifferenzen* wachsen, für welche *eine und dieselbe Sammellinse* ausreicht, um einigermassen deutlichere Wahrnehmungen zu erzielen. Im Allgemeinen kann man sagen, die *Leistungsfähigkeit* des Auges pflege von dem Zeitpunkt der *Operation* an merklich *zuzunehmen* und erst nach Ablauf einiger *Monate* das Maximum zu erreichen.

Immerhin bleiben die Augen *wesentlich geschwächt,* indem sie auch mit Zuhilfenahme entsprechender Gläser zu *anhaltenden* Anstrengungen *nur selten* ausreichen; vielmehr sehr geschont werden müssen, widrigenfalls sich gerne sehr bald *Entzündungen* in den tieferen Bulbusorganen einstellen, welche häufig zu völliger *Functionsuntüchtigkeit* des Auges führen.

Die Behandlung kann die Entwickelung und Gradsteigerung des Grundleidens *kaum* wirksam *verhindern.* Eine desto lohnendere Aufgabe hat sie in der *Verminderung* und *Beseitigung der Gefahren,* welche der Plathymorphie ankleben. Die zweite mit der ersten theilweise *zusammenhängende* Aufgabe richtet sich auf die *Neutralisation der normwidrigen Einstellung* des dioptrischen Apparates und auf Verhütung der aus *fehlerhaftem Gebrauche* der erforderlichen Brillen erwachsenden *Schäden.*

1. In *prophylactischer* Beziehung gelten dieselben Regeln, welche bei ausgesprochenem *Langbau* der Augen in Anwendung zu kommen haben (S. 633, 1.). Vor allem anderen ist es nothwendig, dass *Kinder* mit *plathymorphischen* Augen *nicht frühzeitig* mit Lesen, Schreiben u. s. w. *überbürdet* werden, widrigenfalls sich sehr bald die im Vorhergehenden erwähnten *misslichen* Folgen, besonders gerne *Strabismus*, einstellen.

Von höchster Wichtigkeit ist ausserdem die Anwendung *entsprechender* und *zweckmässig construirter Brillen*. Es wäre ein grosser *Fehler*, wollte man das zarte Alter der Bedürftigen als einen Grund *gegen* die Verwendbarkeit der Brillen geltend machen; im Gegentheile, wenn ausser Schonung der Augen *Etwas* den genannten Gefahren wirksam vorzubeugen im Stande ist, so ist es der *rationelle Gebrauch passender* Brillen. Doch darf nicht übersehen werden, dass Brillen unter keiner Bedingung den *normalen* Bau des Auges zu *ersetzen* vermögen, indem ihnen nicht zu beseitigende *Fehler* anhaften; dass sonach ein mit der entsprechenden Brille bewaffnetes plathymorphisches Auge unter allen Umständen an *Leistungsfähigkeit* dem normalen *nachsteht*. Es muss dieses bei der Wahl des *Lebensberufes* sehr wohl berücksichtigt werden, will man Schaden verhüten. Im Allgemeinen ist als Grundsatz festzuhalten, dass plathymorphische Individuen nicht *ohne grosse Gefahr* sich Beschäftigungen widmen, welche ein *dauerndes* scharfes Sehen in *kleine Distanzen* erfordern.

2. Die Brillen sollen von Objecten, welche *ausserhalb* der deutlichen Sehweite liegen, oder zu ihrer *deutlichen* Wahrnehmung *übermässige Accommodationsanstrengungen* erfordern, virtuelle Bilder von entsprechender *Stellung innerhalb* der deutlichen Sehweite in solchen *Abständen* und solchen *Dimensionen* entwerfen, dass dieselben gleichwie im *normalsichtigen* Auge unter einer der Objectsdistanz *proportionirten* Spannung des Adaptionsmuskels und unter einem nahezu *richtigen* Gesichtswinkel scharf und deutlich gesehen werden können. Diesen Bedürfnissen sind unter allen Umständen nur *Sammellinsen* zu genügen im Stande. Die *Art und Weise* jedoch, in welcher dieselben zu wirken haben, ist eine relativ *verschiedene* je nach der Länge und Lage der deutlichen Sehweite und je nach der gegebenen Entfernung der Objecte.

a) Bei niederen Graden der Uebersichtigkeit, wo die deutliche Sehweite zum *grössten* Theile *positiv* ist und der Nahepunkt auf 3, 2 Schuhe oder gar nur auf wenige *Zolle* Entfernung an den Hornhautscheitel heranrückt, bedarf es der Brillen *nur zum Lesen, Schreiben*, überhaupt zu Beschäftigungen, welche *an und für sich* oder vermöge *der Kleinheit der Objecte* ein *scharfes Sehen in kurze Distanzen* verlangen. Es handelt sich hier darum, von den *ihrer Lage nach bestimmten* Objecten *aufrechte* und entsprechend *vergrösserte* virtuelle Bilder in etwas *grösserer* positiver Entfernung vom Auge zu entwerfen. Es werden daher *Sammellinsen* nothwendig, welche in der Eigenschaft als *Lupen* wirken, d. i. eine *grössere* Brennweite haben, als der gegebene *Objectabstand* beträgt.

Um das Glas zu finden, welches dem Zwecke am *meisten* entspricht, also die virtuellen Bilder *gerade nur so weit* in die deutliche Sehweite hinausrückt, dass dieselben unter einer dem gegebenen Convergenzwinkel entsprechenden *Accommodationsanstrengung* zur deutlichen Wahrnehmung gebracht werden, ist es vorerst nothwendig, die *Entfernung* zu messen, in welcher der

Uebersichtige mit *freiem* Auge Objecte von genügender Grösse unter *mässiger* Accommodationsanstrengung, also leicht und anhaltend, *scharf zu sehen* vermag. Dann ist die *Distanz* zu erörtern, in welche ein *normalsichtiges* Auge sich zu den Objecten stellt, *mit welchen* der Hyperpresbyops sich zu beschäftigen wünscht. Das *Product* dieser beiden Werthe *getheilt* durch ihre *Differenz* giebt die *Brennweite* des gesuchten Glases.

Der *Abstand der Brille* vom Auge hat hier, wo es in der Regel auf *grössere* Bildabstände ankömmt, *wenig* Einfluss und kann füglich *vernachlässigt* werden. Es handle sich z. B. um das Lesen *gewöhnlichen* Druckes. Ein Normalsichtiger pflegt denselben auf 12 Zoll dem Auge zu nähern. Der *Kranke* sei aber nur im Stande, grossen Druck auf 24 Zoll Distanz *leicht und anhaltend* zur *deutlichen* Wahrnehmung zu bringen. Die *Brennweite* des Glases, welches in diesem Fall am *meisten* leistet, wäre also $12 \times 24 : 12 = 24$. Um *feinere* Schrift zu lesen, welche der *Normalsichtige* auf 10 Zoll nähern *muss*, wäre ein Glas $10 \times 24 : 14 = 17\cdot2$ Zoll erforderlich. Vermöchte aber der Kranke noch sehr wohl auf 15 Zoll entsprechend grosse Schrift ohne sonderliche Anstrengung anhaltend zu lesen, so würde zum Lesen einer Schrift, welche der *Normalsichtige* auf 10 Zoll nähert, ein Glas nothwendig von $15 \times 10 : 5 = 30$ Zoll Brennweite.

Wählt man *stärkere* Convexbrillen, deren *Brennweite* der gegebenen Objectsdistanz *gleichkömmt*, oder *kürzer* ist, so werden die virtuellen Bilder in *unendlicher* Entfernung oder in der *negativen* Verlängerung der optischen Axe entworfen. Diese Bilder können, wenn sie noch *innerhalb* die Grenzen der deutlichen Sehweite fallen, allerdings zur *deutlichen* Wahrnehmung gebracht werden. Doch erscheinen sie übermässig *vergrössert* und zwingen vermöge ihrer Lage den Accommodationsmuskel zur *völligen Entspannung*, während der zum gemeinschaftlichen Sehacte erforderliche *Convergenzwinkel* der Augenaxen dem *wirklichen* Objectsabstande proportionirt bleibt. Es müssen beim Gebrauche solcher Brillen demnach die inneren geraden Augenmuskeln und der Accommodationsmuskel in einem *Verhältnisse zusammenwirken*, welches von dem bisher gewohnten und durch fortgesetzte Uebung gleichsam eingewurzelten sehr *verschieden* ist. Dies wird aber kaum jemals ertragen. Der Kranke fühlt sich bald *ermüdet*, es stellen sich Symptome der Gefäss- und Nervenreizung ein, und bei *forcirtem* Gebrauche der unpassenden Gläser kömmt es leicht zu misslichen Folgen. Jedenfalls wird durch fortwährende Entspannung des Accommodationsapparates die Gelegenheit zu *Verflachungen des Krystalles* vermehrt und so leicht Veranlassung zu *Gradsteigerungen der Uebersichtigkeit* gegeben.

Werden aber *schwächere* Gläser genommen, so muss sich der *Accommodationsmuskel* übermässig anstrengen, was gleichfalls nicht für die Dauer vertragen wird und zur Ermüdung mit deren Folgen führt.

b) Bei *mittleren Graden* von Uebersichtigkeit, wo der *grösste Theil* der deutlichen Sehweite *negativ* ist und der Nahepunkt *weit ab* vom Auge steht, sind Brillen nicht nur zum *Nahesehen*, sondern auch zum *Fernesehen nothwendig*.

Allerdings werden dann in *grosser* Distanz gelegene Objecte noch mit *freiem* Auge deutlich und scharf gesehen; allein es geschieht dies unter *bedeutender*, oft sogar unter dem *Maximum* der Accommodationsanstrengung. Eine solche Ueberbürdung der Adaptionsmuskels noch mehr aber das *Missverhältniss* der Impulse, welche behufs eines *gemeinschaftlichen* Sehactes gleichzeitig auf den letztgenannten Muskel und auf die inneren *geraden* Augenmuskeln geleitet werden müssen, ist auf die Dauer sehr lästig, führt leicht zur Ermüdung und den bereits wiederholt erwähnten krankhaften Zuständen, bei *Kindern* besonders gerne zum Schielen.

Um von *fernen* Objecten, welche unter *Parallelstellung* der Augenaxen fixirt werden, virtuelle Bilder unter nahezu *völliger Entspannung* des Accommodationsmuskels und unter möglichst richtigem *Gesichtswinkel* zur Wahrnehmung zu bringen, dienen *Sammelgläser*, deren *Brennweite gleich ist* dem *negativen Abstande des Fernpunktes vermehrt* um den Abstand der Brille vom Hornhautscheitel.

Sie entwerfen nämlich bei *richtiger* Stellung zum Auge von *weit* distanten Objecten *verkehrte* und *verkleinerte* virtuelle Bilder im *negativen Fernpunktabstande*, und der *dioptrische Apparat* verkürzt dann in seiner Eigenschaft als gedoppelte Sammellinse die *Vereinigungsweite* der *convergent* auffallenden Strahlen, so dass um ein *Weiteres verkleinerte* und *verkehrte* Bilder auf der *Netzhaut* zu Stande kommen.

Ist der *Fernpunktabstand* nicht bereits ermittelt, *so findet man das zum Fernesehen passende Glas* am sichersten und leichtesten, indem man Sammellinsen von *verschiedener* Brennweite vor das Auge bringt und *weit entfernte* Objecte von entsprechender Grösse und Beleuchtung, besonders aber von scharf markirten Umrissen, betrachten lässt. Das *schärfste* Glas, mittelst welchem von derlei Objecten *deutliche* Wahrnehmungen erzielt werden, ist das *gesuchte*.

Um ganz *sicher zu gehen*, kann man dann vor dasselbe noch ein *schwaches* Concav- oder Convexglas setzen und dessen Einfluss auf die *Deutlichkeit* der Wahrnehmungen prüfen. Gewinnt die letztere bei Hinzufügung eines *Concavglases*, so ist die Brille *zu scharf;* bleibt sie gleich oder steigert sie sich bei Hinzufügung einer *schwachen Sammellinse*, so ist sie *zu schwach*.

Bei *normaler Accommodationsgrösse* reicht das solchermassen ermittelte Glas hin, um auch *von nahen* Objecten scharfe und deutliche Netzhautbilder zu gewinnen, *dieselbe* Sammellinse reicht zum *Nahe- und Fernesehen* aus. Insoferne aber die *Accommodationsgrösse* bei *mittleren* Graden der Uebersichtigkeit sehr oft wesentlich *eingeschränkt* ist, kommt man *häufig* in Gelegenheit, *zum Lesen*, Schreiben und ähnlichen Beschäftigungen etwas *schärfere* Gläser verordnen zu müssen.

Die Brennweite dieser zum *Nahesehen* erforderlichen Sammellinsen wird ebenfalls am besten durch den *directen Versuch* ermittelt. Doch kann man sie auch durch *Rechnung* finden.

Man muss dann vorerst die *Distanz* erörtern, in welcher das mit der zum *Fernesehen* passenden Brille *bewaffnete* Auge unter *mässiger* Accommodationsanstrengung *deutliche* Wahrnehmungen gewinnt. Das *Product* aus diesem Werthe und aus der *Brennweite* der Brille *getheilt* durch deren *Differenz*, giebt die *Vereinigungsweite* der Strahlen. *Multiplicirt* man diese Grösse mit dem *Abstande*, in welchen das Object zur Erzielung eines genügend grossen *Sehwinkels* gebracht werden muss, und *dividirt* man das Product durch die *Summe* der beiden Werthe, so erhält man die *Brennweite des gesuchten* Glases. Es wäre z. B. eine Sammellinse von 14 Zoll Brennweite zum *Fernesehen* nothwendig und mit diesem Glase vermöchte das übersichtige Auge 18 Zoll distante entsprechend grosse Druckschrift *leicht und anhaltend* zu lesen: die *Vereinigungsweite* würde in diesem Falle 14 $\times$ 18 : 4 = 63 Zoll betragen. Um von *gewöhnlicher* Druckschrift, welche ein *normalsichtiges* Auge auf 12 Zoll dem Auge nähern muss, virtuelle Bilder in *gleicher* Distanz zu erzielen, wäre ein Glas von ungefähr 10 Zoll Brennweite erforderlich, denn 12 $\times$ 63 : 75 = 10·08.

c) Bei hohen Graden von Uebersichtigkeit, wo die deutliche Sehweite *ihrer ganzen Länge nach negativ* ist und mit *beiden* ihren Grenzen *nahe an das Auge* heranreicht, sind Brillen zum deutlichen Sehen in *grosse und kleine* Distanzen *unentbehrlich*. Für die Ermittelung der erforderlichen *Brennweiten* gelten ganz die sub *b* auseinander gesetzten Regeln. Hier sind zum *Ferne-* und *Nahesehen* fast constant *verschiedene* Gläser nothwendig, da die Accommodationsgrösse in derlei Fällen gewöhnlich sehr *vermindert* erscheint, sehr häufig sogar *auf Null* reducirt wird, z. B. bei den auf *Verlust der Linse* beruhenden ätiologischen Formen.

Theoretisch genommen sollte in Fällen der letzteren Art eigentlich für *jede* Entfernung eine *andere* Brennweite in Anwendung kommen. In der *Praxis genügen* jedoch in der Regel *zwei* verschiedene Sammellinsen. Was diesen nämlich an Leistungsfähigkeit abgeht, wird in zureichendem Masse durch die die Accommodation *supplirenden Verhältnisse* (S. 644, 3.) ersetzt. Zudem kann sich der Kranke noch durch *Verschiebungen der Brille* helfen. Insoferne nämlich bei *absoluter* Hyperpresbyopie immer schon Gläser von *wenigen* Zollen Brennweite nothwendig sind, hat der *Abstand der Brille* vom Auge schon einen sehr fühlbaren Einfluss auf die Lage der virtuellen Bilder in der deutlichen Sehweite. Eine *Vermehrung* dieses Abstandes um $^1/_4$, $^1/_2$ Zoll genügt fast immer, um Gläser mit *zwischenwerthigen* Brennweiten entbehrlich zu machen.

3. *Wo beide Augen übersichtig sind* und beim Sehacte wenn auch in *verschiedenem* Masse zusammenwirken, sollen immer *binoculare* Brillen mit Gläsern von *gleicher Brennweite* verwendet werden. *Differirt* die Länge und Lage der deutlichen Sehweite in beiden Augen um ein *Merkliches*, so soll bei der *Bestimmung* der Brennweiten der Gläser, welche zum *Ferne-* und zum *Nahesehen* verwendet werden, immer *jenes* Auge den Ausschlag geben, welches für die *bestimmten* Entfernungen *vornehmlich* benützt wird.

Die Gründe sind denen analog, welche bei der Wahl von Concavgläsern für *kurzsichtige* Augen in Betracht kommen. Vornehmlich sind es die *Abweichungen der Bildgrösse*, welche *starke* Unterschiede in der Brennweite der beiden Gläser unerträglich machen.

Diese Abweichungen gestatten auch nicht die *Neutralisation* der Uebersichtigkeit, wenn dieser Fehler auf *Ein* Auge beschränkt und das andere in dem Grade functionstüchtig ist, dass es beim *Scharfsehen* in eine bestimmte Entfernung, oder gar zum Nahe- *und* zum Fernesehen verwendet wird. Bei *einseitigem Verlust der Linse* durch Staaroperationen oder durch Zufall muss man wirklich, so lange das andere Auge zum Scharfsehen noch tauglich ist, stets auf die Benützung einer entsprechenden Staarbrille *verzichten*.

Auch Convexgläser werden am besten in *Brillenform gefasst*. Bei *niederen* Graden der Uebersichtigkeit, wo *sehr grosse* Brennweiten zum Zwecke genügen, kann allerdings ohne Schaden ein *Stecher* oder *binocularer Zwicker* benützt werden, da hier der *Abstand* der Gläser vom Auge und die *prismatische* Ablenkung nur *wenig* ins Gewicht fallen. Bei *höheren* Graden von Hyperpresbyopie, wo *stärkere* Gläser in Anwendung kommen, machen sich die beiden letztgenannten Momente jedoch schon *sehr fühlbar*, daher es von grösstem Belange ist, die Gläser in einer *gewissen* Lage und Stellung zum Auge zu *fixiren*. Dies vermögen aber nur *Brillen im engeren Wortsinne*.

Im Allgemeinen gilt hier wieder die Regel, dass die Gläser *möglichst nahe* am Auge stehen und dass ihre *Axen mit den Sehlinien zusammenfallen*, oder doch nur einen sehr kleinen Winkel einschliessen (S. 637).

Es ist darum bei *mittleren* und *höheren* Graden der Uebersichtigkeit *nicht gut*, dieselben Brillen zum *Nahe-* und Fernesehen zu *verwenden*, so lange *gemeinschaftlicher* Sehact besteht, selbst wenn eine und dieselbe Brennweite zu *beiden* Zwecken genügt. Während die Gläser der Brille, welche zum *Fernesehen* benützt wird, in *Einer* Ebene liegen sollen, müssen die Gläser der zum *Nahesehen* bestimmten Brille gegen den Nasenrücken nach hinten *convergiren* und der gegenseitige Abstand ihrer beiden Centra muss entsprechend der gegenseitigen Annäherung der beiden Hornhautscheitel *verkürzt* werden.

4. Zeigen sich indessen die *inneren geraden Augenmuskeln unvermögend*, die zum Sehen in *kurze* Distanz erforderliche *Axenconvergenz* aufzubringen und zu erhalten, so kann man von der *prismatischen Ablenkung* der Strahlen an den *Randtheilen* der Gläser wohl auch *Nutzen* ziehen. Die Aufgabe ist dann, die Bilder auf der *Netzhaut* um ein Gewisses nach *innen* zu rücken,

so dass die Augen etwas mehr nach *aussen* gerollt, die Sehlinien also in einen *geringeren* Convergenzwinkel gebracht werden müssen, damit das Object in einem *einfachen* Bilde zur Wahrnehmung komme. Dies kann man dadurch erzielen, dass man die *Centra* der beiden Gläser der binocularen Brille einander mehr *nähert*, als der *Abstand der beiden Hornhautmitten* beim Sehen in *kurze* Distanzen beträgt, da dann die beiden Pupillen vorzugsweise *directe* Strahlen aufnehmen, welche durch die *äusseren Seitentheile* der Gläser gegangen sind. Um den Effect noch zu *vermehren*, braucht man im Falle des Bedarfes den Gläsern nur eine mehr *parallele* Stellung zu geben oder sie wohl gar in einen *nach vorne* sehenden *stumpfen* Winkel zu einander zu stellen, indem solchermassen der *Einfallswinkel* der Strahlen nach Belieben vergrössert, die prismatische *Ablenkung* also *gesteigert* werden kann. Genügt auch dies nicht, so sind sogenannte *Dissectionsgläser* zu versuchen, d. i. in Brillenform gefasste *Prismen* mit nach *aussen* sehendem nach Bedarf grossen *brechenden Winkel* und mit nach Art der Brillengläser *convex geschliffenen Flächen* (S. 642, 6.).

5. Die Brillen sollen immer nur *im Falle des wirklichen Bedarfes benützt* werden, da *übermässige und dauernde Entspannungen des Accommodationsmuskels* gerne zu Verminderungen der Accommodationsgrösse, zu Gradsteigerungen der Uebersichtigkeit und zu *falschen* Associationsverhältnissen zwischen dem Accommodationsmuskel und den inneren geraden Augenmuskeln führen.

6. *Nach Staaroperationen* ist es gerathen, *mehrere Wochen abzuwarten*, ehe man die Benützung der Brillen gestattet. Erstlich sind schon die zur *Ermittelung* der passenden Brennweite nöthigen Versuche nicht ohne Gefahr für das noch sehr empfindliche Auge; zweitens führen diese Versuche *kurz nach der Operation* selten zum Ziele und der Kranke ist bald gezwungen, sein Glas zu *wechseln;* drittens und hauptsächlich sind die *starken* Gläsern anhaftenden bedeutenden *Mängel* eine Quelle von Irritamenten, insoferne sich das Auge stark anstrengt um, trotz der mannigfaltigen Fehler der so gewonnenen Netzhautbilder, *annähernd richtig* und *deutlich* zu sehen.

7. Es versteht sich von selbst, dass bei *Gradsteigerungen* der Uebersichtigkeit, wie sie z. B. im höheren Alter Regel sind, von Zeit zu Zeit Gläser mit entsprechend *verkürzter* Brennweite gewählt werden müssen.

3. Die Fernsichtigkeit.

Krankheitsbild. *Charakteristisch ist die Beschränkung der Accommodationsgrösse, also die Verlängerung des Nahepunktabstandes und das damit gesetzte Unvermögen, in kurze Distanzen scharf und deutlich zu sehen.*

1. *Der Fernpunktabstand* erleidet *primär* keine Veränderung, er bleibt im *normal gebauten* Auge unendlich gross. Der *Nahepunkt* hingegen rückt allmälig *hinaus* auf einen, zwei Schuh und darüber. Er wird seiner Lage nach bestimmt durch Ermittelung der *kürzesten* Distanz, in welcher das Auge von entsprechend kleinen Objecten noch *deutliche* Wahrnehmungen zu gewinnen vermag (S. 624, 2.).

2. Der Presbyops im *engeren* Wortsinne sieht *ferne* Gegenstände, da sie *innerhalb* seiner deutlichen Sehweite liegen, eben so *scharf und deutlich*, als der Normalsichtige. Der Functionsfehler macht sich eben nur bei der

Betrachtung von Objecten fühlbar, welche vermöge ihrer Kleinheit *nahe* an das Auge gerückt werden müssen, um genügend *grosse* Netzhautbilder zu erzielen und so eine ausreichende Sonderung der Detaileindrücke zu ermöglichen.

a) Die *niedersten* Grade, bei welchen der Nahepunkt sich nur *wenig* über das normale Mass vom Auge entfernt hat, äussern sich blos durch die zunehmende *Schwierigkeit,* für *sehr kleine* Objecte, welche dem Auge *sehr nahe* gebracht werden müssen, die richtige Einstellung des dioptrischen Apparates aufzubringen und zu erhalten. Sie werden bei Individuen, welche nur selten oder niemals in die Lage kommen, sich mit derlei winzigen Dingen zu beschäftigen, meistens völlig *übersehen.*

b) *Steigert* sich *das Grundleiden,* so wird die Accommodation für wenige Zolle Entfernung und damit auch die deutliche Wahrnehmung *sehr kleiner* Gegenstände, z. B. die Entzifferung sehr feinen Druckes, zur baren *Unmöglichkeit.* Der Presbyops findet dann sogar schon Schwierigkeiten beim Lesen *gewöhnlichen* Druckes, schlechter Handschriften, beim Nähen und überhaupt bei Beschäftigungen, bei welchen *mässige* Annäherungen der Objecte genügen und welchen der Normalsichtige anstandslos dauernd obzuliegen im Stande ist. Namentlich tritt das Uebel in sehr misslicher Weise bei *schwächerer Beleuchtung* hervor, wo die Objecte behufs deutlicher Wahrnehmung verhältnissmässig *näher* an das Auge gerückt werden müssen. Der Fernsichtige bedarf viel *intensiverer künstlicher* Beleuchtung, als der Normalsichtige, er muss die Objecte in möglichst *günstige* Lagen zur Lichtquelle bringen, um ihre Abstände einigermassen vergrössern zu können und durch Verengerung der *Pupille* den Einfluss der Zerstreuungskreise abzuschwächen.

Aber auch unter den *günstigsten* Verhältnissen übersteigt der zu solchen Beschäftigungen erforderliche Aufwand von Accommodationskraft bald die gegebene Leistungsfähigkeit der betreffenden Organe. Der Adaptionsmuskel, welcher vermöge der Verlängerung des Nahepunktabstandes sich nahezu auf das *Maximum* contrahiren muss, um die Linse in die nothwendige Convexität zu bringen, *ermüdet* bald und *lässt nach*; daher auch die Objecte anfangen in ihren Umrissen zu verschwimmen. Der Presbyops ist solchermassen gezwungen, die Gegenstände immer weiter und weiter vom Auge zu entfernen, bis endlich der *Sehwinkel* oder die *Beleuchtung* zu gering wird, um deutliche Wahrnehmungen zu gewinnen. Es bedarf dann der Muskel einiger *Ruhe,* der Kranke muss in die *Ferne* sehen, ohne bestimmte Objecte zu fixiren, um die Beschäftigung *wieder aufnehmen* zu können. Doch schon nach *kürzerer* Frist wiederholen sich die vorgenannten Erscheinungen; die zur Erholung nöthigen *Pausen wachsen;* das schon früher vorhandene Gefühl von Schwere und Vollheit im Auge nimmt zu und steigert sich bald zu wirklichen *Schmerzen,* während sich die Ciliargefässe mehr weniger injiciren; endlich treten Kopfschmerz, Schwindel, Uebelkeit ein und machen jeden weiteren Versuch, zu der früheren Beschäftigung zurückzukehren, unmöglich. Es bedarf des *Schlafes,* selbst *einiger Tage Ruhe,* um das Auge wieder zu retabliren (*Asthenopia presbyopica*).

c) Bei den höchsten Graden der Fernsichtigkeit endlich, wo der Nahepunktabstand bereits 2 Schuh und darüber beträgt, sind derlei Beschäftigungen mit *freiem* Auge selbstverständlich schon unausführbar. Es werden eben nur mehr Objecte deutlich gesehen, welche bei Entfernungen von *mehreren Fussen* noch einen ausreichenden Schwinkel geben.

Ursachen und **Verlauf.** Die Presbyopie ist, wie schon die Etymologie des Wortes andeutet, *vorwaltend* ein *Altersphänomen*, der symptomatische Ausdruck für Veränderungen, welche der Accommodationsapparat in den *späteren Lebensperioden* eingeht.

1. In erster Linie kommen hierbei die *senilen Alterationen der Linse*, die *senile Verdichtung* derselben, in Betracht (S. 620, 3.). Es ist diese in den *normalen* Vegetationsverhältnissen des Auges begründet und bringt sich darum auch bei *jedem* Menschen, wenn er ein gewisses Alter erreicht hat, durch Beschränkung der *Accommodationsgrösse* zur Geltung.

Als Fernsichtigkeit im eigentlichen Wortsinne kann sich der fragliche Fehler begreiflicher Weise *nur im normal gebauten* Auge äussern, da zum Begriffe der Fernsichtigkeit ein *sehr grosser* Fernpunktabstand gehört, dieser aber in *bathymorphischen* Augen und bei einigermassen entwickelter *Plathymorphie* ein *kurzer* ist und von der Linsensclerose *primär* nicht beeinflusst wird.

Der *Zeitpunkt*, in welchem sich die Consistenzzunahme der Linse *fühlbar* macht und der *Grad*, bis zu welchem sie in einem *gewissen Alter* vorschreitet, ist in verschiedenen Individuen ein sehr verschiedener. Es finden sich oft genug *hochbetagte Greise*, welche noch ohne sonderliche Anstrengung anhaltend gewöhnliche Druckschrift mit freiem Auge lesen und nur bei schwacher, besonders *künstlicher* Beleuchtung Beschwerden empfinden. Andererseits tritt die Fernsichtigkeit bisweilen schon in der *Jugendperiode* und sehr häufig schon in den *frühen Mannesjahren* hervor und schreitet überaus *rasch vorwärts*, so dass sie schon in den 40ger Jahren, in Folge überhandnehmender *Verflachung* der Linse durch Sclerose, zur *Hyperpresbyopie* wird. Verhältnissmässig am häufigsten findet man dies bei *frühalternden* Individuen, bei welchen sich auch in *anderen* Organen die Erscheinungen des Marasmus vorzeitig entwickeln.·

2. Ein zweites wichtiges pathogenetisches Moment der Fernsichtigkeit liegt in *Functionsstörungen des Accommodationsmuskels.* Es liegt auf der Hand, dass *Schwächezustände* dieses Muskels bei Gegebensein einer *Linsensclerose* die Abnahme der Accommodationsgrösse sehr bedeutend *steigern* müssen; andererseits aber ist auch klar, dass Functionsbeschränkungen des Muskels *an und für sich hinreichen*, den Nahepunktabstand zu vergrössern und eventuel die deutliche Schweite auf die längste *Accommodationslinie* zu beschränken, in *normalgebauten* Augen also *beliebige Grade von Fernsichtigkeit* zu begründen. Die *Ursachen* dieser Functionsstörungen, welche man unter dem Namen der *Accommodationsparesen* beschreibt, sind überaus mannigfaltig.

a) Eine derselben liegt in der *senilen Involution des Muskels.* Doch scheint es, als ob der letztere sich erst *im hohen Alter*, überhaupt bei *sehr entwickeltem Marasmus* des ganzen Körpers, an der Rückbildung in dem Grade betheilige, dass daraus eine *sehr fühlbare* Abnahme der Accommodationsgrösse resultiren kann.

b) Desto häufiger führen *schwere* und tief in die Vegetationsverhältnisse des Gesammtorganismus eingreifende *depascirende Krankheiten* zu Schwächezuständen des Adaptionsmuskels, welche unter dem Bilde der Fernsichtigkeit zur Aeusserung kommen.

Selbst bei *jugendlichen* Individuen hat man oft während der *Reconvalescenz* nach derlei Krankheiten bei hochgradiger *Chlorose*, *Anämie* u. s. w. Gelegenheit, das Unvermögen, sich für *kurze* Distanzen zu accommodiren, längere Zeit zu lesen u. s. w. zu beobachten. In dem Masse, als sich dann der Kranke *erholt*, tritt auch die Fernsichtigkeit wieder zurück und stellt sich die ursprüngliche Accommodationsgrösse wieder her. Bei *älteren* Individuen, wo die *Linse* schon *härter* geworden ist, retablirt sich das Einstellungsvermögen schon viel seltener, es *bleibt* in der Regel eine ziemlich beträchtliche Verlängerung des Nahepunkt-abstandes zurück. Es geschieht dann sehr oft, dass der Kranke, welcher einen schon früher vorhanden gewesenen und in der Linsensclerose begründeten *niederen* Grad der Presbyopie bisher völlig *übersehen* hatte, sich nun *plötzlich* in den gewohnten Beschäftigungen wesentlich beirrt fühlt; die rasche *Steigerung* des Accommodationsfehlers macht den Eindruck, als wäre die Fernsichtigkeit *nun erst durch die Krankheit* gesetzt worden. Wo das Grundleiden aber sich *nicht zum Besseren wendet*, vielmehr in chronischem Verlaufe fortfährt, an den Kräften zu zehren, und den Organismus mehr und mehr untergräbt, rehabilitirt sich auch der Accommodationsmuskel *nicht mehr*, seine Leistungsfähigkeit sinkt im Gegentheile und am Ende wird das Einstellungsvermögen wohl auch *völlig vernichtet*. Solcher Art sind die Accommodationsparesen, welche sich unter anderen bei *Säufern*, *Herzkranken* und in den späteren Stadien des *Diabetes mellitus* einzustellen pflegen. Auch bei sehr hochgradiger *Bleidyscrasie* kömmt etwas ähnliches vor; doch dürfte hier wenigstens zum Theile eine Functionsstörung der *Centralorgane des Nervensystems* mit zu Grunde liegen.

c) Im Ganzen spielen *Gehirnleiden* und *Leitungshemmungen* in der Bahn der betreffenden *Nerven* eine sehr hervorragende Rolle in der Pathogenese der Accommodationsparesen. Es ist diese ein fast constantes Symptom der *Oculomotorius-lähmung*, kömmt übrigens auch *selbstständig*, mit oder ohne *Mydriasis*, vor.

d) Nicht minder sind als sehr häufige Ursachen der Accommodationsparese in Rechnung zu bringen: die *Inanition* des Muskels als Folge *dauernder Unthätig-keit* bei Vernachlässigung des Auges, wie dieses z. B. bei Strabismus und überhaupt bei bedeutenderen Functionsstörungen des einen Auges beobachtet wird; *materielle Veränderungen der Muskelsubstanz* als Folge von Zerrung, von Entzündung, Atrophie etc.

e) Endlich wird der Muskel gar nicht selten in *mechanischer* Weise gehindert, seine *volle* Wirkung zu entfalten: durch übermässige *Steigerung des intraocularen Druckes*, durch *Anheftungen der Iris* an die Cornea oder Vorderkapsel, durch *Trennungen des Pupillarrandes*, vornehmlich aber durch Verletzungen, welche die Regenbogenhaut bei der *künstlichen Pupillenbildung* erleidet.

Ausgänge. Die *auf seniler Involution beruhende* Fernsichtigkeit nimmt mit fortschreitendem Alter mehr weniger zu und steigert sich am Ende häufig zur *Uebersichtigkeit.* Nur in *wenigen* Fällen führt sie zur *Asthe-nopie* im engeren Wortsinne, da sie als Attribut der späteren Lebensperioden männiglich *bekannt* ist und der Presbyops, *sobald* sich die Beschwerden unter der Form der Asthenopia *presbyopica* einstellen, gewöhnlich zur *Brille* greift, die er sich auch meistens *leicht verschaffen* kann, indem *schwache* Convex-gläser genügen, bei welchen die mannigfaltigen *Fehler* minder ins Gewicht fallen, so dass wohl auch die *Marktwaare* verwendbar wird.

Stellt sich die Fernsichtigkeit in der *Jugend* als Folge von Accommo-dations*paresen* ein, so wird die Störung viel häufiger *falsch* beurtheilt und falsch behandelt. Ueberdies genügen dann *selten* passende Gläser, um die Gefahren zu beschwören. Schlechtes Verhalten des Kranken, insbesondere forcirte *Anstrengungen* des Sehorganes, bedingen dann sehr gerne Nerven- und Gefässreizungen, welche weiterhin in *Asthenopie* und beziehungsweise in *Entzündungen* übergehen und so das Grundleiden in der misslichsten Weise compliciren können.

Einseitige Accommodationsparesen haben gleich andern Functionsbeschränkungen des Gesichtes gerne die *Vernachlässigung* und oft auch die *Ablenkung* des kranken Auges zur Folge.

Behandlung. Die leitenden *Principien* und theilweise auch die *Mittel* sind dieselben, wie bei den *niederen Graden der Uebersichtigkeit.* Es sind *diese* ja in der Mehrzahl der Fälle eben nur durch Gradsteigerung des Grundleidens *aus* der Fernsichtigkeit hervorgegangen.

1. Im Interesse der *Causalindication* muss dort, wo das Grundleiden der Therapie zugänglich ist, natürlich vor allem auf dessen *Heilung* oder *Besserung* hingewirkt und mittlerweile eine entsprechende *Augendiät* gehandhabt werden. Ist der krankhafte *Process getilgt* und bleibt der *Muskel* einigermassen *geschwächt*, so können in einzelnen Fällen vorsichtig geleitete und niemals bis zur Ermüdung getriebene *Uebungen des Accommodationsapparates*, wie selbe auch bei der Asthenopie mit Vortheil in Gebrauch kommen, günstiges leisten. Auch gewisse *Reflexreize*, z. B. durch Einträufelungen von Opiumtinctur in den Bindehautsack, erweisen sich bisweilen erspriesslich. Nicht minder sind *Kaltwasserkuren*, *Seebäder*, kalte Douchen neben Aufenthalt in frischer freier Luft und überhaupt *alles*, was auf die Muskeln *im Allgemeinen kräftigend* wirkt, vortheilhaft.

Auch will man von dem *Mutterkorn*, täglich viermal 5 gr. mit Kali carbonicum genommen, gute Wirkungen gesehen haben. Man erklärt selbe aus den specifischen Beziehungen, welche dieses Mittel zu den *glatten* Muskelfasern hat.

2. In der bei weitem grössten Mehrzahl der Fälle *handelt es sich blos um die Neutralisation des Accommodationsfehlers*, also um die *Wahl der passenden Brille* und deren *richtigen Gebrauch*, da dies in der That die wirksamsten Mittel sind, um die aus der Fernsichtigkeit möglicher Weise resultirenden *Schäden zu verhüten*. Die dabei zur Geltung kommenden *Regeln* sind dieselben, welche bei niederen Graden der Uebersichtigkeit zur Richtschnur dienen (S. 649, 2. a). Es ist vorerst die *Distanz* zu ermitteln, in welcher der Presbyops bei *mässiger* Accommodationsanstrengung *leicht und anhaltend scharf und deutlich* zu sehen vermag. Dann ist die *Distanz* zu erörtern, in welche ein *normalsichtiges* Auge sich zu den Objecten stellt, *mit welchen* der Fernsichtige sich zu beschäftigen wünscht. Das *Product* dieser beiden Werthe, *getheilt durch ihre Differenz*, giebt die *Brennweite* des gesuchten Glases. Bei den *niederen Graden* der Presbyopie reichen zum Lesen *gewöhnlicher* Druckschrift und zu Beschäftigungen, welche eine Annäherung des Objectes auf ungefähr 12 Zoll nothwendig machen, immer Brillen von 40, 36, 30, höchstens 28 Zoll Brennweite hin. *Mittlere Grade* der Presbyopie verlangen meistens Gläser von 26, 24, 23, 22 Zoll Brennweite. Erst bei *hohen Graden*, welche eigentlich schon in die facultative *Uebersichtigkeit* übergegangen sind, sinkt die erforderliche Brennweite auf 20, 19, 18 Zoll und darunter. Im Uebrigen müssen die S. 639, 3. angeführten Regeln wohl beachtet werden.

4. Die Schwachsichtigkeit, Asthenopie.

Krankheitsbild und **Verlauf.** *Zum Begriffe der Asthenopie gehören 1. das Unvermögen, den dioptrischen Apparat oder die beiden Sehaxen für kurze Distanzen längere Zeit eingestellt zu erhalten und 2. eine damit im engen* *pathogenetischen Zusammenhang stehende Hyperästhesie der Netzhaut und der Ciliarnerven.*

1. Das *Grundleiden* liegt einmal in *geringer Functionsdauer des Accommodationsmuskels*, das andere Mal *in geringer Functionsdauer der die Kreuzung der Sehaxen vermittelnden inneren geraden Augenmuskeln.* Man kann daher eine *accommodative* und eine *musculare* Asthenopie unterscheiden. Möglicher Weise dürften *beide* Arten in einzelnen Fällen *gemischt* vorkommen.

a) Am häufigsten wird die *accommodative* Asthenopie beobachtet. *Charakteristisch* ist das *rasche Ermüden* des Accommodationsmuskels, wenn es sich um *scharfe* Netzhautbilder von Objecten handelt, welche vermöge ihrer Kleinheit *nahe* an das Auge gerückt werden müssen. Indem der ermüdete Muskel *nachlässt*, sich nach und nach *abspannt*, vermindert sich natürlich in entsprechendem Masse die *Convexität der Linse*, die Objecte werden bei *unverändertem* Abstande in *wachsenden Zerstreuungskreisen* und unter zunehmender *Anstrengung* erkannt. Der Kranke ist in Folge dessen gezwungen, die Gegenstände mehr und mehr vom Auge zu *entfernen*, wodurch wieder die *Netzhaut*bild*grösse* unter den Bedarf herabgesetzt und die *Deutlichkeit* der Wahrnehmung beeinträchtigt, also auch die *Arbeit der Netzhaut vermehrt* wird. Alsbald macht sich daher der Drang nach *grösseren* Netzhautbildern geltend, der Kranke fühlt sich gezwungen, die *Objectsdistanz* zu *verkürzen*. Es dauert indessen nicht lange, so lässt der Accommodationsmuskel wieder nach, die Gegenstände müssen abermals vom Auge *weggerückt* werden und so geht es mit *immer rascherem* Wechsel der Abstände fort, bis endlich die *Netzhaut* im steten Kampfe mit *undeutlichen* und *zu kleinen* Bildern ermattet und gleich dem Muskel ihren Dienst versagt, die Objecte demnach vor den Augen förmlich *verschwimmen*. Die Augen bedürfen dann *längerer Ruhe*, ehe sie ihre Thätigkeit für kurze Distanzen wieder aufzunehmen im Stande sind. Doch hat die *Functionsdauer* schon sehr abgenommen; in *sehr kurzer* Zeit wiederholen sich die oben erwähnten Erscheinungen, während sich gleichzeitig Symptome von *Gefäss- und Nervenreizungen* einstellen, welche bei fortgesetzter *forcirter* Anstrengung sich immer mehr steigern und das Auge *dauernd* für *kurze* Abstände leistungsunfähig machen.

b) Die *musculare Asthenopie* kömmt weniger oft vor. Die *Erscheinungen* sind nahezu dieselben wie bei der *accommodativen* Form; doch haben die *Netzhäute* nicht mit *Zerstreuungskreisen* und *zu kleinen Bildgrössen*, sondern mit *letzteren* und *Doppelbildern* zu kämpfen, welche sich anfänglich nur *theilweise* decken, allmälig aber in dem Masse *auseinander* weichen, als die Musc. recti interni ermatten und die *Convergenz* der Sehaxen *unter* den Bedarf herabsinkt.

2. Die *Nervenreizung* beurkundet sich anfänglich durch das Gefühl von Druck und Völle in den Augen sowie durch ein eigenthümliches *Spannungsgefühl* in der Stirngegend. Wird die Arbeit trotz der Ermüdung der betreffenden Muskeln fortgesetzt, so steigern sich diese Gefühle bald zu wahren *Schmerzen* in und oberhalb des Auges und vergesellschaften sich alsbald mit einem höchst peinlichen Gefühle von *Blendung*, mit Unverträglichkeit gegen jeden stärkeren Lichtreiz, starke Farbencontraste u. s. w. Am Ende stellt sich auch *Kopfschmerz*, *Schwindel*, allgemeines Unbehagen, selbst Brechneigung ein. Dabei fehlt selten eine sehr starke Contraction

der *Pupille*, auffällige *Injection der Conjunctiva und Episclera*, so wie reichlicher *Thränenfluss*.

3. *Im Beginne der Krankheit* tritt der ganze Symptomencomplex nur hervor, wenn die betreffenden Muskeln zu *bedeutenderen* Anstrengungen gezwungen werden, und die *Intensität* der einzelnen Erscheinungen steigert sich im Verhältnisse zur *Grösse und Dauer* der den Muskeln auferlegten Arbeit. Der Kranke hält dann noch *Stunden lange* bei der Beschäftigung mit kleinen Objecten aus und eine relativ *kurze* Ruhe genügt, um die ermüdeten Muskeln wieder für einige Zeit arbeitsfähig zu machen. Doch allmälig *verkürzt* sich die *Functionsdauer* und es kömmt bald dahin, dass das Lesen *weniger* Zeilen, selbst das *vorübergehende* Fixiren eines kleinen Objectes genügt, um alle die genannten Symptome in *grösster* Heftigkeit hervorzurufen. Der Kranke findet dann nur mehr Erleichterung in dem *vollständigen Aufgeben* des Lesens, Schreibens, kurz jeder Beschäftigung, welche ein scharfes Sehen in kurze Distanzen erheischt.

In *höhergradigen* Fällen reicht aber auch die *völlige* und *dauernde* Entspannung der bezüglichen Muskeln nicht mehr hin, um dem Kranken eine leidliche Existenz zu sichern; die gegebene *Hyperästhesie* der Netzhaut und Ciliarnerven macht, selbst beim *unbestimmten* Blicke in die Ferne, einigermassen grössere Erleuchtungsintensitäten, Lichtcontraste, grellere Farben, stärkere Reflexe u. s. w. unerträglich; die Lage des Kranken wird eine höchst peinliche, um so mehr, als der Zustand bei aller Schonung der Augen oft *Monate und Jahre anhält* und jeder Therapie trotzt.

Ursachen. Die Asthenopie ist eine Krankheit des *reiferen Alters*. Ihre Entwickelung *vor Ablauf* des 25. Lebensjahres gehört zu den grossen *Seltenheiten*. Der *letzte Grund* liegt immer in einer *Ueberbürdung des Accommodationsmuskels*, oder beziehungsweise der die Convergenz der Sehaxen vermittelnden *inneren geraden Augenmuskeln*.

1. *Directe Veranlassung* zu einer solchen Ueberbürdung geben vornehmlich Beschäftigungen, welche ein *anhaltendes sehr scharfes* Sehen in *kurze* Distanzen nothwendig machen.

Hierher gehören z. B. die Bearbeitung *sehr kleiner* Gegenstände, zarte Stickereien, Nähtereien, Malereien, das Lesen sehr kleiner oder schlechter Druck- und Handschriften, besonders wenn die Entzifferung des wahren Sinnes die genaue Wahrnehmung gewisser feiner Zeichen, durch welche sich die einzelnen Buchstaben von einander unterscheiden, nothwendig und das durch Uebung erreichbare Vermögen, in *Zerstreuungskreisen* zu lesen, unzulänglich machen. Unbestimmte Contouren, matte Färbung, geringe Contrastirung von der Unterlage, mangelhafte Beleuchtung, überhaupt *alles*, was die *Deutlichkeit der Netzhautbilder* beeinträchtigt und eine *weitere Verkürzung* der Objectsdistanz erforderlich macht, *steigert* natürlich die *Anstrengung* der genannten Muskeln und *beschleunigt* deren *Ermüdung*, begünstigt also das Auftreten der Asthenopie. *Ausserdem* ist *völlige Unveränderlichkeit der Distanz* und die damit gesetzte Nothwendigkeit, die fraglichen Muskeln *unausgesetzt* in *einem und demselben* Spannungsgrade zu erhalten, so wie umgekehrt ein *fortgesetzter sehr rascher Wechsel der Entfernungen* ein Moment von hohem Belange.

Immerhin stellt sich unter *ganz gleichen äusseren* Verhältnissen die Asthenopie *nicht bei allen* Menschen und nicht *gleich früh* ein. Es ist eben das *Arbeitsvermögen* der betreffenden Muskeln bei verschiedenen Menschen ein sehr verschiedenes und wechselt sogar in *einem und demselben Falle* nach Zeit und Umständen, insoferne es z. B. durch fortgesetzte *zweckmässige Uebung* bedeutend *gesteigert*, anderseits aber durch längere *Unterbrechung* der

Arbeit *zeitweilig* bedeutend *herabgesetzt* werden kann. Ueberdies ist auch die *Grösse der Arbeit*, welche derlei Beschäftigungen unter sonst *ganz gleichen äusseren* Verhältnissen von den betreffenden Muskeln fordern, in den einzelnen Fällen eine sehr verschiedene.

a) Den *Accommodationsmuskel* belangend, kömmt es hauptsächlich auf *die natürliche Einstellung* des dioptrischen Apparates und auf die *Grösse der Widerstände* an, welche sich den Formveränderungen der *Linse* entgegenstellen. *Uebersichtige* Augen müssen verhältnissmässig die *grössten* Muskelanstrengungen machen, um in kurze Entfernungen einigermassen deutlich zu sehen; besonders wenn mit fortschreitendem Alter wegen der zunehmenden *Dichtigkeit der Linse* die *Widerstände* wachsen, welche sich accommodativen Formveränderungen des Krystalles entgegen stellen. Hyperpresbyopen jenseits des 25. Lebensjahres liefern darum auch bei weitem das *allergrösste* Contingent der Fälle von *accommodativer* Asthenopie (S. 648). In *fernsichtigen* Augen kömmt es nur darum weniger oft zu einer *wahren*, Monate und Jahre andauernden, accommodativen Asthenopie, weil gewöhnlich, sobald sich die Erscheinungen der Schwachsichtigkeit zeigen, der Adaptionsfehler durch Wahl entsprechender Gläser neutralisirt und so die *Ursache* des Leidens behoben wird (S. 656). Bei *Normalsichtigen* und *Myopen* kömmt die *accommodative* Asthenopie im Ganzen *seltener* vor, da eben nur *wenige* Beschäftigungen eine *so starke* Annäherung der Objecte an das Auge fordern, dass die Leistungsfähigkeit des Adaptionsmuskels leicht *überboten* würde. *Sicher gestellt* sind jedoch derlei Augen auch nicht, es bedarf nur *ungünstiger* Verhältnisse, um die Krankheit hervorzurufen. Vornehmlich belangreich erscheint in dieser Beziehung bei *Kurzsichtigen* das Tragen *zu scharfer* Zerstreuungsgläser und die Benützung von Brillen für Entfernungen, welche *weit in* die deutliche Sehweite *hineinragen* (S. 639, 3.).

b) In Betreff der *inneren geraden Augenmuskeln* gilt zum Theile Aehnliches. Bei *hochgradig kurz- und übersichtigen* Augen, welche eine unverhältnissmässige *Annäherung* der Objecte erheischen, ist die Gelegenheit zu Ueberbürdungen der fraglichen Muskeln eine sehr günstige. Wenn *trotzdem* eine so begründete Asthenopia *muscularis* nur *selten* beobachtet wird, so liegt der Grund darin, dass die Bathymorphie und der Flachbau immer schon aus der *ersten Jugendzeit* her datiren, in dieser Lebensperiode aber überaus leicht das *eine Auge* vernachlässigt und abgelenkt, der *gemeinschaftliche* Sehact also aufgehoben wird. Würden sich diese Einstellungsfehler *plötzlich in späteren Lebensperioden* entwickeln, wo ein gewisses *Verhältniss* zwischen den jeweiligen Kraftanstrengungen des Accommodationsmuskels und der inneren Geraden zu einer *festwurzelnden Gewohnheit* geworden ist und sich nur äusserst schwer mehr ändern lässt: so würde die musculare Asthenopie darin eine überaus *günstige* Gelegenheitsursache finden.

Etwas *analoges* geschieht nun wirklich, wenn die bisher *gewohnten Brillen* abgelegt, oder aber das bisher *unbewaffnet* gebliebene Auge *mit Gläsern* versehen wird, welche den Accommodationsfehler *neutralisiren*, oder vielleicht gar wegen übermässiger Schärfe *scheinbar* in den *entgegengesetzten* Fehler verkehren. Der *Adaptionsmuskel* wird solchermassen zu einer *Kraftanstrengung* oder beziehungsweise zu einem Grade von *Entspannung* gezwungen, welche sehr verschieden sind von *demjenigen* Contractionszustande, welcher *früher* bei der *gleichen* Beschäftigung und *daher* auch bei *gleicher* Axenconvergenz erforderlich war und an welchen sich das Auge darum *gewöhnt* hatte. Es wird dies Missverhältniss auch *selten ertragen*, alsbald stellen sich die Erscheinungen der Ermüdung ein und steigern sich bei fortgesetzter forcirter Arbeit rasch zur *muscularen Asthenopie*. Es bedarf übrigens hierzu gar nicht einer solchen *völligen Verkehrung* der gewohnten Contractionsverhältnisse. Schon eine mehr weniger *beträchtliche Alteration* derselben reicht völlig aus. Eine solche wird oft genug gesetzt: durch den Umtausch der gewohnten Brillen gegen *beträchtlich stärkere* oder *schwächere*, gleichviel ob die *ersteren* oder die *letzteren* die für den speciellen Fall *entsprechenden* sind; durch *unrichtige Stellung* der Gläser *zum Auge*; durch *fehlerhafte Benützung* der Brillen u. s. w. Wenigstens bedarf es unter solchen Umständen nur des Hinzutretens *äusserer ungünstiger Verhältnisse*, um Beschäftigungen, welche ein *anhaltendes* Sehen in *kurze* Distanzen erfordern, zu einer Quelle von Schwachsichtigkeit zu machen. Es kömmt übrigens auch mitunter bei *Normalsichtigen* zur muscularen Asthenopie. Es bedarf hierzu nur einer *ungewohnten forcirten* Anstrengung der Muskeln, es möge das *Uebermass* nun in der *Dauer*, oder in der aussergewöhnlichen *Art* der geforderten Leistung seine Begründung finden. In *letzterer* Beziehung ist besonders die *Richtung des Blickes* von hohem Belang. Beschäftigungen, bei welchen die Visirebene nicht in einen Winkel von nahezu 45 Grad zur Körperaxe gestellt werden kann, die Augen also stark *empor* oder *herab gerichtet*, oder bei welchen die Sehaxen *nach der Seite* abgelenkt werden müssen, ermüden ausnehmend rasch und führen sehr bald zur muscularen Asthenopie, auch wenn nur *Ein* Auge functionstüchtig wäre und der *gemeinschaftliche* Sehact *nicht* bestünde.

2. Es darf bei allem dem nicht übersehen werden, dass ein krankhafter *Reizungszustand der Netzhaut* und der *Ciliarnerven wesentlich* zum Begriffe der *wahren* Asthenopie gehöre und dass dieser keineswegs immer seinen *nächsten* Grund in Ueberbürdungen der *Muskeln* finde; sondern in *mannigfaltiger Weise* angeregt werde, einmal vorhanden aber in sehr auffälligem Grade die Leistungsfähigkeit der genannten *Muskeln* beeinflusse und durch *deren* Ermüdung sich *secundär* zur Schwachsichtigkeit *ergänzen* könne. In dieser Beziehung ist die *Grösse* und die *Deutlichkeit* der *Netzhautbilder*, deren *Lichtstärke*, *Farbe* und besonders die *grössere* oder *geringere Stetigkeit* dieser Verhältnisse von hohem Belang. Wenn die *Netzhautbilder* absolut oder relativ *zu klein* sind, wenn ihre *Deutlichkeit* in irgend einer Weise beeinträchtigt, ihre *Lichtstärke zu gering* oder *übermässig gross*, ihre Farbe eine *sehr dunkle* oder im Gegentheil *sehr helle*, weisse gelbe oder rothe ist, wenn die Objecte *stark glänzen*, oder wenn dieselben *rasch wechseln* u. s. w.: so stellen sich alsbald die Erscheinungen der *Ermüdung* ein und, wird die Arbeit fortgesetzt, so geräth die *Netzhaut* sammt den *Ciliarnerven* binnen kurzem in einen höchst peinlichen Zustand von *Reizung*, welcher die Unterbrechung der Arbeit gebieterisch fordert. *Zwingt* sich der Kranke zu *weiteren* Anstrengungen, so *steigern* sich rasch die *Nervenzufälle* und es dauert nicht lange, so versagen *auch die Muskeln* ihren Dienst in der Art, dass dann selbst unter den *günstigsten* äusseren Verhältnissen Beschäftigungen unerträglich werden, welche nur *geringe* Anforderungen an die Leistungsfähigkeit der *Muskeln* stellen. So können unter Umständen Beschäftigungen zur *wahren* Asthenopie führen, bei welchen der *Objectsabstand primär* nichts weniger als eine *Ueberbürdung* des Accommodationsmuskels oder der Recti interni zu veranlassen im Stande gewesen wäre.

Behandlung. 1. Die erste und wichtigste Aufgabe zielt darauf hin, *die Ausbildung des Leidens zu verhüten*. Bei richtiger *Erkenntniss* der *nächsten* Ursachen der Muskelüberbürdung ist dies in der Mehrzahl der Fälle nicht sehr schwierig, vorausgesetzt, dass der Kranke sich dem Arzte stellt, sobald sich die Erscheinungen der verminderten Functionsdauer geltend zu machen *beginnen* und dass er auch in der Lage ist, den von den Umständen gestellten Forderungen nachzukommen.

a) Oefters genügt es, die *äusseren Verhältnisse*, unter welchen eine Arbeit durchgeführt wird, zu verbessern, um die Functionsdauer der Muskeln auf das Normale zu heben.

Insoferne wird es nicht selten nothwendig, die *Stellung des Kranken zur Lichtquelle*, z. B. gegen das Fenster, zu berichtigen; *übermässige Beleuchtungsintensitäten*, z. B. directe Sonnenstrahlen, den Reflex einer weissen Wand, spiegelnder Gegenstände etc. abzublenden; oder im Gegentheile *zu geringe Beleuchtungsintensitäten* durch Verstärkung der künstlichen Lichtquelle oder durch Wahl günstigerer Arbeitslocalitäten auf das nothwendige Mass zu erhöhen, *flackerndes* Gaslicht durch ruhig brennende Moderateurlampen oder Kerzen zu ersetzen u. s. w. In anderen Fällen ist die Stellung *des Objectes zum Auge* eine falsche, eine zu *hohe*, oder zu *tiefe*, oder eine *seitliche*, z. B. beim Lesen im Bette, und muss darum geändert werden etc. etc.

b) Liegt der Grund der Ueberbürdung aber, und dies ist die Regel, in einem *ungenügenden Arbeitsvermögen der Muskeln*, in deren Unfähigkeit, die erforderliche Einstellung des dioptrischen Apparates oder die erforderliche Axenconvergenz *aufzubringen* und nach Bedarf zu *erhalten*, sei es dass eine *wirkliche Muskelschwäche* oder die *natürlichen Einstellungsverhältnisse* des Auges die Schuld tragen: so ist *die Anordnung passender Gläser dringendes Gebot*. Der *Zweck* derselben liegt klar vor Augen. Sie haben nämlich die Anforderungen, welche eine *gewisse* Beschäftigung an die betreffenden Muskeln stellt, auf *das Mass* herabzusetzen, welches der *Leistungsfähigkeit* der letzteren entspricht. Wo der *Accommodationsmuskel* aus irgend einem Grunde seiner Aufgabe *nicht gewachsen* ist, werden Gläser nothwendig, welche von den ihrem Abstande nach bestimmten Objecten virtuelle Bilder *in Entfernungen* entwerfen, *für welche die richtige Einstellung leicht und dauernd aufgebracht werden kann*. Sind aber die *inneren geraden* Augenmuskeln insufficient, so kömmt es darauf an, die *Objectsdistanz unbeschadet* der nothwendigen *Sehwinkelgrösse* wirklich oder scheinbar durch *prismatische Ablenkung* des Lichtes nach Bedarf zu *vergrössern*.

In der Regel werden natürlich *Convexgläser* in Verwendung kommen und nur *ausnahmsweise*, z. B. bei höhergradiger Myopie, *Concavgläser*. Die *richtige* Wahl derselben ist nach dem, was bei den einzelnen Accommodationsfehlern bisher mitgetheilt wurde, im Grunde gar nicht schwer; doch setzt sie die *allergenauesten* Erhebungen der *im speciellen Falle* gegebenen Verhältnisse voraus. Ueberhaupt kann nicht genug hervorgehoben werden, dass mit der Bestimmung der *Brennweite* die Aufgabe des Arztes durchaus *nicht* erschöpft sei, sondern auch auf die *Construction der Brille* das Augenmerk gerichtet werden müsse. *Sehr oft*, insbesondere wo die *musculäre* Asthenopie droht, ist die *Stellung* der Gläser zum Auge der *überwiegende* Factor. Bisweilen *genügt* auch die durch Veränderungen in der *Fassung* der Brille *erzielbare Ablenkung* der Strahlen nicht mehr, es werden *prismatische* oder *Dissectionsgläser* mit mehr weniger grossem brechenden Winkel nothwendig.

Im Ganzen ist wohl darauf zu achten, dass es sich unter solchen Umständen durchaus nicht um eine *völlige Entspannung* eines oder des anderen insufficienten Muskels handelt, dass im Gegentheile ein solcher Effect durch beträchtliche *Störung* oder gänzliche *Verkehrung* des angewöhnten Verhältnisses zwischen Accommodation und Axenconvergenz in der Mehrzahl der Fälle *unerträglich* würde und die Gelegenheit zur Asthenopie wesentlich *steigern* müsste. Die Nothwendigkeit, diesem Verhältnisse Rechnung zu tragen, *beschränkt* bei einem *bestimmten* Objectsabstande denn auch öfters in sehr empfindlicher Weise die *richtige Wahl* des therapeutischen Mittels, indem es schwierig oder unthunlich ist, dem *Accommodationsmuskel* gerecht zu werden, ohne die *inneren geraden* Augenmuskeln übermässig zu entspannen oder umgekehrt. In solchen Fällen bleibt auch nichts übrig, als auf einen *Wechsel der Beschäftigung* zu dringen, um Objectsabstände zu ermöglichen, für welchen sich die optischen Hilfen *aufbringen* lassen oder gar *überflüssig* sind.

Weiterhin gelingt es dann bisweilen durch *zweckmässige Uebungen*, die Leistungsfähigkeit der betreffenden Muskeln um ein Bedeutendes zu erhöhen, oder wenigstens das einer wirksamen Therapie *hinderliche* Verhältniss zwischen den Contractionen des Accommodationsmuskels und der inneren Geraden in so weit zu *alteriren*, dass unter Benützung *genau angepasster* Brillen die *frühere* Arbeit wieder aufgenommen werden kann. Es handelt sich bei diesen Uebungen vor allem darum, den *mittleren* Contractionszustand der Muskeln zu *heben*, denselben aber auch in *allen* beim gemeinschaftlichen Sehact concurrirenden Muskeln in ein *gewisses richtiges Verhältniss* zu bringen. Ist dieses gelungen, so unterliegt es oftmals keiner besonderen Schwierigkeit mehr, das Arbeitsvermögen der Muskeln *im Ganzen* um ein Beträchtliches zu *steigern*. Man muss bei den Uebungen also von *Distanzen* ausgehen, *für welche* die betreffenden Muskeln den erforderlichen Kraftaufwand *leicht* und auch *anhaltend* aufzubringen im Stande sind, und *allmälig* die Entfernung *verkleinern*, ohne jedoch *jemals* die Muskeln bis zur *Ermattung* anzutreiben.

Es drohte z. B. die *accommodative* Asthenopie bei einem niederen oder mittleren Grad von *Hyperpresbyopie*, oder bei einer auf *Muskelschwäche* beruhenden *Fernsichtigkeit*, indem der Kranke mit den bisher verwendeten Brillen oder ohne diese den für eine gewisse Beschäftigung erforderlichen oder halbwegs ausreichenden Accommodationszustand nur *mit grösster Mühe* aufzubringen und zu erhalten vermag. Durch *Gläser* von entsprechender *Brennweite* können nun allerdings virtuelle Bilder von den ihrer Distanz nach bestimmten Objecten in Entfernungen entworfen werden, für welche der Kranke sich leicht und dauernd accommodirt. Allein es würde die Benützung solcher Gläser den Accommodationsmuskel zu einer verhältnissmässig beträchtlichen *Entspannung* zwingen, während der Objectsabstand und damit auch die Axenconvergenz die *gleiche* blieben. Eine solche *plötzliche Aenderung* der Verhältnisse wird dem Kranken aber meistens eben so peinlich, als die frühere Accommodationsanstrengung. Um auch die *inneren geraden Augenmuskeln* im Verhältniss abzuspannen und so die Disharmonie in den Contractionsverhältnissen des Adaptionsmuskels und der inneren Geraden *thunlichst* zu vermindern, müsste man daher durch gegenseitige Annäherung der beiden *Glasmittelpunkte* und durch Veränderung der *Stellung* der *Glasflächen* zum Auge eine *prismatische Ablenkung* zu erzielen suchen. Wo dies aber nicht zureicht, wären *Dissectionsgläser* erforderlich, welche den brechenden Winkel nach *aussen* kehren. Viel weniger umständlich und darum vortheilhafter ist es jedoch, die Disharmonie *dadurch* zu vermindern, dass man die *Objectsdistanz grösser* wählt und nun jenes Glas sucht, welches bei *dieser* Objectsdistanz entsprechend grosse virtuelle Bilder in Entfernungen entwirft, für welche der *mittlere* Contractionszustand des Accommodationsmuskels ausreicht. Hat man dieses Glas gefunden und in eine den Verhältnissen genau angepasste *Fassung* gebracht, so beginnen nun *die eigentlichen Uebungen*. Vorerst werden mittelst dieser Brillen *grössere* Druckschriften aus der erwähnten Entfernung gelesen und dem Auge allmälig so weit *genähert*, als dieses ohne merkliche Anstrengung thunlich ist. In dem Masse, als die Leistungsfähigkeit der Muskeln zunimmt und folgerecht die Objectsdistanz verkürzt werden kann, werden *kleinere* Objecte gewählt und die *Schärfe* des Glases vermindert, gleichzeitig aber auch die *Zahl* und die *Dauer* der einzelnen Uebungen vergrössert, bis man an der Grenze des Erreichbaren angelangt ist.

Stände eine *musculare* Asthenopie in Aussicht, z. B. bei einem *Kurzsichtigen*, welcher durch den Gebrauch *zu starker* Concavgläser sich einen mehr *parallelen*

Blick angeeignet hat, indem diese Gläser ihn nöthigten, die Objecte bei der Arbeit immer möglichst ferne zu halten (S. 640): so handelt es sich natürlich darum, den *mittleren* Spannungszustand der *inneren Geraden* zu erhöhen. Zu diesem Ende empfehlen sich *schwache Dissectionsgläser* mit nach *aussen* gerichteter Basis und *concaven* Flächen. Die *Brennweite* derselben muss so gewählt werden, dass das deutliche Sehen in grosse Entfernungen nur unter einer geringen *Anspannung* des Accommodationsmuskels möglich ist. Der *brechende Winkel* des Prisma aber muss so *gross* sein, dass der Blick in die *Ferne* eine *kleine* Anstrengung der *inneren Geraden* nothwendig macht, wozu immer 3—4 Grad genügen. Es *gewöhnen* sich solchermassen die Recti interni an eine gewisse Anstrengung beim *Fernsehen* und ihr *mittlerer* Spannungszustand wird leicht und in verhältnissmässig kurzer Zeit so bedeutend *verstärkt*, dass *geringe* Correcturen an der *Fassung* genügen, um die dem Kurzsichtigkeitsgrade entsprechenden *gewöhnlichen Brillen* verwendbar zu machen, oder aber je nach Umständen selbst *ohne Brille* das Sehen in *kurze* Distanzen zu ermöglichen.

   c) Tragen *äussere Verhältnisse*, welche sich bei der Fortsetzung der bisher getriebenen Beschäftigung *in keiner Weise beseitigen* oder wenigstens *günstiger gestalten* lassen, die Schuld; oder ist die Ueberbürdung der Muskeln mittelbar in *krankhaften Zuständen des Sehorganes* begründet, welche der Heilung widerstehen und durch die zu Gebote stehenden optischen Hilfsmittel *nicht neutralisirt* werden können, z. B. Trübungen der Cornea, Linse, der Netzhaut u. s. w.: so bleibt nichts übrig, als der *Uebergang zu einer anderen Beschäftigung*, welche *geringere* Anforderungen an das Sehorgan stellt.

   2. Hat sich einmal die Asthenopie im engeren Wortsinne ausgebildet, ist es bereits zu einer höhergradigen *Hyperästhesie* der Netzhaut und der Ciliarnerven gekommen, so *verbietet* sich vorerst jeder Versuch, das Auge auch nur *einigermassen* zum *Nahesehen* verwendbar zu machen und straft sich jedesmal mit unerträglicher *Steigerung* des ohnehin höchst peinlichen Leidens; der Kranke ist absolut, auch unter den sonst *günstigsten* Verhältnissen, ausser Stand, etwas zu leisten, was das Sehen in *kurze* Distanzen erfordert.

   Es zielt dann die Hauptaufgabe auf *Beschwichtigung der gegebenen Nervenhyperästhesie*. Das Mittel dazu liegt in Beobachtung einer *strengen Augendiät*, in *Vermeidung des Nahesehens* und in *Fernhaltung* aller auf die Netzhaut *reizend* wirkenden *Schädlichkeiten*. Insbesondere dringlich ist die *gleichmässige* Erleuchtung der Wohnräume, die *Abblendung* directen oder reflectirten *grellen* Lichtes durch Schirme, die Dämpfung diffusen hellen Lichtes durch zweckmässige Verwendung von Schutzgläsern, die sorglichste Vermeidung starker Licht- und Farbencontraste. Sehr empfehlenswerth ist der *Aufenthalt im Freien*, in kühleren wald- und wiesenreichen Gegenden; der Gebrauch *kalter Flussbäder*, kalter *Douchen* oder noch besser eine förmliche *Kaltwasserkur*; mitunter auch der Genuss erfrischender Seebäder. *Ueberhaupt* darf *nebenbei* nichts versäumt werden, was auf die *Kräftigung des Gesammtorganismus* und insbesondere des *Nervensystems* einen günstigen Einfluss zu üben vermag; daher denn auch je nach den gegebenen speciellen Verhältnissen *interne* Mittel am Platze sein können.

   Erst dann, wenn die *Empfindlichkeit* der Netzhaut und der Ciliarnerven nahezu auf das *normale* Mass herabgesetzt worden ist, wozu meistens viele *Wochen*, auch wohl *Monate* nothwendig sind, darf man *unter strenger Festhaltung* der oben erwähnten *diätetischen* Massregeln und *mit äusserster Vorsicht Uebungen* der beim gemeinschaftlichen Sehact concurrirenden *Muskeln* beginnen. Es müssen die einzelnen Versuche anfänglich nur *ganz kurze* Zeit dauern und in *grösseren* Zwischenpausen vorgenommen werden. Man benützt dazu *grosse und fette* möglichst *scharfe* Druckschrift, welche schon aus *ziemlichen* Distanzen deutlich erkannt werden kann und wählt im Falle des Bedarfes *Brillen*, welche die Anforderungen an die betreffenden Muskeln unter thunlichster Berücksichtigung der *normalen* Contractionsverhältnisse auf ein *ganz geringes* Mass herabsetzen. In dem Grade, als sich die *Verträglichkeit* der Augen gegen derlei Uebungen *steigert*, wird durch zunehmende *Häufigkeit* und *Dauer* der einzelnen Sehversuche, durch *Verkürzung* der *Objectsdistanz* und durch entsprechenden *Wechsel* der *Gläser* die Aufgabe der Muskeln *gesteigert* und so fortgefahren, bis man zum Ziele gelangt ist.

Für den Fall, als *Brillen* zu diesen Versuchen nothwendig erscheinen und das ist die Regel, werden fast allseitig *gebläuete Gläser* mit Wärme empfohlen und deren Benützung durch die nothwendige Rücksicht auf die *krankhafte Irritabilität der Netzhaut* gerechtfertigt, indem *blaue* Lichtstrahlen weit weniger reizend auf den lichtempfindenden Apparat einwirken, als *weisse* und ganz besonders gelbe, orange und rothe; *gebläuete* Brillen demnach durch theilweisen Ausschluss der letzterwähnten Farbenstrahlen wohlthätig zu wirken im Stande sind.

5. Die Mydriasis.

Krankheitsbild. *Charakteristisch ist eine von materiellen Veränderungen im Inneren des Auges unabhängige höhergradige Erweiterung der gleichzeitig völlig starren oder doch nur innerhalb sehr enger Grenzen beweglichen Pupille.*

Die Erweiterung des Sehloches ist immer eine sehr beträchtliche; doch relativ selten eine *maximale*, so dass die Iris nur mehr in Gestalt eines schmalen Säumchens hinter dem Limbus conjunctivalis wahrnehmbar bleibt. Bisweilen ist sie eine *ungleichmässige*, indem einzelne Bogenabschnitte des Pupillarrandes *mehr* ausgedehnt werden und so der Sehe die Gestalt eines senkrecht oder quer gelagerten Ovales, eines Polygons mit abgerundeten Winkeln u. s. w. geben. Die erweiterte Pupille ist dabei *starr*, sie bewegt sich beim Einflusse starker Lichtcontraste, bei Convergenzstellungen der Augenaxen und bei Anstrengungen des Accommodationsapparates nur sehr *wenig* oder *gar nicht*. Indem mit der Erweiterung der Pupille die Erleuchtungsintensität des *Augengrundes* und damit auch die *Quantität* des reflectirten Lichtes steigt, verliert das Sehloch seine normale Schwärze, es erscheint mehr *grau* mit einem Stiche ins Blaue oder Grünliche.

Das *Accommodationsvermögen* ist fast immer sehr *beschränkt*, oft wohl auch völlig *aufgehoben*. Doch besteht kein *constantes Verhältniss* zwischen dem *Grade* der Pupillenerweiterung und der Abnahme der Accommodationsgrösse; diese kann auf Null gesetzt sein bei relativ *geringer Dilatation* des Sehloches und umgekehrt in einem gewissen Grade *erhalten* bleiben bei *höchstgradiger* Mydriase.

Die *absolute Länge und die Lage der deutlichen Sehweite* sind, da die Mydriasis primär blos auf den Abstand des *Nahepunktes* Einfluss nimmt, selbstverständlich sehr verschieden je nach der *natürlichen* Einstellung des dioptrischen Apparates; das kurzsichtige und übersichtige Auge *bleiben* myopisch und hyperpresbyopisch, das normalsichtige Auge aber wird *fernsichtig*. Mitunter jedoch *rückt der Fernpunkt* auch wohl *hinaus*, die Einstellung des dioptrischen Apparates *sinkt unter* das durch *willkürliche* Entspannung des Accommodationsmuskels erzielbare Mass, ein normalgebautes Auge z. B. wird übersichtig.

Es machen sich diese Beschränkungen der Accommodationsgrösse bei Vorhandensein einer Mydriase in *höchst missliebiger* Weise geltend, da die Durchmesser und der scheinbare Glanz der die Netzhaut treffenden Zerstreuungskreise mit der Grösse der Pupille wachsen. Uebrigens sieht das mydriatische Auge in der Regel *in keiner Distanz* vollkommen deutlich und scharf, da die unregelmässige Krümmung der *peripheren Hornhautzonen* wegen mangelhafter Abblendung schwer ins Gewicht fällt, besonders wenn die *Erleuchtungsintensität* des Gesichtsfeldes einigermassen grösser ist. Damit im Zusammenhange steht das höchst unbehagliche *Gefühl von Blendung*, welches die Mydriasis häufig begleitet und in *grellem* Lichte öfters *jede* stärkere Bethätigung der Augen geradezu *unerträglich* macht.

Die Mydriase ist seltener *binocular*; meistens beschränkt sie sich auf *Ein Auge*. Sie stört auch im letzteren Falle den *gemeinschaftlichen Sehact* sehr bedeutend, bis der Kranke gelernt hat, von den undeutlichen Wahrnehmungen des ergriffenen Auges *abzusehen*, sie zu *unterdrücken*.

Ursachen. Man darf sich die Mydriase *nicht als Symptom einer völligen Erlahmung der Irismuskelfasern* denken. *Diese* charakterisirt sich nicht durch Erweiterung der Pupille, sondern durch *Erschlaffung der Iris* und durch excursives *Schlottern* derselben bei raschen Bewegungen des Auges. Bei der *Mydriase* bleibt die Regenbogenhaut im Gegentheile immer *gespannt*, auch wenn die Reaction auf Lichtreize und die Accommodationsthätigkeit völlig aufgehoben wären. Uebrigens lässt sich durch *starke* auf die Quintusfasern des Auges wirkende Reize fast immer eine *vorübergehende Contraction* der Pupille, durch *Atropineinträufelungen* hingegen eine *maximale Erweiterung* des Sehloches erzielen. *Die Muskeln wirken* also noch und man hat allen Grund, die *Ursache* der Mydriasis in Alterationen der die Irismuskeln beherrschenden *Nerven* (S. 617) zu suchen.

Es ist hier noch Manches dunkel, doch kann man wohl als *feststehend* erachten, dass die Mydriasis einmal durch *paralytische* Zustände der vom *dritten Gehirnnerven* stammenden Pupilaräste bedingt werde; das andere Mal aber Symptom einer *krampfhaften Bethätigung* des *Dilatator* pupillae von Seite der dem *Sympathicus* zugehörigen oder der ihm beigemischten *Cerebrospinal*nerven sei; also in eine *paralytische* und *spasmodische Form* unterschieden werden müsse.

Beide diese Formen können *selbstständig*, d. i. *ohne* Betheiligung *anderer* Verzweigungsgebiete der fraglichen Nerven, auftreten. Besonders häufig findet man die reine *paralytische* Art. Als ätiologisches Moment derselben wird gerne *Verkühlung* und ein dadurch begründetes *rheumatisches* Leiden der *Nervenscheiden* angenommen. Meistens lässt sich jedoch durchaus *keine* *genügende* Veranlassung auffinden.

In anderen Fällen ist die Mydriasis blos die Theilerscheinung eines *weit über die Iris hinaus* reichenden krankhaften Zustandes. So zeigt sich die *paralytische* Form regelmässig neben *Lähmungen einzelner* oder *aller* vom *dritten* Gehirnnerven versorgten Augenmuskeln, es mögen diese *wie immer* begründet sein. Die *spastische* Form aber kömmt vor als Symptom der *Helminthiasis*, bisweilen auch neben *Hysterie, Hypochondrie* u. s. w.

Nicht ganz stricte gehören hierher: die Pupillenerweiterungen, welche durch *Traumen*, insbesondere durch *Erschütterungen* des *Bulbus* oder durch *directe* Einwirkung *stumpfer* Gewalten mitunter begründet werden; weiters jene Pupillenerweiterungen, welche in der Symptomatologie gewisser *Gehirnleiden* eine Rolle spielen, namentlich bei *Gehirnerschütterungen*, bei chronischem *Hydrocephalus*, bei *meningitischen* Exsudationen oder *apoplectischen* Blutansammlungen an der *Schädelbasis*, bei *Vergiftungen* durch *Steinkohlengas*, gewisse *Narcotica* u. s. w. Es kommen dieselben wahrscheinlich ebensowohl auf Rechnung einer *Lähmung* der dem *Oculomotorius* beigemischten Pupilaräste, als einer gleichzeitigen *Erregung* der vom *Sympathicus* abzweigenden Irisnerven. Insoferne reihen sich dieselben den Pupillenerweiterungen an, welche sich durch die sogenannten *mydriatischen Mittel* (S. 29, 9.) *künstlich* erzielen lassen.

Verlauf und **Ausgänge.** Wo sich das *Grundleiden* vollständig *beheben* lässt oder spontan der *Heilung* zuschreitet, weicht gewöhnlich *auch die Mydriasis* mit allen ihren Attributen. Am häufigsten gelingt dieses bei der auf Helminthiasis etc. basirenden *spasmodischen* Form. Die *paralytische* Art, wenn sie als Theilerscheinung einer über *mehrere* oder *alle* Aeste des *Oculomotorius* ausgebreiteten *Leitungsstörung* auftritt, macht schon öfter Schwierigkeiten, selbst dann, wenn in den *Augenmuskeln* die normale Motilität wieder hergestellt würde. Es bleibt nämlich nicht gar selten einige *Erweiterung* und *Trägheit* der Pupille mit oder ohne Beschränkung der Accommodationsgrösse, mitunter wohl auch *diese allein* zurück.

Aehnliches gilt auch von der *reinen paralytischen* Art, bei welcher sich das Grundleiden meistens *nicht* erörtern lässt. Diese pflegt *rasch* aufzutreten. Bisweilen geht sie nach einigen Wochen oder Monaten *spontan* zurück, *kehrt* aber gerne *wieder*. Einmal *veraltet* trotzt sie gewöhnlich allen Heilungsversuchen und wird *ständig*, wahrscheinlich weil die Muskeln oder die betreffenden Nerven mit der Zeit *atrophiren*.

Ausnahmsweise erscheint die Mydriase wohl auch als ein *ephemeres* Leiden. Sie zeigt sich dann blos *zeitweise*, zu gewissen Stunden des Tages, ohne dass sich für den sehr auffälligen Wechsel der Pupillengrösse irgend welche Veranlassung auffinden liesse.

Die Behandlung muss, wo sich das Grundleiden nachweisen lässt, immer zuerst gegen *dieses* gerichtet werden. Sie wird je nach Umständen also bald eine rein *antiphlogistische*, bald *antirheumatische*, *antihelminthische* u. s. w. sein. Ist das Grundleiden *getilgt*, oder hat die erwähnte Therapie wenigstens das *Mögliche* geleistet und besteht dann die Mydriasis gleichsam als ein *selbstständiges* Leiden fort, oder ist sie gleich von *vorneherein* als ein solches *ohne* ergründbares pathogenetisches Moment aufgetreten: so ist es wohl das Klügste, die krampfhaft afficirten oder gelähmten Theile in *möglichst directer* Weise den Umständen gemäss zu beeinflussen. Leider gelingt es kaum jemals, die rein paralytische und spasmodische Form aus dem *Verhalten der Iris* allein zu *diagnosticiren*. Man pflegt daher bei der *directen* Behandlung der Mydriasis *immer* so vorzugehen, als hätte man die *paralytische* Form vor sich. Man kömmt damit auch *in der Regel* zum Ziele, indem die *paralytische* Form *vielmal häufiger* Gegenstand einer directen Behandlung wird, als die spasmodische. Die *leitende Idee* ist hierbei, den *Sphincter* pupillae in *jeder* thunlichen Weise zu *kräftigen* Contractionen anzuregen. Dieses geschieht, indem man einmal stärkere Reize auf die Augenäste des *Quintus* wirken lässt, da diese bekannter Massen auf den Sphincter *reflectirt* werden; weiters indem man den Schliessmuskel auf dem Wege des *Consenses* zu Zusammenziehungen bestimmt und drittens, indem man ihn in mehr *directer* Weise durch *Accommodations*bestrebungen bethätiget.

Zu diesem Behufe wird täglich einmal höchstens zweimal *Opiumtinctur* mittelst eines Pinsels in den *Bindehautsack* gestrichen. Stellt sich in Folge dessen eine beträchtliche *Gefässreizung* ein, welche ein therapeutisches Einschreiten *nothwendig* macht, so kann man nach Bedarf kalte Umschläge appliciren, ohne Furcht, den Effect des ersten Mittels zu schwächen, da die Kälte ebenfalls *bethätigend* auf den Sphincter pupillae wirkt. *Nebenbei* sind *starke* Zusammenziehungen des *Augenlidschliessmuskels* von hohem Belange, indem sie erfahrungsmässig auf *consensuellem* Wege mit kräftigen Contractionen der *Pupille* vergesellschaftet werden. Um dieses physiologische Verhältniss gehörig auszubeuten, ist es nothwendig, den Kranken anzuweisen, *oftmals* des Tages, in kurzen Zwischenpausen, die Lider gewaltsam zusammenzupressen und wieder zu öffnen, gewissermassen also *Kneifübungen vorzunehmen* und jedes Mal eine Weile fortzusetzen. Ausserdem empfehlen sich *methodische Uebungen des Accommodationsvermögens*, wie selbe S. 665 angedeutet wurden. Sie sind zwar nicht immer von sehr auffälliger Wirkung, helfen aber doch zweifelsohne in ziemlich vielen Fällen wesentlich mit, wenn es gilt, die Mydriase und besonders die nebenhergehende *Accommodationsparese* zu bekämpfen. Es ist hierbei von Wichtigkeit, auch die *inneren geraden* Augenmuskeln in einen gewissen Spannungszustand zu versetzen, also *kurze* Distanzen zu wählen, welche einen *grossen Convergenzwinkel* fordern. Insoferne nun aber *mydriatische* Augen nur höchst selten 'für *kleine* Entfernungen einstellbar sind, empfiehlt sich zu diesen Uebungen der Gebrauch entsprechender *Convexgläser*. Es muss deren *Brennweite* so gewählt werden, dass bei der bestimmten kurzen Objectsdistanz der Accommodationsmuskel behufs deutlicher Wahrnehmung der virtuellen Bilder in einen *mittleren* also *unschwer aufzubringenden* Contractionszustand versetzt werden muss.

Ob *diese Mittel* überhaupt Erfolg *versprechen*, kann man alsbald mit ziemlicher Wahrscheinlichkeit aus der *Grösse* und insbesondere auch aus der *Dauer* der *Pupillenreaction* ermessen. Wo sich das Sehloch bei einem und dem anderen Verfahren nur *wenig* in seinem Durchmesser verändert, oder *augenblicklich* wieder in seinen *früheren* Zustand zurückkehrt, da sind die Aussichten ziemlich *gering*. Gelangt man nach *wochenlangen* Bemühungen nicht zum Ziele, so ist wohl meistens *alles vergebens*.

Statt der Einstreichungen von Opiumtinctur kann man selbstverständlich auch *andere Reizmittel* versuchen. So hat man die Bindehaut oder die *Hornhautgrenze* mit *Höllenstein* angeätzt, *Schnupfpulver* verordnet, den Kranken zu Salmiak riechen lassen u. s. w. Heftige Reize von der *Netzhaut* aus auf den Sphincter wirken zu lassen, ist *gefährlich* und überdies von geringem Vortheil. Dasselbe gilt auch von wiederholten *Paracentesen* der Cornea. Die Anwendung des *Strychnin*, des *Mutterkornes* und ähnlicher Mittel versprechen nur sehr wenig.

6. Die Myosis.

Krankheitsbild. *Man bezeichnet mit diesem Namen eine von materiellen Veränderungen im Inneren des Auges unabhängige hochgradige dauernde Verengerung der gleichzeitig völlig starren oder doch nur innerhalb sehr enger Grenzen beweglichen Pupille.*

Das Sehloch ist bis auf den Umfang eines Stecknadelkopfes oder gar eines Nadelstiches *verengt*, vollkommen *kreisrund* und *tief schwarz*. Es *reagirt* nur *sehr wenig* oder *gar nicht* auf Lichtcontraste, ja selbst auf die Einwirkung von *Atropin*. Sein geringer Durchmesser beschränkt in sehr fühlbarer Weise die *Grösse des Gesichtsfeldes*, bisweilen so, dass der Kranke von *grösseren* Objecten nur einzelne *Theile* überblicken kann, obwohl dieselben in genügender Entfernung gelegen sind. Ausserdem wird auch der *schein-*

bare Glanz der *Netzhautbilder* wesentlich vermindert und dadurch das *deutliche* Sehen bei *mässigen* oder *geringen* Erleuchtungsintensitäten sehr erschwert oder gar *unmöglich* gemacht. In wie weit das *Accommodationsvermögen* leidet, ist nicht gehörig aufgeklärt. Jedenfalls genügt die Verkleinerung des Pupillendurchmessers nicht immer, um bei *falschen Einstellungen* des dioptrischen Apparates den Gebrauch entsprechender *Brillen entbehrlich* zu machen.

Die Ursachen sind noch sehr in Dunkel gehüllt. Man unterscheidet eine *spastische* auf *directen* oder vom Trigeminus *übertragenen Reizzuständen* des *Oculomotorius* beruhende Form, und eine *paralytische* Form, welche letztere eine Folge des relativ oder absolut *verminderten* Einflusses *sympathischer* Irisäste auf den *Dilatator* pupillae sein soll und bei Tabes dorsualis, bei Unterleibs- und Rückenmarkslähmungen, bei hartnäckiger Stuhlverstopfung in Folge von Torpor des Unterleibs, nachgewiesener Massen auch in Folge des Druckes einer Geschwulst u. s. w. auf den *Halstheil des Sympathicus*, vorkömmt. Möglicher Weise kann auch *fortgesetzte Bethätigung des Sphincter* pupillae behufs deutlichen Sehens in *sehr kurze* Distanzen diesem ein gewisses Uebergewicht verschaffen. Wenigstens findet sich die Myosis bei Uhrmachern, Goldarbeitern, Kupferstechern u. dgl. in einem gesteigerten procentarischen Verhältnisse.

Uneigentlich gehören hierher die Pupillenverengerungen, welche man als Symptom mancher *Gehirnleiden*, als Symptom der *Apoplexie* im *Reactionsstadium*, im Beginne der *Meningitis*, neben den Erscheinungen des *Tetanus*, der Wasserscheu u. s. w. findet; oder welche als Begleiterin *hysterischer* Krampfanfälle auftreten; oder welche bei Intoxicationen mit gewissen *narcotischen* Substanzen z. B. Opium, Morphium etc. beobachtet werden; oder welche *stets* neben heftiger *Lichtscheu* einhergeht.

Die Behandlung der Myose setzt vor allem die *Beseitigung des Grundleidens* voraus. Gelingt es, *dieses* zu beheben, so weicht auch die Myosis gewöhnlich *von selbst*. Im *gegentheiligen* Falle, so wie dort, wo die Myose scheinbar *selbstständig* zur Entwickelung kommt, ist die directe Behandlung in der Regel *ohne allen* Erfolg. Die *Mydriatica* sind ganz *vergeblich* versucht worden. Wo die Myosis das *Sehvermögen sehr beeinträchtigt*, bleibt dann wohl nichts anders übrig, als die *künstliche Pupillenbildung*.

ZWEITER ABSCHNITT.

Entoptische Erscheinungen, Scotome.

Krankheitsbild. *Charakteristisch ist die subjective Wahrnehmung umschriebener Schatten, welche von trüben Partikeln der dioptrischen Medien auf die Netzhaut geworfen werden.*

Die *äussere Form* und das ganze *Verhalten* dieser Schattenfiguren oder *Scotome* ist, entsprechend der grossen Mannigfaltigkeit *schattenwerfender*

„*entoptischer Körper*", in verschiedenen Fällen und selbst in einem und demselben Falle je nach Zeit und Umständen ausserordentlich *verschieden*. Man *unterscheidet mehrere* Arten:

1. In *praktischer* Beziehung am *wichtigsten* sind die unter dem Namen der *fliegenden Mücken*, *Muscae volitantes*, *Mouches volantes*, *Myodes* bekannten Scotome. Sie zeigen sich im Gesichtsfelde gewöhnlich als mehr weniger dunkle *Flecken* mit rundlicher oder ganz unregelmässiger *Begrenzung*, oft auch mit *einem* oder *mehreren* geraden oder mannigfaltig gekrümmten *schwanzförmigen* Anhängen. Ihr *Umfang* ist bald kleiner, bald grösser, er gleicht dem eines Hirse- oder Hanfkornes, einer Erbse und darüber, übersteigt aber nur selten den einer Bohne. Die *Farbe* wechselt je nach der *Dichtigkeit* der entoptischen Körper, je nach der Qualität und Quantität des einfallenden *Lichtes* sehr bedeutend vom Grauen ins schmutzig Bräunliche, ins Rothbraune und selbst ins Schwarze. Sie ist übrigens oft an *verschiedenen* Stellen des Schattenbildes eine *verschiedene*.

Sie treten am deutlichsten hervor, wenn der Blick auf eine *entferntere starkbeleuchtete hellfärbige Fläche*, auf das reine oder wolkig umschleierte Himmelsgewölbe, auf ein Schneefeld, eine von der Sonne beschienene weisse Wand u. s. w. gerichtet wird, besonders aber, wenn der dioptrische Apparat ausserdem für eine *kurze Distanz eingestellt*, oder wenn ein mit einem kleinen Loche versehener *Schirm* vor das Auge gehalten wird. Die *Zahl* derselben erscheint dann vervielfältigt. *Neben* den Flecken zeigen sich dann auch einfache und verzweigte, mannigfaltig verkrümmte und verschlungene *Streifen* oder *Fäden*. Bei *genauerer* Betrachtung findet man, dass dieselben aus *kleinen* Schattenfiguren *zusammengesetzt* sind, deren jede *einzelne* ziemlich deutlich das Bild einer *Kernzelle* wiedergiebt.

Man unterscheidet daran nämlich einen *äusseren dunkleren* nach aussen verwaschenen Contour, welcher eine *helle* breite Zone umgiebt, in deren Mitte ein etwas unregelmässiger, im Ganzen aber rundlicher, granulirter dunklerer *Kern* lagert. Im *Centrum der Flecke* pflegen sich diese Theilfiguren in einen verworrenen Klumpen über einander zu häufen, dessen Farbe immer eine sehr *dunkle* ist. An der *Peripherie* der Flecke aber decken sich die Schattengestalten nur *theilweise*, daher man *jede einzelne* derselben deutlich zu unterscheiden vermag. In den *schwanzförmigen* Anhängen der Flecke und in den *für sich bestehenden Streifen und Fäden* erscheinen sie *reihenweise* an einander gelagert und bilden so gleichsam *Ketten*.

Bei *minder hell* erleuchtetem Gesichtsfelde *verschwinden* diese Scotome häufig ganz, oder *vermindern* sich doch sehr bedeutend an Zahl. Die zurückbleibenden erscheinen dann gewöhnlich als ganz *undeutlich* begrenzte schmutzig bräunliche Schatten von geringerem Umfange. Diese verfolgen den Kranken fast unaufhörlich, sie werden selbst noch wahrgenommen, wenn auf die *geschlossenen* Lider nur einigermassen helleres Licht auffällt und verlieren sich nur bei *entschieden geringer* Erleuchtung des Gesichtsfeldes. Doch kommen auch Fälle vor, wo die Scotome sich *nur* bemerklich machen, wenn das Auge bei *künstlicher* Beleuchtung auf eine *nahe* gelegene *helle* Fläche, auf ein Buch u. s. w. gerichtet wird, ja bisweilen *nur*, wenn unter solchen äusseren Verhältnissen der Blick nach einer *gewissen Seite* hin gewendet wird.

Ihr *scheinbarer Abstand* beträgt in der Regel nur wenige Zolle, 1 bis 2 Schuh, selten mehr. Sie sind *sehr beweglich* und *folgen* den Excursionen der optischen Axen, gleichviel ob dieselben durch Zusammenziehungen der

Augenmuskeln oder durch Bewegungen des *Kopfes* bedingt werden, auf dem Fusse nach. Werden diese Bewegungen *schnell* ausgeführt und das Auge *plötzlich angehalten*, so schiessen die fliegenden Mücken in *gleicher* Richtung im Gesichtsfelde eine Strecke weit fort, worauf sie ebenfalls stille stehen. Bleibt dann das Auge *ruhig*, so beginnen sie zu *sinken*, einzelne verschwinden an der *unteren* Grenze des Gesichtsfeldes; andere unterbrechen schon früher ihren Lauf und bleiben an einer gewissen Stelle des Sehfeldes stehen, bis eine *neue* Locomotion des Auges sie wieder in Bewegung bringt. Die *Grösse der Excursionen* ist bei verschiedenen Scotomen eine sehr verschiedene. Manche rücken bei *gleich* intensiven und extensiven Wendungen der Augen nur *wenig* vom Platze; andere machen *sehr grosse* Excursionen und wirbeln, wenn sie in reichlicher Zahl vorhanden sind, gleichsam unter einander. *Immer aber tauchen sie wieder nahezu an derselben Stelle des Gesichtsfeldes auf* und streben ihr, wenn das Auge zur Ruhe kömmt, neuerdings zu. Die Kranken pflegen darum die einzelnen Scotome ihrer Augen sehr gut zu kennen und nach Sitz und Gestalt genau zu beschreiben.

2. Ganz anders verhalten sich die sogenannten *beharrlichen Scotome*. Unter gewöhnlichen Verhältnissen kommen sie nur *selten* zur Wahrnehmung, beirren dann aber das Gesicht sehr stark, indem sie sich scheinbar *vor die Objecte* lagern und Theile derselben *decken*. *In der Regel* bedarf es ganz besonderer nur auf *künstlichem* Wege herbeizuschaffender Umstände, auf dass sie bemerkbar werden. Am deutlichsten treten sie hervor, wenn das Auge durch ein *feines Schirmloch* auf eine *entfernte* stark erleuchtete hellfärbige Fläche blickt. Es erscheint dann das Gesichtsfeld als eine helle Scheibe, deren *Contour* etwaige Unregelmässigkeiten der *Pupille* ganz deutlich wiedergiebt und deren *Grund* in einer zarten wenig dunkleren Nuance flor- oder netzähnlich gezeichnet, mitunter fein molekulirt oder gröber getüpfelt, selten gestrichelt oder radiär gestreift, oder nach Art moirirter Stoffe wellig gemustert ist. Auf diesem Grunde heben sich dann die *eigentlichen Scotome* mit grösserer oder geringerer Schärfe ab. Sie sind ihrer *Gestalt* nach ausnehmend *verschieden*. Oft sind es *dentritische* Figuren, deren einzelne Zacken meistens krumm verlaufen und sich in verschiedener Anzahl um einen gemeinsamen Mittelpunkt anordnen. Sie haben meistens eine sehr helle Färbung und bald verschwommene, bald aber sehr scharfe und schwarzgesäumte Ränder. Mitunter scheint es, als wären diese Figuren aus den Schattenbildern von Kernzellen zusammengesetzt. Minder häufig kommen *schmale dunkle gerade Linien* vor, welche entweder von einem gemeinsamen *Centrum* gegen die Peripherie hinausstrahlen und so eine Art *Stern* bilden, oder aber radienähnlich von der *Peripherie* des Gesichtsfeldes gegen dessen Mitte streben, gewöhnlich ohne dasselbe zu erreichen. Am *häufigsten* sind indessen *fleckenartige Scotome* dieser Art. Sie stehen bald *einzeln* im Gesichtsfelde, bald ist eine *grössere Anzahl* derselben über das letztere zerstreut oder in *Gruppen* an einander gehäuft. Ihr *Umfang* wechselt von dem eines Mohnkornes bis zu dem eines Hanf- und Pfefferkornes; selten übersteigt er Erbsengrösse, wo dann das Scotom natürlich einen ziemlich beträchtlichen Theil des Gesichtsfeldes deckt. Ihrer *Gestalt* nach sind es bald *ganz dunkle* rundliche oder unregelmässig gestaltete Flecken mit scharfer und oft auch hell eingesäumter Grenze; bald sind sie mehr *ringförmig*, indem ein ganz heller oder dunkel granulirter rundlicher oder eckiger *Kern* von einem *dunkleren Gürtel* und darüber hinaus öfters auch noch von einer *hellen Zone* umgeben erscheint.

Merkwürdiger Weise zeigen sich gewöhnlich in den Gesichtsfeldern *beider* Augen *ganz analoge* Scotome, sowohl was Form als Zahl und Anordnung betrifft.

Beharrlich sind diese Scotome insoferne, als dieselben, einmal entwickelt, der Regel nach Jahre lang ganz *unverändert fortbestehen* und, *unabhängig von den Bewegungen des Auges*, eine *fixe* Stelle im Gesichtsfelde behaupten, so lange das Licht in einer *bestimmten* Richtung durch die dioptrischen Medien geleitet wird. *Wechselt die Richtung des* einfallenden *Lichtes*, indem z. B. das Schirmloch vor der Pupille hin und her bewegt wird, so ändert sich auch das relative Lagerungsverhältniss der Scotome im Gesichtsfeld, dieselben bewegen sich *mit* dem Schirmloche in *gleicher* oder *entgegengesetzter* Richtung.

c) Die *Scotome der dritten Art* sind *einzeln* genommen ganz *ephemerer Natur.* Auch sie zeigen sich nur unter ganz besonderen Umständen, wenn der Kranke z. B. in ein *Mikroskop* sieht, vornehmlich aber wenn er durch ein *feines Schirmloch* eine erleuchtete helle Fläche fixirt. *Sonst* werden sie *nicht* wahrgenommen und beirren darum auch das *Sehen* in *keiner* Weise. Sie erscheinen zumeist unter der Gestalt rundlicher mohn- bis hirsekorngrosser *heller kernloser Flecken* mit mehr weniger scharfen mässig dunklen Rändern und haben einige Aehnlichkeit mit zarten Bläschen. Sie stehen theils *einzeln* in dem graugemusterten Gesichtsfelde, theils aggregiren sie sich zu *Gruppen*, am häufigsten aber zu *Ketten*, welche das Aussehen von Perlschnüren haben. Ausserdem finden sich öfters *dunklere*, theils bräunliche, theils schwärzliche, *unregelmässig gestaltete*, bald scharf begrenzte, bald verwaschene *Flecken* verschiedenen Calibers, zarte wellige oder gerade *Streifen* u. s. w. Bei *Bewegungen* des Auges werden alle diese Scotome gleich den fliegenden Mücken in entsprechender Richtung aus ihrer relativen Stellung gebracht und, waren diese Bewegungen *rasch*, so *setzen* die Scotome ihre Locomotion eine Strecke *fort*, wenn der *Bulbus* bereits *fixirt* ist. Bleibt der Augapfel *ruhig*, so beginnen sie in steigender Schnelligkeit zu *fallen*, wobei sie oft *Bögen* beschreiben, indem sie nach einer oder der anderen Seite ausweichen. Am Ende verschwinden sie an der *unteren* Grenze des Gesichtsfeldes, während *andere* von der *oberen* Grenze her im Sehfelde erscheinen. Die *Ketten* verschlingen sich dabei mannigfaltig, theilen sich u. s. w., indem nicht alle Theile derselben gleich schnell nach abwärts sinken. *Durch den Lidschlag*, noch mehr aber durch sanftes Reiben der geschlossenen Lider, wird die *jeweilige Anordnung* der Scotome im Gesichtsfelde geändert, es tauchen immer sogleich *ganz andere* Gruppen und Ketten auf, welche rasch wieder nach abwärts sinken. Am deutlichsten lässt sich dieser Einfluss des Lidschlages auf die in Rede stehenden Scotome nachweisen, während das Auge in den *Mikroskop* mit *senkrecht* stehender Röhre blickt, wobei das *Centrum der Hornhaut* der am *tiefsten* stehende Punkt ist. Es sinken dann die Scotome *gegen das Centrum* und *verharren daselbst* in einer gewissen gegenseitigen Lagerung, bis ein *neuer* Lidschlag diese wieder ändert.

Ursachen. Es ist bisher nur in den *allerseltensten* Fällen gelungen, *die Ursache* bestehender Scotome in kleinen trüben oder ganz opaken Körnern, Klümpchen, Flecken, Streifen u. s. w., welche in einem der dioptrischen Medien eingeschaltet waren, *mit Sicherheit nachzuweisen.* Fast constant ent*ziehen* sich die entoptischen Körperchen der *objectiven* Wahrnehmung und lassen ihr anatomisches *Wesen* und ihren *Sitz* nur aus den Eigenthümlichkeiten der *Scotome selbst errathen*. Sie können indessen füglich wohl nichts anderes sein, als entweder *optisch ungleichartige* Partikelchen, welche *wirkliche Schatten* werfen, oder mit einem *abweichenden* Brechungsvermögen begabte *Theilchen* der dioptrischen Medien, welche durch *Ablenkung* der Lichtstrahlen *schwach erleuchtete* oder *dunkle Lücken* im *Netzhaut*spectrum veranlassen. Auf dass diese Schatten oder Lücken als einigermassen *scharf begrenzte* Bilder, also in der Form von *Scotomen*, zur Wahrnehmung kommen können, ist es nothwendig, dass die entoptischen Körper eine *gewisse Zahl* von Lichtkegeln *grösstentheils* oder *gänzlich* unterbrechen, oder *aus ihrer Richtung* lenken. Dies kann bei dem *überaus kleinen* Umfang der entoptischen Körper aber nur *dann* der Fall sein, wenn die letzteren *nahe der Netzhaut* im Glaskörper liegen, oder wenn die *Lichtkegel* überhaupt einen *sehr kleinen Durchmesser* haben, zarte Bündel *paralleler* Strahlen darstellen, also wenn das Licht durch ein *sehr enges Schirmloch* oder durch eine *sehr enge Pupille* auf die entoptischen Körperchen geleitet wird.

1. Die entoptischen Körperchen, welche den *fliegenden Mücken* zu Grunde liegen, können nach dem Mitgetheilten nur im *Glaskörper* ihren Sitz haben.

Insonderheit müssen die Mouches volantes, welche *beständig* im Gesichtsfelde haften, oder doch unter *mannigfaltigen* äusseren Verhältnissen zur Anschauung kommen, auf entoptische Körper bezogen werden, welche *sehr nahe der Netzhaut*, also in den dichteren *Rindenschichten* des Glaskörpers lagern. Jene Mücken aber, welche *nur* wahrgenommen werden, wenn das Auge *auf eine hell erleuchtete Fläche* oder durch ein *enges Schirmloch* sieht, auf entoptische Körper, welche von der Netzhaut *etwas weiter weg* im *Glaskörper* sitzen.

Es stimmt damit sehr gut der Umstand, dass die Mouches volantes der *ersteren* Art *weit kleinere* Excursionen zu machen pflegen, als die *letzteren*. Ueberhaupt lassen sich *die Eigenthümlichkeiten* dieser Bewegungen, sowie das *Gebundensein* der fraglichen Scotome an gewisse Stellen des Gesichtsfeldes, nur mit dem Sitze der entoptischen Körper in einem *elastischen* Gefüge vereinbaren, dessen Theilchen unbeschadet ihres gegenseitigen natürlichen *Zusammenhanges* mit relativ *grossen* Amplituden zu schwingen vermögen.

Darf man *der äusseren Gestalt* trauen, welche die fliegenden Mücken unter sonst *günstigen* Verhältnissen darbieten, so sind die entoptischen Körperchen, welche hier in Betracht kommen, *in dem Glaskörper eingebettete Zellenhaufen*, wie selbe auch thatsächlich an diesem Orte nachgewiesen werden können.

Dem entsprechend ist die *Myiodesopsie* ein *normaler Zustand*. Wirklich fehlen die Mouches volantes kaum in einem Auge. Es gehören in den einzelnen Fällen nur mehr weniger *günstige äussere* Verhältnisse dazu, um selbe zur Anschauung zu bringen.

Immerhin nehmen *krankhafte Zustände* einen sehr wesentlichen *Einfluss* auf die ganze Erscheinung. Es ist eine Thatsache, dass *Reizzustände in den gefässhaltigen Organen* des Augapfels die Zahl Grösse und Dichtigkeit der fliegenden Mücken *beträchtlich* steigern und so die Myiodesopsie zu einem *höchst peinlichen Leiden* gestalten können, wahrscheinlich indem sie mittelbar zu *Wucherungen* und *Massenvermehrung* der Glaskörperzellen führen. So tritt das Mückensehen oft in einem beunruhigenden Grade *nach übermässigen Anstrengungen* der Augen, namentlich aber unter den Vorläufern der *Asthenopie* hervor. Nicht minder findet es sich fast regelmässig als ein höchst lästiges Nebensymptom bei *rasch vorschreitender Bathymorphie mit Staphylombildung* (S. 630), indem hier nicht nur der mit der *Dehnung* der gefässreichen Binnenorgane gesetzte *Reizzustand*, sondern auch die Verkürzung der *Brennweite* und die Vereinigung der Strahlen *ferne von der Netzhaut* im Glaskörper belangreich werden. Ausserdem lassen sich auch *Entzündungen* mannigfaltiger Art als pathogenetische Momente erweisen. Oefters datirt sich das Auftreten einer peinlichen Myiodesopsie seit dem Ablauf einer heftigen *Bindehautentzündung* oder *Keratitis*, oder einer *Iritis*. Besonders wird die *syphilitische* Regenbogenhautentzündung von manchen Seiten verdächtiget und die dem Mückensehen zu Grunde liegende Zellenwucherung im Glaskörper auf *dessen* entzündliche und von der *Dyscrasie* beeinflusste *Mitleidenschaft* basirt.

Selbstverständlich sollten Entzündungen der *Netzhaut* und der *Aderhaut* unter den pathogenetischen Verhältnissen *obenan* stehen. Sie haben aber zu beträchtliche *Functionsstörungen* des lichtempfindenden Apparates im Gefolge, als dass die von Glaskörperwucherungen ausgehenden *zarten* Schatten *deutlich wahrgenommen* werden könnten.

2. *Die fixen Scotome* können nur zum *kleinsten* Theile auf derartige Zellenanhäufungen *im Glaskörper* bezogen werden. Es sind *dieses* den *beweglichen* ganz

gleich gestaltete *fleckenartige* Scotome, welche sich bei raschen Locomotionen der Augen *gar nicht vom Platze rühren* und auch bei Verschiebungen eines vor das Auge gehaltenen engen *Schirmloches* unverrückt an derselben Stelle haften. Die sie bedingenden Zellenmassen können nur an der *äussersten Peripherie* des Glaskörpers, welche bekanntlich der Netzhaut ziemlich fest anhängt, gelagert sein.

Die *dentrischen Figuren* und die *zarten dunkeln radiären Linien* dürften mit den eigenthümlichen Structurverhältnissen des *Krystallkörpers* im Zusammenhange stehen. Die *übrigen fleckenartigen Scotome* werden durch *Ungleichmässigkeiten* und *trübe Einlagerungen* im Gefüge der *Hornhaut* und *Linse* sowie im Bereiche der *tellerförmigen Grube*, weiters durch getrübte und theilweise vielleicht abgelöste *Epithelzellen* an den *beiden* Oberflächen der *Cornea* u. s. w. erklärt. Dass die fraglichen entoptischen Körperchen wirklich bald an diesem, bald an jenem der *genannten* Orte sitzen, ergiebt sich klar aus deren eigenthümlichem Verhalten bei *Verschiebungen* eines engen Schirmloches *vor der Pupille.* Indem mit der Ortsbewegung des *Schirmloches* die *Richtung* des auf die entoptischen Körperchen fallenden homocentrischen *Lichtes* verändert wird, treffen die Schatten auch auf *andere* und *andere* Stellen der Netzhaut, es werden somit die *Scotome scheinbar selbst bewegt.* Da nun aber die *Netzhautelemente* ihre Eindrücke immer in einer *bestimmten* Richtung, *durch den Kreuzungspunkt der Richtungsstrahlen,* nach aussen *versetzen,* ist es klar, dass die Bewegungen der *Scotome* mit denen des *Schirmloches nicht* nothwendig übereinstimmen; dass dieses vielmehr in Bezug auf die *Richtung* nur *dann* der Fall sein könne, wenn die entoptischen Körperchen *hinter der Pupille* lagern; dass das *Gegentheil* stattfinden müsse, wenn die schattenwerfenden Körper *vor der Pupille* sitzen; ferner dass die *Grösse der Abweichung* bei *gleichen* Excursionen des Schirmloches um so *beträchtlicher* ausfallen müsse, je *weiter* das entoptische Körperchen von der *Ebene* der Pupille absteht.

3. *Die ephemeren Scotome* haben ihren Grund sicherlich in optischen Ungleichartigkeiten *des die vordere Hornhautfläche continuirlich überziehenden Flüssigkeitsstratum.* Abgesehen von der Eigenthümlichkeit ihrer *Bewegungen* ergiebt sich dieses aus dem Einflusse, welchen der *Lidschlag* und sanfte Reibungen der geschlossenen Lider auf die *gegenseitige* Anordnung derselben im Gesichtsfelde nehmen. Die *dunkleren* fleckenartigen Scotome dürften auf abgestossene Epithelzellen, Grumen von Meibomischem Fette u. s. w. zu beziehen sein; die *hellen ringförmigen* aber auf *Luftbläschen,* welche den Thränen beigemischt sind. Die Vereinigung *dieser ringförmigen* Scotome zu *Schnüren* erklärt sich aus der meniscoiden Gestaltung des *Thränenbaches.* Die specifisch leichteren Luftbläschen steigen nämlich in dem Thränenmeniscus empor und sammeln sich an dessen *oberer Kante* in einer *Reihe,* welche beim Lidschlage durch den oberen Lidrand über die Cornea weggezogen wird und dann mit den Thränen wieder herabsinkt.

Behandlung. Die Scotome sind nach dem Mitgetheilten zum *allergrössten* Theil nur der symptomatische Ausdruck für *innerhalb der Norm gelegene Unvollkommenheiten* in dem Baue der einzelnen dioptrischen Medien und darum *ohne alle tiefere Bedeutung.* Selbst jene *fliegenden Mücken,* welche mit grosser Wahrscheinlichkeit auf *Zellenwucherungen* im Glaskörper zurückgeführt werden müssen, sind *an und für sich ganz unbedenkliche* Erscheinungen, indem sie erfahrungsmässig in einer Unzahl von Augen *zeitlebens* bestehen, ohne dass die letzteren in irgend einer Weise gefährdet würden. Wo dieses *doch* geschieht, ist es nicht sowohl die Zellenwucherung des Glaskörpers, als vielmehr das *Grundleiden,* welches das Corpus vitreum in *Mitleidenschaft* gezogen hatte. Dem entsprechend wird denn auch eine *Behandlung* nur *dort* einzuleiten sein, wo mit Grund auf das Vorhandensein eines derartigen *primären Leidens* geschlossen werden darf, und die Therapie wird je nach der *Art* dieses krankhaften Zustandes geregelt werden müssen.

Tritt ein Myiodesopsie *primär in sehr lüstigem Grade* hervor, so empfiehlt sich am meisten *Schonung und Ruhe* des Auges, also eine entsprechende *Augendiät,* da unter deren Einfluss das Mückensehen thatsächlich *zurückzugehen* oder wenigstens sich zu *vermindern* pflegt.

Manche loben *Aetzungen der Uebergangsfalte* mittelst *Höllenstein* als ein *directes* Mittel gegen lästige Mouches volantes. Es sind darüber aber noch zu wenige Erfahrungen gemacht worden, als dass man über den Werth dieses Mittels aburtheilen könnte.

DRITTER ABSCNITT.

Functionsstörungen des lichtempfindenden Apparates.

Nosologie. Es sind diese Functionsstörungen überaus mannigfaltig und zum Theile noch sehr wenig studirt. Im Allgemeinen kann man *qualitative* Verstimmungen *(Idiosyncrasien)* und *quantitative* Abweichungen *(Hyperästhesien* und *Anästhesien)* unterscheiden.

1. In einzelnen seltenen Fällen werden die Objecte im Gesichtsfelde, mit *einem* oder mit *beiden* Augen, zeitweilig oder dauernd, auffällig verkleinert *(Mikropie)*, oder vergrössert *(Megalopie)*, oder in mannigfaltiger Weise verzerrt, verkrümmt, verworren etc. *(Metamorphopsie)*, oder wohl gar *verkehrt* gesehen; ohne dass sich dafür *rein physikalische* Erklärungsgründe in den beim Sehact *direct* betheiligten Bulbusorganen fänden. Man hat diese Störungen öfters in Gesellschaft von *entzündlichen Netzhaut-* und *Sehnervenleiden*, auch wohl von Amblyopien *unergründeten* Ursprungs, von *Gehirnkrankheiten*, von *Hysterie*, Hypochondrie und anderen Nervenaffectionen gesehen. Darauf basirt hauptsächlich die Annahme, als seien sie *blos in einer perversen Auffassung der* durch die Netzhaut empfangenen *Eindrücke* von Seite des *Centralorganes* begründet. Es kommen jene Sehfehler indessen auch *ohne* derlei Complicationen vor und es steht zu erwarten, dass in naher Zukunft, wenigstens *theilweise*, ganz *andere Anschauungen* Platz greifen werden, namentlich in Bezug auf *Mikropie* und *Megalopie*. Es ist nämlich bekannt, dass das *Urtheil* über die *Grösse* der gesehenen Objecte neben Anderem wesentlich von der *Accommodationsanstrengung* des Auges und den *Axenconvergenzen* beeinflusst werde; dass diese aber durchaus nicht immer dem *wirklichen* Bedarfe entsprechen. Das Gefühl einer solchen *unverhältnissmässigen* Muskelanstrengung muss das Urtheil über die Grösse und Entfernung der Gesichtsobjecte nothwendig trüben und kann so leicht den Anlass zu der fraglichen Erscheinung geben.

2. Sehr häufig kommen Individuen vor, bei welchen der *Farbensinn* sehr *mangelhaft* ist oder gänzlich *fehlt (Daltonismus)*. Am gewöhnlichsten werden blos *sehr verwandte* Farben und Nuancenunterschiede mit einander verwechselt; oft genug aber auch *sehr verschiedene* Nuancen *derselben* Farbe oder ganz *heterogene* und im Sonnenspectrum weit von einander abstehende Farben *(Chromatodysopsie)*. Es betreffen diese Täuschungen ganz vorzüglich die *brechbarsten* Strahlen des Sonnenlichtes; indem *alle* mit mangelhaftem Farbensinne Behaftete das *Indigo* und *Violett* sowie das dem letzteren verwandte *Rosa* und *Lila* schwer oder gar nicht von *Schwarz* und *Grau* oder von *anderen* Farben zu unterscheiden vermögen. Oft genug ist *nebstbei* wohl auch die Wahrnehmung des *Rothen* und des *Orange* eine fehlerhafte; seltener auch des *Grünen*, so dass neben dem Eindrucke des Hellen und Dunklen *nur* mehr die *qualitative* Differenz des *Gelben* und *Blauen richtig* aufgefasst wird. *Ausnahmsweise* unterscheidet das Auge unter allen Farben *nur* die *gelbe*, ein Zustand, welcher schon den Uebergang macht zu dem *gänzlichen Mangel des Farbensinnes (Achromatopsie)*, wobei der Kranke sehr gut *Licht* und *Dunkel*, ja selbst die *feinsten Abstufungen* des scheinbaren *Glanzes* der Netzhautbilder und deren *Details* erkennt, aber *keine* der Farben als *solche* wahrnimmt, sogar des *Begriffes* einer Farbe entbehrt. Das eigentliche *Wesen* des Daltonismus ist gänzlich unbekannt. Derselbe ist fast stets *angeboren* und oft *vererbt; findet*

sich häufiger bei *Männern* als bei Weibern und wurde hauptsächlich bei Individuen des *germanischen* Stammes beobachtet. Er ist *unheilbar*. Nach einigen neueren Beobachtungen sollen *übermässige Anstrengungen* der Augen plötzlich Farbenblindheit *hervorrufen* können. Sicher steht, dass man eine dem Daltonismus ganz ähnliche Verstimmung des lichtempfindenden Apparates durch den Genuss von *Santonsäure* erzeugen und durch einige Zeit unterhalten könne.

3. Ganz verschieden hiervon ist das *Farbigsehen*, ein im Ganzen sehr wenig erforschter Functionsfehler, welcher sich dadurch charakterisirt, dass eine *gewisse Farbe*, Gelb, Roth, Blau, Grün u. s. w. über das *ganze* Gesichtsfeld *ergossen* erscheint und die *objectiven* Farben der Objecte entsprechend ihrer *eigenen* Qualität *verändert*. Es bleibt diese *subjective* Farbe in den einzelnen Fällen *nicht immer* dieselbe, sondern *wechselt* mitunter und geht nach tage- oder wochenlangem Bestand in eine andere über. Mitunter *remittirt* wohl auch das Farbigsehen oder *intermittirt* gar, die subjective Färbung des Gesichtsfeldes zeigt sich blos *zeitweilig* in gemessenen oder ungemessenen Zwischenpausen und verschwindet wieder, um abermals hervorzutreten. Man hat diesen Functionsfehler in Gesellschaft von *Netzhaut-* und *Sehnervenentzündung*, nach *Staaroperationen*, als Symptom von *Gehirnleiden, Hysterie* u. s. w. gesehen, bisweilen aber auch als ein scheinbar *selbststündiges* Leiden. Nach mehrseitigen Beobachtungen entwickelt sich derselbe auch in Folge *anhaltenden* Tragens *intensiv gefärbter Gläser*. Darauf stützt sich der Vorschlag, das Farbigsehen durch Gebrauch von Gläsern, welche eine der subjectiven *complementäre* Farbe haben, der Heilung zuzuführen.

4. Von hervorragender praktischer Wichtigkeit ist die *optische Hyperästhesie*. Sie *charakterisirt* sich einerseits durch *abnorm gesteigerte Erregbarkeit*, d. i. durch unverhältnissmässige *Intensität* und *Dauer* der Empfindungen, welche von *Reizen* beliebiger Art im Bereiche des lichtempfindenden Apparates angeregt werden; andererseits aber durch einen Zustand *abnorm hoher Erregung*, welcher sich durch von *äusseren* Einflüssen *unabhängige* Functionsthätigkeiten bekundet.

a) Symptomatisch kömmt sie am häufigsten zum Ausdrucke durch ein höchst peinliches *Gefühl von Blendung*, welches sich schon bei der Einwirkung ganz *unverhältnissmässig kleiner* Lichtmengen oder gar bei *völligem Abschlusse objectiven* Lichtes geltend macht. Es *combinirt* sich dieses Blendungsgefühl in der Regel mit den Erscheinungen der *Ciliarhyperästhesie*: mit mehr weniger heftigen über einen oder den anderen Quintusast ausstrahlenden *Schmerzen* im Bulbus, mit profuser *Thränensecretion*, reflectorischen *Krämpfen* des Lidschliessmuskels u. s. w. und stellt dann *in dieser Combination* jenen Zustand dar, welchen man allgemein unter dem Namen der *Lichtscheu, Photophobie*, beschreibt. Die Lichtscheu ist also ein *sehr zusammengesetztes* Phänomen, das Spiegelbild hyperästhetischer Affectionen in *verschiedenen* Nervenbezirken, welche jedoch in innigem functionellen Verbande mit einander stehen und darum die Erregungen sich wechselweise leicht mittheilen können.

b) Eine *andere Aeusserungsweise* der optischen Hyperästhesie sind die sogenannten *Phosphene*. Sie kommen sowohl *mit* als *ohne* dem Blendungsgefühle und wahrer Lichtscheu vor und sind gleich diesen *nicht nothwendig* an die Einwirkung *objectiven* Lichtes gebunden, sondern zeigen sich charakteristischer Weise eben so gut bei völliger *Finsterniss*, ja bei completer *Amaurose*. Sie bringen meistens nur den krankhaften *Erregungszustand* der einzelnen Nervenelemente als solchen zum symptomatischen Ausdrucke; werden indessen in Zahl, Grösse und Intensität mächtig *gesteigert* oder auch direct *hervorgerufen* durch absolut und relativ *äussere Reize*, wie da sind: kleine vorübergehende *Wallungen* oder *Stauungen* des Blutes, ja die *normale*

Circulation und Pulsation der Gefässe, ein leiser *Druck* auf das Auge, kleine *Erschütterungen*, selbst *rasche* Seitenbewegungen desselben, *gleichzeitige plötzliche* Contractionen der vier geraden Augenmuskeln u. s. w. Es *präsentiren* sich diese subjectiven Gesichtserscheinungen öfters in der Gestalt hellleuchtender weisser oder farbiger *Wolken, Ringe* u. s. w., welche einen *grossen* Theil des Gesichtsfeldes ausfüllen und sich unter mannigfaltigen Formwechseln in diesem herumzubewegen pflegen. Mitunter zeigt sich das Sehfeld wohl auch seiner *ganzen Ausdehnung* nach von einem *gleichmässigen* oder *gewölkten*, öfters wogenden oder vibrirenden Nebel erfüllt, dessen Farbe gemeiniglich bläulich weiss, eben so oft aber auch gelb, grün, roth u. s. w. ist. Die Objecte leuchten dann nur undeutlich und bisweilen von Regenbogenfarben umsäumt *durch den Nebel durch.* Man beschreibt dieses Phänomen unter dem Namen der *Chromopsie* oder *Chrupsie*, des *Farbensehens.*

Am *gewöhnlichsten* zeigen sich die fraglichen Phosphene unter der Form mehr weniger *heller weisser* oder *farbiger Blitze, Funken, Flammen, Räder, Kugeln* u. s. w., welche an verschiedenen Punkten des Gesichtsfeldes auftauchen und dasselbe rasch in mannigfaltigen Richtungen durchkreuzen, seltener an *einem* Punkte zu haften scheinen und allmälig erblassen, *ohne* ihren Ort verändert zu haben. Bisweilen *häufen* sie sich derart, dass sie das Gesichtsfeld nahezu *ausfüllen* und es solchermassen dem Kranken däucht, als sähe er in einen dichten *Regen* von flimmernden goldenen silbernen oder feurigen Tropfen, oder als wogte vor seinen Augen ein *Meer* von Flammen oder geschmolzenen Metallen. Der gebräuchliche Name für diese Art subjectiver Gesichtserscheinungen ist *Photopsie* oder *Spintherismus.*

c) Die krankhafte Steigerung der Erregbarkeit macht endlich auch die *Dauer der Reaction* gegen *objective* Reize öfters zu einer unverhältnissmässig *langen.* Es treten *Nachbilder* leichter auf, erreichen sehr namhafte Erleuchtungsintensitäten und klingen viel schwerer ab als in der Norm.

Bei *raschem Wechsel* geschieht es daher leicht dass, während schon ein anderer Gegenstand zur Betrachtung gelangt, noch ein Nachbild des *früher* beschauten Objectes vorhanden ist, dass also die *Nachbilder* sich mit den Eindrücken der in *Sicht* befindlichen Objecte mischen, die Wahrnehmungen also sich gegenseitig confundiren und dass, indem die Nachbilder mit den Bewegungen des Auges ihren Platz wechseln, den ruhenden Objecten der Betrachtung eine *scheinbare* Bewegung mitgetheilt wird. Die Objecte scheinen so hin und her zu schwanken, zu tanzen und der Kranke wird schwindlich, wenn die in Sicht befindlichen Gegenstände nur einigermassen rascher ihren Ort wechseln.

Besonders starke und *dauernde* Eindrücke pflanzen sich gleichsam fest in den lichtempfindenden Apparat ein, so dass ihre Nachbilder *Tage und Wochen lang* im Gesichtsfelde haften oder wenigstens sogleich hervortreten, wenn der Kranke nur daran denkt. Waren diese Eindrücke der *Form* nach sehr *mannigfaltig* und *wechselnd*, so kömmt es wohl auch zu einem förmlichen *Jagen von subjectiven Gesichtserscheinungen*, deren eine die andere im Gesichtsfelde zu verdrängen sucht und welche bald das Gesehene einfach *reproduciren*, bald mehrere Eindrücke in Form von Nachbildern unter einander *combiniren*, bald aber ganz ungestaltete mannigfaltig gefärbte Figuren dem Sensorium vorspiegeln und so die Veranlassung zu den abenteuerlichsten *Visionen* geben.

Es tritt die optische Hyperästhesie bisweilen scheinbar als ein *selbstständiges* Leiden auf, d. h. die *Grundursache* lässt sich absolut nicht erforschen. In einzelnen Fällen lässt sie sich zurückführen auf eine *allgemeine Verstimmung* des Nervensystems, wie sie die *Hysterie*, die *Hypochondrie*, das *Delirium tremens*, mannigfaltige *Gehirnleiden*, Vergiftung mit *Narcoticis*, mit

Stickstoffoxydgas etc. charakterisirt und sich mitunter in der Form des *Wahnsinnes* äussert. In der Regel jedoch liegt das pathogenetische Moment in *localen* Affectionen des *Sehorganes*. So wird die Hyperästhesia optica oftmals bedingt durch mannigfaltige *physicalische* und *dynamische* Schädlichkeiten, welche den lichtempfindenden Apparat *direct* treffen, z. B. durch die Einwirkung intensiven *Lichtes* oder starker *Lichtcontraste*, durch übermässige *Anstrengung* des Sehorganes behufs deutlicher Wahrnehmung ungenügend beleuchteter, oder sehr glänzender, oder überaus kleiner Gegenstände etc. Eben so oft ist sie Symptom von *Hyperämien* und *entzündlichen* Processen im Bereiche des lichtempfindenden Apparates. Endlich erscheint sie ganz gewöhnlich neben der *Ciliarhyperästhesie* und stellt einen vom Ciliarnervensysteme *überkommenen* Erregungszustand des lichtempfindenden Apparates vor, dessen pathogenetische Momente ebensowohl *entzündliche* Processe, z. B. Keratitis, als *direct* auf das Ciliarsystem einwirkende *Schädlichkeiten*, z. B. *fremde* Körper, *chemische* Agentien, Ueberbürdungen des Accommodationsmuskels u. s. w. sein können.

5. Die *Anästhesia optica* wird ziemlich allgemein als *gleichbedeutend* mit *Amblyopie* und *Amaurose* aufgefasst und als ein Zustand betrachtet, welcher in dem Verluste des Lichtempfindungsvermögens gipfelt, sonst aber *unverhältnissmässig starke Lichteindrücke* und *grosse Sehwinkel* als Bedingung einigermassen deutlicherer Wahrnehmungen voraussetzt. Es hat diese Zusammenstellung jedoch das Missliche, dass *Amblyopien* und *Amaurosen* sehr häufig mit der optischen *Hyperästhesie*, mit krankhaft *gesteigerter* Erregbarkeit und Erregung des lichtempfindenden Apparates, einhergehen und mit diesen auf *einer und derselben* anatomischen Basis ruhen. Um nicht von einer mit Hyperästhesie einhergehenden Anästhesie sprechen zu müssen, thut man wohl, den Begriff der *letzteren* etwas *enger* zu umgrenzen und damit eine von nachweisbaren *materiellen* Veränderungen des Gefüges *unabhängige* Verminderung der Erregbarkeit des lichtempfindenden Apparates zu bezeichnen.

Es sind *derlei* Anästhesien häufig Gegenstand der Beobachtung. Ihrem *Wesen* nach lassen sie sich oftmals als ein Zustand von Ueberreizung oder Ueberblendung betrachten, welcher seinen Grund in *länger dauernden* Einwirkungen *starker Lichtgrade*, weiterhin aber in *mangelhafter Ernährung des Körpers* und darin wurzelnder Functionsschwäche des *gesammten* Nervensystemes findet. In Folge dieser Ueberblendung vermag der lichtempfindende Apparat unter Beihilfe *hellen* Lichtes allerdings Wahrnehmungen zu vermitteln, welche an *Deutlichkeit* denen *normaler* Augen *gleich* kommen oder doch nahe stehen; sobald aber die Erleuchtungsintensität des Gesichtsfeldes *unter ein gewisses Mass* herabgesetzt wird, sinkt *plötzlich* in ganz *unverhältnissmässigem* Grade die Deutlichkeit der Wahrnehmungen, ja die Eindrücke sind nicht mehr stark genug, um den lichtempfindenden Apparat *überhaupt merklich* anzuregen. Es macht sich dieses Leiden ganz besonders auffällig beim Eintritt der *abendlichen Dämmerung* und im *Dunkel der Nacht*, daher der Name *Nachtnebel, Coecitas nocturna, Hemeralopia*.

Dem Nachtnebel innig verwandt und in ähnlichen Verhältnissen begründet ist die *Schneeblindheit*. Sie ist ein sehr gewöhnliches Vorkommniss sowohl bei Menschen, als bei Hausthieren, welche weite Schnee- und Gletscherfelder hoher Gebirge bei *hellem* Sonnenschein durchwandern, ohne die Augen vor dem grellen Reflexe des Bodens zu schützen. Sie charakterisirt sich durch eine bald rasche, bald sehr allmälige *Verdüsterung* des Gesichtsfeldes und endliche völlige *Verfinste-*

rung desselben, welche so lange dauert, als der Betroffene in jenen unwirthbaren
Gefilden mit unbedeckten Augen weilt; alsbald aber schwindet, wenn er in die
schneelosen Alpentriften niedersteigt, oder die Augen längere Zeit hindurch mittelst
eines vorgebundenen dunklen wenig Licht durchlassenden Gewebes, z. B. schwarzen
Krepp, oder mittelst dunkler Gläser vor übermässigen Lichtreizen bewahrt.

In anderen Fällen ist die Anästhesie ein viel *tiefer wurzelndes* Leiden
und macht sich unter *allen* Verhältnissen, bei *jeder* Erleuchtungsintensität
des Gesichtsfeldes, fühlbar durch eine dem Grade der Anästhesie proportio-
nale mehr weniger beträchtliche Verminderung des *sinnlichen Eindruckes*,
welchen *äussere* in Sicht befindliche Objecte bedingen. Das eigentliche
Wesen dieses Schwächezustandes ist so viel wie unerforscht, man kennt nur
eine Reihe von *ätiologischen* Momenten und es unterliegt keinem Zweifel,
dass manches, was dermalen noch für eine *Anästhesie* im *engeren Wortsinne*
gilt, sich *später* durch ein auf bestimmten *materiellen* Veränderungen fussen-
des Hinderniss der *Aufnahme, Leitung* und *Wahrnehmung* objectiver Lichteindrücke erklären lassen werde. Einstweilen kann man diese Anästhesien
als *dynamische* Formen des *schwarzen Staares* den *trophischen* und *mechanischen*
gegenüberstellen.

Die *trophischen* Formen sind der symptomatische Ausdruck für *Functionshindernisse* des lichtempfindenden Apparates, welche entweder aus *mangelhafter Ernährung* des letzteren oder aus *entzündlichen Processen* und deren
Folgen resultiren. Es verdient hierbei bemerkt zu werden, dass solchermassen begründete als Functionshindernisse wirkende materielle Veränderungen *nicht* nothwendig die *nervösen* Elemente als solche betreffen müssen,
sondern wenigstens *primär* sich oftmals auf das *bindegewebige* Gerüste beschränken und dann die Functionen mehr in *mechanischer* Weise beirren.
Sie begründen also Amblyopien und Amaurosen, welche gewissermassen den
Uebergang zu den *mechanischen* Formen des schwarzen Staares bilden, welche
letztere in *von aussen* her wirkendem *Drucke*, in *Zerrung*, in *Continuitätstren-
nung* etc. der Elemente ihre Ursache finden, selbst aber wieder fast constant
zu *materiellen* Veränderungen in den betreffenden Theilen des lichtempfindenden Apparates führen und eine strenge Sonderung der fraglichen Formen
zur Unmöglichkeit machen.

1. Der Nachtnebel, Hemeralopie.

Krankheitsbild. *Charakteristisch ist der Bedarf normwidrig hoher Lichtgrade zum deutlichen Sehen und eine unverhältnissmässige Abnahme des Sehvermögens, wenn die Erleuchtungsintensität des Gesichtsfeldes unter ein gewisses
Mass herabsinkt.*

Die Fähigkeit, unter Beihilfe *hellen* Lichtes der *Norm nahe* oder *gleich-
kommend* deutliche Wahrnehmungen zu vermitteln, unterscheidet den Nachtnebel wesentlich von der *Amblyopie*. In der That zeigt sich bei *minder*
hochgradig entwickelter Hemeralopie das *volle* Licht eines *hellen* und selbst
eines *trüben* Tages vollkommen ausreichend, um bei entsprechender Einstellung des dioptrischen Apparates Objecte unter *sehr kleinen* Sehwinkeln
deutlich zu erkennen, z. B. feine Druckschrift anstandslos und selbst anhaltend zu lesen u. s. w. Bei *höhergradigem* Nachtnebel bedarf es schon des
vollen Lichtes eines *sehr hellen* Tages, auf dass das Auge mit einem *normalen*

in der Deutlichkeit seiner Wahrnehmungen concurriren könne; das Licht eines *trüben* Tages, ungünstige Stellung des Objectes zur Lichtquelle, leichte Beschattung desselben u. s. w. steigern sehr beträchtlich die Grösse des erforderlichen *Gesichtswinkels*, schwächen in sehr fühlbarer Weise die Feinheit des *Farbenunterscheidungsvermögens* und vermindern die *Functionsdauer*. Oefters machen sich unter solchen Verhältnissen wohl auch schon *seitliche Beschränkungen* oder *Unterbrechungen* des Gesichtsfeldes bemerklich. Bei den *höchsten* Entwickelungsgraden der Hemeralopie endlich, welche sich schon sehr dem Begriffe einer *Amblyopie* nähern, genügen auch die *günstigsten* Beleuchtungsverhältnisse nicht mehr, um Objecte unter kleinen Gesichtswinkeln deutlich zu erkennen, es werden behufs deutlicherer Wahrnehmungen *grosse* Beleuchtungsintensitäten und *grosse* Sehwinkel erfordert, das *Farbenunterscheidungsvermögen* ist meistens auffällig vermindert und ausserdem lassen sich *sehr häufig* auch *Unterbrechungen* oder seitliche *Einschränkungen* des Gesichtsfeldes nachweisen.

Wird der zum Deutlichsehen nothwendige Erleuchtungsgrad *plötzlich* um ein Gewisses herabgesetzt, so ist die *Abnahme* des Sehvermögens eine *viel beträchtlichere*, als bei *gesunden* Augen, auch bedarf der Hemeralops *längere Zeit*, um sich einigermassen an die geringere Helligkeit zu *gewöhnen* und *stets* bleibt die Deutlichkeit der Wahrnehmungen *hinter* der *normaler* Augen zurück. Sinkt die Erleuchtungsintensität von jenem Grade *ganz allmälig* herab, so vermindert sich anfänglich auch die Deutlichkeit der Wahrnehmungen *successive*, aber in einer um so *rascheren Progression*, je höher der Entwickelungsgrad der Hemeralopie ist. Ist die Helligkeit *bis zu einem gewissen Grade* abgeschwächt, so erfolgt die *weitere* Abnahme des Sehvermögens *nicht mehr proportional*, das Missverhältniss wächst vielmehr *sprungweise*, so zwar, dass oftmals schon eine *kaum merkliche fernere* Verminderung der Erleuchtungsintensität genügt, um auf einmal das *Erkennen von Objecten* unmöglich zu machen, oder wohl gar die *Lichtempfindung* aufzuheben.

Das *Mass der Helligkeit*, bei welchem das Erkennen von Objecten *aufhört*, wechselt bei verschiedenen Individuen ausserordentlich, ist im Allgemeinen aber um so *grösser*, je *höher der Grad* der Hemeralopie und *je länger ihre Dauer* ist. Bei *frischen* und *minder entwickelten* Fällen bedarf es oft schon ziemlich *dunkler* Räume oder weit *vorgeschrittener* Abenddämmerung, auf dass das Auge gleichsam erlösche. Bei *veralteten* und überhaupt *höhergradigen* Fällen verfinstert sich im Gegentheile das Gesichtsfeld oft schon bei Erleuchtungsintensitäten, welche *gesunden* Augen noch erlauben, feine Druckschrift zu lesen, ja es kömmt vor, dass derlei Nachtblinde schon während der späten *Nachmittagsstunden*, wenn die Sonne dem Horizonte sich zu nähern beginnt, die Fähigkeit der *Selbstführung* verlieren.

Dieser letztere Umstand war Veranlassung, dass man die Hemeralopie lange Zeit für ein *an gewisse Tagesstunden gebundenes intermittirendes* Leiden, für eine Art *larvirten Wechselfiebers* gehalten hat. Es ist dieses sicherlich eine *unrichtige* Ansicht, denn directe Beobachtungen ergeben mit voller Bestimmtheit, dass bei Nachtblinden *gleich geringe* Erleuchtungsintensitäten zu *jeder* Tageszeit einen ziemlich *gleichen* Grad von Sehstörung mit sich bringen. Nur während der *Morgenstunden*, nach einem mehrstündigen *tiefen Schlafe*, ist das zum Deutlichsehen erforderliche Lichtquantum in der Regel *geringer;* die Empfindlichkeit der Netzhaut wird durch die nächtliche Ruhe etwas *gehoben* und sinkt im Laufe des Tages um ein Gewisses *herab*.

Die charakteristische *Sehstörung äussert sich* dem Kranken unter der Form eines *gleichmässigen*, selten *fleckigen*, dunkelgrauen bis schwarzen, ausnahmsweise *farbigen*, purpurnen rothen grünlichen u. s. w. *Nebels* oder *Rauches*, welcher das *ganze* Gesichtsfeld überdeckt und die Objecte verhüllt. *Sehr hellfärbige* glänzende und von der Umgebung stark *contrastirende* Gegenstände oder Objecttheile, der Mond, eine Kerzenflamme, eine weisse Wand u. s. w., schimmern nur *undeutlich* durch diesen Nebel durch und erscheinen oft in einer *abnormen Farbe*, der Mond z. B. purpurroth.

Merkwürdig ist dabei, dass wie bei der wahren Amblyopie *unzersetztes* weisses so wie *gelbes* und *grünes* Licht bei derselben Intensität viel leichter die Netzhaut anregt, als *blaues*, violettes und rothes. Bei *hohen* Graden der Hemeralopie kann die Stumpfheit des lichtempfindenden Apparates so bedeutend werden, dass selbst der Mond und noch mehr das Licht einer Flamme der Wahrnehmung *entgeht*.

Die *Pupille* zeigt sich unter dem Einflusse einer zum *deutlichen* Sehen *genügenden* Erleuchtungsintensität in der Regel völlig *normal*, sowohl in Bezug auf *Durchmesser* als *Beweglichkeit*. Sinkt die Helligkeit aber *unter* jenes Mass, so *erweitert* sich das Schloch sehr *beträchtlich* und reagirt nur *wenig* oder *gar nicht* auf Beleuchtungsdifferenzen. Bei *sehr hohen* und *veralteten* Fällen von Nachtnebel findet man indessen die Pupille wohl auch *stetig erweitert* und *träge*, es bedarf *sehr starker* Lichtreize, des Einfalles *directen* Sonnen- oder concentrirten Lampenlichtes, um die Pupille zu sehr *ausgiebigen* Contractionen anzuregen.

Meistens erweiset sich dann auch das *Accommodationsvermögen* wesentlich *beschränkt* und nach neueren Untersuchungen soll sogar eine leichte Insufficienz der inneren *geraden Augenmuskeln*, also eine Unfähigkeit, starke *Axenconvergenzen* aufzubringen und zu erhalten, sich geltend machen. In welchem *Grade* dieses auf den Bedarf grösserer *Sehwinkel* zum *Deutlichsehen* bei *heller* Erleuchtung Einfluss nehme, ist bisher nicht genugsam dargethan worden.

Die *Augenspiegeluntersuchung* ergiebt in der Regel nur *negative* Resultate. Oefters findet man allerdings eine stärkere *Injection* der *Netzhautgefässe*. Allein diese dürfte wohl, ebenso wie die in *einem* Falle nachgewiesene *Hyperämie des Ganglion ophthalmicum* und die ziemlich häufig neben Hemeralopie einhergehende *Bindehautcongestion*, mit Recht als eine *Nebenwirkung* der den Nachtnebel *begründenden Lichtreize* angesehen werden dürfen.

Zu erwähnen ist noch, dass der Nachtnebel wohl häufig, durchaus aber nicht immer in *beiden Augen gleich hohe* Grade erreicht, dass bei gewissen Erleuchtungsintensitäten das eine Auge öfters noch *halbwegs deutliche* Wahrnehmungen vermittelt, während das andere schon *ganz verfinstert* erscheint; oder dass an einem Auge noch *einzelne Partien* des Sehfeldes sich *erhellt* zeigen und ein *indirectes* Sehen erlauben, während am anderen Auge schon das *ganze* Gesichtsfeld von einem undurchdringlichen *dunklen* Nebel verhüllt wird.

Ursachen. Die *nächste Veranlassung* der Hemeralopie ist stets *Ueberblendung*, in der Regel also Einwirkung intensiven *directen oder reflectirten Sonnenlichtes*. Besonders wenn diese Einwirkung eine *ungewohnte* ist, sich *oft wiederholt* und jedes Mal *längere Zeit* anhält, ist die Hemeralopie eine häufige Folge. Wird eine sehr grosse Anzahl von Individuen *gleichzeitig* denselben Schädlichkeiten ausgesetzt, so gewinnt der Nachtnebel bisweilen auch vermöge seiner Ausbreitung einen *epidemischen* oder *endemischen* Anstrich.

So werden in *manchen* Gegenden *alljährlich* viele *Landleute* nachtblind, wenn sie der *Frühling* aus ihren düsteren Stuben auf das Feld ruft und sie dort den ganzen Tag hindurch dem ungewohnten Sonnenlichte ausgesetzt

bleiben. Ebenso erkranken auch gerne *Soldaten*, wenn sie zur Frühjahrs-
oder Sommerszeit viel im Sonnenlichte exerciren, oder Tage lang bei hellem
Wetter im Freien bivouakiren; weiters *Matrosen*, welche innerhalb der
Wendekreise schiffen und auf dem Verdecke viele Stunden des Tages den
directen oder vom Schiffe und Meere zurückgeworfenen Sonnenstrahlen
exponirt sind. Ausserdem zeigt sich die Hemeralopie sehr häufig in *Straf-
anstalten, Versorgungshäusern* u. s. w., wenn die Inwohner ungeschützt vor
directem Sonnenschein im Freien arbeiten, oder auch nur in sehr hellen
sonnigen Gelassen untergebracht sind.

An und für sich genügt indessen der Einfluss sehr hellen Lichtes kaum,
um die Entwickelung der Nachtblindheit zu erklären. In der Regel wird
nämlich *nur* ein *gewisser Theil* der denselben Schädlichkeiten ausgesetzten
Individuen befallen; andererseits sind die *Erleuchtungsintensitäten*, welche
als ätiologische Momente des Nachtnebels fungiren, *keineswegs* nothwendig
übermässige, sondern oftmals viel geringer, als dass sie ein *normales* Auge
auch nur im mindesten zu belästigen vermöchten. Auf dass es zur Ueberblendung, zum Nachtnebel komme, *bedarf es noch einer Art Disposition* und
diese dürfte in einer gewissen *Herabstimmung des Nervensystems*, in weiterer
Instanz aber in *mangelhaften Ernährungszuständen des ganzen Körpers* zu
suchen sein.

In der That *begünstigen Krankheiten*, welche mit auffälliger Depression
des Nervensystems einhergehen, besonders aber der *Scorbut Wechselfiebercachexie* und *Leberleiden*, in einem ganz auffälligen Grade das Auftreten
der Hemeralopie. Abgesehen hiervon sind es vornehmlich sehr arme *schlecht
genährte schwächliche* leiblich sehr herabgekommene *Individuen*, welche unter
dem Einflusse der oben erwähnten Schädlichkeiten nachtblind werden. Offi-
ciere, Beamte, Geistliche etc., *wohlhabende* Landleute, welche unter *denselben
äusseren* Verhältnissen leben, werden *selten* oder *nie* ergriffen. In *wohlhaben-
den Gegenden*, wo sich die Leute *gut* nähren, ist der Nachtnebel auch unter
dem Landvolke eine sehr *seltene* Erscheinung; umgekehrt aber in sehr armen
ungesunden fieberschwangeren Landstrichen, besonders unter den Anhängern
der *orthodoxen* christlichen Kirche nach Ablauf der strengen 40tägigen
Fasten, ein sehr *häufiges* Vorkommniss; ja hier zeigt er sich sogar *oft* als
eine *alljährlich* unter *epidemischer* Form auftretende *Frühlingsplage*.

Verlauf. Die Hemeralopie entsteht meistens *plötzlich* im *Frühjahre*
oder *Sommer* nach einem oder mehreren im hellen Sonnenlichte zugebrachten
Tagen. Anfangs ist nicht selten blos das *Centrum* der Netzhaut, welches
den *stärksten* Lichteindrücken ausgesetzt ist, überblendet; es erscheint dem
Kranken bei Eintritt der Abenddämmerung eine mehr weniger scharf umgrenzte dunkle oder gefärbte Wolke in der *Mitte* des Gesichtsfeldes, welche
ihn zwingt, an den Objecten *vorbei* zu sehen, um sie einigermassen deutlich
zu erkennen. Häufiger indessen verfinstert sich das Sehfeld gleich von
vorneherein seiner *ganzen* Ausdehnung nach, oder bis auf einen umschriebenen *peripheren* Theil, welcher ein *indirectes* Sehen gestattet.

Bleibt das Auge den betreffenden Schädlichkeiten ausgesetzt, so stellt
sich fortan die charakteristische Verfinsterung des Sehfeldes *allabendlich*
ein, ja der Zustand *steigert* sich, insoferne nämlich bisher *frei* gebliebene
Theile des Gesichtsfeldes sich *überziehen*, die Dichtigkeit und Dunkelheit
des Nebels *zunehmen*, ausserdem aber auch die zum *Deutlichsehen* erforder-

lichen *Erleuchtungsintensitäten wachsen*, so zwar, dass sich die Erblindung *früher am Tage* geltend macht. Besonders auffallend pflegen solche Verschlimmerungen zu werden, wenn *längere Zeit* hindurch das Wetter *sehr hell* und der Kranke anhaltend dem *Uebermasse* von Licht ausgesetzt war; während unter den *entgegengesetzten* Verhältnissen eine merkliche *Besserung* des Zustandes die Regel bildet. *Anhaltend trübes* Wetter macht wohl auch die Krankheit *gänzlich erlöschen* und tilgt weit verbreitete *Epidemien*. *Immer* bleibt jedoch eine sehr starke Neigung zu *Recidiven* zurück. Sind die Verhältnisse *dauernd ungünstig*, so zieht sich die Krankheit Wochen und Monate lang hin und kömmt gemeiniglich erst im *Spätherbste oder Winter* zur Heilung, oder gar nur zu einiger *Besserung*. Sie pflegt dann mit wiederkehrendem Frühling in *verstärkter* Intensität und Hartnäckigkeit hervorzutreten.

Die Behandlung ist vorwaltend eine *causale*. *Schutz der Augen* vor der Einwirkung grellen Lichtes durch Schirme und dunkle Gläser, noch mehr aber gänzliche *Vermeidung hell erleuchteter Orte*, also Aufenthalt des Kranken in düsteren Zimmern und schattigen Höfen, Gärten, Wäldern u. s. w., ausserdem entsprechende Behandlung gegebener *Allgemeinleiden* und kräftige *Nahrung reichen vollkommen aus*, um den Zustand in verhältnissmässig kurzer Zeit der Heilung zuzuführen, besonders, wenn der Zustand nicht sehr veraltet und weniger hochgradig ist.

Ungleich rascher und *sicherer* gelangt man jedoch zum Ziele, wenn man die Augen eine Zeit lang *völlig im Finstern hält*, also einen *Schutzverband* anlegt und dafür Sorge trägt, dass derselbe nicht am *Tage* gelüftet werde; oder wenn man, falls keine Garantien für ein entsprechendes Verhalten des Kranken vorliegen, diesen lieber gleich in ein *ganz dunkles Zimmer* sperrt und dabei mit kräftigen und leicht verdaulichen Speisen, Wein u. s. w. bestens nährt. Bei *consequenter* Durchführung des Verfahrens genügen oft 24—48 Stunden, höchstens 5 oder 6 Tage, um den Nachtnebel schwinden zu machen.

Es versteht sich von selbst, dass durch das erwähnte Verfahren wohl der Nachtnebel, nicht aber die *Neigung* zu *Recidiven* behoben werde. Um eine *dauernde* Heilung zu erzielen, ist es unbedingt nothwendig, den Kranken nach Vollendung der erwähnten Kur noch eine *längere Zeit* vor dem Einflusse *grellen* Lichtes zu bewahren, ihm also die *Meidung* hellerleuchteter besonders sonniger Orte strenge aufzutragen, und durch Schirme und dunkle Gläser etwa *unausweichliche* Schädlichkeiten in ihrer Wirkung abzuschwächen. Zudem müssen durch *kräftige Nahrung* und entsprechendes *Regimen* die Nutritionsverhältnisse des Kranken überhaupt gehoben werden. *Innerliche* Mittel finden eine gerechtfertigte Anwendung nur in dem Falle, als *wirkliche Krankheiten* bestehen, welche solche fordern, z. B. Wechselfieber, Scorbut u. s. w.

Schon seit dem grauen Alterthume wird als *Specificum* gegen Hemeralopie *der Dunst gekochter Leber* gerühmt. Es soll dieser Dunst mittelst einer über die Schüssel gehaltenen Papierdüte täglich 1—2 Mal durch $1/4$—$1/2$ Stunde an die Augen geleitet und die Leber dann von dem Kranken *verspeiset* werden. Es ist dieses Verfahren jedenfalls unbedenklich; ohne genügenden *Schutz der Augen* dürfte es aber kaum eine *dauernde* Heilung ermöglichen.

2. Der schwarze Staar, Amblyopie und Amaurose.

Krankheitsbild. *Charakteristisch ist die von Alterationen der dioptrischen Medien unabhängige Verdunkelung oder gänzliche Verfinsterung eines Theiles oder des ganzen Gesichtsfeldes und das darin begründete Unvermögen, Objecte oder Objecttheile, welche in den verdunkelten Partien des Gesichtsfeldes liegen, in einem der Beleuchtungsintensität und der Grösse des Sehwinkels entsprechendem Grade von Deutlichkeit, wenn überhaupt, wahrzunehmen.*

1. Als *partielle schwarze Staare* gelten Unterbrechungen (S. 238 c) und Einschränkungen (S. 238 b und S. 267) des Gesichtsfeldes, vorausgesetzt, dass der *Rest* des lichtempfindenden Apparates *normal* functionirt, oder doch nur eine gewisse *Stumpfheit* beurkundet, vermöge welcher er *grössere Erleuchtungsintensitäten* und *grössere* Schwinkel verlangt, um der Norm nahekommend deutliche Wahrnehmungen zu vermitteln.

a) Die *Unterbrechungen* stellen sich dem Kranken als höchst *mannigfaltig gestaltete* umschriebene kleinere oder grössere *Flecken* dar, welche *unbeweglich* an derselben Stelle des Gesichtsfeldes haften. Sie sind nicht immer *dunkel*, grau oder schwarz, sondern bisweilen auch ziemlich *hell*, weissgrau oder *farbig*. Sie *decken* die betreffenden Theile des Gesichtsfeldes entweder *vollständig*, oder lassen die Objecte in *verschwommenen* Bildern, meistens auch *entstellt*, verkrümmt, verkleinert, vergrössert, verzerrt etc. wie durch einen mehr weniger dichten Nebel *durchschimmern*.

Sie treten am deutlichsten beim *monocularen Sehen* hervor. Sind sie *central* gelagert, so beirren sie in *höchst lästiger* Weise die Sehfunction, namentlich das *Scharfsehen*, indem sie immer gerade den *fixirten* Objecttheil, beim Lesen z. B. den fixirten Buchstaben oder Worttheil, decken und sehr undeutlich machen oder ganz verhüllen. Der Kranke wird dadurch gezwungen, die *Sehaxe* an dem Objecte *vorbeischiessen* zu lassen, um demselben *normal* functionirende Netzhautstellen zuzuwenden. Bisweilen *umkreiset* er wohl auch mit der Sehaxe das Object, um durch Bethätigung einer *grösseren Anzahl* von excentrischen Netzhautelementen den *Eindruck* zu verstärken und das Urtheil zu berichtigen. Durch fortgesetzte *Uebung* können dann solche excentrische Netzhautstellen ein die Norm bei weitem *übersteigendes* und ganz wunderbares *Distinctionsvermögen* erlangen. Sind die Unterbrechungen aber *excentrisch* oder nahezu *peripher*, so werden sie öfters *übersehen* und kommen nur zum Vorschein, wenn der Kranke darauf seine Aufmerksamkeit lenkt. *Kleine* und ganz dunkle excentrische Unterbrechungen können gleich dem Mariotte'schen Flecke sogar durch *Urtheil ausgefüllt* und ganz unmerkbar werden.

Noch leichter werden solche excentrische Flecke aus selbstverständlichen Gründen beim *binocularen* Sehen durch die Wahrnehmungen des *anderen gesunden* Auges gedeckt. Bei *centralen* Unterbrechungen geht dieses schon schwieriger. Besonders *anfänglich* pflegen dieselben das *binoculare* Sehen ausserordentlich zu behelligen, indem sie die Wahrnehmungen der entsprechenden Stellen der *gesunden* Netzhaut in ihrer Deutlichkeit herabsetzen, das gesunde Auge gleichsam *blenden*. Bei *jugendlichen* Individuen werden sie dadurch nicht selten Veranlassung des *Schielens*, oder führen wenigstens zu *dauernder Vernachlässigung* des betreffenden Auges und weiterhin zur *totalen Amblyopia ex anopsia*.

b) Die *Einschränkungen* betreffen, wie bereits erwähnt wurde, in den meisten Fällen ganz *unregelmässige Abschnitte* des Gesichtsfeldes, seltener sind sie *concentrisch*, oder umfassen die eine oder die andere *seitliche Hälfte* des *einen* oder *beider monocularer* Gesichtsfelder (*Hemiopie*). Bei *geringerer Ausbreitung*, namentlich wenn sie dem Centrum ziemlich *ferne* bleiben, pflegen sie dem Kranken nicht sehr lästig zu werden, ja öfters bemerkt sie derselbe *gar nicht* und es bedarf *eingehender* Untersuchungen, um sie nachweisen zu können.

Oberflächliche, 'für die *Praxis* indessen häufig genügende, Resultate erzielt man, wenn man sich dem Kranken bei *seitlich* einfallendem Lichte gerade gegenüber stellt, ihn mit dem *kranken* Auge bei Verschluss des andern einen Gesichtstheil des Beobachters fixiren lässt und nun einige Finger der Hand unter wackelnden Bewegungen an der *Peripherie* des Gesichtsfeldes *herumführt*. Man braucht dann blos die *Stellen* zu notiren, an welchen das kranke Auge die Finger wahrzunehmen vermag oder nicht, um eine *annähernd* richtige Vorstellung von der *Gestalt* und *Ausdehnung* des *Gesichtsfeldes* zu bekommen. Zu gleichem Zwecke kann man vor das kranke Auge auf 1—1½ Schuh Entfernung einen Bogen Papier bringen, auf welchem *Reihen von grossen schwarzen Punkten strahlenartig* aus einem *gemeinschaftlichen* Centrum *divergiren*. Aus der *Zahl* und *Lage* der Punkte, welche das kranke Auge in jeder einzelnen Reihe bei *Fixation des Centrum* zu erkennen vermag, lässt sich leicht das Bild des Gesichtsfeldes construiren. Am besten dürfte es jedoch sein, das kranke Auge bei Verschluss des anderen einer *senkrecht* stehenden *schwarzen* Tafel auf einen Schuh zu nähern, einen *Punkt* derselben *fixiren* zu lassen, dann ein Kreidestück an der Peripherie des Sehfeldes wackelnd herumzuführen und die Stellen zu bezeichnen, an welchen das Kreidestück gerade *in das Gesichtsfeld eintritt*. Man bekömmt so *unmittelbar* das Bild des letzteren.

2. Unter *totalem schwarzen Staar* versteht man eine Verdunkelung des *ganzen Gesichtsfeldes*, genauer gesagt, das Unvermögen, auf *irgend einem Punkte* der Netzhaut entworfene *Objectbilder* mit der ihrem scheinbaren Glanze und der Grösse ihres Schwinkels entsprechenden *Deutlichkeit* wahrzunehmen (*Amblyopie*), oder überhaupt *mehr als quantitative* Lichtempfindungen, *wenn diese*, zu vermitteln *(Amaurose)*. Häufig ist die Verdunkelung eine sehr *ungleichmässige*, das im *Ganzen* verdüsterte Gesichtsfeld erscheint *stellenweise* unterbrochen oder von der Peripherie her *eingeschränkt*. In anderen Fällen ist die Verdunkelung eine mehr *gleichmässige* und die geringere Deutlichkeit der *excentrischen* und *peripheren* Netzhautbilder erweiset sich lediglich bedingt durch die vom Centrum gegen die Peripherie hin *abnehmende Innervation* der Retina (siehe S. 236, 3. a).

Ursachen. Der schwarze Staar zeigt sich öfters als ein *für sich bestehendes* Leiden, oder muss *dermalen* wenigstens als ein solches betrachtet werden, insoferne sich bisher die der Functionsstörung zu Grunde liegenden *materiellen* Veränderungen der Wahrnehmung entzogen haben. Der *objective Nachweis* solcher Amblyopien und Amaurosen ist dann oft ausserordentlich schwer, namentlich wenn das *Centrum* der Netzhaut noch so weit functionstüchtig ist, dass damit äussere Gegenstände nothdürftig zur Wahrnehmung gebracht werden können. Im *gegentheiligen Falle* ist die *falsche* oder gänzlich *mangelnde Fixation* ein wichtiger diagnostischer Behelf.

Meistens jedoch ist der schwarze Staar blos ein *Symptom*, ein einzelner *Zug* in dem oft sehr complicirten Krankheitsbilde *pathologischer Processe*, welche nach Art Sitz und Ausbreitung ausserordentlich variiren.

Man pflegt dem entsprechend eine ganze *Reihe von pathogenetischen Formen der Amblyopie und Amaurose* zu unterscheiden:

1. Bisweilen erscheint der schwarze Staar bedingt durch *mangelhafte Entwickelung* einzelner Theile des lichtempfindenden Apparates. Er ist dann natürlich schon *bei der Geburt* vorhanden und in der Regel mit *anderen* Bildungsfehlern, Mikrophthalmie, Coloboma oculi, angeborenem Graustaar etc., mit Bildungsfehlern des Gehirnes und der Schädelknochen u. s. w. combinirt.

2. Weitaus in den allermeisten Fällen findet er seine Quelle in *Entzündungen der Netzhaut* oder des *Sehnerven* und in deren *weiteren Folgen.* Es können dieselben schon während des *Fötallebens* auftreten und verlaufen, also einem *angeborenen* schwarzen Staare zu Grunde liegen. In der Regel aber entwickeln sie sich erst *nach der Geburt* und erscheinen dann bald als ein *primäres,* bald als ein *secundäres* von anderen Organen *überkommenes* Leiden (S. 239 und S. 264).

So wird der lichtempfindende Apparat fast constant in *Mitleidenschaft* gezogen bei den verschiedenen Formen der *Chorioiditis,* bei *rapid* vorschreitendem hochgradigen *Staphyloma posticum,* bei mannigfaltigen Erkrankungen der *Orbitalgebilde,* besonders solcher, welche den Bulbus oder den Sehnerven durch *Druck* oder *Zerrung* behelligen u. s. w. Vorzüglich aber kommen hier in Betracht gewisse Krankheiten des *Gehirnes,* der *Meningen* und der *knochigen Schädelbasis.*

3. Die durch die *letzterwähnten* Zustände begründeten schwarzen Staare werden fast allgemein als eine *ganz besondere Species* unter dem Namen der *Cerebralamaurosen* beschrieben. Die *Eigenthümlichkeit* des *pathogenetischen* Momentes und der Umstand, dass derlei Amaurosen öfters einige Zeit *bestehen, ohne dass sich in den ophthalmoscopisch* zugänglichen Organen *irgend welche* materielle Veränderungen nachweisen lassen, rechtfertigen eine solche Unterscheidung. Es darf hierbei jedoch nicht vergessen werden, dass die *scheinbare Immunität* des Sehnerven *kaum* jemals *lange* währt, dass vielmehr in der Regel das Opticusleiden sehr bald *hervortritt* und zweifelsohne einen *gewichtigen Antheil* an den Sehstörungen nimmt; ja dass es oftmals geradezu das *Bedingende* der Amaurosis ist und diese solchermassen mit der *primären* Affection nur in *mittelbarem* und oft ganz *zufälligem* Causalnexus steht.

Im Allgemeinen *charakterisirt* sich das Opticusleiden am Ende immer als *Schwund,* daher man denn auch *dessen* Symptome allseitig zu den *pathognomonischen Kennzeichen* der *vorgeschrittenen* und *veralteten Cerebralamaurosis* zählt. Der Schwund wird, wie erwähnt, gewöhnlich durch *entzündliche Gewebswucherungen* eingeleitet, welche sich in einem gewissen Stadium des Leidens unter den bekannten Erscheinungen (S. 265, 1.) zur Geltung bringen. Sein Bild unterscheidet sich dann in nichts von dem anderer ätiologischer Formen der *entzündlichen Sehnervenatrophie* (S. 270, 3.).

Mitunter kömmt es bei *intracraniellen* Processen jedoch auch zu einer Art *essentiellen Schwundes* des Sehnerven. Die leitungsunfähig gewordenen Elemente des letzteren gehen allmälig zu Grunde und *verschwinden spurlos,* ohne dass das *Fasergerüste* merkbar verändert würde. Die *Papilla* erscheint dann meistens sehr hell und fast *reinweiss,* ihr *Rand* ist gewöhnlich etwas *eingesenkt* und überaus *scharf,* da die Chorioidalgrenze nicht von trübem Gewebe gedeckt wird. Die *Retina* zeigt sich vollkommen *pellucid;* der ganze *Augengrund* in Farbe und Zeichnung *unverändert;* die *Netzhautgefässe* überaus zart und fein, ihre *Centralstücke* oftmals theilweise untergegangen und durch *Collateralen* ersetzt (*durchsichtige Netzhaut- und Opticusatrophie*).

Insonderheit sind als *mögliche Veranlassungen von Cerebralamaurosen* zu nennen:

a) *Degenerative Processe in der Hirnsubstanz* selber, *Encephalitis*, besonders *Abscesse*, weiters *Tuberkel*, *Krebse*, *Erweichungen*, *Apoplexien* u. s. w. Die hierauf fussenden Cerebralamaurosen sind fast immer mit Lähmungen *anderer Gehirnnerven* und, was *besonders* charakteristisch ist, mit Paralysen einzelner *Spinalnerven*, oft sogar mit *Hemiplegie* oder *Paraplegie* gepaart. Es liegt der primäre Krankheitsherd dann öfters in den Centraltheilen des *lichtempfindenden* Apparates oder in deren *nächster Umgebung*. Ist er ein *einseitiger*, so ist das Resultat meistens eine *hemiopische Einschränkung beider* Gesichtsfelder, *niemals* eine vollständige *einseitige* Erblindung. Doch kann unter solchen Umständen eine *beiderseitige totale* Amblyopie oder Amaurose bedingt werden, indem die neugebildeten oder extravasirten Massen und ihre durch Hyperämie Oedem oder Gewebswucherung angeschwollene Umgebung unter Beihilfe günstiger Verhältnisse einen sehr beträchtlichen *Druck auf die nachbarlichen* Centraltheile der *anderen Seite* auszuüben vermögen.

Weit häufiger aber entwickeln sich Cerebralamaurosen im Gefolge von Encephalopathien, welche ihren Sitz *weit weg* von den *optischen* Centris bald da bald dort, selbst im *Kleinhirne*, aufgeschlagen haben, also an Orten, welche zu den Functionen des *Sehorganes kaum* in *näherer* Beziehung stehen können, um so weniger, als *gleiche* Affectionen an *gleicher* Stelle durchaus *nicht immer* zum schwarzen Staare führen. Der pathogenetische Zusammenhang mit dem schwarzen Staare ist dann ebenfalls kaum anders, als durch den *Druck* zu erklären, welchen derlei Krankheitsherde oft auf *weite Entfernungen* hin geltend machen. Es kommt hier übrigens nicht blos der *Druck* in Betracht, welchen die Geschwulst selbst mit sich bringt, sondern oft auch die nebenhergehende

b) *Hydrocephalie.* Diese ist überhaupt eines der *wichtigsten* pathogenetischen Momente *mechanischer Cerebralamaurosen.* Einmal werden nämlich durch *beträchtlichere* Massenansammlungen in den Ventrikeln die Innenflächen der beiden *Sehhügel* aus einander gedrückt, damit aber die *Grosshirnschenkel* mehr divergent gemacht und die an ihrer unteren Fläche streichenden *Sehnervenstreifen* gezerrt. Das andere Mal wird das *Chiasma* durch den nach *abwärts* gedrängten Boden der *dritten Gehirnkammer* und durch blasige Hervortreibung des *Tuber cinereum* platt *gedrückt*, zugleich aber auch oft die *obere* Wand der *Keilbeinshöhle* und die *Sattellehne* durch *Usur* angegriffen. Endlich liegt noch ein *weiteres* Moment in der *Einschnürung* der beiden Sehstreifen durch die unter ihnen hinweglaufenden beiden *Arteriae communicantes posteriores*, welche Einschnürung zuweilen so weit geht, dass tiefe Querrinnen, ja nahezu völlige *Unterbrechungen*, im Nervenmarke resultiren.

c) *Meningitis im Bereiche der Schädelbasis*, gleichviel *welcher Art* ihr *Product* sei. Die Amaurosen, welche sich bisweilen im Gefolge weit vorgeschrittener *Scrophulose* oder *Tuberculose*, im Verlaufe der *Pyämie*, des *Puerperiums*, anomaler *exanthematischer* Processe, des *Typhus*, nach *Traumen des Schädels* etc. entwickeln, gehören zum *Theile* hierher. Sie treten in der Regel *sogleich mit* den übrigen Symptomen der *Meningitis* hervor und kommen dann ebensowohl der mechanischen *Compression*, als der *entzündlichen Mit-leidenschaft des Nerven* auf Rechnung. Mitunter jedoch machen sie sich erst *lange nach dem Ablauf* der Meningitis bemerklich und finden dann gemei-niglich ihre *nächste* Veranlassung in dem *Drucke* eines organisirenden und allmälig *schrumpfenden* Productes. Je nach der *Ausbreitung* des meningiti-schen *Herdes* sind derlei Cerebralamaurosen bald *ein-* bald *beiderseitig* und im letzteren Falle bald *gleichmässig* bald *ungleichmässig* entwickelt; sie stellen sich bald als *hemiopische* Einschränkungen, bald als *totale* schwarze Staare dar und sind gewöhnlich mit Lähmungen ·*anderer Gehirnnerven* vergesell-schaftet.

d) Geschwülste an der Schädelbasis, wie deren *Abscesse, Krebse, Tuberkel, Cysten, syphilitische Gummigeschwülste, Exostosen, Blutaustretungen* u. s. w. darstellen. Sie können an *jeder beliebigen* Stelle des *Schädelgrundes* Veran-lassung von Cerebralamaurosen werden. Am sichersten geschieht dieses aber, wenn der Tumor im Bereiche des *Türkensattels* lagert und dies ist gerade der Lieblingssitz solcher Geschwülste, indem die Lockerheit des Keilbeinkörpers und des die Hypophyse umgebenden Bindegewebes die Ent-wickelung von Neoplasien sehr begünstigt.

Die Geschwülste wirken nur *ausnahmsweise* rein *mechanisch*, durch Be-drängung Druck oder Zerrung, auf die nachbarlichen *Nervenstämme* functions-behindernd. Dann *stimmt* der Lähmungsbezirk mit dem *Sitze* und der *Flächenausdehnung* des Tumors überein, er beschränkt sich z. B. bei Ge-schwülsten im Türkensattel auf die beiden optischen Nerven, oder gar nur auf den Ausstrahlungsbereich einer *einzelnen* Wurzel. In der Regel jedoch macht die begleitende *Meningitis* Schlüsse aus der anatomischen Lage und Grösse des *Lähmungsbezirkes* auf den Sitz und die Flächenausdehnung der *Geschwulst* ganz illusorisch. Sie macht mitunter sogar Tumores zur Quelle von *Cerebralamaurosen*, welche *weit weg* von der Bahn des *optischen* Nerven lagern.

Es können solche Geschwülste übrigens noch auf andere Weise zur Ursache von schwarzen Staaren werden, nämlich durch *Behinderung der Circulation*, besonders des *venösen Rückflusses*. Die nächste Folge sind dann anatomisch und ophthalmoskopisch nachweisbare *Hyperämie*, *Oedem*, selbst *Blutaustretungen* im *Gefüge* des *Sehnerven*. Diese bringen aber die *Neuritis* entweder schon mit sich, oder *begünstigen* sie wenigstens so, dass eine ver-hältnissmässig *geringe äussere* Schädlichkeit zureicht, um den Ausbruch der-selben zu veranlassen.

Diese *Neuritis* nimmt unter gewissen Verhältnissen, namentlich wenn die Geschwulst auf den *Sinus cavernosus* drückt, eine ganz eigenthümliche sonst nicht leicht vorkommende Form an. Sie *beschränkt* sich nach den bisherigen Unter-suchungen auf den *Nervenkopf, verschont* aber, wenigstens *primär*, den *Stamm* und die *Wurzeln* des Opticus; kömmt *immer* in *beiden* Nervenköpfen, wenngleich in ungleichem Grade, zur Entwickelung und *charakterisirt* sich ganz besonders durch überaus *reichliche* Productbildung, durch enorme hypertrophische *Schwellung* des Fasergerüstes und *entzündliche Degeneration*, respective *Zerfall*, der *nervösen* Ele-mente. Dem entsprechend *erscheint* die *Papilla optica* sehr bedeutend und zwar unregelmässig *geschwellt*, sammt der anliegenden Portion der *Netzhaut* stark *getrübt*, grau oder graubräunlich mit einer beträchtlichen Beimischung von Roth. Es ist diese Trübung, welche die Chorioidalgrenze völlig verwischt, im Allgemeinen *diffus* oder *wolkig*. Bei *starker* Vergrösserung im *aufrechten* Bilde erscheint sie indessen mehr *streifig* und die Streifen folgen dem Zuge der von der Papille ausstrahlenden Nervenröhren. Sehr oft finden sich nebenbei auch *Blutextravasate* mannigfaltiger Form und Grösse in der alterirten Portion. Die *Netzhautvenen* sind ganz *enorm erweitert*, ausserordentlich stark *geschlängelt*, sie zeigen sich vermöge der hügeligen Oberfläche der Geschwulst streckenweise sehr *dunkel*, streckenweise *heller* und treten in der trüben Substanz sehr *ungleichmässig* hervor. Die *Arterien* hingegen sind verhältnissmässig sehr *dünn*. Späterhin geht die Schwellung zurück, die Papille gewinnt in Folge der fortschreitenden *Atrophie* ein mehr *weissliches* Ansehen; doch bleibt die *Schlüngelung* der Venen und die *Trübung* der die Papille umgebenden *Netzhautzone* zurück und unterscheidet solchermassen den Befund von dem einer gewöhnlichen *Cerebralamaurose mit Atrophie des Sehnerven*.

e) Im Ganzen sind *Circulationsstörungen an der Basis der Schädelhöhle*, sowohl *Blutstauungen* als *Blutwallungen*, gleichviel welches ihre nächste Ursache sei, von *höherer* Bedeutung in der *Pathogenesis* des schwarzen Staares. Abgesehen davon, dass *ödematöse* Infiltrationen und *entzündliche* Processe in einzelnen Theilen des lichtempfindenden Apparates häufig mit ihnen ätiologisch zusammenhängen, kömmt hier in Betracht, dass sie *direct* und unter Beihilfe *äusserer* Schädlichkeiten *Blutaustretungen* veranlassen können, welche je nach ihrem Sitze und ihrer Ausbreitung *totale* und *partielle* schwarze Staare zu begründen vermögen.

Eine specielle Erwähnung verdienen die ziemlich oft vorkommenden und durch den Augenspiegel nachweisbaren *Netzhauthämorrhagien*. Sie sind häufig von sehr *geringer* Ausdehnung und finden sich am gewöhnlichsten im Bereiche der *Macula lutea* oder in deren *nächster* Umgebung. Sie führen zu ganz *umschriebenen* *Unterbrechungen* des Gesichtsfeldes, welche öfters viel Aehnlichkeit mit *fixen* *Scotomen* haben, und entweder wieder *vergehen*, oder wegen wirklicher *Zertrümmerung* von Elementen etc. ständig werden.

Uebrigens dürften Hyperämien auch *an und für sich* genügen, um unter gewissen *günstigen Verhältnissen* eine Amblyopie oder Amaurose zu begründen.´ Jedenfalls werden sie durch *Vermehrung der Leitungsstörung* belangreich, wo die Bahn des Opticus *ohnehin* schon eine Raumbeengung erlitten hat, sei es durch nachbarliche unnachgiebige *Geschwülste*, oder durch *meningitische Exsudate*, welche den Nerven umspinnen und wohl gar unter allmäliger Schrumpfung mehr und mehr *zusammenschnüren*.

Entsprechend dem *ephemeren* Charakter, welchen derlei Hyperämien häufig beurkunden, kommen wirklich Amaurosen vor, welche *blos hervortreten* oder sich auffällig *verschlimmern*, wenn in Folge stärkerer Aufregung der Herzthätigkeit *Veranlassung zu Congestionen* gegeben wird; aber wieder *gänzlich* oder auf den *früheren* Grad *zurückgehen*, wenn die Circulationsstörung *vermindert* oder *getilgt* worden ist.

Die Amaurosen und Amblyopien, welche in einzelnen Fällen nach *plötzlicher Unterbrechung der Menses*, in *bestimmten Stadien der Schwangerschaft*, *während der Geburtsarbeit*, in Folge *sehr heftiger Gemüthsbewegungen*, nach Anfällen intensiven *Hustens*, *Niesens*, *Erbrechens* etc. beobachtet wurden, dürften zum guten Theil in die Categorie der *congestiven Form* zu rechnen sein. Die *Schnelligkeit*, mit welcher das Uebel nach Beseitigung des veranlassenden Momentes unter sonst günstigen Verhältnissen zu *weichen* pflegt, macht die Annahme einer Apoplexie, einer Entzündung u. s. w. wenigstens zu einer gewagten und lässt sie nur dort haltbar erscheinen, wo die aus *gleichem* Anlasse entstandenen schwarzen Staare eine *bleibende* Functionsstörung zurücklassen, was leider keine *seltene* Ausnahme ist.

f) Im Gegensatze zu den Hyperämien können auch *Ischämien*, sie mögen nun blos die Folge *allgemeinen Blutmangels* oder *örtlicher Circulationshindernisse* sein, den Grund zu schwarzen Staaren legen. Die Amblyopien und Amaurosen, welche sich öfters bei weit vorgeschrittener *diabetischer Despascenz* entwickeln (S. 555.), mögen wenigstens *theilweise* hierher gehören. Ausserdem hat man solche Amaurosen ausnahmsweise beobachtet im Gefolge übermässiger *Säfteverluste* durch erschöpfende *Diarrhöen*, *Spermatorrhöen*, nach *langem Fasten*, bei höchstgradiger

Chlorose, insbesondere aber in Folge *grosser Blutverluste* durch *Metrorrhagien, Magenblutungen* etc., selbst durch starke und wiederholte *Aderlässe*. Es handelt sich hierbei entweder blos um ein *allmäliges Sinken* der Functionstüchtigkeit des lichtempfindenden Apparates während der Ausbildung des *anämischen Schwächezustandes*, oder um ein *plötzliches beiderseitiges* Erlöschen jeder Spur *quantitativer* Lichtempfindung.

In den Fällen der *ersten* Art ist die Amblyopie in der Regel mit Functionsstörungen vieler *anderer* Nerven gepaart und pflegt dem *Grade* nach eine Zeit lang zu *schwanken*. Wenn sie *frisch* und *nicht zu hohen Graden* gediehen ist, haben Verbesserungen des *Allgemeinzustandes* öfters eine merkliche *Verminderung* der Sehstörung, ja eine *völlige Tilgung* derselben zur Folge; daher man Grund hat, sie *theilweise* auf eine blosse *Herabsetzung* des zu jeder Nerventhätigkeit erforderlichen *Blutreizes* zu beziehen und, wenigstens *anfänglich, tief* in die Organisation der nervösen Elemente eingreifende *Nutritionsanomalien* auszuschliessen. Bei *längerem Bestande*, namentlich *hochgradiger* Amblyopien dieser Art, treten die Zeichen der *Atrophie* jedoch immer sehr deutlich hervor, und dem entsprechend hat es auch mit der *Heilbarkeit* ein Ende; im Gegentheile *steigert* sich die Amblyopie mehr und mehr, sie wird zur wahren *Amaurose*, auch wenn das *Allgemeinleiden dauernd* beseitiget würde und unter allmäliger Verbesserung der Vegetationsverhältnisse die darnieder liegenden Functionen der *übrigen Nerven* zur *Norm* gehoben würden.

In den Fällen der *zweiten* Art hat sich die Amaurose bisher fast *stets* als *unheilbar* erwiesen. Ihr eigentliches *Wesen* ist noch sehr in Dunkelheit gehüllt und nur so viel bekannt, dass *Schwund der Sehnerven und der Retina* gleich wie bei *allen* Cerebralamaurosen den *Endausgang* des Processes bildet. Das *plötzliche* Auftreten der Amaurose liesse sich dort, wo *sehr grosse Blutverluste* die Ursache abgeben, vielleicht aus der damit gesetzten *Anämie des Gehirnes* erklären. Allein es bleibt dann sonderbar, dass mit Wiederherstellung der *normalen Blutmenge* der *Gesichtssinn nicht* wiederkehrt, während doch die Functionen des *Gehirnes* und aller *übrigen* Nerven vollkommen restituirt werden. Auch kommt in Betracht, dass die Amaurosis öfters erst *einige Zeit nach* der Hämorrhagie auftritt, *nachdem* sich die Blutmenge wieder *gehoben* hat und die *unmittelbaren* Folgen des Blutverlustes theilweise zum *Ausgleiche* gekommen sind. Nicht minder muss in Berechnung gezogen werden, dass die veranlassende Hämorrhagie durchaus nicht immer *so bedeutend ist*, dass ein *anämischer* Zustand des Gehirnes daraus abgeleitet werden könnte.

Nach einem in letzterer Zeit beobachteten Casus liegt die Möglichkeit vor, dass es sich in einzelnen der fraglichen Fälle nicht sowohl um eine *Cerebralamaurose* im engeren Wortsinne, sondern um eine *auf die Retina beschränkte Anämie* handle. Es würde sich eine solche Ischämie aus der Verminderung des *Seitendruckes in den Gefässen* erklären, vermöge welcher die in der Arteria centralis retinae befindliche dünne Blutsäule ausser Stand gesetzt wird, den *intraocularen* Druck zu überwinden und sonach ins Innere des Auges einzutreten. Die *winkelige* Biegung, welche die Arteria centralis retinae beim Austritt aus der Gefässpforte erleidet und etwa vom Gehirn aus angeregte *Contractionen der Gefässwände* wären als Momente zu betrachten, welche durch Vermehrung der *Widerstände* die im Auge ohnehin vorhandene Opportunität zu *localen* Anämien beträchtlich steigern müssen. Die Annahme, dass *Verminderung des Seitendruckes in den Gefässen* die Ischämie der Netzhaut zu begründen vermag, wurde in dem erwähnten Falle durch den Erfolg bestätigt, welchen die *Herabsetzung des intraocularen Druckes* durch Iridectomie, also *relative Verstärkung* des Seitendruckes in den Gefässen, hatte. Die dünnen Netzhautarterien *füllten* sich und das *Sehvermögen* beider amaurotisch gewordenen Augen wurde rasch wieder hergestellt.

Die *Ischaemia retinae* kömmt übrigens in seltenen Ausnahmsfällen auch noch als Folge der *Embolie der Arteria centralis* vor. Sie ist dann zum Unterschiede von der vorigen Art *immer einseitig*. Möglicher Weise könnte sie sich, wenigstens *vorübergehend* bis zur Ausbildung eines *collateralen* Kreislaufes, wohl auch auf *einzelne Ausschnitte* der Netzhaut beschränken. In den *bisher* beobachteten Fällen war immer der *Stamm* der Arteria centralis *vor* seinem Durchtritte durch die *Siebmembran* verstopft worden. In Folge dessen hatte sich *urplötzlich absolute Amaurose* eingestellt, oder war das Sehvermögen auf *geringe* Spuren *quantitativer*

Lichtempfindung beschränkt worden. *Ophthalmoskopisch* zeigten sich die *Arterien enorm verdünnt*, in Gestalt zarter rother Fäden, welche auch wohl schon *diesseits* des Aequators sich verliefen, oder gar nur *über den Rand* des Sehnerveneintrittes reichten. Die *Venen* erschienen gleichfalls *sehr verdünnt*, sparsam und öfters auch *ungleichmässig gefüllt*, stellenweise etwas breiter, stellenweise fadenartig verdünnt oder ganz *blutleer*. Bei genauer Betrachtung konnte man dann in den der Papille nahen *Venenstücken* öfters eine *stossweise Bewegung* der unterbrochenen *Blutsäule* bemerken, welche jedoch mit der *Herzthätigkeit* in *keiner* näheren Beziehung stand, ganz *arhythmisch* war. Die *Papille* fand man bald sehr *blass*, bald *normal* gefärbt, immer aber in ihrer Substanz *durchscheinend*. Früher oder später stellten sich dann *Trübungen* in dem *Gefüge* des Nervenkopfes und einzelner Portionen der Netzhaut ein, welche auf *fettige* Entartung schliessen liessen und entweder rasch zur *Atrophie* führten oder, im Falle der Embolus das Lumen der Arterie *nicht völlig* schloss, unter einiger *Verstärkung* der Gefässinjection wieder bis zu einem gewissen Grade *zurückgiengen*, was ein merkliches *Steigen* der Functionstüchtigkeit in einzelnen *Partien* der Netzhaut zur Folge hatte. Als *pathogenetisches* Moment der Embolie liessen sich allenthalben *Erkrankungen der Herzklappen* erweisen.

Es erklären diese Beobachtungen *zum Theile* den seit lange behaupteten *Zusammenhang* gewisser Amaurosen mit *Herzkrankheiten* und in *weiterer* Instanz mit *Arthrorheuma* und *Gicht*. Zum grössten *Theile* jedoch dürften die auf Herzleiden, Rheuma und Gicht bezogenen Fälle von schwarzem Staare in *Meningitis* und *Circulationsstörungen* an der *Basis cranii* ihre Ursache finden. Dass übrigens auch *Pyämie* und die ihr *verwandten* Krankheiten den Grund von *Embolien* der Arteria centralis retinae abgeben können, wurde schon (S. 240, 4.) erwähnt. Es ist dann der Embolus immer ein *Eiterpfropf*, welcher *nicht* organisirt wie die vorgenannten, und *immer* eine ausgebreitete *Vereiterung*, in der Regel sogar *Phthisis bulbi*, zur Folge hat.

g) In einzelnen Fällen hat man den schwarzen Staar beobachtet in Folge von *Quetschungen und unvollständigen Zerreissungen des Stirnnerven*, oder in Folge der Dehnung und Zerrung eines oder des anderen *Frontalastes* durch *Geschwülste*, tiefgreifende schrumpfende *Narben* u. s. w. Er ging dann immer mit sehr *erweiterter Pupille* einher und erschien bald als *complete Amaurose*, bald als eine mehr weniger hochgradige *Amblyopie*. In einzelnen Fällen wurde durch *Ausschneidung* der *Narbe* oder des unter der mechanisch gereizten Portion gelegenen *Stammtheiles* des Nerven *Besserung* oder gar *Heilung* des *schwarzen Staares* erzielt. Man wird jedoch kaum irren, wenn man annimmt, die vermeintliche „*Amaurosis trifacialis*" sei in der Mehrzahl der Fälle nichts anderes, als eine einfache *Mydriase*, oder der Ausgang einer mit der Verletzung des Frontalnerven gleichzeitig gesetzten *Erschütterung des Auges* oder des *Gehirnes* und des *Sehnerven* gewesen.

h) Nicht minder kommen schwarze Staare ausnahmsweise *mit* oder in *Folge* von verschiedenen *Krankheiten des Rückenmarkes*, besonders mit *Spinalirritation*, *Tabes dorsualis*, *Chorea* u. s. w. vor. Es besteht in solchen Fällen von „*Amaurosis spinalis*" öfters eine sehr ausgesprochene Empfindlichkeit gegen *beliebige* äussere Reize, besonders gegen *Druck*, in der Gegend des *obersten Halswirbels*. Bisweilen konnte sogar durch Drücken, Kneipen etc. der *nachbarlichen Weichtheile* die *Sehstörung* vermehrt, umgekehrt aber durch *Blutentziehungen* an der empfindlichen Stelle des Rückenmarkes eine merkliche *Besserung* wenn nicht *Heilung* der Amblyopie erzielt werden. Bei der *anatomischen* Untersuchung einiger hierher gehöriger Fälle wurde *Atrophie* des *ganzen Sehnerventractes*, ausserdem aber Alterationen der *Thalami* und selbst *Schwund* derselben, gefunden. Der *Zusammenhang* des Spinalleidens mit dem schwarzen Staare ist bisher noch ganz dunkel geblieben. Jedenfalls ist in Rechnung zu ziehen, dass entzündliche Affectionen einzelner *Gehirnnerven* und dieses oder jenes *Rückenmarksstranges* fast *gleichzeitig* und ganz *unabhängig* von einander nicht gar selten beobachtet werden.

i) Die Amaurosis, welche sich öfters bei *urämischen* Zuständen einstellt, ist wohl immer blos Symptom einer *Dictyitis* oder *Neuritis* (S. 240, 3.). Immerhin lässt sich die Behauptung nicht widerlegen, dass das mit *Harnstoff* geschwängerte *Blut* unter Umständen in *unmittelbarer* Weise die *Functionen* der *Centralorgane* des lichtempfindenden Apparates beirren und solchermassen *direct* zum schwarzen Staare führen könne. Ist dieses richtig, so muss man eine *Amaurosis urämica* annehmen, welche sich pathogenetisch anschliesst an die

44 *

k) durch gewisse Gifte erzeugten schwarzen Staare. Man will solche „*Amau-roses ex intoxicatione*" gesehen haben nach dem Missbrauche des *Opium*, der *My-driatica*, der *Ignatiusbohne*, der *Nux vomica*, des *Tabakes*.

In neuerer Zeit sind auch zwei Fälle mitgetheilt worden, wo fortgesetzter Gebrauch starker Dosen von *Chinin einseitige* Amaurose gesetzt hatte. Der eine dieser Fälle wurde durch systematische Anwendung des Heurteloup'schen Blut-egels geheilt. Man hat daraus geschlossen, dass *Gefässüberfüllungen* oder ein *anomaler* vielleicht zu langsamer *Wechsel des Blutes* in den optischen Central-organen die Aufhebung der Leitung *bedingt* oder dabei wenigstens *mitgewirkt* haben. Mit ziemlicher Sicherheit lässt sich ein *specifisch lähmender* Einfluss der *Bleidyscrasie* auf den lichtempfindenden Apparat behaupten. In einigen *tödtlich* abgelaufenen Fällen, wo sich *absolute* Amaurose im Gefolge von *Enkephalopathia* und *Colica saturnina* eingestellt hatte, wurde im *Gehirne* ausser namhafter *Anämie* keine Spur einer *materiellen* Veränderung gefunden. Im Ganzen sind solche Amaurosen sehr *selten* und in der *Mehrzahl* der veröffentlichten Fälle scheint es sich blos um *Accommodationslähmungen* und hochgradige *Mydriasis* gehandelt zu haben.

4. In einer anderen Reihe von Fällen erscheint der schwarze Staar als ein mehr *selbstständiges* Leiden. Hierher gehören:

a) Die *Unterbrechungen des Gesichtsfeldes*, welche ziemlich häufig in Folge *übermässiger Anstrengung* des Auges behufs deutlichen Sehens sehr kleiner und vielleicht schlecht beleuchteter Objecte, in Folge angestrengten Mikroskopirens, Zeichnens, nächtlicher feiner Handarbeiten u. s. w., oder in Folge von *Ueberblendung*, z. B. bei unvorsichtiger Beobachtung einer Sonnenfinsterniss, einstellen. Oftmals lassen sich unter solchen Verhältnissen freilich *materielle* Veränderungen, *Congestionen, Entzündungen* etc. als Grund nachweisen. Dieses ist aber keineswegs *immer* der Fall und dann ist die Annahme einer *Anästhesie im engeren Wortsinne* gerechtfertigt. Es sind diese Unterbrechungen bald von grösserem bald von kleinerem Umfange und meistens *central*, da eben beim Fixiren von Objecten behufs deutlichen Sehens das *Centrum* der Netzhaut am *meisten* bethätiget wird und auch die *lichtstärksten* Eindrücke gewinnt, daher am leichtesten functionel *erschöpft* oder *überreizt* wird.

Auch die *plötzlichen vollständigen* Erblindungen zählen *theilweise* hierher, welche in einzelnen Fällen durch einen in nächster Nähe herabfahrenden *Blitz-strahl*, durch Einwirkung *grellen Lichtes* auf ein bisher im Finsteren gehaltenes *staaroperirtes* Auge etc. begründet wurden. Ob auch *Erschütterungen* des Auges oder des Sehnerven *an sich* zu Amblyopien der *fraglichen Art* führen können, steht sehr dahin.

b) Es verschwinden diese Fälle ihrer Zahl nach gegen jene, in welchen gerade das Gegentheil, nämlich *länger dauernde Ausschliessung eines Auges vom gemeinschaftlichen Sehacte*, den Grund einer *essentiellen Functionsschwäche* des lichtempfindenden Apparates abgeben. Es sind derlei *durch Anopsie* be-dingte Amblyopien immer mit mehr weniger vollständiger *Accommodations-parese* gepaart und unterscheiden sich von *anderen* pathogenetischen Formen der Amblyopie wesentlich durch die *normale Ausdehnung* des Sehfeldes und dadurch, dass das *excentrische* Sehen immer im Verhältniss zum *centralen* an Deutlichkeit *abnimmt*. Im Ganzen äussern sie sich mehr durch den *Be-darf an grossen Sehwinkeln* zum deutlichen Sehen, weniger durch die Erfor-derniss *starker Erleuchtungsintensitäten* und tragen solchermassen mehr den Charakter einer einfachen *Stumpfheit*.

Sie sind selbstverständlich *immer einseitig* und stellen sich besonders gerne dort ein, wo die *undeutlichen* Wahrnehmungen des *einen* Auges die *deut-*

licheren des anderen in dem gemeinschaftlichen Sehacte *trüben*, und so eine förmliche *Unterdrückung* der Wahrnehmungen des ersten Auges behufs *deutlichen* Sehens zur *Nothwendigkeit* wird. Sie finden sich darum fast constant beim *einseitigen Strabismus*, welcher aus *derselben* Quelle fliesst, so wie überhaupt in Augen, welche bei *Normalität* oder doch *beträchtlich grösserer Functionstüchtigkeit des anderen* mit partiellen *Trübungen der Cornea* oder *Linse*, mit *Mydriasis*, mit *Accommodationsfehlern* u. s. w. behaftet sind. Wo *keine nur einigermassen* deutlichen Bilder *auf der Netzhaut* mehr zu Stande gebracht werden können, also eine Beirrung der Functionen des anderen Auges wegfällt, bei *ausgebildeten* Staaren, totalem *Verschluss der Pupille*, *dichten ausgebreiteten* Cornealtrübungen etc. pflegt die Amblyopia ex anopsia nicht so leicht *höhere* Grade zu erreichen und leichter zu *weichen*. Uebrigens ist das *Kindesalter*, da in diesem es viel leichter und rascher zur förmlichen *Unterdrückung* der Wahrnehmungen kömmt, als im Mannesalter, die *eigentliche Periode* für das Entstehen solcher Amblyopien. In den *späteren* Lebensjahren führen *dieselben* pathogenetischen Momente weniger leicht zur Netzhautanästhesie.

Die Behandlung ist selbstverständlich immer zuerst *gegen das pathogenetische Moment* zu richten und das *Verfahren* nach der Eigenthümlichkeit des letzteren ein sehr *verschiedenes*. Eine *directe* Behandlung des schwarzen Staares als *solchen* wird nur dann nothwendig und erspriesslich, wenn nach völliger Tilgung des *Grundleidens* eine gewisse *Functionsschwäche* im lichtempfindenden Apparate zurückgeblieben ist, oder wenn der schwarze Staar als ein *essentielles* Leiden betrachtet werden muss, also vornehmlich bei der *Amblyopia ex anopsia.*

Die *Indication* stellt sich dann auf *Hebung der Functionsenergie* und wird erfahrungsgemäss am besten erfüllt durch *functionelle Reizwirkungen*. Das *Mittel* dazu geben *systematisch betriebene Uebungen* des betreffenden Auges. Als *Gesichtsobjecte* eignen sich bei diesen Exercitien am meisten *Druckschriften*, da hier Buchstabe um Buchstabe wechselt, die Aufmerksamkeit also unausgesetzt auf das Gesehene gerichtet werden muss und Fehler, welche sich in der Beurtheilung des Wahrgenommenen eingeschlichen haben, durch den Context sogleich hervortreten, also zur Correction auffordern. Es müssen diese Druckschriften natürlich *gut erleuchtet* sein und überdies auch sich unter *grossem Sehwinkel* auf der Netzhaut präsentiren, widrigenfalls sie bei nur einigem Torpor des lichtempfindenden Apparates in keinen enträthselbaren Bildern zur Wahrnehmung kämen. Sie müssen also *gross* gewählt und dem Auge *nahe* gebracht werden. Um aber in *kurze Distanzen* möglichst *scharf* zu sehen, bedarf es gewöhnlich *convexer Gläser*, da die Anästhesie des lichtempfindenden Apparates, besonders die Amblyopia ex anopsia, in der Regel mit *Schwäche des Accommodationsapparates* gepaart ist. Es sind übrigens Convexgläser unter *allen* Umständen sehr *erspriesslich*, da sie durch *scheinbare Vergrösserung* der Objecte und durch Vermehrung des *scheinbaren Glanzes* der Netzhautbilder die *Deutlichkeit* der Wahrnehmungen erhöhen und die *Auswahl* der Schriftproben erleichtern. Man pflegt sie darum in *allen Fällen*, wenigstens *anfänglich*, zu benützen und jene Uebungen insgemein mit dem Namen der *Convexgläserkur* zu bezeichnen.

Es muss hierbei vorerst das *schwächste* Convexglas ermittelt werden, welches das *kranke* Auge bei *Verschluss* des anderen befähigt, grössere

Druckschriften (*Jäger* Nr. 12—20) in Abständen von 8—12 Zoll nothdürftig zu entziffern. Mit diesem Glase hat nun der Kranke täglich 2 bis 3 Mal, anfänglich 5 Minuten, nach und nach aber immer länger, Leseübungen vorzunehmen, dabei aber niemals die Anstrengung so weit zu treiben, dass *auffällige* Symptome der Ermüdung, Schmerz, Congestionen oder gar Entzündungen angeregt werden.

Wo es durch unvorsichtiges Gebahren zu derartigen Zufällen *gekommen ist*, müssen dieselben nach den allgemein gültigen Regeln behandelt und die Uebungen bis auf weiteres, nöthigenfalls Wochen lange, *unterbrochen* werden.

Im Ganzen fordert diese Kur, besonders bei *höheren* Graden der Amblyopie, in vielen Fällen sehr viel Geduld und Ausdauer, da sehr auffällige Effecte oft lange auf sich warten lassen. Em Ende jedoch steigert sich das Sehvermögen in günstigen Fällen in ziemlich *rascher* Progression. Es ist dann Zeit zu *schwächeren* Gläsern überzugehen und unter *Verlängerung* der *einzelnen* Uebungen zu kleineren und kleineren *Schriftproben* aufzusteigen.

Mitunter wird der Fortschritt auf einmal *gehemmt*, das *Sehvermögen* bessert sich trotz allen Uebungen *nicht* weiter. Man darf dann den Muth nicht verlieren; auf einmal geht es *wieder* vorwärts und man gelangt endlich dahin, dass um viele Nummern schwächere Gläser in Anwendung gezogen werden können, oder wohl gar Brillen sich als *überflüssig* erweisen.

Ist das Auge in der Heilung so weit vorgeschritten, dass *ohne* oder *mit schwachen* Convexgläsern *gewöhnliche* Druckschrift *fertig* gelesen werden kann, so müssen die Uebungen noch eine Zeit *fortgesetzt* werden, um die Heilung zu *befestigen*, *Recidiven* zu verhindern.

Ausserdem stellt sich dann die Aufgabe, die *beiden Augen* zum *gemeinschaftlichen* Sehact zu *gewöhnen*. Zu diesem Behufe müssen vorerst die Eindrücke des *gesunden* Auges ihrer *Intensität* nach etwas *abgeschwächt* werden, um dem *kranken* Auge gleichsam das *Uebergewicht* zu verschaffen. Es geschieht dieses am besten durch Benützung eines *stark gefärbten blauen* Glases, welches vor das *gesunde* Auge gesetzt wird. Haben sich unter fortgesetzten Uebungen die beiden Augen allmälig *gewöhnt zusammenzuwirken*, so werden hellere und hellere Gläser in Anwendung gebracht und am Schlusse die beiden Augen *unbewaffnet* zum gemeinschaftlichen Sehacte angespornt.

Es wird die Convexgläserkur übrigens auch noch als *directes* Heilmittel gegen niedere Grade des *Schielens*, gegen *Asthenopie* (S. 664), gegen *Mydriasis* (S. 668) in Anwendung gebracht. Bei *hyperämischen Zuständen* des Auges, bei *Entzündungen*, bei grosser Neigung zu *Kopfcongestionen* und übermässigem *Erethismus der Ciliarnerven* leistet sie nichts, wird überhaupt gar nicht vertragen und findet darin sonach eine *Contraindication*.

VIERTER ABSCHNITT.

Functionsstörungen der Augenmuskeln.

Anatomie. Der Augapfel wird von *sechs* Muskeln bewegt, den *vier geraden*, *Musculis rectis*, und den *beiden schiefen*, *Musculis obliquis*. Der *siebente* in der Tiefe der Orbita streichende Muskel hat auf die Locomotionen des Bulbus *keinen* Einfluss, sondern wirkt als *Aufheber des oberen Lides* dem Musculus *orbicularis* palpebrarum (S. 399) entgegen. Die *vier geraden Augenmuskeln entspringen* mit dem *Levator palpebrae superioris* flechsig im Umfange des *Sehloches*. Ihre gestreckten und platten *Bäuche* treten in ihrem Zuge nach vorne aus einander, so dass vier durch ihre Breite gelegte Ebenen, indem sie sich schneiden, eine etwas schiefe und nicht ganz gleichseitige *Pyramide* darstellen würden. Während nämlich der *innere* gerade Augenmuskel nahezu *parallel* mit der Halbirungsebene des Schädels nach vorne läuft, weicht der *äussere* Gerade in einem starken Winkel nach *aussen* ab und der untere Gerade neigt sich etwas nach *innen*. Es treffen diese Muskeln auf ihrem Wege nach vorne den Bulbus, *tangiren* denselben bei gerade nach vorne gerichteter optischer Axe knapp *hinter dem Gleicher*, umgreifen hierauf den Aequator und setzen sich, in Sehnen auslaufend, an der vorderen Hälfte der Sclerotica fest. Es sind diese *Sehnen* flach bandartig 3‴—4‴ breit und *inseriren* sich in einer gegen die Cornea hin gewölbten flachbogigen Linie. Der *Mittelpunkt* dieser convexen *Anheftungslinien* steht beim *oberen* und *unteren* Geraden 3‴, beim *inneren* Geraden höchstens 2½‴, beim *äusseren* Geraden aber gewöhnlich mehr als 3‴ von der Hornhautgrenze ab.

Die geraden Augenmuskeln werden ihrem *ganzen* Verlaufe nach von einer *sehnigen Scheide* eingehüllt, welche eigentlich nur eine Verdichtung des fettreichen *Orbitalbindegewebes* ist und durch mehrere dichtere Balken mit der *Periorbita* in Verbindung steht. An der Stelle, wo die Muskeln an den Bulbus herantreten, verschmilzt das *Perimysium* mit der *Scheidenhaut des Augapfels*, die Bäuche laufen dann gleichsam *in der Scheidenhaut* nach vorne und *durchbohren* diese *kurz hinter* der Insertionsstelle in *schiefer* Richtung, um sich endlich mit der Sclera zu vereinigen.

Die *Ränder* der breiten Sehnen hängen *nicht* mit einander zusammen, wohl aber besteht eine *mittelbare* Verbindung durch die *Tenon'sche Kapsel*, mit welcher die *Scheiden* der Muskeln und ihrer Sehnen ein *Continuum* bilden. Dieser Zusammenhang der Muskel und ihrer Sehnen mit dem vorderen Theile der Scheidenhaut des Bulbus ist es, welcher nach *Durchschneidung* einer Sehne den betreffenden Muskel noch an den Bulbus kettet und seine *völlige* Zurückziehung hindert, ihm sohin noch einen gewissen *Einfluss auf die Bewegungen des Augapfels* gestattet. Die Dichtigkeit und Undurchsichtigkeit der Tenon'schen Kapsel macht, dass man die darin ziehenden Vordertheile der Muskeln *nicht sehen* kann. Doch ist die *Lage* der *einzelnen* Muskeln leicht an den *vorderen Ciliargefässen* zu erkennen, welche aus den *Muskelbäuchen* hervortreten und in die *Episclera* sich einsenken.

Der *obere schiefe Augenmuskel* entspringt gleichfalls flechsig am Umfange des *Sehloches*, sein dünner Bauch zieht zwischen dem Rectus superior und internus am *oberen* Theile der *inneren* Augenwand hin, um zur *Trochlea* zu gelangen. Schon *bevor* er diese trifft, geht er in eine lange und dünne *Sehne* über, welche *über die Rolle* hinüber läuft, sich sogleich nach *hinten und aussen* wendet, allmälig breiter wird, unter dem oberen Geraden hinwegläuft und fächerartig ausstrahlend sich zwischen dem oberen und äusseren Rectus in einer bei 3''' langen nach hinten und aussen convexen Bogenlinie, deren inneres Ende 3'''—4''' vom Sehnerven absteht, *an die Sclera heftet*, nachdem sie die *Scheidenhaut* durchbohrt hat.

Die *Rolle* ist ein sehnigknorpeliger Ring, welcher durch zwei kurze Bändchen an die *Spina* oder *Fovea trochlearis* des Stirnbeines geheftet ist und knapp hinter dem oberen inneren Winkel des *Orbitalrandes* liegt.

Der *Bauch* des Muskels ist von einer zarten *Scheide* umgeben. An der Stelle, wo der Muskel sehnig wird, verdichtet sich das Perimysium, hüllt röhrenartig die Sehne ein, hängt einerseits mit der Trochlea, andererseits mit der Tunica vaginalis bulbi und der Muskelscheide des *oberen* Geraden zusammen und stellt so eine Art *Aufhängeband* für den Bulbus dar.

Der *untere schiefe* Augenmuskel entspringt vom *inneren unteren Theile des knöchernen Orbitalrandes.* Er läuft erstlich nach *aus- und rückwärts* und gelangt zwischen den Bulbus und Rectus inferior, wo seine Scheide mit der des unteren Geraden durch zellig fibröses Gefüge zusammenhängt. Gleich *hinter* dieser Stelle *ändert* er dann seine *Richtung*, indem er sich stark nach *auf- und rückwärts* krümmt, um dann an der *Schläfenseite* des Bulbus, unmittelbar an dessen Scheidenhaut anhängend, zwischen dieser und dem *äusseren* Geraden zum *hinteren* und *oberen* Umfang des Bulbus zu gelangen. Hier *setzt* er sich, nachdem er merklich breiter geworden und die Scheidenhaut durchbrochen hat, in einer nach oben und vorne convexen wenigstens 5''' langen Linie an, deren vorderes Ende etwa 7''', das hintere 2'''—3''' vom *Opticus* absteht.

Die *Arterien* dieser Muskeln sind sämmtlich feine Zweigchen der *Arteria ophthalmica*, die *Venen* vereinigen sich theils mit Aesten der *Vena ophthalmica interna*, theils mit Aesten der *Vena facialis.*

Die *Nerven*, welche die sechs Augenmuskeln mit den Centralorganen in Rapport setzen, sind das 3., 4. und 6. *Gehirnnervenpaar* nebst Zweigchen des *Nerv. trigeminus* und des *Sympathicus*. Das *Centrum* der motorischen Kraft des Auges ist in der *Brücke* und dem *verlängerten Marke* zu suchen. Der *Nervus oculomotorius* ist hauptsächlich für den *oberen, inneren* und *unteren Geraden*, den *Aufhebemuskel* des oberen Lides und den *Musc. obliquus inferior* bestimmt; während das *vierte Paar* den *oberen Schiefen* und das *sechste Paar* den *äusseren Geraden* beherrscht.

Sämmtliche im *Normalzustande* durch die Muskeln ausgeführten *Bewegungen* des Augapfels sind *Drehungen um einen Punkt*, welcher so nahe dem *Kreuzungspunkte* der Richtungsstrahlen gelegen ist, dass *beide* als *zusammenfallend* betrachtet werden können. Dieser *Punkt*, und damit auch der *ganze Augapfel* ist in seiner Lage *völlig unveränderlich*. Als *fixirende Mittel* gelten einerseits das *Orbitalzellgewebe* und besonders die mannigfaltigen *sehnigen Fortsätze*, durch welche die Tunica vaginalis mit der Periorbita in Verbindung steht; andererseits aber *die Muskeln selbst*, welche vermöge ihres gegenseitigen Antagonismus in ihrer *Gesammtwirkung* sich das *Gleichgewicht* halten. Sobald dieses Gleichgewicht durch Functionsbehinderung des einen oder des anderen Muskels *aufgehoben* wird, hat auch die Unverrückbarkeit des Drehpunktes ein Ende und das *binoculare Einfachsehen* wird in sehr enge Grenzen eingeschränkt.

In dieser *Fixation des Drehpunktes bei freier Rotation der Bulbusober-fläche* liegt denn auch der *Hauptzweck der schiefen Augenmuskeln.* Die *vier Geraden* können diesem Postulate *nimmer* genügen, es bedarf hierzu *unerlässlich dreier Paare* einander antagonistisch *entgegenwirkender Muskeln.* Eine *zweite* Aufgabe der *schiefen* Augenmuskeln sind *Drehungen* des Auges um *Axen,* deren Richtung im Allgemeinen von *vorne nach hinten* geht. Die *geraden* Augenmuskeln reichen nämlich allerdings zu, um die *optische Axe* beider Augen auf *jeden beliebigen* Punkt des Gesichtsfeldes hinzulenken und so vom *fixirten Punkte* eine *binoculare einfache* Wahrnehmung zu gewinnen, nicht immer aber, um *gleichwerthige Meridiane beider Netzhäute* einem und demselben *Durchmesser der Objectoberfläche* entgegen zu stellen und so *einfache* Bilder von einer gewissen *Flächenausdehnung* zu ermöglichen; hierzu sind Drehungen der erwähnten Art nothwendig.

Uebrigens ist dieses *Orientirungsvermögen* durchaus *kein absolutes.* Nur bei *gewissen* Stellungen der Sehaxen ist der *Horopter,* d. i. die imaginäre Vereinigung *aller gleichzeitig mit dem Fixirpunkte einfach gesehenen Punkte* im Gesichtsfelde, eine *Ebene*; bei *anderen* Stellungen der Sehaxen ist er eine *Linie*, oder gar nur ein *Punkt,* indem eben *nur* der fixirte *Punkt* auf *gleichwerthigen* Stellen beider Netzhäute abgebildet wird. Es müssten sich diese Unvollkommenheiten im Leben überaus *fühlbar* machen, wenn immer nur *je Ein* Zapfen oder *Eine Stabgruppe* in beiden Netzhäuten ihre Eindrücke im *Sensorium commune* zu einer einheitlichen Wahrnehmung zu verschmelzen im Stande wären. Es steht aber ziemlich fest, dass die *identischen Stellen beider Netzhäute* eine gewisse *Ausdehnung* haben und die mit dem *Stereoscop* angestellten Untersuchungen lassen darüber keinen Zweifel, dass unter Umständen relativ *beträchtliche Orientirungsfehler* bestehen können, *ohne dass das Doppeltsehen sehr äuffällig* und *störend* würde.

Die Einzelnwirkung eines jeden Muskels ist je nach der jeweiligen *Richtung der optischen Axe* und nach der damit wechselnden *Stellung der beiden Fixpunkte* des Muskels zum *Drehpunkte* des Auges eine sehr *wandelbare.*

Nach dem gewöhnlichen Sprachgebrauche soll der *innere* Gerade den Bulbus *horizontal nach innen,* der *äussere Gerade horizontal nach aussen,* der *obere Gerade vertical nach oben,* der *untere Gerade* schräg nach *unten* und etwas nach *innen* wälzen. Die beiden *Obliqui* aber sollen den Augapfel um eine Axe *rollen,* welche mit der *optischen* Axe einen Winkel von ungefähr 35 Grad einschliesst und deren *vorderes* Ende etwas nach *aussen* vom vorderen *Pole* des Bulbus, das *hintere* Ende aber etwas nach *innen* von der *Macula lutea* gelegen ist, d. h. der *obere Schiefe* soll das *Cornealcentrum* nach *aussen* und *unten* drehen, den *verticalen Meridian* demnach etwas *gegen die Nase* hin neigen; der *untere Schiefe* aber das *Cornealcentrum* nach *oben* und *aussen* bewegen und den *verticalen Meridian* gegen die *Schläfe* neigen. Es ist dieses jedoch nur ausnahmsweise und zwar *dann* ganz richtig, wenn der betreffende Muskel *allein* wirkt, während die optische Axe *senkrecht* auf einer Ebene steht, welche man *parallel* zur *verticalen Kopfaxe* durch die beiden *Drehpunkte* gelegt denkt. *Für jede andere Ausgangsstellung* ist die *Einzelnwirkung* der Muskeln eine andere; ja es können die einzelnen Muskeln den Bulbus unter Umständen sogar nach *entgegengesetzten* Richtungen drehen.

Im Ganzen sind die Untersuchungen über *Einzelnwirkungen* der Muskeln minder fruchtbar, da nachweisbarer Massen bei den *allermeisten* Ausgangsstellungen sich 3—4 Muskeln um ein Bestimmtes verkürzen müssen, um eine *bestimmte* Stellungsveränderung des Bulbus zu vermitteln.

Dadurch verwickeln sich die Verhältnisse ausserordentlich und es ist besonders schwer, den *Antheil* zu beurtheilen, welchen *jeder* Muskel an einer *bestimmten* Bewegung des Bulbus nimmt; um so schwerer, als die *effective Kraft,* mit welcher der Muskel hierbei thätig ist, nicht in *jedem Momente* gleich ist, sondern *wechselt* mit der *bereits erfolgten* Ablenkung; als weiters *gewisse* Muskeln bei *bestimmten* Bewegungen überhaupt *erst wirksam* werden, wenn die *Drehung* durch die *anderen* Muskeln bereits bis zu einem *gewissen Punkte* gediehen ist. In diesen Schwierigkeiten liegt denn auch der Grund, dass die Lehre von den Bewegungen des Augapfels noch vieles Dunkle in sich enthält und noch lange ein ergiebiges Feld für wissenschaftliche Streitigkeiten bleiben wird.

Es ist übrigens gewiss, dass von der *unendlichen* Zahl *möglicher Associationen verschiedener Augenmuskeln und verschiedener effectiver Kraftäusserungen* derselben nur eine *gewisse* verhältnissmässig *kleine Quote wirklichen* physiologischen *Zwecken* entspreche und daher *im Leben* factisch *benützt* werde. So sind z. B. schon alle *Divergenzstellungen* der optischen Axen, als physiologischen Zwecken *entgegen*, ausgeschlossen und die ganze Innervation der Muskeln so stabil auf *Convergenz*- und *Parallelstellungen* gerichtet, dass selbst bei Verschluss der einen *Lidspalte* das *verdeckte* Auge dem *freien* in *allen* seinen Bewegungen folgt und jenes Gesetz aufrecht erhalten bleibt.

Es unterliegt keinem Zweifel, dass hierbei *ursprüngliche angeborene Innervationsverhältnisse* mit im Spiele sind. Doch steht es eben so fest, dass die die *feineren* Einstellungen beider Augen vermittelnden *Associationen* vom *Kinde* erst *erlernt* und durch fortwährende *Uebung* allmälig so zur *Gewohnheit* werden, dass sie augenblicklich und unbewusst stattfinden, sobald der *Wille* sich auf eine *bestimmte Bewegung* richtet.

Es ist darum auch nicht ganz unwahrscheinlich, dass *gleiche* Bewegungen bei *verschiedenen* Menschen *nicht immer* durch *dieselben* Muskelassociationen bewerkstelligt werden. Jedenfalls sind die Associationsverhältnisse bei *Schiefhälsen*, bei *Buckeligen* u. s. w. von der Norm verschieden und dem *abweichenden* physiologischen Bedürfnisse *entsprechend*.

Die Augenmuskeln stehen übrigens nicht blos *unter einander*, sondern auch mit dem *Accommodationsmuskel* in innigem *Consens* (S. 618). Es ist dieser ebenfalls ein *erlernter* und, den *individuellen* Refractionsverhältnissen entsprechend, bei *verschiedenen* Individuen ein *differenter*.

In dem gesetzmässigen Zusammenwirken der genannten Muskeln liegt ein wichtiger Behelf zur *Schätzung kleiner Distanzen*.

Indem nämlich das *Muskelgefühl* die *Grösse der Anstrengungen* zur Wahrnehmung bringt, welche im *speciellen* Falle behufs des Deutlich- und Einfachsehens den *einzelnen* Muskeln auferlegt werden, sind die Prämissen zu richtigen Schlüssen gegeben. Für die Beurtheilung *grosser* Entfernungen giebt jedoch das Muskelgefühl *keine* Anhaltspunkte, da hier selbst *grosse Differenzen* nur *kleine Unterschiede* in der Convergenzstellung der optischen Axen und in den Brechungsverhältnissen des Auges erforderlich machen.

Nicht minder ist die Wahrnehmung der zur Fixation bestimmter Objecte nothwendigen Muskelthätigkeiten ein Mittel zur *Beurtheilung der absoluten Grösse* eines Objectes, seiner *Ausdehnung im Raume*, ferner zur Beurtheilung seiner *Ruhe und Bewegung*.

In ersterer Beziehung dient die Wahrnehmung der *Grösse* und *Richtung der Excursionen*, welche die optischen Axen machen müssen, auf dass nach und nach von *allen* Punkten der *Objectoberfläche* ein *einfaches* Bild gewonnen werde. In der *zweiten* Hinsicht wird das Urtheil geleitet durch das Gefühl der *Ruhe* und beziehungsweise der *Thätigkeit* der Muskeln, während ein Punkt des *Objectes unverrückt fixirt* wird.

Es werden jedoch nur *willkührliche* Bewegungen der Augen durch das Muskelgefühl zur Wahrnehmung gebracht. *Passive* und *unwillkürliche* Bewegungen werden als solche *nicht gefühlt*, daher die unter ihrem Einflusse gesehenen Objecte *in Bewegung* erscheinen, sie mögen nun *ruhen* oder sich *wirklich bewegen.* Hierin liegt der wesentlichste Grund des *Schwindels,* welcher sich nach raschen Drehungen und bei ungewohnten *passiven* Bewegungen des Körpers, z. B. auf einem Schiffe, in einer Schaukel etc. einzustellen pflegt.

Indem nämlich die *unwillkürlichen* und *passiven* Bewegungen des Auges *nicht* zur directen Wahrnehmung kommen, wird das *Urtheil* über die *jeweilige* Lage des *Gesichtsfeldes,* über die *Ruhe* und *Bewegung* der Objecte *verwirrt,* es erscheinen *alle* Objecte *im* Gesichtsfelde und *dieses selbst* in Bewegung, und das ist eben der Schwindel. In ähnlicher Weise erklärt sich der Schwindel, welcher bei *Lähmungen, krampfhaften Contractionen,* oder nach *Durchschneidung* einzelner Augenmuskeln aufzutreten pflegt. Indem nämlich unter solchen Umständen die *Wirkungen* bestimmter Muskelanstrengungen ganz *andere* werden, als sie es früher waren, wird der *Muskelsinn* und die davon abhängige *Beurtheilung* der relativen Lage des Gesichtsfeldes, der Ruhe und Bewegung der Objecte, wesentlich *gestört.*

Nosologie. Die Functionsfehler der Augapfelmuskeln sind bald der Ausdruck *normwidriger Associationsverhältnisse* einzelner Muskeln oder Muskelgruppen, bald sind sie als *Krämpfe* im engeren Wortsinne, bald als *Lähmungen* aufzufassen.

1. Zu den Abweichungen der *ersten Art* ist das *Schielen,* der *Strabismus,* zu rechnen, insoferne dadurch ein gewisses *Uebergewicht* zum Ausdruck gebracht wird, welches ein oder der andere *Augapfelmuskel* bei den associirten Bewegungen der beiden Bulbi über seinen *Partner* der *anderen* Seite *zeitweilig* oder *bleibend* ausübt und welches macht, dass die beiden optischen Axen *nicht gleichzeitig* auf *einen* beliebigen Punkt im Gesichtsfeld eingestellt werden können, sondern dass die Sehaxe des *einen Auges* immer *in der Bahn des betreffenden Muskels* an dem Objectpunkte *vorbeischiesst,* also in *bestimmter* Richtung *abgelenkt* erscheint und zwar in einem dem *Masse des Uebergewichtes* proportionirten, also *constanten Winkel.*

2. Die *Stabilität dieses Winkels* in Verbindung mit der *wenig* oder *nicht geschmälerten Excursionsfähigkeit* beider Augen *unterscheidet* den Strabismus von der *Luscitas,* dem *Schiefstehen* der Augen. Es ist bei diesem *letzteren* Fehler nämlich das *Mass der Excursionsfähigkeit* des Bulbus mehr weniger *eingeschränkt* und bei den *höchsten* Graden *steht der Bulbus* wohl auch *völlig starr.* Das *kranke* Auge folgt daher den Excursionen des gesunden nicht in *entsprechender Weise,* es bleibt, besonders bei *gewissen* Axenrichtungen des letzteren, mehr weniger *zurück* und so geschieht es, dass seine optische Axe bei den verschiedenen Locomotionen des gesunden Auges fort und fort *den Ablenkungswinkel* wechselt. Es ist übrigens die Luscitas *niemals* ein *selbstständiges* Leiden, sondern stets ein blosses *Symptom* und zwar höchst *mannigfaltiger* Zustände. Dahin gehören: normwidrige *Verkleinerungen* und staphylomatöse *Ausdehnungen* des Bulbus, *Auflagerungen* auf die *äussere Wand* des Augapfels, *Geschwulstbildungen* in der *Orbita, Verengerungen* derselben, verschiedene *Muskelkrankheiten,* in specie der *Krampf* und die *Lähmung.*

3. Eine besondere dem *Gliederzittern* ähnliche Functionsstörung der Augenmuskeln ist der *Nystagmus,* das *Augenzittern,* auch *Instabilitas oculorum.* Gleich wie beim Strabismus, mit welchem der Nystagmus häufig *combinirt* ist, sind die *Bewegungen* der Augen nach *allen* Richtungen *frei;* doch vermag der Kranke die Sehaxen *nicht ruhig* an einen Punkt des Gesichtsfeldes zu fesseln; es *schwanken* vielmehr beide Augen bei der Fixation und beim gedankenlosen Blicke in ganz concinnen Bahnen, indem sie durch *unwillkührliche* überaus *rasche* und fast *rhythmische* alternirende Zusammenziehungen

antagonistischer Muskelpaare oder ganzer Muskelgruppen in *oscillatorischen* Bewegungen erhalten werden.

Das *Wesen* dieses Zustandes ist nicht aufgeklärt. Jedenfalls ist der Nystagmus *krankhaften Innervationsverhältnissen* auf Rechnung zu bringen. Diese sind aber sicherlich *andere* als jene, welche *Krämpfen im engeren Wortsinne*, dem *Gliederzittern* der Greise, der Säufer, der Opiophagen, bei der Bleidyscrasie und der Paralysis agitans zu Grunde liegen. Gegen die Bezeichnung als *Krampf* spricht schon die *Willkührlichkeit beliebiger Axenrichtungen*, ausserdem aber auch *alles*, was die Identification des Zustandes mit dem Gliederzittern unthunlich erscheinen lässt, nämlich: die gänzliche *Verschiedenheit der ätiologischen* und *pathogenetischen* Momente, das ausschliessliche Zustandekommen im *frühesten Kindesalter*, die *Regelmässigkeit* und *Constanz* der ganzen *Erscheinung*, die völlige *Concinnität* der Bewegungen in *beiden* Augen und der Umstand, dass der Nystagmus in der Regel *das ganze Leben* hindurch *unverändert* fortbesteht.

4. *Eigentliche Krämpfe* kommen im Bereiche der sechs Augapfelmuskeln überhaupt nur *selten* vor.

Clonische Krämpfe werden bisweilen unter der Form excursiver *Rollbewegungen* beobachtet: als Symptom der *Bleidyscrasie*, bei *Gehirn-* und *Meningealleiden*, besonders bei *Kindern* als Begleiter der *Meningitis basalis*, bei der *Chorea* etc. Der *Spasmus tonicus* kömmt vor als Theilerscheinung des allgemeinen *Starrkrampfes*, der *Epilepsie*, der *Eclampsie*, höchst ausnahmsweise als *rein locales* Leiden in Folge *traumatischer Verletzungen* der Augengegend oder des Auges selbst. Gewöhnlich erscheinen dann *sämmtliche* Augenmuskeln krampfhaft contrahirt, oder doch wenigstens die *meisten* (*Ophthalmospasmus*, *Tetanus oculi*). Der Bulbus steht in letzterem Falle starr, *gerade* nach vorne oder etwas *schief*, er ist meistens *in die Augenhöhle* zurückgetreten und dieses zwar bisweilen so stark, dass die *Bindehaut* sich über dem Bulbus in Falten legt (*Enophthalmus spasticus*). Die *Lider* stehen dabei gewöhnlich weit offen, seltener sind sie krampfhaft geschlossen, jedenfalls aber *unbeweglich*.

Es kömmt in dieser letzteren Erscheinung die spastische Mitaffection der *Lidmuskeln* zum Ausdruck, und zwar einmal der *Krampf des M. levator palpebrae superioris*, das andere Mal der *Krampf des Kreismuskels*. Bei dieser Gelegenheit ist zu erwähnen, dass *tonische* Krämpfe des *Aufhebemuskels* auch *sonst* noch, als ein *für sich bestehendes* Leiden ausnahmsweise beobachtet werden. Sie äussern sich unter der Form des *Lagophthalmus spasticus*, des *krampfhaften Hasenauges*, d. h. durch Emporziehung des oberen Lides und darin begründete weite Oeffnung der Lidspalte, wobei der *starke Widerstand*, welchen das Lid einer dem Muskel entgegenwirkenden äusseren Gewalt bietet, charakteristisch ist.

Im Bereiche des *Orbicularis palpebrarum* sind Krämpfe sogar eine *häufige* Erscheinung. *Clonische* Spasmen beschränken sich oft auf *einzelne Fleischbündel* des Kreismuskels und verursachen ein eigenthümliches mit dem Gefühle des Ziehens verbundenes *Erzittern* einzelner Theile der Lider. In anderen Fällen wird der *ganze Kreismuskel* von clonischen Krämpfen befallen; das Resultat ist die sogenannte *Nictitatio*, das *krankhafte Plinken*, ein rasches Wechseln zwischen Oeffnen und Schliessen der Lidspalte, wobei aber immer das *letztere vorwiegt*, indem es mit übermässiger Kraft bewerkstelligt wird und sehr *rasch* erfolgt, während das *Oeffnen* nur *langsam* und *unvollständig* geschieht. Es ist häufig blos die Folge einer *Angewöhnung*.

Von grösserem Belang erscheint der *tonische Krampf des Kreismuskels*, der *Blepharospasmus*, selbst wenn man von seiner nahen Beziehung zu dem *Entropium* (S. 442) absieht. Er ist häufig so excessiv, dass es einer *bedeutenden* äusseren Gewalt bedarf, um die krampfhaft geschlossene Lidspalte zu *öffnen*, wobei meistens überaus heftige, oft sogar fast unerträgliche, *Schmerzen* angeregt werden. Der Blepharospasmus ist ein *constanter* Begleiter der *Lichtscheu*, ein *wesentlicher* Component dieses complicirten Zustandes (S. 676, *a*) und als solcher bekanntlich ein sehr *gewöhnliches* Vorkommniss. Mitunter findet man ihn aber auch als ein *mehr selbstständiges* Leiden, insoferne nämlich das *pathogenetische* Moment desselben sich dem *Nachweise entzieht*, oder der *Krampf fortbesteht*, nachdem die *primäre* Affection, welche ihn hervorgerufen hat, längst *getilgt* worden ist. So hat man ihn auftreten und lange Zeit anhalten gesehen in Folge des *Eindringens fremder Körper* in den

Bindehautsack und in Folge langdauernder mit heftiger Lichtscheu gepaarter *Hornhautentzündungen.* Wahrscheinlich war der Krampf in diesen Fällen, sowie dort, wo er sich im Gefolge von langwierigen *Neuralgien des Nervus supraorbitalis* entwickelt hatte, ein *Reflexphänomen*, hervorgerufen durch die Reizzustände in dem *ersten Ast des Trigeminus.* Der Umstand, dass der Spasmus durch *Druck auf den Stirnnervenstamm* gemindert und durch dessen *Trennung* in der Mehrzahl der Fälle *geheilt* wurde, lässt vermuthen, dass *sensitive* Fasern, welche vom Stirnnerven *rückläufig* zur *oberen* Portion des *Orbicularis* gelangen, die *Vermittler* abgeben. Es kommen übrigens Blepharospasmen ausnahmsweise auch als Symptom krankhafter Alterationen im Stamme des *Nervus facialis* und als Symptom mancher *Gehirnkrankheiten* vor.

5. Im Gegensatze zu den Krämpfen sind *Lähmungen* der Augapfelmuskeln ziemlich *häufig* Gegenstand der Beobachtung. Sie müssen von den „*Insufficienzen*", welche in den Anomalien des binoculären Sehens eine Rolle spielen, wohl unterschieden werden. *Diese* sind eigentlich *keine* Krankheit, sondern blos eine Art *Schwäche*, ein *Mindermass* von Leistungsfähigkeit, vermöge welchem einzelne Muskeln oder Muskelgruppen ausser Stand sind, *grösseren* Anforderungen zu genügen, in specie *gewisse Axenstellungen zu erhalten*, welche einen *ungewöhnlichen Kraftaufwand* von Seite gewisser Muskeln verlangen. Bei den *Lähmungen* ist nicht nur die *Kraft*, mit welcher der Muskel sich zusammenzieht, sondern auch das *Mass der Retraction* beschränkt und demnach die *Excursionsfähigkeit des Bulbus* in der Bahn des betreffenden Muskels *vermindert.*

Der *Grad der Lähmung* ist selbstverständlich ein sehr wandelbarer, so wie auch die *Ausdehnung des Lähmungsbezirkes* ausserordentlich variirt. Zweifelsohne können *Theile* eines *einzelnen* Muskels der Paralyse verfallen; anderseits findet man aber auch häufig *ganze Gruppen*, bisweilen sogar *sämmtliche* Augenmuskeln, mehr weniger vollständig gelähmt; ja gar nicht selten erstreckt sich der Lähmungsbezirk *weit über die Orbita hinaus.*

Am öftesten findet man die Paralyse der Augapfelmuskeln *combinirt mit Lähmung der Lidmuskeln*, insbesondere *des Aufhebers* des oberen Augendeckels, da dieser gleich den meisten Augapfelmuskeln vom *dritten* Paare innervirt wird. Das Resultat ist dann die sogenannte *Ptosis*, das Herabsinken des oberen Augenlides, die Unfähigkeit, dasselbe in genügendem Masse zu heben und so die Lidspalte weit zu öffnen; ein Zustand, welcher übrigens mitunter auch als ein mehr *selbstständiges* Leiden vorkömmt und dann nicht immer auf *Leitungshindernisse* des zugehörigen *Nervenastes* als letzten Grund zu schieben ist, sondern hier und da auf *angeborenem Mangel* oder auf mannigfaltig begründete *Ernährungsstörungen des Muskels selber* beruht.

Seltener sind Complicationen mit Lähmung des vom 7. Gehirnnervenpaare versorgten *Kreismuskels der Lider.* Dafür kömmt eine Lähmung dieses Muskels öfter als *selbstständiges Muskelleiden* so wie als Folge von *Leitungshindernissen* in dem *Nervus facialis* vor. *Niedere Grade* der Parese verrathen sich oft blos durch die Unfähigkeit, die Lidspalte *kräftig* zu schliessen und die *äussere Lidhaut* in zahlreiche Falten zu werfen, so wie durch sehr auffällige *Störungen der Thränenleitung.* Bei *hohen* Graden ist der *Lidschluss* ganz *unmöglich*, bei Unthätigkeit des Aufhebers, z. B. während dem Schlafe, bleibt die Lidspalte *halb* geöffnet, der obere *Augendeckel* liegt *schlaff* am Bulbus an, während das *untere Lid* gewöhnlich vom Augapfel *absteht* oder gar nach aussen *umgestülpt* ist; daher in der Regel ein grösserer Theil der Bulbusoberfläche *entblösst* erscheint (*Lagophthalmus paralyticus* oder *atonicus*).

Eine Lähmung *beider Lidmuskeln*, die *Blepharoplegia*, ist wohl immer die Theilerscheinung eines *weit ausgebreiteten* pathologischen Processes im *Inneren der Schädelhöhle* und im Ganzen selten.

1. Das Schielen, Strabismus.

Krankheitsbild. *Charakteristisch ist die Ablenkung einer Sehaxe in der Bahn bestimmter Muskeln und unter einem bestimmten wenig veränderlichen (Schiel-) Winkel bei freier Beweglichkeit der Bulbi.*

1. Gewöhnlich erfolgt die Ablenkung in der Bahn eines *inneren* Geraden, die Sehaxen *convergiren* übermässig, eine optische Axe schiesst *vor* dem Objecte vorbei, der Strabismus ist ein *internus*, *convergens*. Weniger oft überwiegt ein *äusserer* Gerader seinen Partner am anderen Auge, die beiden optischen Axen schneiden sich *hinter* dem Objecte, neigen also in einem *zu kleinen* Winkel zusammen, oder stellen sich *parallel*, oder *divergiren* gar, der Strabismus ist ein *externus* und dabei ein *convergens*, *parallelus* oder *divergens*. Mitunter weicht die eine Sehaxe nach *oben* oder *unten* ab. Dann ist fast immer gleichzeitig eine Ablenkung nach *innen* oder *aussen*, nebstbei aber auch wahrscheinlich eine *falsche Meridianstellung* gegeben, es ist nicht ein *einzelner* Gerader, sondern eine ganze *Gruppe* von Muskeln im Uebergewichte.

2. Die fehlerhafte Stellung der optischen Axe, auf das *fixirte Object* bezogen, zeigt sich in vielen Fällen *constant auf dem einen Auge*, der Strabismus ist ein *einseitiger*, *monocularer*, und zwar zeigt sich die Ablenkung entweder *unter allen Umständen*, oder nur unter *besonderen Verhältnissen*, der Strabismus ist ein *ständiger*, *continuirlicher*, oder ein *intercurrenter*, *periodischer*.

In anderen Fällen weicht *bald dieses bald jenes* Auge ab, während das andere fixirt, der Strabismus ist ein *beiderseitiger*, *binocularer*, *alternirender*; dabei ebenfalls bald ein *continuirlicher*, bald *intercurrenter* und überdies noch insoferne wandelbarer, als die richtige Einstellung und beziehungsweise die Ablenkung dieses oder jenes Auges entweder ganz *bestimmten* Gesetzen folgt, den *jeweilig* obwaltenden Verhältnissen entspricht, oder eine *wirklich oder scheinbar zufällige* ist.

So kommen häufig Fälle vor, in welchen die Augen beim *gedankenlosen Blicke* keine auffällige Ablenkung zeigen, wohl aber, sobald ein *bestimmter* Gegenstand, sei er nahe oder ferne, *scharf ins Auge gefasst* wird; oder sobald das Individuum *psychisch* stärker aufgeregt ist etc. Noch häufiger steht das Schielen in ganz evidentem Causalnexus mit den für *gewisse* Entfernungen und Lagen der zu fixirenden Objecte erforderlichen *Muskelassociationen*, es tritt nur hervor, wenn der *Accommodationsmuskel* zu *kräftigen* Contractionen angespornt wird, wenn *nahe* gelegene, oder wenn *ferne*, oder in einer *gewissen Richtung* seitwärts gelegene Objecte betrachtet werden. Beim *alternirenden* Strabismus geschieht es dann auch sehr oft, dass während der Fixation *naher* Objecte immer das *eine*, während der Fixation *ferner* Objecte das *andere* Auge schielt; oder dass bei der Betrachtung von nach einer *gewissen Richtung* seitwärts im Gesichtsfelde gelegenen Gegenständen immer ein *gewisses* Auge abgelenkt wird.

3. Der *Schielwinkel* variirt seiner *Grösse* nach ausserordentlich, ist in jedem *einzelnen* Falle aber ein *bestimmter*, dem *Uebergewichte* des Schielmuskels über seinen Partner der anderen Seite *proportionirter*. Das abgelenkte zweite Auge *folgt* dem fixirenden und dieses jenem in *allen* Bewegungen, doch so, dass immer die *eine* Sehaxe unter dem unveränderlichen *Schielwinkel* an dem Objecte *vorbeischiesst*. Wird daher das *nicht schielende* Auge gedeckt und so das *strabotische* Auge *gezwungen*, seine Axe auf den Fixirpunkt zu richten, so wird sogleich das *erstere abgelenkt* und zwar ist diese *secundäre Ablenkung*

im Allgemeinen *gleich excursiv*, wie jene des schielenden Auges bei der Fixation mit dem *gesunden* Auge, und erfolgt immer in der *umgekehrten Richtung*, also beim Strabismus *internus* nach *innen*, beim Strabismus *externus* nach *aussen*, beim Schielen nach *oben* aber nach *unten*.

Es fällt dieses Phänomen am meisten auf beim *einseitigen* Strabismus, wo unter *gewöhnlichen* Verhältnissen *immer das eine* Auge fixirt und das andere abgelenkt erscheint. Man hat darin Veranlassung gefunden, *diese Form* des Schielens speciel mit dem Namen des „*concomitirenden*" zu belegen.

Die eigenthümliche gegenseitige *Verkettung* der beiden optischen Axen giebt wichtige Behelfe an die Hand, um den *Bestand* der geringsten strabotischen Ablenkung, die *Einseitigkeit* und *Beiderseitigkeit*, die *Beständigkeit* und *Periodicität* des Schielens, so wie den *Einfluss* zu ermitteln, welchen die *Distanz* der fixirten Objecte und deren *relative Lage* auf das *Eintreten* des Strabismus ausüben. Man braucht sich nur dem Schieler *gegenüber zu stellen* und von *diesem* irgend ein Object, am besten einen Finger, fixiren zu lassen, welchen man in der *Medianebene* des Schielers abwechselnd *nähert* und *entfernt*, oder senkrecht auf die Medianebene *im Kreise* herumführt, um sich über jene Verhältnisse durch das *Augenmass* zu instruiren. Weit *sicherer* führt man jedoch, wenn man bei einer und der anderen Lage des fixirten Objectes bald dieses bald jenes Auge des Schielers mit der Hand oder einem Schirme *deckt*. Wird das *strabotisch abgelenkte Auge gedeckt*, so *behält* sowohl dieses als das gesunde fixirende Auge seine Stellung *unverändert* bei. Wird aber das *fixirende* Auge gedeckt, so *verkehren* sich augenblicklich die Verhältnisse und *bleiben* verkehrt, so *lange* das unter den gegebenen Umständen *nicht* schielende Auge am Fixiren *gehindert* wird; in dem Augenblicke aber, wo die Hand oder der Schirm *beseitigt* wird, springt das *strabotische* Auge sogleich in seine *falsche* Stellung zurück, während das andere die Fixation wieder übernimmt.

Eine *Ausnahme* findet nur statt bei *sehr hochgradigen* und *veralteten* Strabismen, wo die *Beweglichkeit* des kranken Auges schon sehr *gelitten* hat; weiters, wenn das letztere *functionsuntüchtig* ist und also das zu fixirende Object nicht mehr *wahrzunehmen* vermag; endlich bei manchen *alternirenden* Strabismen, wo der Kranke ein *beliebiges* Auge auf Objecte von der verschiedensten Lage und Entfernung einzustellen vermag. Fälle der *letzteren* Art sind jedoch *selten* und, wenn bei *binocularem* Schielen das Experiment häufig den Dienst versagt, so liegt der Grund darin, dass man beim Versuche nicht jene Lagen und Distanzen gewählt hat, für welche die Ablenkung an ein *bestimmtes* Auge gebunden ist.

Selbstverständlich lässt sich aus der *Grösse der Excursion*, welche ein und das andere Auge bei dem erwähnten Versuche unter dem Wechsel der Verhältnisse macht, auch der *Werth des Schielwinkels* ermessen, was von praktisch hoher Wichtigkeit ist, indem die *Grösse der Ablenkung* sowohl in *prognostischer* als *therapeutischer* Hinsicht schwer in die Wagschale fällt.

Man hat zu gleichem Zwecke auch eigene Instrumente, *Hodometer*, erfunden. Nicht minder kann man zur Erörterung des Schielwinkels die *Stellung der Doppelbilder* und die *Wirkung von Prismen* benützen. Ausserdem lassen sich mittelst des *Augenspiegels* auch noch abnorme *Meridianneigungen* aus dem Winkel erschliessen, unter welchem eine das Centrum des Sehnerveneintrittes und der Macula lutea verbindende gerade Linie von der normalen *horizontalen* Richtung abweicht. Es haben diese Methoden jedoch ihre grossen Schwierigkeiten und führen darum nicht immer zu ganz genauen Resultaten. Uebrigens handelt es sich in der Praxis gar nicht um solche, es bedarf hier nur einer *annähernden* Bestimmung und für diese reicht die *Schätzung* der Excursionsgrösse aus.

4. Die *Beweglichkeit der Augen* ist beim wahren und reinen Strabismus *ungeschmälert* und dies zwar sowohl in der Bahn des Schielmuskels und seines Antagonisten, als in jeder beliebigen anderen Richtung. *Ganz unbedingt* gilt dieser Satz von dem *alternirenden* Strabismus. Beim *monocularen* Schielen, besonders bei *hochgradigem*, erleidet das Gesetz einige *Beschränkung*, insoferne die *Summe* der Beweglichkeit in der Bahn des Schielmuskels und seines Antagonisten allerdings *der Norm gleichkömmt*, allein das *ganze Gebiet* der Bewegungen um ein Geringes *nach Seiten des Schielmuskels* verschoben ist, so dass nach *dieser* Seite hin die Excursionsfähigkeit relativ zur Norm um ein Kleines *gesteigert*, nach der *entgegengesetzten* Seite hin aber um ein Gleiches *vermindert* erscheint. Der Grund dessen liegt eben in dem *Uebergewichte* des Schielmuskels, welches sich nicht nur gegenüber seinem Partner der *andern* Seite, sondern auch gegenüber dem Antagonisten *derselben* Seite zur Geltung bringt.

Es erklärt sich aus dem *Widerstande*, welchen der *Antagonist* des Schielmuskels in *diesem* findet, dass die Benützung des *schielenden* Auges zum Sehen bei *Ausschluss* des gesunden Auges zu *falschen* Schlüssen über die *wahre Lage der Gegenstände* führt und der Kranke bei beabsichtigter Berührung des Objectes oft *daneben* greift. Es beeinflusst nämlich die *Wahrnehmung der Spannungen* durch den Muskelsinn in sehr bedeutendem Grade das *Urtheil* über die *Lage* des Gesehenen.

5. Jene Beschränkung der Beweglichkeit des strabotischen Auges, besser gesagt die *Erschwerung der freien Bewegung* nach einer oder der anderen Seite, welche aus dem Uebergewichte des einen Muskels resultirt, macht in Verbindung mit der *Stabilität des Ablenkungswinkels*, dass auch das *nicht schielende* Auge bei *gewissen* associirten Bewegungen Schwierigkeiten findet, die *Fixation* von Objecten in *gewissen Lagen* also *schwer erhalten* oder *gar nicht ausgeführt* werden kann. Der Kranke *hilft* sich dann damit, dass er das *Gesicht nach der Seite hin dreht*, nach welcher die Bewegungen des einen oder des anderen Auges *erschwert* sind, indem dadurch der *Bedarf an Kraftaufwand* von Seite der betreffenden Augenmuskeln *gemindert* wird. So wird beim Strabismus *internus* die Seite des *fixirenden* Auges etwas *nach vor und nach der entgegengesetzten* Richtung gedreht, so dass das *strabotische* Auge etwas nach *hinten* weicht. Beim Strabismus *externus* tritt die *entsprechende* Seite etwas *hervor*, während die Seite des *fixirenden* Auges nach *rückwärts* weicht.

Es wird durch diese Drehung des Gesichtes zugleich auch das *schielende* Auge in eine *richtigere Stellung* zum Objecte gebracht und der *Strabismus selbst* bis zu einem gewissen Grade *maskirt*, bei *weniger grossen* Ablenkungen gar nicht selten *so weit*, dass der Fehler bei *oberflächlicher* Untersuchung *übersehen* werden kann. Die Kranken werden sich dieser Vortheile, welche gewisse Gesichtsstellungen bringen, in der Regel auch bald *bewusst* und *gewöhnen* sich durch fortgesetzte Uebung endlich eine ganz eigenthümliche der *Richtung* und *Grösse* der strabotischen Ablenkung entsprechende *Haltung des Kopfes* an, welche öfters den Eindruck einer Verminderung des Strabismus macht. Die *Halsmuskeln* treten dann mit den Augapfelmuskeln in einen *neuen* Consensus, welcher so fest einwurzelt, dass auch nach operativer *Heilung* des Schielens die *normale* Haltung des Kopfes nicht immer wiederkehrt.

6. Eine nothwendige Folge der strabotischen Ablenkung ist die *Abbildung* der betrachteten Gegenstände *auf nicht identischen Stellen der beiden Netzhäute;* es fällt das Bild nur im *fixirenden* Auge auf das *Centrum* der Netzhaut, im *anderen* Auge *weicht* es von diesem in einem der Richtung und Grösse der Ablenkung entsprechenden Verhältnisse ab. Nichtsdestoweniger tritt beim Schielen das *Doppeltsehen* unter *gewöhnlichen* Umständen nur *ausnahmsweise* in einer den gemeinschaftlichen Sehact *störenden* Weise hervor. Es wird nämlich das Doppelbild des *schielenden* Auges *unterdrückt,* oder vielmehr der Kranke *abstrahirt* davon, indem er die ungetheilte Aufmerksamkeit den von dem *fixirenden* Auge gewonnenen Wahrnehmungen zuwendet. Es ist dieser *Unterdrückung* im hohen Grade förderlich, dass das Bild des fixirten Objectes im *schielenden* Auge auf *excentrische* oder gar *periphere* Netzhautstellen fällt und meistens auch wegen überwiegend unrichtiger Einstellung des *dioptrischen* Apparates in grösseren *Zerstreuungskreisen* entworfen wird, im Ganzen also *viel undeutlicher ist.*

In der That bedarf es öfters nur der *gespannten Aufmerksamkeit* des Schielers, um das Doppelbild des abgelenkten Auges *zur Wahrnehmung zu bringen.* Besonders leicht gelingt dieses, wenn die Aufmerksamkeit auf ein *in der Richtung der Axe des Schielauges* gelegenes Object concentrirt wird. *Widrigenfalls* muss die *Intensität* des Eindruckes in dem *fixirenden* Auge *abgeschwächt* werden, indem man vor dieses Auge ein *dunkles Glas* setzt. Ein *anderes* Mittel, das Doppelbild des *abgelenkten* Auges *hervortreten* zu machen, ist die Benützung eines *Prisma,* welches seinem brechenden Winkel und seiner Stellung nach geeignet ist, die *Excentricität* des Bildes zu *vermindern,* dasselbe also dem gelben Flecke im *abgelenkten* Auge zu *nähern.*

Das solchermassen zur Wahrnehmung gebrachte Doppelbild *weicht,* vermöge den Gesetzen der Lichtbrechung und der Projection der Netzhautbilder, stets in einer *der Ablenkung entgegengesetzten* Richtung von dem *normal* projicirten Doppelbilde des *fixirenden* Auges ab. Schielt ein Auge nach *links,* so erscheint das Doppelbild desselben *rechts* von dem Bilde des *fixirenden* Auges. Beim Schielen nach *rechts* findet das *Gegentheil* statt. Beim Strabismus nach *oben* steht das betreffende Doppelbild *tiefer,* beim Schielen nach *unten* höher.

Es erfolgen diese Abweichungen jedoch *nicht* immer *genau in horizontaler* oder *verticaler* Richtung; öfters steht das Bild des strabotischen Auges vielmehr in *diagonaler* Richtung zu dem Bilde des *fixirenden* Auges. Besonders beim Schielen nach *oben* und *unten* ist die *diagonale* Abweichung relativ *häufig* und dann selbst bei *geringen* Schielwinkeln nachweisbar. Beim Strabismus *internus* und *externus* hingegen sind diagonale Abweichungen nur an *hohe* Grade gebunden. Es werden nämlich Axenrichtungen nach *oben* und *unten,* so wie *sehr excursive* Bewegungen der Augen nach *innen* und *aussen,* auch in der *Norm niemals* durch *einen* einzelnen Muskel, sondern in der Regel durch das Zusammenwirken *mehrerer* Muskeln bewerkstelligt. Dem entsprechend werden dann auch bei *pathologischen* Ablenkungen den Gesetzen der Association conform *andere* Muskeln zur *Mitbewegung* veranlasst und *dies* giebt sich eben in der *diagonalen* Abweichung der Axe und der Doppelbilder zu erkennen. Zudem kommen bei solchen Ablenkungen auch noch die *schiefen Muskeln* und die durch selbe vermittelten *Meridianneigungen* der Netzhaut in Betracht.

Der *Abstand der Doppelbilder* ist selbstverständlich der Grösse der strabotischen *Ablenkung* proportionirt.

Insoferne hat man in der *gegenseitigen Stellung und Lage* der Doppelbilder wichtige Behelfe, um die *Grösse* und *Richtung der Ablenkung,* so wie auch um die *einzelnen Muskeln* und den *Grad,* in welchem diese sich bei der fehlerhaften Axenrichtung betheiligen, zu *bestimmen.* Werden hierbei *Prismen* verwendet, so muss natürlich deren *Stellung zum Auge* und der *brechende Winkel* in Anschlag gebracht werden. Man darf in der Abschätzung dann den Umstand nicht ausser Acht lassen, dass eine *völlige Correction* durch dieselben keineswegs *unerlässliche* Bedingung ist, um die Doppelbilder zu *verschmelzen;* dass vielmehr eine *Annäherung* derselben in vielen Fällen *genügt,* um *gewisse* Muskeln zu *vermehrter* Spannung anzuregen und dadurch das *Mangelnde* in der Wirkung des *Prisma* zu *ersetzen.* Auch ist darauf Rücksicht zu nehmen, dass die Prismen auf die Richtung der Netzhautbilder zu den *Meridianen keinen* Einfluss nehmen. Es werden die Prismen dadurch zu einem Behelfe, um die *Betheiligung* eines oder des anderen *schiefen* Muskels an der Ablenkung der Axe zu *ermessen.*

7. Die Unterdrückung des Doppelbildes hindert nicht, dass *das schielende Auge beim gemeinschaftlichen Sehacte thätig mitwirke.* Es steht vielmehr fest, dass durch die *Beihilfe* des letzteren das Sehvermögen des *fixirenden* Auges nicht unbedeutend *gesteigert* werde, indem die über den ganzen Umfang der Netzhaut des *schielenden* Auges ausgedehnte *quantitative* Lichtempfindung die *Intensität* der Eindrücke im *fixirenden* Auge merklich *vergrössert.*

Auch trägt das *schielende* Auge durch *seitliche qualitative Wahrnehmungen* zur *Vergrösserung des Gesichtsfeldes* bei. Es werden nämlich nur die innerhalb des *gemeinschaftlichen* Theiles des Gesichtsfeldes gewonnenen Eindrücke im *abgelenkten* Auge *qualitativ unterdrückt, nicht aber* die Eindrücke, welche aus dem dem *schielenden Auge allein* zugehörenden *seitlichen Ergänzungsbezirke* des Gesichtsfeldes *stammen.* Es bleibt also ein gewisser Theil der Netzhaut, und zwar selbstverständlich unter *allen* Verhältnissen *ein Theil der inneren Netzhauthälfte, in Thätigkeit* und wird auch factisch vom Schieler allenthalben *benützt,* wo es gilt, *Objecte* zur Wahrnehmung zu bringen, welche *ausserhalb* des Gesichtskreises des *fixirenden* Auges gelegen und für das *abgelenkte* Auge erreichbar sind.

Beim Schielen nach *aussen* erscheint dieser Ergänzungstheil *auf Kosten* des *gemeinschaftlichen* Gesichtsfeldes *vergrössert;* beim Strabismus *internus* aber *vermindert* und bei *sehr grosser* Ablenkung wohl auch auf ein *sehr Kleines* reducirt, wenn nicht *aufgehoben.*

Ursachen. Die *nächste* Veranlassung zum Schielen geben fast immer *Beirrungen des gemeinschaftlichen Sehactes,* sei es durch *Sehstörungen* in *einem* oder *beiden* Augen *(Strabismus opticus),* sei es durch *Insufficienz* oder *krankhafte* Affection einzelner *Muskeln* oder *Muskelgruppen (Strabismus muscularis).* Nur *ausnahmsweise* und keineswegs ganz unzweifelhaft kommen *andere* Verhältnisse in Betracht.

Uebrigens führen derlei Beirrungen des gemeinschaftlichen Sehactes in der Regel nur in dem *Kindes-* und *ersten Jugendalter* zum Schielen. Die Entstehung des Strabismus in den *späteren* Lebensperioden gehört zu den *Seltenheiten,* da hier die *normalen* Associationsverhältnisse schon zu tief *eingewurzelt* sind, als dass sie leicht *geändert* werden könnten.

1. Als ätiologische Momente des *Strabismus opticus* wirken am häufigsten *Trübungen der Hornhaut* (S. 106, 4.) und *Ungleichheiten der deutlichen Sehweite* beider Augen (S. 621, 5.); selten *Trübungen der Linse* und *amblyopische* Zustände, da diese letzteren nicht leicht die *Bedingungen* erfüllen, um als Ursachen strabotischer Ablenkung zu fungiren. Es muss nämlich die *Sehstörung* ein *gewisses Mass* erreichen und nicht weit *überschreiten,* auf dass der gemeinschaftliche Sehact *wirklich* in *auffälliger* Weise beirrt und dadurch der *Drang* nach einer *Unterdrückung* des minder deutlichen Bildes und sohin auch nach einer *activen strabotischen* Abweichung erwecket werde. *Ganz*

unerhebliche Sehstörungen reichen dazu nicht leicht aus; ebenso wenig aber auch *sehr hochgradige*, wo das Netzhautbild des schwächeren Auges an sich *sehr undeutlich* ist oder *qualitative* Wahrnehmungen *ganz ausgeschlossen* sind, da dann die Unterdrückung des Bildes auch *ohne* strabotische Ablenkung ohne Schwierigkeit gelingt.

2. Der *Strabismus muscularis* findet seine Quelle am häufigsten in *hochgradiger Kurzsichtigkeit* und besonders in der *Hyperpresbyopie*. Es müssen nämlich bei Gegebensein dieser Refractionsfehler kleinere Gegenstände, um in möglichst deutlichen Bildern wahrgenommen zu werden, *unverhältnissmässig nahe an die Augen* herangerückt, die *Sehaxen* also in einen *sehr grossen Convergenzwinkel* zusammengeneigt werden. *Anhaltende* Beschäftigungen mit kleinen Gegenständen, das Lesen, Schreiben u. s. w. stellen demnach *sehr grosse* Anforderungen an die Arbeitskraft der *inneren Geraden*, Anforderungen, welchen unter Umständen selbst *kräftig* entwickelte Muskeln zu genügen *nicht* vermögen. Die Recti interni *ermüden* darum auch leicht und *lassen etwas nach*. Die *unmittelbare* Folge dessen sind dann *Doppelbilder*, welche vermöge ihrem *geringen* gegenseitigen Abstand *unerträglich* sind und den heftigsten Drang nach *Verschmelzung* hervorrufen. Ist eine solche Verschmelzung aber wegen der Insufficienz der betreffenden Muskeln *nicht zu erzielen* und zu *erhalten*, so hilft sich der jugendliche Kranke bald durch *übermässige Contraction* des einen Muskels, also durch *strabotische Ablenkung* des einen Auges; indem das solchermassen auf sehr *excentrische* Netzhautstellen geleitete Doppelbild *leichter unterdrückt* und das *fixirende* Auge in eine *bequemere* Stellung gebracht werden kann.

Nach den bisherigen Erfahrungen scheinen sich auch die unter der Form der *Myopie in Distanz* zur Ausserung kommenden *Krampfzustände des Accommodationsmuskels* (S. 625, S. 643, 2.) sehr gerne mit strabotischer Ablenkung eines Auges zu combiniren. Die Erklärung dessen liegt auf der Hand.

Die üble *Gewohnheit* mancher Kinder, ihre Augen den Gegenständen der Beschäftigung über Bedarf zu nähern, soll übrigens nach der Versicherung glaubwürdiger Beobachter auch *bei Ausschluss jedes Refractionsfehlers* aus gleichen Gründen zum Strabismus *muscularis* führen können.

Die Unerträglichkeit *wenig distanter* Doppelbilder macht häufig auch *geringgradige* Paresen eines oder des anderen Muskels zu einer Quelle von Strabismen, der Kranke lenkt unter dem heftigen Drange nach *Einfachsehen* das Auge in die Bahn des *functionstüchtig gebliebenen Antagonisten* strabotisch ab. Bei *höhergradigen* Lähmungen, wo die Schiefstellung des Auges eine *sehr beträchtliche*, die Distanz der Doppelbilder also eine *sehr grosse* ist, sind Ablenkungen, welche *über* das Mass der *durch die Paralyse* gesetzten Gleichgewichtsstörung hinausgehen, indessen auch *nichts seltenes*. So lange die *Lähmung als solche* besteht, ist dann die Ablenkung als *Luscitas* zu betrachten. Sie geht aber mit der *Heilung der Paralyse* gerne in *Strabismus* über, indem die *Innervationsverhältnisse andere* geworden sind und auch wohl die Muskeln allmälig *Structurveränderungen* erleiden, welche die *ursprünglichen* Associationsverhältnisse *alteriren*.

Ausserdem soll ein *ständiger* Strabismus bei Kindern öfters durch häufiges *absichtliches Schielen* hervorgerufen oder doch im hohen Grade *begünstigt* werden. Auch glaubt man fast allgemein, dass bei kleinen Kindern, welche freier Ortsveränderungen noch nicht fähig sind, leicht der Strabismus entsteht, wenn deren Aufmerksamkeit oft und dauernd von sehr auffälligen

Objecten gefesselt wird, welche *weit ab von der Medianebene des Gesichtes* gelegen sind; oder wenn solche Kinder fast beständig auf *einem und demselben Arme* von ihren Wärterinnen getragen werden, also gezwungen sind, *alle* nach vorne gelegenen Objecte unter starker *Seitwärtswendung* ihrer Augen zu betrachten. Es kommt unter solchen Verhältnissen nämlich gerne zur *Ermüdung* der am *meisten* angestrengten Muskeln, zum *Doppeltsehen* und damit auch zur strabotischen Ablenkung.

3. Ob gewisse *Erregungszustände* der die Augenmuskeln beherrschenden *Nerven an sich* zum Schielen führen können, steht dahin. Jedenfalls *begünstigen* sie das Auftreten des Strabismus. Es ist nämlich eine Sache der täglichen Erfahrung, dass bei Kindern *anfänglich* der Strabismus ganz besonders dann auffällig wird, wenn dieselben irgendwie *psychisch aufgeregt* sind. Auch scheint es, dass Kinder mit *erethischem Nervensysteme*, schwächliche agile frühreife Individuen *mehr disponiren*, als andere. Ueberdies will man öfters Schielen als eine Art *Reflexwirkung* in Folge *schweren Zahnens*, der *Helminthiasis, heftiger Furcht* und *Schreckens* gesehen haben.

Verlauf und Ausgänge. Der Strabismus ist in den *ersten Zeiten seines Bestandes* immer ein *intercurrenter*, *periodischer*. Ursprünglich stellt er ja eben nur eine im Interesse der *Deutlichkeit* der Wahrnehmungen erfolgende Ablenkung der einen optischen Axe dar und tritt darum *nur* hervor, wenn eine *directe Veranlassung* gegeben ist. Fällt der Grund der Ablenkung hinweg, so kehren auch die optischen Axen in die *normale* Convergenz zurück, ja der Kranke kann durch *festen Willen* und *Aufmerksamkeit* das Schielen sogar *willkührlich vermeiden.* Allmälig aber schielt der Kranke *häufiger;* die Ablenkung erfolgt *leichter und leichter*, gleichsam als würden durch fortgesetzte *Uebung* die derselben entgegentretenden *Widerstände vermindert;* es reichen schon ganz *geringfügige* Anlässe hin, um die excessive Contraction des kranken Muskels hervorzurufen, der Schieler *verliert den Einfluss* auf deren Zustandekommen und endlich wird der Strabismus ein *continuirlicher*, es ist ein Auge *fortwährend abgelenkt.*

Während der *Pubertätsperiode* oder wohl auch noch *früher* geschieht es gar nicht so selten, dass unter dem Einflusse eines festen Willens von Seite des Kranken und in Folge fortgesetzter Uebung der *Strabismus schwindet*, oder die Ablenkung so weit *abnimmt*, dass dieselbe durch entsprechende Schiefstellung der *Gesichtsfläche* ganz oder theilweise *gedeckt* werden kann. Man darf dieses noch am ersten hoffen, wenn *kein Grundleiden* vorhanden ist, welches den *gemeinschaftlichen* Sehact *gar zu sehr beirrt*, oder wenn dasselbe mit der Zeit zur *Heilung* oder zu *beträchtlicher Besserung* gelangt, wie dieses z. B. mitunter bei Hornhautflecken, bei niedergradiger Plathymorphie, der Fall ist; wenn weiters die strabotische Ablenkung eine *mässige* ist und der Strabismus vielleicht gar *intercurrent* geblieben ist; wenn die *directen Veranlassungen* zum Schielen sich nicht gar zu häufig wiederholen; endlich wenn sich noch *nicht secundäre Folgezustände* des Strabismus, weder im Auge noch in den Muskeln, eingestellt haben. Ausserdem scheint es, als ob die Prognosis bei *Mädchen* besser gestellt werden dürfe, als bei *Knaben*, da bei ersteren die *Eitelkeit* einen mächtigen Hebel abgiebt, welcher die entsprechenden *Muskelübungen* mit äusserster Energie und Ausdauer betreiben macht.

Weitaus in den *allermeisten Fällen* kömmt es jedoch *nicht* zu dem erwähnten *günstigen* Ausgange, selbst wenn die Verhältnisse im Ganzen als *vortheilhaft* betrachtet werden können und überdies die *Ursache* des Schielens, z. B. Hornhauttrübungen, Paresen einzelner Muskeln oder Muskelgruppen, *völlig geheilt würden*; der Strabismus wird vielmehr *ständig* und *besteht*, wenn nicht Kunsthilfe einschreitet, *zeitlebens fort*, indem die *falschen Associationsverhältnisse* der Muskeln Aenderungen mehr und mehr *unzugänglich* werden.

Beim *monocularen* Strabismus stellt sich oft bald *Amblyopia ex anopsia* (S. 692, *b*) ein, die Functionstüchtigkeit der Netzhaut *sinkt* mehr und mehr und geht endlich wohl auch unwiederbringlich *verloren*; nur der *innere Theil* der Retina behält einen gewissen Grad von Sehvermögen. Doch wird dieses meistens wesentlich *dadurch geschädigt*, dass auch die *Accommodationsthätigkeit* des Auges völlig *darniederliegt* und, wegen gänzlichen Ausschlusses accommodativer Formveränderungen und darin begründeter Verflachung der Linse, der dioptrische Apparat *hyperpresbyopisch eingestellt* wird.

Späterhin, bei *langjährigem Bestande* des Strabismus, pflegen auch die beim Schielen betheiligten *Muskeln materielle Veränderungen* einzugehen, durch welche die *Excursionsfähigkeit* des Bulbus mehr und mehr *beschränkt* wird und der Strabismus sich allmälig zur *Luscitas* qualificirt. *Vorerst* wird immer nur der eigentliche *Schielmuskel* alterirt. Mitunter führt nämlich die *excessive Thätigkeit* desselben zu *Hyperämien* und *capillaren Blutungen* in seinem Gefüge oder gar zu *wahren Entzündungen*, welche am Ende mannigfaltige *Verbildungen*, am gewöhnlichsten *sehnige Degeneration* mit *Schrumpfung*, begründen. Viel *häufiger* aber, ja *in der Regel*, wird der *Schielmuskel übernährt*, er *hypertrophirt* im engeren Wortsinne, nimmt an Dicke und Breite zu und gewinnt so *factisch* ein *Uebergewicht* über seinen *Gegner*, der allmälig *ausgedehnt*, *verlängert* wird, dabei aber an *Dicke* und *Breite verliert* und am Ende förmlich *atrophirt*. Gleiches Schicksal trifft *weiterhin* den hypertrophirten *Schielmuskel*, auch *dieser* wird nach und nach *verbildet* und *schrumpft* zu einem dünnen schmalen äusserst derben und blutarmen *sehnigen Strang*, der der *muscularen Contraction* natürlich ganz *unfähig* ist und vermöge seiner allmäligen *Verkürzung* mitunter *Ablenkungen* vermittelt, wie selbe früher selbst unter *maximalen* Kraftanstrengungen nimmer möglich waren. Zuletzt nimmt wohl auch der *Partner des Schielmuskels* am *anderen* Auge Theil an der Degeneration, wird *gleichfalls hypertrophirt*, um später gleich *seinem* ausgedehnten *Antagonisten* der *degenerativen Atrophie* zu verfallen; daher denn auch die Beweglichkeit des *fixirenden* Auges *beschränkt* zu werden pflegt und der Kranke durch *Drehungen seines Kopfes* die Augen in *richtige Stellung* zu den Objecten zu bringen gezwungen wird.

Entsprechend den veränderten Druckverhältnissen soll auch die *Form des schielenden Auges* eine Abweichung erfahren, an der Seite des *Schielmuskels* sich etwas *abflachen*, an der Seite des *Gegners* aber etwas *mehr hervorgebaucht* werden. Ist dieses richtig, so muss dieses den Effect etwaiger *operativer* Heilversuche wesentlich *modificiren*.

Die Behandlung hat der *Entwickelung* und *Consolidirung* des Schielens vorzubeugen, einen *bereits vorhandenen* Strabismus *mit Herstellung des gemeinschaftlichen Sehactes zu beseitigen* und, wo dieses *nicht* geht, *den Schielwinkel* so weit zu *verkleinern*, dass die *Entstellung* des Kranken auf ein *Minimum reducirt* werde.

1. *Die prophylactischen Massregeln* fliessen unmittelbar aus der *Aetiologie* des Schielens (S. 706). Sie müssen selbstverständlich schon *sehr frühzeitig*, in der Regel *während der ersten Kinderjahre*, ergriffen werden, sollen sie Erfolg haben.

Wo eine Erschwerung oder Behinderung des binocularen Scharfsehens zu vermuthen oder erwiesen ist, zielen sie zuvörderst hauptsächlich auf *Vermeidung grösserer Anstrengungen* behufs *deutlichen* und *scharfen* Sehens, besonders in *kurze* Distanzen, um solchermassen die *Veranlassungen* der strabotischen Ablenkung möglichst ferne zu halten und den Muskeln Gelegenheit zu geben, sich in ihren *normalen* Associationsverhältnissen zu *consolidiren.* Es ist daher in solchen Fällen schon die *Wahl der Spielzeuge* in zweckdienlicher Weise zu beeinflussen, und das Kind *viel später*, als es sonst zu geschehen pflegt, zum Erlernen des Lesens, Schreibens, weiblicher Arbeiten u. s. w. anzuhalten (S. 633, S. 649). *Nach Ablauf der ersten Kinderjahre* lassen sich die *pathogenetischen Momente* nach *Art* und *Grad* viel leichter ermitteln und oft auch wohl die *Wege* finden, um die vorhandenen *Störungen* des gemeinschaftlichen Sehactes um ein Beträchtliches zu *vermindern* oder ganz *aufzuheben.* Am leichtesten gelingt dieses, wo *hochgradige Myopie* und wo *Hyperpresbyopie mit Insufficienz der inneren geraden Augenmuskeln* den Strabismus drohen; daher denn auch hier die Prophylaxis bei gehöriger Durchführung verhältnissmässig am *meisten* verspricht. Bei *grossen Differenzen in der deutlichen Sehweite* beider Augen, so wie dort, wo *Trübungen der dioptrischen Medien, Muskelparesen* etc. das binoculare Scharfsehen beirren, ist ein *völliger Ausgleich* der Störungen meistens unmöglich, ohne den Sehact in *anderer* Weise zu erschweren. Falls unter *solchen* Umständen die Störung beim Scharfsehen in *sehr fühlbarer* Weise hervortritt, bleibt daher wohl nichts anderes übrig, als das *störende* Auge, *so oft* scharfe Wahrnehmungen gefordert werden, *zu decken* und den Kranken allmählig zu gewöhnen, beim Scharfsehen von den Eindrücken desselben *abzusehen*, es also von dem gemeinschaftlichen Sehacte *auszuschliessen.* Es versteht sich von selbst, dass dann durch *Sonderübungen* dafür zu sorgen ist, dass das fragliche Auge nicht durch *gänzliche* Vernachlässigung in seiner ihm *gebliebenen* Functionstüchtigkeit *weiteren Schaden* leide. *In jedem Falle* muss durch *thunliche* Schonung der Augen, durch entsprechende Wahl der *Lernbehelfe*, durch Beschränkung der *Dauer* der unausweichlichen Anstrengungen, durch öfteres *Wechseln* der Objecte und ihrer Entfernungen (S. 633), der *nicht zu tilgende* Rest der Sehstörung oder die *neu gesetzte* Erschwerung des Sehactes in der nachtheiligen Wirkung möglichst *abgeschwächt* werden.

2. *Macht sich bereits periodisches Schielen geltend*, handelt es sich also darum, den Uebergang in einen *ständigen* Strabismus zu hintertreiben, so muss mit *doppelter Strenge* auf Durchführung der *Vorbauungsmassregeln*, insbesondere also auch auf *Beseitigung der dem binocularen Scharfsehen entgegenstehenden Hindernisse* hingewirkt werden. Von grosser Wichtigkeit ist es dann auch, *jene Verhältnisse* auszuspüren, *unter welchen* die strabotische Ablenkung hervorzutreten pflegt, um *jede Veranlassung* zum Schielen *meiden* zu können. Ausserdem ist der *Kranke* sorglichst zu *überwachen* und, *sobald* sich das eine Auge zur Seite wendet, *anzurufen* und zum Wechsel des *Fixationspunktes* aufzufordern. Je *weniger oft* die periodischen Ablenkungen nämlich zu Stande kommen, und je *kürzere* Zeit sie jedesmal dauern, um

so *länger* wird die *Consolidirung* des Strabismus hinausgeschoben, um so *länger* braucht es, ehe der *Schielmuskel* ein bedeutendes *Uebergewicht* über seinen Gegner gewinnt; um so *leichter* lässt sich dann auch *in der Folge* bei steter Aufmerksamkeit und festem Willen des Kranken durch zweckmässiges *Verhalten* und entsprechende *Muskelübungen* das Schielen *wieder beseitigen,* sei es, dass nach Tilgung der gegebenen Hindernisse der *gemeinschaftliche Sehact* ohne fernere Belästigung wieder *aufgenommen* werden kann, oder dass der Kranke allmälig lernt, von den undeutlichen Bildern des kranken Auges *abzusehen.*

Die *Muskelübungen* sollen zunächst durch *vorwaltende Bethätigung des Antagonisten* und damit verbundene *Entspannung* des Schielmuskels *verhindern,* dass der *letztere* ein beträchtliches *Uebergewicht* gewinne. Zu diesem Behufe thut man wohl, bei *einseitigem* Schielen das *gesunde* Auge, bei *alternirendem* Strabismus aber *abwechselnd* das eine *und* das andere Auge, mehrmals des Tages durch einige Zeit zu *verbinden* und den Kranken zu zwingen, das eine Auge *allein* zu verwenden und auf *nach der Seite des Antagonisten* hin gelegene Objecte zu richten.

Zu *gleichem* Zwecke kann man auch plane oder lichtbrechende *Brillen* verwenden, deren Gläser je nach Bedarf an der *Nasen-* oder *Schläfenseite* zu einem Drittel oder der Hälfte *geschwärzt* sind, also den Kranken bei Fixation von Objecten nöthigen, die Augen *nach der Seite* zu wenden, also den *Gegner* des Schielmuskels kräftig *anzuspannen.*

Es haben diese beiden Methoden den Nachtheil, dass sie den *gemeinschaftlichen* Sehact *ausschliessen* und sonach auch nicht auf die *Befestigung der normalen Associationsverhältnisse* der Muskeln hinwirken. Ihr therapeutischer *Werth* lässt sich darum auch nicht als ein sehr bedeutender rühmen. In richtiger Würdigung dessen hat man denn auch auf Verfahrungsweisen gesonnen, welche *den gemeinschaftlichen Sehact gestatten.*

So empfiehlt man in Fällen, in welchen *grosse Unterschiede in der deutlichen Sehweite beider Augen* das binoculare Scharfsehen in gewisse Distanzen beirren (S. 621, 5.; S. 636), das für die gegebene Entfernung *schwer* oder gar *nicht einstellbare* Auge mit einem *passenden* Brillenglase zu bewaffnen, also zum *Scharfsehen* zu befähigen, vor das *andere richtig* accommodirende Auge aber ein *blaues Planglas* zu setzen. Es werden solchermassen die Eindrücke, welche das *letztere* Auge gewinnt, in ihrer Intensität *abgeschwächt* und so die *Differenzen* in der Deutlichkeit und Grösse des beiderseitigen Objectbildes *weniger auffällig* gemacht, die *Störungen* des binocularen Sehens also *vermindert.* Auf dass dies aber in *möglichst vollkommener* Weise geschehe, muss die *Nuance* des blauen Glases so gewählt werden, dass das *gemeinschaftliche* Bild *beider* Augen in einem gemilderten bläulichen Lichte erscheine. Zeigt sich das Bild in einer der Farbe des Planglases *entsprechenden* Tiefe gebläuet, so ist das *letztere zu blass,* es wirkt das *richtig* einstellbare Auge *allein.* Erscheint das Bild aber in der *natürlichen Farbe* des Objectes, so ist das Planglas *zu tief* gebläuet, das *richtig* einstellbare Auge wird dadurch vom gemeinschaftlichen Sehact völlig *ausgeschlossen.*

Wenn *Trübungen* einzelner dioptrischer *Medien,* in specie *Hornhautflecken,* den Kranken beim binocularen Sehen wesentlich beirren, soll man die Deutlichkeit der Wahrnehmungen des *kranken* Auges durch eine *monoculare stenopäische Brille* erhöhen, gleichzeitig aber wie im vorigen Falle die Intensität der Eindrücke des *gesunden* Auges durch ein entsprechend *gebläutes Planglas* abschwächen, um solchermassen die Differenz der beiderseitigen Objectbilder möglichst wenig bemerkbar zu machen.

Bei *leichten Paresen* einzelner Muskeln oder Muskelgruppen, wo der gemeinschaftliche Sehact durch wenig distante *Doppelbilder* beirrt wird, kann man die Störung mitunter durch ein *prismatisches Glas,* welches vor das *abgelenkte* Auge gestellt wird, wirksam beseitigen. Es wird hierbei gefordert, dass das prismatische Glas *so gelagert* und *beschaffen* sei, dass es die auffallenden Strahlen in der *Ebene* des *paretischen* Muskels und *nach der Seite desselben* um so viel ablenke, dass die Doppelbilder zur *Verschmelzung* kommen, wenn *fast gleiche Willensimpulse* auf den *kranken* Muskel und auf seinen *Partner* der anderen Seite wirken.

Im Ganzen lässt sich durch die eben erwähnten Mittel im Interesse der *Prophylaxis nicht viel leisten*, auch wenn sie *richtig gewählt* wären, was in sehr vielen Fällen wegen der ungenügenden geistigen Entwickelung der Kinder überaus schwer ist. Der *gemeinschaftliche Sehact* bleibt unter ihrer Verwendung immer empfindlich *beirrt* und *anhaltendere Uebungen* erweisen sich in der Regel als sehr *ermüdend* und oft als ganz *unerträglich*.

3. *Ist der Strabismus bereits ständig geworden*, so stellen sich in dem meistens beträchtlichen *Uebergewichte des Schielmuskels* und oft auch in einer schon vorhandenen *Amblyopia ex anopsia* dem Erfolge der *orthopädischen* Behandlung um so grössere *Hindernisse* entgegen. Immerhin jedoch lässt sich öfters auch *dann* noch der *Versuch*, das Schielen in der *vorerwähnten* Art durch entsprechendes *Verhalten* und zweckdienliche *Muskelübungen* zu heilen, ganz gut mit dem Hinblicke auf die keineswegs so seltenen Fälle *rechtfertigen*, in welchen *continuirliche* Strabismen durch beharrliche Exercitien von *Seite der Kranken selbst*, ohne Beirath von Aerzten oder *unter* deren Mitwirkung, factisch zur *Heilung* gebracht oder doch wenigstens ansehnlich *gebessert* worden sind.

Selbstverständlich passt ein solches Vorgehen *nicht*, wo *unheilbare materielle* Veränderungen gegeben sind, welche den etwa *wieder hergestellten* gemeinschaftlichen Sehact nothwendig *stören* und so wahrscheinlich *neuerdings* zur strabotischen *Ablenkung* führen würden. Auf dass die *orthopädische* Behandlung *möglicher* Weise einen *günstigen* Erfolg haben *könne*, wird vorausgesetzt, dass das schielende Auge seine *Functionstüchtigkeit bewahrt* oder *wiedererlangt* habe; da *widrigenfalls falsche* Axenstellungen des einen Auges *nicht* zur *subjectiven* Wahrnehmung kommen und sonach auch *nicht* durch entsprechende willkührliche Muskelthätigkeiten *corrigirt* werden können.

Eine bereits ausgebildete aber nicht complicirte *Amblyopia ex anopsia* des schielenden Auges *contraindicirt* die *orthopädische* Behandlung des Strabismus *nicht*, insoferne sie *heilbar* ist. Wo sie vorliegt, stellt sich jedoch zuvörderst die Aufgabe, mit *allen* zu Gebote stehenden Mitteln auf deren *Beseitigung* hinzuwirken (S. 693). Gelingt dieses *nicht*, so sind natürlich *alle* weiteren Versuche, den *gemeinschaftlichen Sehact* herzustellen, *ohne Erfolg*. Im *gegentheiligen* Falle aber *genügen* passende *Muskelübungen* bisweilen factisch, den Strabismus zu beheben.

Um die beiden Augen *nach* erfolgreicher Behandlung der Amblyopia ex anopsia *an den gemeinschaftlichen Sehact* allmälig wieder *zu gewöhnen*, thut man anfänglich wohl, bei den bezüglichen Uebungen das *nicht schielende* Auge mit einem nach Bedarf mehr weniger tief *gebläueten* Planglase zu decken, um so die Eindrücke desselben um ein gewisses *abzuschwächen* und so etwa noch vorhandene Unvollkommenheiten in der Beschaffenheit und Stellung der wahrgenommenen Bilder des kranken Auges *minder auffällig* zu machen.

Es ist die *orthopädische* Behandlung beim *continuirlichen* und selbst beim *periodischen Schielen* unläugbar ein in seinem Erfolge *höchst zweifelhaftes* Beginnen, auch wenn wegen Fortbestand oder Wiederherstellung der *normalen Functionstüchtigkeit* des schielenden Auges die *Bedingungen* für den gemeinschaftlichen Sehact gegeben wären. *In der Regel* muss das vorhandene *Uebergewicht* des Schielmuskels auf *operativem* Wege, durch *Trennung der Sehne* von ihrer Ansatzlinie, d. i. durch die sogenannte *Strabotomie*, gehoben werden. Es bietet diese Operation dem Muskel nämlich G̣elegenheit, sich *um ein Gewisses zurückzuziehen* und *weiter nach hinten* mit der Oberfläche des

Bulbus eine *neue Verbindung* einzugehen; eine derartige *Verkürzung des Abstandes beider Muskelfixpunkte* ist aber nothwendig verknüpft mit einer verhältnissmässigen *Abspannung* des Muskels und daher auch mit einer *Verminderung der effectiven Kraft*, welche der Muskel bei einem *bestimmten* Contractionsnisus auf den Bulbus ausübt. Werden *nach* Durchschneidung der Sehne daher *dieselben* Willensimpulse wie *vor* der Operation, auf den *Schielmuskel* und seinen *Partner* der *anderen* Seite gelenkt, so wird der *Bulbus* eine *geringere* Excursion in der Bahn des Schielmuskels machen, der *Schielwinkel also kleiner* werden, als dieses *früher* der Fall war und zwar wird die *Verminderung dieser Excursion* und sonach auch des *Schielwinkels* eine *bedeutendere* sein, als der *Grösse* der Rücklagerung *an und für sich* entspricht, indem mit der *Schwächung* des Schielmuskels die effective *Kraft des Antagonisten* wächst, *dieser* letztere also unter dem Einflusse eines dem *früheren* gleichen Willensimpulses eine *grössere* Excursion in *seiner Bahn* bewerkstelligen muss.

Auf dass der Schielwinkel durch die Operation an sich *auf Null gebracht* werde, wird nach allem dem vorausgesetzt, dass der dem *Schielmuskel* erwachsende *Verlust an effectiver Kraft* und der *Gewinn des Antagonisten* zusammen genommen *gleich* seien dem *gegebenen Uebergewichte* des Schielmuskels. Ist die *Summe* der beiden erstgenannten Werthe *kleiner*, als der Werth des letzteren, so *besteht* der Strabismus, wenn auch in vermindertem Grade, *fort*. Ist die fragliche *Summe* aber *grösser*, als das Uebergewicht des Schielmuskels, so weicht der Bulbus nach der *entgegengesetzten* Seite ab, der Strabismus wird der *Richtung* nach *verkehrt*, das Resultat ist ein „*secundäres Schielen.*"

Es ergiebt sich daraus unmittelbar, dass die Grösse des Schielwinkels *nicht allein* das *erforderliche Mass* der Rücklagerung der Muskelinsertion bestimme, obgleich sie in dieser Hinsicht von *vorwaltendem* Einflusse ist und daher *grosse* Schielwinkel im Allgemeinen *beträchtliche* Rücklagerungen, *kleine* Schielwinkel aber *geringe* Rücklagerungen nothwendig machen. Um die zur *Annullirung* des Schielwinkels *erforderliche* Rücklagerung *richtig zu bemessen*, müssen auch die *anatomische Beschaffenheit* und *functionelle Tüchtigkeit* des Schielmuskels und seines Gegners in Rechnung gezogen werden. Ist der *Schielmuskel* in *sehr* ansehnlichem Grade *hypertrophirt*, oder vielleicht gar schon theilweise *sehnig degenerirt*, setzt er demnach einer Ausdehnung von Seite seines Gegners *bedeutende mechanische* Hindernisse entgegen; oder ist der *Antagonist atrophirt*, überhaupt in *irgend* einer Weise *geschwächt*: so muss die *Rücklagerung* der Muskelinsertion eine *grössere* sein, als bei *gleichem* Schielwinkel unter *günstigeren* Verhältnissen.

Man sieht, dass die *genaue Bestimmung* des *erforderlichen* Masses der Rücklagerung im *speciellen* Falle enorme Schwierigkeiten biete. Wäre der fragliche Werth übrigens auch *mit mathematischer* Schärfe zu ermitteln, so wäre damit nicht viel gewonnen, da man den unmittelbaren *Erfolg der Sehnendurchschneidung nicht völlig in der Gewalt* hat und durch Modificationen des Verfahrens wohl *grösser* und *kleiner* machen, *nicht* aber *nach Graden* und *Gradtheilen* bemessen kann. Zum Glücke ist dieses auch *nicht nothwendig*. *Kleine* strabotische Abweichungen, welche *nach* der Operation *zurückbleiben*, lassen sich nämlich oft auf dem Wege der *Uebung* durch *Modification* der *falschen* Associationsverhältnisse zum Ausgleiche bringen, vorausgesetzt, dass die Bedingungen zum *gemeinschaftlichen* Sehact gegeben und die *Muskeln* in ihrer Function *unbehindert* sind. Wo sich aber der gemeinschaftliche Sehact aus irgend einem Grunde schlechterdings *nicht herstellen* lässt, handelt es sich ohnehin blos um *cosmetische* Interessen, es *genügt* eine *nahezu richtige* Einstellung der beiden optischen Axen und die Erzielung eines der Norm *annähernd* entsprechenden *Mesoropters*, d. i. der dem relativen *Ruhezustande* der Muskeln zukommenden *mittleren* Axenconvergenz. Im Nothfalle sind übrigens auch noch Correcturen auf *operativem* Wege möglich.

Durch die Rücklagerung der Ansatzlinie wird nothwendig der *Bogen verkürzt*, mit welchem der Muskel den Bulbus *umspannt*. Dieser Bogen bestimmt aber die *Grösse der Axendrehung*, welche ein Muskel in seiner Bahn zu bewerkstelligen vermag, indem *dieser* beim *Maximum* seines Kraftaufwandes seine vordere Insertionslinie offenbar nur wenig *über jene Stelle hinaus* bewegen kann, an welcher er, bei Parallelstellung der optischen Axe und der Medianebene des Gesichtes, den hinteren Umfang der Sclera *tangirt*; daher man denn auch die *Excursionsfähigkeit* des Bulbus in der Bahn eines *antagonistischen Muskelpaares* durch die *Summe der beiden Winkel* bezeichnen kann, welche die von dem *Drehungspunkte* zu der *Insertions- und Tangirungslinie* der beiden Muskeln gezogenen *Radien* je mit einander einschliessen. Durch die Rücklagerung des Muskels wird sonach die *Beweglichkeit des Bulbus* nach Seiten der durchschnittenen Sehne beschränkt, und da der Drehungswinkel des *Antagonisten* relativ zur Norm *nicht vergrössert* wird, resultirt nothwendig eine *Verminderung der Excursionsfähigkeit des Augapfels überhaupt*. Diese Beschränkung macht sich dann aber auch am *anderen* Bulbus geltend, indem bei Herstellung der *normalen* Associationsverhältnisse der *Parallelismus* der optischen Axen, bei *Fortbestand einer strabotischen Ablenkung* aber der *neue Schielwinkel*, eine *Grenze* abgeben, *über welche* das relativ *gesunde* Auge *nicht hinüber* kann, wenn das Schielauge in der Bahn des durchschnittenen Muskels das *Maximum der Drehung* erlitten hat. Der Kranke muss dann also, wenn es sich um *Fixation* von Objecten handelt, welche nach der Seite der durchschnittenen Sehne *weitab von der Medianlinie* gelegen sind, den Ausfall in der Beweglichkeit der Augäpfel durch *Seitendrehungen des Gesichtes* decken.

Die *Beschränkung der Beweglichkeit* ist unter Voraussetzung *normaler* Functionstüchtigkeit der betreffenden Muskeln selbstverständlich *proportionirt* der Verkleinerung des Bogens, mit welchem der Muskel den Bulbus umspannt, also der *Grösse der Rücklagerung*; die Beweglichkeit wird ein *Minimum*, der Muskel kann die optische Axe nur mehr um ein *sehr Kleines* aus der *Parallelstellung* mit der Medianebene des Gesichtes nach *seiner Seite* hin drehen, wenn die *neue Insertionslinie mit der normalen Tangirungslinie zusammenfällt*.

Grosse Schielwinkel fordern nach dem Gesagten zu ihrem Ausgleiche *grosse Rücklagerungen*. Wollte man bei *höhergradigen Strabismen* den Schielwinkel durch Rücklagerung *des Schielmuskels allein* auf *Null* setzen, so müsste man nach Seiten des *letzteren* die Beweglichkeit der *beiden* Bulbi in entsprechender Weise *vermindern*, unter Umständen auch *ganz aufheben*, so dass die *Parallelstellung* der optischen Axen mit der Medianebene des Gesichtes die *Grenze* wäre, *über welche hinaus* nach der Seite des *Schielmuskels* eine *binoculare* Fixation nur mehr unter Voraussetzung einer zureichenden *Seitwärtsdrehung der Gesichtsfläche* ermöglicht würde. Das *ganze Bewegungsgebiet beider* Augen würde demnach nach der Seite des *Antagonisten* des Schielmuskels verlegt, oder aber es müsste ein nach der Seite des *Schielmuskels* von der Medianebene abstehender Gegenstand durch das *relativ gesunde* Auge *allein fixirt* werden, also eine *Divergenzstellung* der optischen Axen eintreten, der Strabismus würde im günstigsten Falle *innerhalb gewisser Grenzen* durch eine *Luscitas* ersetzt. Um diesen Uebelständen *auszuweichen* und das Bewegungsgebiet beider Augäpfel möglichst *gleichmässig auf beide Seiten der Medianebene* des Gesichtes zu vertheilen, sohin Drehungen der *Gesichtsfläche* nur für *weitab* nach der Seite hin gelegene Objecte, also unter *Verhältnissen* nothwendig zu machen, unter welchen die Gesichtsfläche auch im *Normalzustande* nach der Seite gewendet wird: muss man nicht nur den *Schielmuskel*, sondern auch seinen *Partner der anderen Seite rücklagern* und zwar ersteren etwas *mehr*, als letzteren, *beide zusammen* aber um so viel, dass die *Summe beider Rücklagerungsbögen der Anzahl Grade nach dem Schielwinkel gleich werde*.

Der *Schielmuskel* soll um ein Kleines *mehr* zurückgelagert werden, als sein *Partner* der anderen Seite, wegen dem *grösseren Widerstande*, welchen er dem *Antagonisten* zu setzen pflegt. Es wird dadurch die *effective* Kraft der *Antagonisten* beider Seiten mehr ins *Gleichgewicht* gebracht.

Selbstverständlich erleidet der *Mesoropter* durch eine *binoculare* Muskelrücklagerung insoferne eine Veränderung, als der *Kreuzungspunkt* der optischen Axen beim *gedankenlosen* Blicke von der *Medianlinie* weg nach der Seite des *fixirenden* Auges gerückt wird und dieses zwar im Allgemeinen um *so mehr*, je *grösser* der *Rücklagerungsbogen* an *diesem* Auge ausgefallen ist. So lange es sich jedoch um *nicht gerade excessive* Schielwinkel handelt, welche *beiderseits* sehr *bedeutende* Rücklagerungen fordern, fällt dieser Fehler sehr *wenig* ins Gewicht, da er durch eine wenig auffällige Seitwärtsdrehung der *Gesichtsfläche* leicht *maskirt* wird. Man hat ihn darum auch mit *Unrecht* als einen Grund *gegen* die binoculare Rücklagerung beim *periodischen* Schielen, wo der Kreuzungspunkt der optischen Axen während dem relativen Ruhezustande der Muskeln *in* die Medianebene fällt, geltend gemacht.

Bei *excessiv grossen Schielwinkeln* treten die einer *sehr beträchtlichen* binocularen Rücklagerung nothwendig anklebenden Missstände in einem *sehr bedauerlichen* und geradezu *hinderlichen* Grade heraus. Die Annullirung des Schielwinkels ist unter solchen Umständen kaum mehr möglich, ohne den Kreuzungspunkt der optischen Axen beim gedankenlosen Blick in *sehr auffälliger* Weise von der *Medianlinie* abzulenken und ohne das *Bewegungsgebiet* der beiden Augäpfel auf ein *Kleines zu beschränken*. Abgesehen von dem erforderlichen Mass der beiderseitigen *Muskelrücklagerung* kommt dann nämlich noch in Betracht, dass so hochgradige Strabismen nur selten bestehen, ohne dass der *Schielmuskel* in seinem *Gefüge* wesentlich alterirt, *sehnig entartet* und der *Antagonist* durch Dehnung *atrophirt*, die *Function* der betreffenden Muskeln und wohl auch ihrer *Partner* am *anderen* Auge also in sehr misslicher Weise *beirrt* wäre. Ausserdem muss noch berücksichtigt werden, dass sehr grosse Rücklagerungen die Gefahr setzen, dass der Muskel sich *gänzlich zurückziehe* und *keine neue* Insertion mit dem Bulbus eingehe, also ein *Schiefstehen* des letzteren nach der anderen Seite resultire; oder dass mindestens die im weiten Umfang getrennte *Scheide* mit der anhängenden *Bindehaut* von dem durchschnittenen Muskel *nach hinten gezerrt* und so ein dem früheren an Hässlichkeit kaum nachstehender Fehler gesetzt werde. Zudem hat eine beträchtliche Rücklagerung immer ein sehr auffälliges *Vorspringen des Auges* zur Folge; dieses wird aber geradezu excessiv, wenn *mehrere* Muskeln durchschnitten werden müssen, um eine *richtige* Stellung zu erzielen und *excessives* Schielen kommt eben in der Regel auf Rechnung einer *ganzen Muskelgruppe*. Man sieht nach allen dem ein, dass bei *höchstgradigem* Strabismus eine *völlige* Annullirung des Schielwinkels nicht als eine *lohnende* Aufgabe betrachtet werden könne und dass man wohl thue, sich mit einer *Verminderung der Entstellung* durch Verkleinerung des Schielwinkels zu begnügen, um so mehr, als in solchen Fällen der Zustand des Bulbus und seiner Muskeln die Retablirung des *gemeinschaftlichen Sehactes* stets unmöglich macht. '

4. *Die Indicationsgrenzen der Strabotomie* umschliessen nach dem Mitgetheilten *alle Fälle vom Schielen,* bei welchen eine Herstellung des gemeinschaftlichen Sehactes durch *orthopädische Behandlung* voraussichtlich oder nach den bereits gewonnenen Versuchsresultaten *nicht mehr anzuhoffen ist.* Die *Grösse des Schielwinkels* beeinflusst nur den *operativen Vorgang* und die *Prognose.* Bei *ganz niederen Graden des Schielens* genügt stets eine *mässige* Rücklagerung des *Schielmuskels allein*, um den Schielwinkel auf Null zu setzen und unter sonst günstigen Verhältnissen die Herstellung des *gemeinschaftlichen* Sehactes zu *ermöglichen.* Uebersteigt die Abweichung des Cornealcentrum im *Schielauge* aber 2 Linien, wenn das *fixirende* Auge seine Sehaxe *parallel zur Medianebene* des Gesichtes stellt, so ist eine *Vertheilung des Operationseffectes* auf *beide* Augen schon *unerlässlich*, will man die grossen *Nachtheile beträchtlicher* Rücklagerungen vermeiden und dennoch den *Schielwinkel annulliren*, oder wenigstens eine *leidlich gute* Einstellung der optischen Axen unter *Verzichtung* auf den gemeinschaftlichen Sehact anbahnen.

Abgesehen vom Strabismus wird die Rücklagerung eines Muskels auch noch ausgeführt: *a)* bei der *Luscitas,* sie möge in *materiellen* Veränderungen eines *Muskels,* oder in *unheilbaren Krampfzuständen,* oder in einer der Therapie widerstehenden *Parese* eines Muskels ihren Grund finden. Im *letzteren* Falle ist die Sehne des *Gegners* zu durchschneiden, um die *effective* Kraft des *paretischen* Muskels verhältnissmässig zu *steigern.* *b)* Beim *Nystagmus.* *c)* Bei Bestand einer *künstlichen Pupille* an der *oberen* Grenze der Cornea, wenn dieselbe von dem oberen Lide ganz oder grösstentheils *gedeckt* wird und das betreffende Auge *allein* im Stande ist, einigermassen deutliche Wahrnehmungen zu vermitteln. Durch Rücklagerung des *oberen Geraden* wird nämlich die künstliche Pupille etwas *gesenkt* und in den Bereich der *Lidspalte* gezogen, der scheinbare Glanz der *Netzhautbilder* also vergrössert. *d)* Als *Theiloperation* bei der *Enucleatio bulbi* (S. 522).

5. Die Operation dürfte bei Bestand eines *Strabismus* am besten innerhalb des Zeitraumes zwischen dem *8. und 15. Lebensjahre* vorgenommen werden, namentlich wenn die Herstellung des *gemeinschaftlichen Sehactes* in Aussicht steht. Wird *früher* operirt, so ist es in der Regel sehr schwer, die dem gemeinschaftlichen Sehacte entgegenstehenden *Hindernisse* genau zu *erforschen* und durch entsprechende Mittel zu *beseitigen*; dies ist aber ein *nothwendiges* Postulat, um auf dem Wege der *Muskelübung* die *nach* der Operation fast immer *zurückbleibenden kleinen Ablenkungen* zu *corrigiren* und *neuen* strabotischen Abweichungen *vorzubeugen.* Wird mit der Operation aber *zu lange* gezaudert, so werden die *organischen Veränderungen* der betreffenden Muskeln gerne misslich, indem sie das *erforderliche Mass* der Rücklagerung und damit auch die *Gefahren* und *Nachtheile* der Operation steigern. Ausserdem wird aber oft auch das allmälige Sinken der *Sehkraft* im Schielauge von üblem Einflusse auf den endlichen Effect der Behandlung.

6. Die Operation *als solche* bedarf *keiner Vorbereitung* und wird in der Regel an *ambulanten* Schielern vorgenommen. Doch soll man dort, wo die

Herstellung des *gemeinschaftlichen Sehactes* möglich erscheint, niemals zur Vornahme der Operation schreiten, ohne durch entsprechende Uebungen die etwa gesunkene Functionstüchtigkeit des *lichtempfindenden* Apparates thunlichst gehoben und den *Antagonisten* auf Kosten des Schielmuskels *gekräftigt* zu haben; denn dadurch werden die Bedingungen zur Wiederaufnahme des binocularen Sehens nach der Operation *wesentlich gebessert.*

Wo *grosse* Schielwinkel zu annulliren sind, soll man immer an *beiden Augen gleichzeitig* die Rücklagerung vornehmen. Bei *mässigen* strabotischen Ablenkungen aber thut man wohl, vorerst das *Schielauge* zu operiren und den Effect *abzuwarten*, um darnach das erforderliche Mass der Rücklagerung am *anderen* Auge richtiger beurtheilen und *übergrosse* Effecte vermeiden zu können.

Zur Operation *benöthigt* man eine mittelgrosse *Blömer'sche Pincette*, eine nach der Fläche *gebogene kleine Schere*, einen zarten *Muskelhaken* mit *stumpfer* Spitze und kleine *Schwämmchen* zum Auftupfen des sich etwa ergiessenden Blutes.

Die Operation wird mit Vortheil während der *Narkose* vorgenommen, da die Muskeln durch die letztere erschlafft werden, sich daher leichter vom Bulbus abheben und durchtrennen lassen. Der Kranke ist dabei in die *horizontale Rückenlage* zu bringen und, falls die Narkose *nicht* beliebt wird, das *andere* Auge durch eine Binde zu *schliessen*, auf dass der Schieler das *zu operirende* Auge mehr in die Gewalt bekomme und je nach Bedarf wenden könne. Ein *Assistent* hat die beiden *Lider* möglichst weit *abzuziehen* und *sicher zu fixiren*, während er gleichzeitig den *Kopf* des Kranken an Bewegungen hindert. Ein *anderer* Assistent übernimmt die *Reinhaltung* des Operationsfeldes von austretendem *Blute*. Der *Operateur* fasst, während das zu operirende Auge stark nach der Seite des Antagonisten des Schielmuskels *abgelenkt* oder mit einer Sperrpincette *abgezogen* wird, mittelst der *Pincette* die *Bindehaut* gerade über der *Insertionslinie* der zu trennenden Sehne, also 2 $\frac{1}{2}$''' und höchstens 3''' von der Cornealgrenze entfernt, hebt sie in eine *Falte* auf und *durchschneidet* diese Falte mit der *Schere* in senkrechter Richtung. Hierauf wird die Wunde von ihren Winkeln aus nach oben und unten auf circa 4''' *erweitert.* Ist dieses geschehen, so wird die Pincette *senkrecht* auf die Oberfläche des Bulbus *in die Wunde* eingesetzt, geöffnet und ihre beiden Spitzen *knapp an der Sclerotica* ein wenig nach hinten geschoben, um so *den Muskel zwischen die Branchen* zu bekommen und ihn nach *Schliessung* der Pincette in einem scharfen Winkel aus der Wunde *hervorziehen* zu können. Währenddem wird mit der *anderen* Hand die *Schere* an die Wunde gebracht, mit ihrer Concavität der Oberfläche des Bulbus genähert und (Fig. 94) die Sehne mittelst einigen Schlägen *knapp von der Sclerotica abgetrennt.*

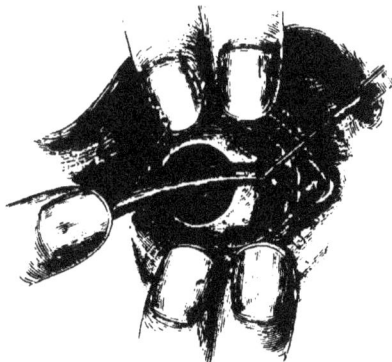

Fig. 94.

Nach der Durchschneidung des Muskels wird das andere *Auge geöffnet* und die *gegenseitige* Stellung der beiden optischen Axen bei Fixation *ferner* und *naher* Objecte möglichst genau erörtert.

Ist die Ablenkung des Schielauges nur wenig oder gar nicht vermindert, so hat man Grund zu vermuthen, es sei die Sehne *nicht ihrer ganzen Breite nach* durchschnitten worden. Mit *Sicherheit* kann man dieses annehmen, wenn bei der Wendung des Auges nach der Seite des *Antagonisten* die Wunde gar *nicht klafft* und in deren Mitte die *Lederhaut* mit der ihr eigenthümlichen Farbe und Glanz nicht *hervorschimmert.* Man muss dann den *Muskelhaken* in die Wunde einführen und *unter* den noch ungetrennten Sehnenfaden zu bringen suchen, indem man seine stumpfe Spitze *fest an die Sclerotica andrückt* und an derselben auf- und abwärts streift. Hat man den Faden *gefasst*, so wird er in der vorerwähnten Weise *durchschnitten*, worauf der *Bulbus* sogleich nach der *anderen* Seite weicht.

Zeigt sich dann der Schielwinkel auf ein Kleines reducirt, so kann man sich vor der Hand mit dem Ergebnisse ohne weiteres *begnügen*, indem so kleine Ablenkungen durch die *orthopädische* Nachbehandlung zum Ausgleich gebracht werden können.

Erübrigt noch eine beträchtlichere strabotische Ablenkung, so ist die Sehne des *Partners* am *anderen* Auge nach denselben Regeln zu durchschneiden. Genügt auch das *nicht völlig,* so kann man die *Tennon'sche Kapsel* am *Schielauge* oder an *beiden* Augen von der Wunde aus eine *kurze* Strecke weit nach *oben und unten spalten*, um die *Widerstände* zu vermindern, welche das mit dem gelösten Scheidentheile zusammenhängende vordere Muskelende bei seiner Zurückziehung findet, und so das Mass der letzteren zu steigern. Doch soll man mit dieser Spaltung *sehr vorsichtig* sein und sich namentlich hüten, bei etwa *noch immer* beträchtlicher Grösse des Schielwinkels dessen *Annullirung durch fortgesetzte excessive Spaltung der Scheide forciren* zu wollen. Dadurch *gewinnt der* Kranke gar *nichts,* im Gegentheile droht ihm eine um so *hässlichere* Entstellung. Durch eine *übermässige* Rücklagerung wird nämlich die *Beweglichkeit* des Bulbus sehr beschränkt und nach der Seite des *durchschnittenen* Muskels wohl auch ganz *aufgehoben.* Dazu kömmt, dass der *Augapfel stark hervortritt* und die *Lidränder* aus einander treibt, ein *glotzendes* Ansehen gewinnt, welches um so *auffälliger* und *widerlicher* wird, als mit dem excessiv retrahirten Muskelende und dem dasselbe umhüllenden Scheidentheile auch die nachbarliche Portion der *Bindehaut sammt Adnexis* nach hinten gezogen wird, im Bereiche des Operationsfeldes also eine *weit* nach hinten ragende *Lücke im Conjunctivalsacke* entsteht, welche durch die Tiefe ihres *Schattens* deutlich von der Umgebung absticht. Ist man mit der Trennung *gar zu weit* gegangen und hat man namentlich den *Muskel* in grösserer Länge aus seiner Scheide *herauspräparirt*, so *weicht der Bulbus* wohl auch *nach der anderen Seite ab,* man hat einen *secundären Strabismus* erzeugt; oder das *vordere Ende* des durchschnittenen Muskels *zieht sich gar aus der Scheidenhaut heraus,* hängt dann nur mehr durch sein *Perimysium* mit der letzteren zusammen, kann somit *keine neue Verbindung* mit der Bulbusoberfläche selber eingehen, es *verliert der* Muskel seinen *Einfluss auf den Augapfel,* dieser wird von dem Antagonisten nach der *entgegengesetzten Seite* hin gezogen und *bleibt* in dieser *schiefen Stellung starr.*

Zeigt sich gleich nach der Operation eine solche secundäre Ablenkung und ist sie eine *wenig auffällige*, so handelt es sich vorerst darum, ein *weiteres* Zurückweichen des Muskelendes in Folge *willkürlicher* Contractionen der Augenmuskeln womöglich zu *verhindern*. Zu diesem Ende empfiehlt sich die *Conjunctivalsutur*, d. h. die Vereinigung der Wundränder der *Scheiden-* und *Bindehaut* durch eine *zarte Knopfnaht*. Je nachdem man einen *kleineren* oder *grösseren* Fehler zu corrigiren hat, muss man einen *schmäleren* oder *breiteren* Saum in die Schlinge fassen. *Bleibt dann noch eine geringe Ablenkung zurück*, so kann sie vielleicht durch *orthopädische* Behandlung getilgt werden. Wo man aber von *vorneherein* schon einen solchen Ausgleich der secundären Ablenkung als *unmöglich* erkennt, muss der *Antagonist* nach denselben Regeln und in entsprechendem Masse *rückgelagert* werden. Wäre dazu eine *beträchtliche* Rücklagerung des Antagonisten erforderlich und somit eine übermässige *Beschränkung der Beweglichkeit* und ein starkes *Vorspringen des Augapfels* zu fürchten; oder hat sich der *Muskel ganz aus der Scheide gezogen* und *steht* der Bulbus nach der anderen Seite hin *starr*: so bleibt nichts anderes übrig, als *den durchschnittenen Muskel* mit der Pincette zu fassen und sein *Schnittende mittelst* eines oder zweier *Hefte an den vorderen Wundrand der Binde- und Scheidenhaut* nächst der Cornea *zu befestigen*, ihn also wieder *vorzulagern* und den Operationseffect zu vermindern.

Man darf nicht glauben, sich die *Durchführung der Strabotomie* dadurch *erleichtern* zu können, dass man die Bindehaut und die Scheidenhaut in *grösserer Entfernung* von der Cornealgrenze *öffnet*. Man stösst dann nämlich auf *jene* Portion des Muskels, welche *in* oder gar *noch ausserhalb der Scheidenhaut* streicht und mit dieser durch zahlreiche bindegewebige Fäden zusammenhängt. Es lässt sich dann der Muskel natürlich *nicht rein* aus seinem Bette hervorziehen, er folgt vielmehr *sammt der Scheiden- und Bindehaut* der Pincette. Es wird in Folge dessen schwer, sich zu orientiren; öfters bleiben *einzelne Sehnenfäden stehen*, oder man *trennt zu viel von der Scheide* und der *Operationseffect* wird ein *misslicher*.

Eine ähnliche Gefahr läuft man, wenn man den *Muskel* in *grösserer* Entfernung von der Cornealgrenze *durchschneidet*. Jedenfalls wird dann die *Rücklagerung* teine viel *bedeutendere*, als bei *regelrechtem* Vorgange, da der Muskel um die Länge des *stehen gebliebenen* Stumpfes *verkürzt* wird und ein *Theil des Widerstände* wegfällt, welche die Verbindungen des Muskels mit seinen Hüllen der Retraction entgegenstellen. Dazu kömmt, dass *der Sehnenstumpf* nicht immer einfach *schrumpft*, sondern vielmehr häufig sich in *üppiger Granulationsbildung* ergeht und dadurch der *Therapie* viele Schwierigkeiten bereitet, jedenfalls die *Heilung* über Gebühr *verlangsamt*.

Statt der Pincette wurde früher allgemein der *Haken* benützt, um den Muskel hervorzuheben. Dessen Handhabung ist aber nicht leichter und für den Kranken viel *schmerzhafter*, daher der Pincette der Vorzug gebührt.

7. *Unmittelbar nach der Durchschneidung* zieht sich der Muskel so weit *zurück*, als es die noch bestehenden Verbindungen desselben erlauben. Es ist diese Contraction öfters eine *krampfhafte*, daher der *Operationseffect* im ersten Augenblicke *geringer* erscheint, als er sich nach Ablauf einer oder mehrerer Stunden erweist. Binnen kurzem kömmt es zur *Entzündung*, es entwickelt sich *neoplastisches Bindegewebe*, welches sich bald verdichtet und am Ende straffe sehnige *Faserzüge* darstellt, welche theils von der inneren *Fläche*, theils vom *Schnittrande* und von den *Seitenrändern* des Muskelendes zur *Scleraloberfläche* ziehen. Dadurch werden die *zurückgebliebenen* ursprünglichen Verbindungen wesentlich *verstärkt*, ausserdem aber auch ein *neuer directer Zusammenhang*, eine *neue Insertion*, hergestellt.

Insoferne die neoplastischen Hefte bei ihrer Höhergestaltung sich etwas *verkürzen* und im Ganzen weniger *dehnbar* sind, als die *früheren* Vermittler des Zusammenhangs, nämlich die Umhüllungen des Muskels, erfährt der *Operations-effect* eine *kleine Verminderung*, welche sich *späterhin*, nach Ablauf einiger Wochen, wieder *auszugleichen* pflegt, wahrscheinlich wegen steigender Wirkungsfähigkeit des *Antagonisten.*

Waren die *Widerstände*, welche der durchschnittene Muskel bei seiner Zu-rückziehung fand, in der *Breite des Schnittrandes nicht ganz gleich*, indem z. B. die Scheidenhaut nach *oben* oder *unten* in *grösserem* Umfange getrennt worden ist: so ist auch die *Retraction* der einzelnen Fleischbündel *keine ganz gleichmässige*, die neue *Insertionslinie* stellt sich *schief* zu der früheren. Dadurch wird offenbar die *Bahn*, in welcher der betreffende Muskel den Augapfel fürder *dreht*, nach dem *vordersten* Insertionspunkte hin *verrückt*, d. i. die optische *Axe* etwas nach *oben* oder *unten* abgelenkt, wenn der *innere* oder *äussere* Gerade durchschnitten wurde. Man hat diese Erfahrung behufs *kleiner Correcturen* in Fällen benützt, in welchen die strabotische Abweichung *nicht ganz* in der Bahn eines *einzelnen* Muskels lag.

Der *Zwischenraum zwischen den beiden Schnitträndern* der Muskelsehne bleibt häufig *ganz leer*, oder es wird eine Art *Intercalarstück* durch *lockeres* Bindegewebe angedeutet. Mitunter jedoch kömmt es auch zur Entwickelung eines *ziemlich mächtigen* neoplastischen *Stranges*, welcher die aus einander gewichenen Muskel-schnittränder gegenseitig *verbindet.* Es kann ein solches Zwischenstück aber nur *sehr ausnahmsweise* auf die *Grösse der Beweglichkeit* des Bulbus in der Bahn des betreffenden Muskels Einfluss nehmen, da dasselbe seiner *ganzen Länge* nach der Lederhaut *anzuhaften* pflegt und immer nur der *hinterste* Insertionspunkt als der *eigentliche Angriffspunkt* des Muskels zu gelten hat.

Zieht sich der Muskel ganz aus der Scheidenhaut zurück, so entwickeln sich gleichfalls sehnige *Verbindungsfäden* vom Muskelende aus; diese *verlaufen* sich aber *in dem Orbitalbindegewebe*, der Muskel bleibt von der Lederhaut *getrennt.*

8. Es sind diese Vorgänge fast *niemals* mit irgendwie *erheblichen Rei-zungserscheinungen* verknüpft, die Verlöthung der Wundränder geschieht mit seltenen Ausnahmen *per primam intentionem.* Die durch die Operation be-dingte *Verletzung als solche* macht darum auch nur *selten* Anspruch auf eine *directe* Behandlung.

War die Operation etwas *schwieriger* ausgefallen und war man zu *weitläufi-geren* Trennungen der Scheidenhaut, zu *öfterem* Eingehen mit dem Haken ge-nöthigt gewesen etc., so kann man eine Zeit lang *kalte Ueberschläge* appliciren, um stärkere Reactionen zu verhüten. Wo *beträchtliche Blutaustretungen* stattge-funden haben, ist es rathsam, vom zweiten Tage nach der Operation beginnend, Ueberschläge mit in *verdünnten Franzbranntwein* getauchten Leinwandbauschen zu appliciren, um die *Resorption* etwas zu beschleunigen. *Granulationen* werden durch Betupfung mit *Opiumtinctur* niedergehalten und, falls sie von *grösserem* Umfange sind, mit der *Schere* abgetragen. Doch thut man gut, die *Exstirpation* zu verschie-ben, bis sich die Wundränder der *Conjunctiva* um die Granulationen bis auf ein Kleines *zusammengezogen* haben, diese also an ihrer Basis gleichsam *abgeschnürt* erscheinen.

9. Um so wichtiger ist eine *entsprechende orthopädische Nachbehandlung.* Vorerst lässt sich dadurch schon die *Grösse des Rücklagerungsbogens* beein-flussen und damit eine nach der Operation fortbestehende *geringe strabotische Ablenkung* bis zu einem gewissen Grade *corrigiren.* Zu diesem Behufe sollen, falls der Schielwinkel *nicht völlig annullirt* worden ist, *starke Axenneigungen* nach Seiten des Schielmuskels *und* seines Gegners *begünstigt* werden, um die *mittelbaren* Verbinduugen des durchschnittenen Muskels durch Dehnung einigermassen zu lockern. Falls aber der Operationseffect *zu gross* ausge-fallen und eine *kleine secundäre* strabotische Ablenkung zu Stande gekommen wäre, sollen im Gegentheile alle *starken Axenneigungen vermieden* werden, daher es gut ist, *beide Augen verbunden* zu halten, bis die neuen Anhef-tungen eine *genügende Festigkeit* erlangt haben.

Was dann von dem Schielwinkel noch übrig ist, muss *möglicher* Weise durch *willkürliche Muskelthätigkeiten* beglichen werden. *Separatübungen* der Augen (S. 711) können unter solchen Umständen durch Verminderung des relativen *Uebergewichtes* eines Muskels die Correctur *erleichtern* helfen, kaum aber thatsächlich *herbeiführen*; die *Wiederaufnahme und Consolidirung des gemeinschaftlichen Sehactes setzt* vielmehr *nothwendig* eine entsprechende *Aenderung der bisher gewohnten Associationsverhältnisse der Muskeln voraus*, und *auf diese* zielt hauptsächlich die orthopädische Behandlung hin.

Bevor man aber zu solchen Uebungen *schreitet*, müssen selbstverständlich auch *alle ausserhalb* der betreffenden Muskeln gelegenen *Schwierigkeiten* und *Hindernisse* des binocularen Scharfsehens *beseitigt* oder in ihrem störenden *Einflusse* bis zu einem gewissen Grade *abgeschwächt* werden; *Refractions-* und *Accommodationsanomalien* müssen durch passende Brillen neutralisirt, *Ungleichheiten* in der *deutlichen Sehweite* oder in der *Functionstüchtigkeit* beider Augen in ihrem Effecte thunlichst *herabgesetzt* werden etc. (S. 711).

Ist dieses geschehen, so *genügt* oft die Wahrnehmung der *wenig distanten Doppelbilder* und der damit verbundene *Drang nach Einfachsehen*, um die *Muskeln* zur *Correctur* des noch bestehenden geringem *Convergenzfehlers* zu vermögen. *Fortgesetzte* Uebungen thun dann das ihrige, um die Muskeln zu *gewöhnen*, den *neuen* Verhältnissen conform *zusammenzuwirken*. Es ist dabei aber wohl zu beachten, dass die Verschmelzung der Doppelbilder *anfänglich* mit einiger *Schwierigkeit* verbunden ist und namentlich nicht leicht durch eine *längere* Zeit *erhalten* werden kann, indem die Muskeln unter dem *ungewohnten Zwange* bald *ermüden*. Wollte man die Versuche *forciren*, so könnte man es leicht dahin bringen, dass die Muskeln sich den fortgesetzten *Ueberbürdungen* durch eine *neue* strabotische Ablenkung *entziehen*. Es ist daher *dringend* anzurathen, mit grösster Vorsicht zu Werke zu gehen, bei den Uebungen mit Distanzen zu *beginnen*, für welche der Kranke die richtige Axeneinstellung *leicht* aufbringt, und nur *sehr allmälig* die *Dauer* der Uebungen und die *Grösse* der durch sie bedingten Anstrengungen zu *steigern*.

Erweisen sich die Muskeln einer solchen Aufgabe *nicht gewachsen*, gelingt die *Verschmelzung* der Doppelbilder trotz deren geringem gegenseitigen Abstand nur *sehr schwer* oder *gar nicht*, so kann man sich bei den betreffenden Uebungen der *prismatischen Brillen* bedienen. Ihr *brechender Winkel* und dessen *Stellung zu den beiden Augen* muss dann so gewählt werden, dass die beiden Doppelbilder sich *um ein gewisses nähern* und daher unter einer *geringeren leicht aufbringbaren* Muskelanstrengung zur Vereinigung gebracht werden können. Hat man die entsprechenden Brillen und die erforderliche Stellung ihrer brechenden Winkel zum Auge *gefunden*, so werden die *Uebungen* in der vorerwähnten Weise durchgeführt und allmälig je nach Thunlichkeit *schwächere* Prismen in Verwendung gezogen, bis ihre Beihilfe sich als *überflüssig* erweiset. Man muss sich hierbei sehr hüten, *zu starke* Prismen zu wählen, da diese die Erreichung des eigentlichen Zieles, *Aenderung der gewohnten Associationsverhältnisse durch stärkere Bethätigung des Antagonisten*, keineswegs fördern, sondern eher *hindern*.

Liegen *Abnormitäten* vor, welche bei aller Gefügigkeit der betreffenden Muskeln den gemeinschaftlichen Sehact *durch Verundeutlichung der binocularen Wahrnehmungen* wieder *beirren* müssen und sich in keiner Weise *beseitigen* lassen: so *fallen* derlei Uebungen natürlich als *ganz zwecklos weg*. Würde man dadurch nämlich auch die Correctur eines geringen Convergenzfehlers *erreichen*, so wäre damit nur eine Quelle für *neuerliche* und weit beträchtlichere strabotische *Ablenkungen* gegeben. In der That veranlassen *dieselben* Verhältnisse auch gar nicht selten *Recidiven des Schielens* in Fällen, in welchen *kurz nach* der Operation die beiden Augäpfel *richtig* gestellt schienen; ja es ist kein Zweifel, dass dann der Strabismus *noch häufiger* zurückkehren würde, wenn die Kranken, besonders *Erwachsene*, nicht bald wieder lerneten, von den Eindrücken des *schwächeren* Auges bei Bedarf scharfer und deutlicher Bilder *abzusehen*, sie zu *unterdrücken*.

Man darf übrigens nicht glauben, dass nach Herbeischaffung *aller* Bedingungen zu *scharfen* und *deutlichen binocularen Wahrnehmungen* die *Muskeln immer* im Stande seien, *kleine* strabotische Ablenkungen zu *corrigiren*. Gar nicht selten sind die falschen Associationsverhältnisse so *eingewurzelt*, dass die kleinste Aenderung schon sehr grosse Schwierigkeiten findet. Besonders häufig zeigt sich eine solche *Unfähigkeit*, die Doppelbilder zu verschmelzen, wenn dieselben *über* oder *hinter* einander oder *schief* zu einander stehen, die strabotische Ablenkung also nicht in der Bahn eines *einzelnen seitlichen* Rectus gelegen ist. Immer wird dann der Kranke von der *Diplopie* im höchsten Grade *belästigt*. Oftmals gelingt es ihm erst nach Wochen oder Monaten, den gemeinschaftlichen Sehact zu erzwingen. Gewöhnlicher aber *befreit* er sich von seinem Uebel, indem er die Bilder des schwächeren Auges mit oder ohne Beihilfe einer *neuen strabotischen Ablenkung unterdrücken lernt*. Um diesen Uebelständen *vorzubeugen*, empfiehlt man die *partielle Rücklagerung* des betreffenden Muskels, d. i. die *theilweise* Durchschneidung seiner Insertion, da auf solche Weise die *effective* Kraft desselben um ein Kleines *geschwächt* wird, ausserdem aber auch der Umstand von Vortheil sein kann, dass die *neue* Ansatzlinie zur ursprünglichen *schief* gestellt und so die *Drehungsebene* des Muskels in der Richtung des *vordersten* Ansatzpunktes etwas *verrückt* wird.

Von geringerem Belange ist der *Schwindel*, welcher sich unter den Folgen der Strabotomie öfters bemerklich macht und bisweilen *wochenlang* den Kranken belästigt. Er findet seinen Grund in dem Einfluss, welchen die Rücklagerung auf das *Muskelgefühl* ausübt, in der *Aenderung* des Verhältnisses zwischen Kraftaufwand und Wirkung. Gemeiniglich *schwindet* er nach einiger Zeit von selbst und hinterlässt keinerlei Uebel.

10. *Nur einigermassen bedeutendere strabotische Ablenkungen*, welche nach der Schieloperation zurückbleiben, lassen sich durch die orthopädische Nachbehandlung *nicht mehr* beseitigen, gleichviel ob sie *Reste* des früheren Strabismus, oder eine *Recidive*, oder eine *secundäre* Ablenkung darstellen. Sie fordern vielmehr eine *Wiederholung der Schieloperation*, die *Rücklagerung* des *dermaligen* Schielmuskels und nöthigen Falls auch seines *Partners* nach den vorher geschilderten Regeln.

Beim *Secundärschielen*, wo der *frühere* Schielmuskel ohnehin schon im *Uebermass* zurückgelagert ist, muss man mit der Rücklagerung des *Gegners* natürlich sehr vorsichtig sein, will man die *Beweglichkeit* des Bulbus in der Bahn der *beiden* verkürzten Muskeln nicht auf ein Minimum beschränken und aus dem Strabismus eine *Luscitas* machen. Ist der *secundäre* Schielwinkel *gross*, so thut man daher immer besser, den *ursprünglichen Schielmuskel wieder vorzulagern*, seine Insertionslinie also je nach Bedarf mehr weniger weit *nach vorne zu rücken*.

11. *Unbedingt nothwendig ist die Vorlagerung* des ehemaligen Schielmuskels, wenn dieser in Folge einer Strabotomie sich *ganz aus der Scheidenhaut zurückgezogen* und sohin seinen Einfluss auf den Bulbus verloren hat, also ein *secundäres Schiefstehen* des Auges vorliegt. Es wird dabei die Bindehaut über dem rückgelagerten *Muskelende* eingeschnitten und *dieses* sowohl

als auch die gegenüberliegende Partie der *Sclera* in genügendem Umfange *präparirt*, auf dass eine *gegenseitige Verwachsung* ermöglicht werde. Hierauf wird der *Antagonist durchschnitten*, aber *nicht knapp* an seiner Insertionslinie, sondern etwa 1''' *weiter nach hinten*, damit ein *Stumpf* sitzen bleibe. Durch diesen Stumpf wird eine *Fadenschlinge* mittelst einer krummen Nadel geführt, der *Augapfel* nach der Seite des *vorzulagernden* Muskels *gezogen* und in dieser Lage durch zweckmässige Befestigung des Fadens 2 — 3 Tage *erhalten*. Es kömmt solchermassen der übermässig zurückgelagerte Muskel mit einem mehr *nach vorne* gelegenen Theile der Lederhaut in *Berührung* und *verwächst* auch in der Regel damit, gewinnt also wieder Einfluss auf den Bulbus, während sein *Gegner* an effectiver Kraft verliert.

12. Um die *hässliche Entstellung* zu beseitigen, welche ein *starkes Einsinken der Bindehaut und Thränencarunkel* nach excessiven Trennungen der Scheidenhaut an der Innenseite des Bulbus mit sich bringt, eröffnet man in derselben Weise wie bei der Strabotomie die *Conjunctiva bulbi* einige Linien *vor* der Carunkel in *verticaler* Richtung, geht dann in das *submucöse* Gewebe ein und *präparirt* es mit Vorsicht nach hinten bis an die *Aussenfläche* des rückgelagerten Muskels, nach *vorne* bis in die Nähe der *Cornealgrenze*. Man vereinigt sodann die *breit gefassten* Wundränder der Bindehaut durch eine *Knopfnaht*, wobei man darauf Bedacht nimmt, die *Carunkel* stark nach vorne und auch etwas nach oben zu ziehen. Es vereinigt sich dann der präparirte hintere Bindehautlappen *der Fläche nach* mit der Sclera.

13. Um *starke Vortreibungen des Bulbus* zu maskiren oder ein übermässiges *Klaffen der Lidspalte* zu beseitigen, wird mit Vortheil die *Tarsoraphie* (S. 453, 2.) ausgeführt.

2. Das Augenzittern, Nystagmus.

Krankheitsbild. *Charakteristisch sind unwillkührliche, überaus rasche, fast rhytmische, beiderseits gleichzeitig und in g'eicher Weise erfolgende, dem Zittern ähnliche Schwankungen der sonst frei beweglichen Augen.*

1. *Die Schwankungen* der Augen erfolgen in der Mehrzahl der Fälle in der Drehungsebene der *beiden seitlichen geraden* Augenmuskeln, seltener in *schräger* Richtung oder *abwechselnd* nach *verschiedenen* Richtungen hin. Oefters sind die Schwankungen deutlich *rotatorisch*, die Augen oscilliren um die Axe der *schiefen* Muskeln. Auch kommen Fälle vor, wo die Zitterbewegungen in der Bahn gewisser *gerader und der schiefen* Muskeln stattfinden. Man unterscheidet demnach einen *Nystagmus oscillatorius, rotatorius* und *mixtus*.

Das eigenthümliche Phänomen zeigt sich bisweilen nur *periodisch* unter *ganz besonderen* Verhältnissen. Häufiger jedoch ist der Nystagmus ein *continuirlicher*, insoferne er nämlich während dem *Wachsein* des Kranken fast *ohne Unterbrechung*, wenn auch mit *wandelbarer Intensität*, fortdauert und nur bei ganz *speciellen* Axenstellungen in einen *ruhigen Blick* umgewandelt wird.

So wird z. B. in manchen Fällen von *continuirlichem* Nystagmus der *Blick ruhig*, wenn die Augen *stark seitwärts* in *horizontaler* Richtung oder *schräge* nach *abwärts* auf einen *mehr weniger entfernten* Punkt gerichtet werden; in anderen Fällen, wenn in der *Medianebene* und in einer *bestimmten Distanz* gelegene Objecte betrachtet werden u. s. w. Manche Kranke haben *mehrere* solche *Orte des ruhigen Blickes*, andere nur *einen* oder gar *keinen*, indem nämlich die Schwankungen bei *jeder* Axenstellung fortdauern und höchstens an *Intensität* und *Amplitude verlieren*.

46*

Umgekehrt wird der *periodische* Nystagmus gewöhnlich *hervorgerufen*, der *continuirliche* aber mächtig *gesteigert*: wenn der Kranke *psychisch aufgeregt* ist; wenn behufs *deutlicher* Wahrnehmung *kleiner* Objecte von Seite des *Accommodationsmuskels* und der die *Axenconvergenzen* vermittelnden *geraden Augenmuskeln sehr grosse* Anstrengungen gemacht werden müssen; oder wenn das *Erkennen* der Objecte durch *mangelhafte Beleuchtung* oder einen *anderen* Umstand sehr *erschwert* ist. Auch die *relative Lage und Entfernung* der Objecte nimmt Einfluss darauf und man will beobachtet haben, dass das Zittern in dem *Verhältnisse* sich steigere, als die Augen von dem Orte des ruhigen Blickes *hinweg* nach der Seite oder in sehr abweichende Distanzen gelenkt werden. Insbesondere ist *häufiger Wechsel der Lage und Entfernung der Objecte* ein Moment, welches den Nystagmus in sehr *beträchtlichem Masse* und auf *längere Zeit* zu vermehren pflegt. Mitunter reichen schon die Seitenbewegungen der Augen, welche das Verfolgen der Zeilen beim Lesen nothwendig macht, hin, um den Nystagmus zu steigern; daher die Kranken, um das Zittern zu vermeiden, statt den Augen lieber den *Kopf drehen*, oder das *Buch verschieben*, um die fixirten Worte stets am Orte des ruhigen Blickes zu halten, oder aber das Buch so halten, dass sie die einzelnen Zeilen mit Hilfe der *oberen* und *unteren* geraden Muskeln in *senkrechter* Richtung durchlaufen. Ganz vorzüglich wirksam ist in dieser Beziehung aber der *Anblick durch einander wogender Gegenstände oder Menschen*; daher denn auch die Kranken auf sehr belebten Strassen u. s. w., wo ihr Blick fortwährend nach der einen und der anderen Seite, in die Nähe und Ferne, herumschweifen muss, alsbald von sehr lebhaftem Augenzittern befallen werden, welches dann auch nach der Rückkehr in ihre einsame Stube *anhält* und sie eine längere oder kürzere Zeit an der Vornahme von Arbeiten hindert, welche eine *ruhige Fixation* der Objecte fordern.

2. Der Nystagmus *an sich* hindert das *Zusammenwirken beider Augen* in keiner Weise. Doch ist er überaus häufig mit Zuständen *complicirt* oder vielmehr *ätiologisch verbunden*, welche den gemeinschaftlichen Sehact unmöglich machen, mit Functionsstörungen eines oder beider Augen, mit Strabismus u. s. w.

3. Der Kranke nimmt in der Regel das Zittern seiner Augen *nicht wahr*, er sieht vielmehr alle Gegenstände der *Objectivität* entsprechend im *Zustande der Ruhe und Bewegung*. Immerhin *beeinflusst* der Nystagmus den *Sehact*, das Hin- und Herschwanken der Netzhautbilder macht den *Blick* im Verhältniss zur Intensität und Amplitude der Zitterbewegungen *verworren*. Es wird diese Sehstörung jedoch in der Regel nur sehr auffällig, wenn es sich um das Erkennen *sehr feiner* ruhender oder bewegter *Gegenstände* oder *Objecttheile* so wie um *rasche Orientirungen* über die *gegenseitige* Lage und Entfernung von Objecten handelt. Das Lesen sehr feiner Handschriften oder Druckschriften, das Sticken, Feinnähen u. s. w. ist meistens sehr beschwerlich, wenn der Nystagmus stärker angeregt wird, namentlich aber ist das Gehen auf einer sehr belebten Strasse, in menschengefüllten Räumen u. s. w. sehr unsicher, der Kranke stösst überall an.

Höchst merkwürdig ist dabei ein *Correctionsmittel*, dessen sich manche Kranke anfänglich *willkührlich*, später aber vermöge erlangter Uebung und Gewohnheit *unbewusst* und *unwillkührlich* bedienen, um diesen störenden Einfluss der Zitterbewegungen der Augen zu beseitigen. Sie bewegen nämlich durch ein ganz concinnes Spiel der *Halsmuskeln* den *Kopf* in einer den Augenbewegungen *jeweilig entgegengesetzten* Richtung, wodurch es ihnen gelingt, die Sehaxen *unverrückt* an den *fixirten* Punkt zu heften. Diese Kopfschwankungen sind in manchen Fällen *sehr auffällig*; sie nehmen mit dem Nystagmus ab und zu, können öfters aber auch *nach Belieben unterdrückt* und wieder *hervorgerufen* werden, ja sie treten häufig nur ein, wenn der Kranke ein Object *scharf* zu fixiren Willens ist und die Augen nicht zur Ruhe bringen kann.

Ursachen. Der Nystagmus bildet sich fast immer schon *im zarten Kindesalter* aus. Ob er, wie Manche behaupten, bisweilen völlig entwickelt *zur Welt gebracht* werde und dann öfters ein *ererbtes* Uebel darstelle, wird bezweifelt. Jedenfalls wird das Augenzittern in der bei weitem grössten Mehrzahl der Fälle erst *bemerkbar*, wenn an die Thätigkeit der *Augenmuskeln* grössere Anforderungen gestellt werden, also vornehmlich im Beginne der *Lernperiode*. Es scheint auch, als ob gerade *diese Anstrengungen* den Anstoss zur Ausbildung des Uebels gäben, dass sich der Nystagmus vom *ätiologischen* Standpunkte also ähnlich verhalte, wie der so häufig nebenhergehende Strabismus. Sicherlich lässt sich für eine solche Anschauung der Umstand geltend machen, dass sich das Augenzittern mit seltenen Ausnahmen nur in Fällen entwickelt, in welchen während der Kinderperiode die Erzielung *scharfer* oder nur *einigermassen deutlicher* Wahrnehmungen auf *Schwierigkeiten* stiess und eine beträchtliche *Annäherung* der Objecte an die Augen nothwendig machte, also Gelegenheit für *Ueberbürdungen* der Augenmuskeln reichlich gegeben war. In der That findet man den Nystagmus am allerhäufigsten neben *Hornhautflecken*, namentlich *beiderseitigen*, welche aus den ersten Lebensjahren stammen; neben *angeborener Kurzsichtigkeit*; neben *Centralkapselstaar* und anderen *partiellen* Staaren, welche aus der Kindheit datiren; neben *Entwickelungsfehlern* der Augen; neben *Functionsstörungen des lichtempfindenden Apparates* etc.

Ausnahmsweise kömmt der Nystagmus bei älteren Kindern und Erwachsenen allerdings auch *neben völliger Integrität der Sehfunction* vor, wobei natürlich von den *durch das Zittern an sich* bedingten Störungen abgesehen wird. Es liegt dann aber die Vermuthung nicht ferne, dass in solchen Fällen während den *ersten Lebensjahren* Sehstörungen gegeben waren, welche die Aufgabe der *Muskeln* steigerten, jedoch mit der Zeit zur *Heilung* kamen. Anderseits stösst man gar nicht selten auf den Nystagmus in Fällen, in welchen der Zustand der Augen, *ausgebreitete Degenerationen* der Cornea, Cataracta, Entwickelungsfehler der Bulbi u. s. w. *einigermassen deutlichere* Wahrnehmungen *absolut unmöglich* machen. Auch in solchen Fällen sind *Muskelüberbürdungen* nicht gerade ausgeschlossen; sieht man doch häufig, dass solche Kinder alles, was sie in die Hand bekommen, in die *nächste Nähe* der Augen und oft in ganz absonderliche Stellungen bringen, um sich an den wechselnden Schatten bei fächelnder Bewegung der Objecte zu ergötzen.

Verlauf. Der Nystagmus, einmal entwickelt, besteht in der Regel *zeitlebens* unverändert fort; doch ist nach neueren Untersuchungen eine *spontane Besserung* und selbst *Heilung nicht ausgeschlossen*, namentlich wenn die vorhandenen Sehstörungen *neutralisirt* oder *beseitigt* und damit die Anforderungen an die Augenmuskeln *gemindert* werden können.

Behandlung. Die *Prophylaxis* ist ganz nach denselben Regeln zu leiten, wie bei dem nahe verwandten *Strabismus*. Ihr *Hauptziel* ist, nebst *Beseitigung* oder *Neutralisation* der gegebenen *Sehstörungen* und ihrer Ursachen, die *Vermeidung übermässiger Anstrengungen der Augenmuskeln*. Ist einmal der Nystagmus *ausgebildet*, so ist nicht viel zu machen; doch kann man nach vorausgängiger Tilgung der gegebenen Sehstörungen eine Besserung oder Heilung durch entsprechende *Muskelübungen* anstreben, indem man von dem *Orte des ruhigen Blickes* ausgehend allmälig die *Richtung* und *Distanz* der Objecte ändert und die *Dauer* der Uebungen vergrössert. Als ein *directes* Mittel wurde die *Rücklagerung* der betheiligten Muskeln gepriesen. Es sind gegen die Wirksamkeit dieses Verfahrens aber auch schon von vielen Seiten starke Bedenken erhoben worden. Wo *gleichzeitig ein Strabismus* besteht, ist ein Grund mehr vorhanden, die Rücklagerung zu *versuchen*.

Wichtig ist die *Wahl des Lebensberufes*. Um das Augenzittern *möglichst wenig* peinlich und selbst unschädlich zu machen, sollen grundsätzlich nur *Beschäfti-*

gungen gewählt werden, welche ein *Hin- und Herblicken* nur im mässigen Grade erheischen und den Nystagmus in seinem Effecte durch leichte *Kopfbewegungen* zu *compensiren* gestatten. Bei *Kurzsichtigen* ist der Betrieb *feiner* Arbeiten nicht ausgeschlossen, vorausgesetzt, dass die Objecte in *völliger Ruhe* erhalten werden können. Wo *Hornhautflecken* etc. ein *scharfes* Sehen *unmöglich* machen, passen hauptsächlich Gewerbe, wo es auf ein *genaues Augenmass* nicht ankömmt und der *Tastsinn* aushelfen kann, z. B. Bäckerei, Korbflechterei, Gärtnerei, Handel etc.

3. Lähmung der Augenmuskeln.

Krankheitsbild. *Charakteristisch ist die Verminderung der Beweglichkeit des Bulbus in der Bahn einzelner Muskeln oder Muskelgruppen und eine davon abhängige dem Grade nach wechselnde Ablenkung der einer optischen Axe beim binocularen Sehen.*

1. Um das *Hauptmerkmal*, die *Erschwerung oder Behinderung gewisser Axenrichtungen*, mit einiger Genauigkeit zu *erörtern*, dient ein ähnliches Verfahren, wie zur Untersuchung des *Schielwinkels* (S. 703). Man lässt den Kranken nämlich einen in der Entfernung des *deutlichsten* Sehens *parallel* zur *senkrechten* Kopfaxe aufgestellten Finger unverrückt *fixiren*, während man denselben aus der *Medianebene* nach *verschiedenen* Richtungen an die *Grenze des Gesichtsfeldes* führt und dabei die *Ablenkungen* notirt, welche die optische Axe des kranken Auges einmal beim *binocularen* Sehen, das andere Mal im Momente der *Verdeckung des gesunden* Auges erfährt.

Bei Paresen des niedersten Grades ist die Motilitätsstörung sehr *wenig* auffällig; sie äussert sich vorerst gewöhnlich nur in einem *Gefühle von Anstrengung*, wenn es gilt, Gegenstände in *bestimmten* Richtungen zu fixiren und diese Fixation zu *erhalten*; es *ermüden* dann die betreffenden Muskeln auch bald, sie können fürder nur mehr *ruckweise* ihrer Aufgabe genügen, das Auge geräth in *Zitterbewegungen* und *weicht* endlich merkbar nach der Seite der *Antagonisten* ab.

Bei Halblähmungen im engeren Wortsinne ist die *falsche* Einstellung des muskelkranken Auges schon immer *sehr auffällig*, wenn das Object in der Bahn der *paretischen* Muskeln aus der Medianebene herausgerückt wird; das betreffende Auge *bleibt* früher oder später *hinter* dem Objecte zurück, so dass seine Sehaxe an dem letzteren in der Bahn der *Antagonisten vorbeischiesst*. In derselben Richtung, z. B. nach links oder rechts, wird das *gesunde* Auge abgelenkt, wenn das *muskelkranke* Auge *allein* zur Fixation verwendet, das *erstere* also *gedeckt* wird. Doch ist dann der *Ablenkungswinkel* ein *grösserer*. Dieser steht übrigens im Verhältnisse zur *Grösse der Anforderungen*, welche an die *paretischen* Muskeln gestellt werden, er wird ein um so *bedeutenderer*, je mehr das Object in der Bahn der *letzteren* von der Mittelstellung sich *entfernt*, je *länger* der Versuch dauert und je *höhergradig* die Lähmung ist.

Bei vollständigen Lähmungen macht sich die Ablenkung des muskelkranken Auges schon bei der *Mittelstellung* des Gegenstandes bemerklich, indem das bedeutende relative Uebergewicht der *nicht afficirten* Antagonisten sich zur Geltung bringt; der *Bereich für binoculare Fixationen* ist *ganz* auf die Seite des *gesunden* Auges verschoben und auf ein *Kleines* beschränkt. Die *kranken* Muskeln sind höchstens nur *ruckweiser* Contractionen mit *kleinen* Excursionen fähig und Bewegungen des Augapfels in *ihrer* Bahn können nur mehr durch *Zusammenwirken anderer* Muskeln bewerkstelligt werden (S. 697).

2. Die Ablenkung der einen optischen Axe führt nothwendig zum *binocularen Doppeltsehen.* Es spielt dieses in dem Krankheitsbilde der Muskellähmungen eine sehr *hervorragende* Rolle und wird in der Mehrzahl der Fälle von dem Kranken in den *Vordergrund* gestellt. Es ist nämlich sehr gewöhnlich das *auffälligste* und *peinlichste* Symptom, besonders dort, wo die Ablenkung ihrer *Kleinheit* wegen nicht sehr deutlich in die Augen springt und darum die *Distanz* der Doppelbilder auch eine *geringe* ist. Nur *sehr ausnahmsweise* fehlt es, das Doppelbild des muskelkranken Auges kömmt unter *gewöhnlichen* Verhältnissen *nicht* zur Wahrnehmung, es bedarf der *Abblendung* des *gesunden* Auges mittelst eines gebläuten Glases oder der Anwendung von *Prismen*, welche das *Netzhautbild* des kranken Auges der Macula lutea *nähern*, um die *Diplopie* hervortreten zu machen. Es sind dieses fast durchgehends veraltete *Fälle* mit *sehr grossen* in der Regel *strabotischen* Ablenkungen, wo die beträchtliche *Excentricität* des Netzhautbildes im Vereine mit *Accommodationsstörungen* etc. die *Deutlichkeit* der Wahrnehmungen des muskelkranken Auges sehr *herabsetzt* und deren *Unterdrückung* sehr *begünstiget.*

Die Grösse der Abweichung des Doppelbildes steht selbstverständlich im Verhältnisse zur *Grösse des Ablenkungswinkels.* Sie wird *Null*, die Doppelbilder *vereinigen* sich, wenn das Object eine Lage einnimmt, für welche eine *richtige* Einstellung der optischen Axen noch möglich ist.

Die gegenseitige Lage und Stellung der Doppelbilder ist eine andere, je nachdem *dieser* oder *jener Muskel*, diese oder jene *Muskelgruppe* an der Functionstüchtigkeit Schaden gelitten hat. Ist *Ein gerader* Muskel gelähmt, so weicht das Doppelbild des betreffenden Auges nach der Richtung *eben dieses* Muskels von dem Doppelbilde des gesunden Auges ab, indem die *optische* Axe nach der *entgegengesetzten* Richtung, in der Bahn des *Antagonisten*, abgelenkt wird. Sind *mehrere gerade* Muskeln gleichzeitig afficirt, so kann die Lage des betreffenden Doppelbildes nur eine *mittlere* in Bezug auf die Bahnen der *einzelnen* erkrankten Muskeln sein und muss sich der Drehungsebene des *am meisten geschwächten* Muskels am meisten nähern. Ist *Ein schiefer* Muskel gelähmt, so zeigt das Doppelbild nicht nur eine *Seitenabweichung*, sondern auch eine *Schiefstellung* und liegt mit dem Doppelbilde der anderen Seite oft *nicht mehr* in *Einer* Ebene. *Dasselbe* gilt natürlich, wenn *gerade und schiefe* Muskeln gleichzeitig gelitten haben.

Um die *gegenseitige Lage und Stellung der Doppelbilder* einigermassen genauer zu erörtern und aus den Ergebnissen auf den *Lähmungsbezirk* und auf die *Grösse der Functionsbehinderung* der einzelnen Muskeln Rückschlüsse machen zu können: ist es sehr zweckmässig, einen *möglichst grossen* Theil des *gemeinschaftlichen* Gesichtsfeldes künstlich in *Masseinheiten* zu zerfällen, indem man eine grosse Tafel, welche in viele nummerirte *Quadrate* abgetheilt ist, als *Hintergrund* wählt und ein sehr *auffälliges* Object, am besten eine kleine Flamme, der völlig *fixirten* und parallel zur Tafel gestellten Antlitzfläche des Kranken *in* der Medianebene bald *nähert*, bald von ihr *entfernt*, sodann aber auch das Object aus der Medianebene nach verschiedenen Richtungen hin *verrückt*, auf dass die *Doppelbilder* genügend *aus einander weichen.* Es projicirt sich unter solchen Umständen das Netzhautbild des *fixirenden* und des *abgelenkten* Auges je auf einem *anderen* Quadrate der Tafel und aus der *gegenseitigen Distanz* und *Lage* der beiden Quadrate lässt sich dann, unter Berücksichtigung des *Abstandes* der Augen von der Tafel, unschwer die *Ablenkung* nach *Grösse* und *Richtung* ermessen. Die *scheinbare Entfernung* der beiden *Quadrate* verhält sich nämlich zur *Excentricität des Netzhautbildes* im kranken Auge nahezu wie der Abstand der *Tafel* von dem *Drehpunkte* zu dem Abstand des *letzteren* von der *Netzhaut.* Die *Lage* des Doppelbildes auf der Tafel giebt weiters die *Richtung verkehrt* an, nach welcher die Ablenkung stattfindet.

Um möglichst *sicher* zu gehen, thut man auch wohl, sich mit Einem Versuche *nicht* zu begnügen und denselben mehrfach zu *modificiren*, indem man bald das *eine* bald das *andere* Auge *fixiren* lässt; weiters indem man das Gesichtsobject einmal in das Gebiet des *entschiedenen Einfachsehens* bringt und sodann nach und nach dem Gebiete des *Doppeltsehens* nähert, hierauf aber den *umgekehrten* Weg nimmt und *jedesmal* die *Grenzstellung* bestimmt, an welcher die Diplopie *beginnt.* Auch ist es wichtig, den Einfluss zu prüfen, welchen die *Dauer* gewisser Äxenstellungen auf die relative Lage der Doppelbilder nimmt. Es kömmt nämlich öfter vor, dass die letzteren erst bei *längerer* Fixation auftauchen und sich mehr und mehr von einander *entfernen*, oder umgekehrt sich *nähern* und endlich *vereinigen.* Oefters ist es auch vortheilhaft, die Doppelbilder dadurch von einander zu *unterscheiden*, dass man vor das eine Auge ein *gefärbtes Planglas* setzt; sie treten dann gewöhnlich auch *deutlicher* hervor und *weichen* bisweilen sogar merklich *aus einander.*

Es ist selbstverständlich, dass man ähnliche Resultate auch durch *Benützung von Prismen* erzielen kann, indem sich die *Grösse* und *Richtung* der *Ablenkung* leicht abschätzen lässt, wenn man die Grösse des *brechenden Winkels* und dessen *Stellung zum Auge* kennt, welche erforderlich sind, um die Doppelbilder bei einer gewissen Objectsdistanz zu *verschmelzen* oder um ein Bestimmtes einander zu *nähern.*

Die Prismen sind übrigens auch noch als *Beihilfe* bei dem *ersterwähnten* Versuche sehr gut verwendbar und erweisen sich besonders dann nützlich, wenn es sich um *complicirtere* Lagerungsverhältnisse der Doppelbilder handelt. Insoferne sie nämlich eine *Seiten*- oder *Höhenabweichung* oder *beide zugleich* um ein Bedeutendes zu *vermindern* oder gar zu *annulliren* erlauben, *vereinfachen* sie wesentlich das Problem und begünstigen die richtige Erkenntniss und Beurtheilung einer *nebenbei* vorhandenen *Schiefstellung* oder *Distanzverschiedenheit* des Doppelbildes von Seite des Kranken.

3. Eine weitere Consequenz der Lähmung ist die *Beirrung des Muskelgefühles.* Sie äussert sich vorerst in *Mangelhaftigkeit des Orientirungsvermögens.* Entsprechend der Nothwendigkeit *stärkerer* Willensimpulse, wenn es gilt, Objecte in einer *bestimmten Richtung* mit dem *muskelkranken* Auge *allein* zu fixiren, projicirt der Kranke das Gesichtsfeld *dieses* Auges in der Bahn des *paretischen* Muskels *zu weit weg* und greift folgerecht auch an dem Objecte *vorbei*, welches er fassen will.

Andererseits kömmt die Beirrung des Muskelgefühls auch noch sehr häufig durch den *Schwindel* zum Ausdruck. Es befällt derselbe den Kranken sogleich, wenn er das muskelkranke Auge zur Fixation verwendet und namentlich, wenn er dasselbe *allein* benützt. Es bildet der Schwindel neben der Diplopie häufig die *Hauptbeschwerde* des Kranken und ist in der That bisweilen so arg, dass sich der letztere kaum auf den Füssen zu erhalten vermag.

4. *Um der höchst peinlichen Diplopie und dem Schwindel zu entgehen,* pflegt der Kranke, so lange ihm die *Unterdrückung* der Eindrücke des betreffenden Auges nicht gelungen ist, die Lidspalte des letzteren zu schliessen und das *gesunde* Auge *allein* zur Fixation zu verwenden; wo es aber *zulässig* ist, sucht er durch *Drehungen des Kopfes* um eine senkrechte, horizontale oder schiefe Axe das zu fixirende Object in eine solche relative Lage zu bringen, dass die *richtige* Einstellung der *beiden optischen* Axen eines *Minimum* oder gar *keiner* Kraftanstrengung von Seite der *paretischen* Muskeln bedarf.

Ist z. B. das muskelkranke Auge nach *rechts* weniger beweglich, so dreht der Kranke mittelst der Halsmuskeln das *Gesicht nach rechts* und vermindert so die Aufgabe des gelähmten Muskels. Ist aber schon eine excessive *Contraction des Antagonisten* eingetreten, so hält der Kranke den Kopf nach der *entgegengesetzten* Seite, weil so die Elidirung des betreffenden Doppelbildes leichter gelingt.

5. *Im concreten Falle* erscheint das Krankheitsbild natürlich sehr *mannigfaltig nuancirt*, da die *Lage* und die *Grösse des Lähmungsgebietes* ausserordentlich *variiren*. Am *häufigsten* findet man den *äusseren Geraden* und die von dem *3. Gehirnnerven beherrschte Muskelgruppe* paralysirt. Weit seltener ist die Lähmung auf *einzelne* Muskeln der genannten *Gruppe* oder auf den *oberen Schiefen* beschränkt. Es fehlt indessen auch nicht an Fällen, wo *sämmtliche* oder *fast sämmtliche* Muskeln des Augapfels ihren Dienst versagen.

a) Bei der Lähmung des äusseren Geraden sind die Drehungen des Auges nach *aussen, aussen oben* und *aussen unten* erschwert oder behindert; das *muskelkranke* Auge bleibt zurück, wenn das fixirte Object aus der Mittelstellung *im Niveau* des Auges oder in *schräger* Richtung nach *aussen* weicht. Werden *starke* Auswärtsdrehungen *in der Bahn* des M. abducens gefordert, so bleibt die Ablenkung in der Regel *keine einfache*, es macht sich in ihr vielmehr die Wirkung der *schiefen* Muskeln bemerklich. Diese können nämlich durch ihr *Zusammenwirken* den äusseren Geraden innerhalb gewisser *enger* Grenzen *ersetzen* und werden unter den erwähnten Umständen auch wirklich in Anspruch genommen. Sie vermögen aber nicht leicht den Bulbus in *gerader* Linie nach aussen zu drehen, sondern es gewinnt bald der obere bald der untere Schiefe die *Oberhand*, die Bewegung wird eine *rotatorische* und die nach aussen strebende Cornea weicht bald etwas nach *oben*, bald etwas nach *unten* ab. Ebenso wird die Ablenkung eine *complicirte*, wenn Axendrehungen gefordert werden, bei welchen *nebst* dem M. abducens noch ein *oberer* oder *unterer Gerader*, oder die *beiden Schiefen* mitzuwirken haben. Indem nämlich das *Gleichgewicht* der Muskeln durch die Paralyse der äusseren Geraden gestört ist, werden auch die *effectiven* Kräfte der mit dem Abducens *zusammenwirkenden* obwohl *nicht* gelähmten Muskeln *andere*, als sie es unter *normalen* Verhältnissen sind. Es bleibt die optische Axe beim Blicke nach *aussen und oben* daher etwas nach *unten* zurück und der *verticale Meridian* neigt sich *nicht genügend* oder *gar nicht* nach aussen; beim Blicke nach *aussen und unten* aber findet das *Gegentheil* statt.

Dem entsprechend steht das *Doppelbild* des muskelkranken Auges immer rein nach *aussen* von dem des gesunden Auges; es steht *rein seitlich* mit völligem *Parallelismus* aller Durchmesser, wenn die Ablenkung eine *einfache* ist. Sobald aber das fragliche Auge nach *aussen oben* oder *aussen unten* abweicht, macht sich gleich ein *Höhenunterschied* und eine *Schiefstellung* geltend; das Doppelbild des muskelkranken Auges steht im ersteren Falle *höher* und *schief nach innen* geneigt, im letzteren Falle *tiefer* und *schief nach aussen* geneigt. Die *Höhendifferenz* ist dabei in der Regel eine *grössere*, als der Stellung der beiden Hornhautcentra entspricht, weil mit den Meridianneigungen die *excentrischen* Netzhautstellen nothwendig *auf-* und *absteigen*.

Wird das *muskelkranke* Auge *allein* zur Fixation verwendet und das Gesichtsobject in der Bahn des gelähmten Muskels von der Medianebene entfernt, so schiesst das *gesunde* Auge unter der deckenden Hand nach *innen* an dem Gegenstande vorbei. Der Kranke versetzt dabei das *Gesichtsfeld* zu weit nach der Seite des *kranken* Muskels, er greift nach *dieser* Richtung an dem Objecte vorbei und wird *schwindelig*. Um dem *Doppeltsehen zu entgehen*, wendet der Patient bei Benützung beider Augen die *Antlitzfläche* nach der Seite des *gelähmten* Muskels, so dass das *gesunde* Auge in Bezug auf das Object weiter nach *vorne* steht.

Auf die *Accommodation* hat die Abducenslähmung kaum einen Einfluss; wohl aber tritt umgekehrt bei der Einstellung des dioptrischen Apparates für *kleine* Distanzen die Ablenkung sehr deutlich hervor, da mit der Adaption für die Nähe immer starke Axenconvergenzen eintreten, der innere Gerade im *muskelkranken* Auge aber einen viel *geringeren Widerstand* findet, als im gesunden Auge.

b) Bei der Lähmung des inneren Geraden verkehren sich nahezu die Verhältnisse. Es sind die Drehungen des Auges nach *innen* insgesammt erschwert, das muskelkranke Auge bleibt im Falle ihres Bedarfes zurück und schiesst nach *aussen* am Objecte vorbei. Die Doppelbilder stehen, wenn das Object *im Niveau* der Augen *horizontal* nach der Seite des *gesunden* Auges rückt, *gekreuzt*, *parallel* und *gleich hoch*. Wird das Object *schräg nach oben* und nach der Seite des *gesunden* Auges gelenkt, so stellt sich das Doppelbild des *kranken* Auges etwas *tiefer* und neigt sich *schief* nach der *gesunden* Seite; umgekehrt stellt sich das fragliche Doppelbild *höher* und *neigt* sich nach der Seite des *kranken Auges*, wenn das Object *schräg nach unten* und in der Richtung des *gesunden* Auges aus der Mittelstellung sich entfernt. Wird das *muskelkranke* Auge *allein* zur Fixation verwendet, so schiesst das gedeckte *gesunde* Auge nach *aussen* am Objecte vorbei und der Kranke wird schwindelig. Um dem *Doppeltsehen zu entgehen*, wendet der Kranke den Kopf um dessen *verticale* Axe nach der *gesunden* Seite, so dass das *kranke* Auge mehr nach *vorne* zu steht.

c) Bei der Lähmung des Rectus superior kann *nach unten* eine *richtige* Einstellung der optischen Axen stattfinden. Wird das Object aber aus der Mittelstellung *nach oben* gerückt, so tritt eine Ablenkung nach *unten* und auch etwas nach *aussen* hervor. Die *letztere* hat ihren Grund darin, dass der *obere* Gerade in *schiefer* Richtung zum *Bulbus* hinstreicht, dessen Bahn also etwas nach *innen* abweicht; dass somit die *antagonistische* Gesammtwirkung des *äusseren* Geraden *und* der *beiden Schiefen*, namentlich aber die *effective* Kraft des *gewissen* Beziehung *entgegenwirkenden Obliquus superior* ein relatives *Uebergewicht* erhält. Das Doppelbild des *kranken* Auges steht demnach *höher*, als das des gesunden Auges, an der Seite des *letzteren* und seine *obere* Extremität ist etwas *nach aussen* geneigt, so dass also die *gekreuzten* Doppelbilder *nach oben divergiren*. Der *Höhenunterschied wächst* im Verhältniss, als das Object *nach oben* weicht. Wenn das letztere in der *oberen* Hälfte des Gesichtsfeldes nach der Seite des *gesunden* Auges hin bewegt wird, *nimmt* die *Höhendifferenz* allmälig *ab*, während die *Schiefheit zunimmt*. Umgekehrt *steigt* der *Höhenunterschied* bei Abnahme der *Schiefheit*, wenn das Object in der *oberen* Hälfte des Gesichtsfeldes nach der Seite des *kranken* Auges bewegt wird. Der *Seitenabstand* ist in der *mittleren* Partie am *grössten* und nimmt nach *beiden* Seiten hin ab. Wird das *kranke* Auge *allein* zur Fixation verwendet, so weicht das verdeckte *gesunde* Auge nach *oben* ab. Um das *Doppeltsehen zu vermeiden*, trägt der Kranke den Kopf *nach hinten* geneigt, da er bei dieser Stellung die Gegenstände in die *untere* Hälfte des Gesichtsfeldes bringt.

d) Ist der untere Gerade gelähmt, so weicht das Auge schon bei der *Mittelstellung* des Gegenstandes *nach aussen und oben* ab. Die *Doppelbilder* sind wegen der vorhandenen *Axendivergenz gekreuzt* und das Doppelbild des *muskelkranken* Auges steht etwas *tiefer* und *schief nach der kranken Seite* geneigt, so dass *beide* Doppelbilder *nach oben* hin mit einander *convergiren*. Wird das Object in der *unteren* Hälfte des Gesichtsfeldes einmal nach der Seite des *gesunden*, das andere Mal nach der Seite des *kranken* Auges gerückt, so wechselt die *gegenseitige Lage* und *Stellung* der Doppelbilder in *ähnlicher* Weise, wie bei *gleichen* Objectbewegungen in der *oberen* Gesichtshälfte bei Lähmung des *oberen* Geraden.

e) Bei der Lähmung des Obliquus superior, welcher die optische Axe nach *unten aussen* dreht und den *verticalen Meridian* nach *innen* neigt, weicht das *muskelkranke* Auge um ein *sehr geringes* nach *oben und innen* ab, wenn ein Object in der *Mittelstellung* scharf fixirt wird. Diese Abweichung nach *innen oben* nimmt *zu,* wenn das Object in der *Medianebene* nach *abwärts* gerückt wird, da dann der *obere Schiefe und der untere Gerade* in Anspruch genommen werden, der *untere Gerade* aber vermöge seiner Abweichung nach *innen* dem Obliquus superior in Bezug auf die Drehung nach *aussen Antagonist* ist und ins *Uebergewicht* kömmt, in Bezug auf die Drehung *vertical nach abwärts* aber als *Partner* functionirt, die *Summe* der Wirkung bei Lähmung des einen Muskels also *kleiner* ausfallen muss. Wird das Object in der *unteren* Hälfte des Gesichtsfeldes nach der Seite des *gesunden* Auges verrückt, so wird die Ablenkung nach *innen* immer *undeutlicher,* jene nach *oben* dagegen immer *beträchtlicher.* Wird der Gegenstand aber in der *unteren* Hälfte des Gesichtsfeldes in der Richtung des *kranken* Auges nach *aussen* gebracht, so nimmt die *Ablenkung* sowohl *als oben als oben* und erreicht ein *Minimum,* wenn das Object möglichst nach *unten* und ungefähr 25 Grad nach *aussen* gewichen ist. Dem entsprechend findet beim Blicke *nach oben Einfachsehen* statt. Steht das Object aber in der *Mittelstellung,* so treten die *Doppelbilder* schon hervor; das Doppelbild des *muskelkranken* Auges steht auf der *gleichnamigen* Seite, aber etwas *tiefer* und *divergirt nach unten,* indem der *verticale* Meridian des betreffenden Auges wegen behinderter Trochleariswirkung eine abnorme Neigung nach *aussen* bewahrt. Ueberdies erscheint das dem *muskelkranken* Auge zugehörige Bild *gegen den Körper des Patienten* hin gekrümmt, so dass dessen *obere* Theile diesem *ferner* zu stehen scheinen, als die unteren, ein Phänomen, welches vielleicht mit der Verrückung des *Drehpunktes* im Zusammenhange steht, vielleicht auch mit Aenderungen des *Refractionszustandes.* Wird das Object *in der Medianebene* nach *abwärts* bewegt, so nimmt der gegenseitige *Abstand,* die *Höhendifferenz* und die *Schiefstellung zu.* Geht man mit dem Objecte in der *unteren* Hälfte des Gesichtsfeldes nach der Seite des *gesunden* Auges, so *vermindert* sich sowohl die *Schiefheit* als der *seitliche Abstand,* der *Höhenunterschied* aber *wächst,* so dass endlich die Doppelbilder nahezu *über* einander liegen. Geht man umgekehrt mit dem Object *unter* dem Horizonte nach der Seite des *kranken* Auges, so *nimmt* der *Höhenunterschied* rasch, der *seitliche Abstand* langsamer ab, während die *Schiefheit* immer *beträchtlicher* wird. Wird das *muskelkranke* Auge *allein* zur Fixation verwendet, so rückt das *gesunde* verdeckte Auge nach *unten und innen. Um der lästigen Diplopie zu entgehen,* trägt der Kranke den Kopf nach *vorne* geneigt, um die Objecte in die *obere* Hälfte des Gesichtsfeldes zu bringen, *dreht* denselben aber auch nach der *gesunden* Seite um die *verticale* Axe. Die *Accommodation* ist dabei *nicht* wesentlich gestört.

f) Die Lähmung des Obliquus inferior ist bisher nicht isolirt beobachtet worden, muss sich aber durch *analoge* Erscheinungen wie jene des Musc. trochlearis beim Blicke *nach oben* charakterisiren.

g) Aus diesen Gesetzen lassen sich bei gehöriger Aufmerksamkeit nicht gar schwer die *Axenabweichungen und* die *wechselseitigen Lagen und Stellungen der Doppelbilder* für jene Fälle ableiten, in welchen *mehrere* Muskeln *gleichzeitig* gelähmt sind. Ist z. B. der *innere und der obere Gerade* gelähmt, so weicht das muskelkranke Auge beim Blicke *gerade* nach *vorne* nur wenig nach *unten und aussen* ab, die *Doppelbilder* stehen daher einander *sehr nahe,* sind *gekreuzt* und das dem *kranken* Auge zugehörige steht etwas *höher.* Beim Blicke *gerade nach oben* wird der *Seiten-* und *Höhenabstand* der Doppelbilder *grösser* und das Bild des *kranken* Auges *neigt* sich, so dass die *oberen* Extremitäten *divergiren.* Wird das Object nach *oben und innen* gebracht, so *wachsen* die *seitlichen* Abstände der Doppelbilder und deren *Divergenz,* während die *Höhendifferenzen* etwas abnehmen. Beim Blicke *nach oben und aussen* nehmen die *seitlichen* Abstände der Bilder rasch *ab* und auch die *Schiefstellung* wird etwas *vermindert,* während der *Höhenunterschied* etwas *grösser* wird als beim Blicke *gerade nach oben.* In der *unteren* Hälfte des Gesichtsfeldes tritt nur beim Blicke *diagonal nach innen* Diplopie hervor. Die Doppelbilder sind *gekreuzte* und ihr *seitlicher* Abstand wird um so grösser, je mehr das Object nach der *gesunden* Seite hin rückt.

Bei der Lähmung des *Abducens und Trochlearis* ist die *Auswärts*drehung des Auges sehr beschränkt und die pathologische *Convergenz* sehr stark. Wird das

Object in die *untere* Hälfte des Gesichtsfeldes gebracht, so macht sich zugleich ein *sehr starker Höhenunterschied* in der Stellung des Hornhautcentrum und der Doppelbilder geltend, das Doppelbild des *kranken* Auges ist mit der *oberen* Extremität nach der *kranken* Seite geneigt und diese Schiefheit nimmt bei der Verrückung des Objectes nach *unten und aussen nicht ab*, sondern eher *zu*. Der Kranke trägt den Kopf etwas nach *vorne* geneigt, aber zugleich um die verticale Kopfaxe nach der *kranken* Seite hin gedreht.

h) Sind sämmtliche vom Nervus oculomotorius beherrschten Augenmuskeln gelähmt, und dieses ist ein *sehr gewöhnliches* Vorkommniss, so zeigt sich vorerst schon die *Oeffnung der Lidspalte* sehr erschwert oder ganz behindert; der *obere* Augendeckel steht mit seinem unteren Rande viel *tiefer*, als jener des gesunden Auges, er kann nur bis zu einer *gewissen Höhe* emporgezogen werden und zwar *weiter*, wenn das kranke Auge *allein* verwendet wird, als wenn die Oeffnung an *beiden* Augen zugleich versucht wird. Oftmals gelingt die Oeffnung der Lidspalte gar nur unter Beihilfe der *Brauen-* und *Stirnmuskeln*, welche die *Stirnhaut* und damit die äussere *Lidhaut* emporziehen. *Der Augapfel* zeigt sich meistens etwas *prominent*. Gewöhnlich findet man ihn wegen *strabotischer* Contraction des M. rectus *externus* secundär *nach aussen* abgelenkt. Ist aber die Paralyse noch *rein*, so stellet sich die optische Axe beim Blicke *gerade nach vorne* noch *richtig* ein, oder weicht doch nur *sehr wenig* nach *aussen* und etwas nach *unten* ab. Wird das Object aus der Mittelstellung *horizontal* nach der Seite des *gesunden* Auges bewegt, so tritt diese Ablenkung *nach aussen* immer deutlicher hervor. In ähnlicher Weise sind auch die Bewegungen nach *oben innen*, nach *unten innen*, *gerade nach unten*, *gerade nach oben* uud nach *oben aussen* behindert. Beim Blicke *nach unten* tritt die vom M. *trochlearis* abhängige Rollung nach *unten und aussen* sehr auffällig hervor und erfolgt meistens *ruckweise*, nicht gleichmässig.

In Uebereinstimmung mit diesen Axenablenkungen erscheinen die *Doppelbilder* beim Blicke *gerade nach vorne gekreuzt*, das Doppelbild des *kranken* Auges steht etwas *tiefer*, mit seiner *oberen* Extremität gegen das Doppelbild des *gesunden* Auges geneigt und zugleich auch mit derselben Extremität *dem Auge näher* gerückt. Der *Seitenabstand* der Doppelbilder *wächst* mit der Grösse der Abweichung des Objectes nach der *gesunden* Seite. Die *Höhendifferenz* jedoch nimmt nur zu beim *Steigen* des Fixationsobjectes; beim *Sinken* des Objectes *unter den Horizont vermindert* sie sich und bei der Richtung des Blickes nach *unten aussen* kann sie vermöge der Wirksamkeit des *oberen Schiefen* sogar *verschwinden*; wird das Object aber *noch weiter* nach derselben Richtung hin verrückt, so stellt sich wegen der *Unzulänglichkeit* des M. trochlearis das Doppelbild des *kranken* Auges sogar *tiefer*. Die *Schiefheit* dieses Doppelbildes muss beim Blicke *nach oben* grösser sein, als beim Blicke *nach unten*, beim Blicke nach *oben aussen* das *Maximum* erreichen, beim Blicke *nach unten aussen* aber ein *Minimum* werden oder ganz verschwinden.

Wird das *kranke Auge allein* zum Fixiren verwendet, so weicht das *gesunde* unter der deckenden Hand nach *aussen* ab, der Patient wird dabei aber fast immer *schwindelig*, häufig in dem Grade, dass er gehalten werden muss, um nicht zu Boden zu stürzen. Um diesem Uebel, welches sich übrigens auch beim Sehen mit *beiden* Augen in einem höchst lästigen Grade geltend macht, und der *Diplopie zu entgehen*, dreht der Kranke, solange keine secundäre Contractur des äusseren Geraden vorhanden ist, die Antlitzfläche nach der *gesunden* Seite, so dass diese weiter nach *hinten* zu stehen kömmt. Die *Pupille* des paralytischen Auges ist mit sehr seltenen Ausnahmen mässig erweitert starr und unbeweglich; durch *Mydriatica* indessen lässt sie sich auf das Maximum dilatiren. Das *Accommodationsvermögen* liegt in der Regel ganz darnieder; doch ist das Gegentheil *nicht nothwendig* ausgeschlossen (S. 617).

i) Bei der Lähmung sämmtlicher Augapfelmuskeln (Ophthalmoplegia paralytica), welche fast immer mit Lähmungen anderer *Gehirn-* und *Rückenmarksnerven* einhergeht, findet man den etwas hervorgetriebenen *völlig unbeweglichen* Bulbus von dem gelähmten oberen Lide gedeckt. Seine optische Axe steht *gerade nach vorne* oder ein wenig nach aussen. Die *Pupille* und die *Accommodation* verhalten sich wie bei der completen Oculomotoriuslähmung.

Ursachen. Die Augenmuskellähmung ist *stets* nur *Symptom* und zwar höchst mannigfaltiger krankhafter Zustände, welche entweder das *Muskelgefüge* selbst betreffen und es hindern, gegebenen *Nervenimpulsen* Folge zu leisten, oder aber die *Leitung* in irgend einem Punkte der *Nervenbahnen* erschweren oder unmöglich machen. Man unterscheidet auf Grundlage dieser Differenz *unächte* und *wahre Lähmungen* und theilt *letztere* wieder je nach dem *Sitze* des Leitungshindernisses in *periphere* und *centrale*.

1. Unter den pathogenetischen Momenten der *unächten* Lähmungen ist vornehmlich die *Atrophie des Muskelgefüges* zu nennen. Sie kömmt ausnahmsweise *angeboren* vor. Gewöhnlich aber findet man sie als Folge von übermässiger *Dehnung* nach *Exophthalmus*, so wie als Folge der Dehnung und dauernden Unthätigkeit an den *Antagonisten* der *Schielmuskeln* bei *veraltetem* Strabismus. Ausserdem gehören zu den Ursachen unächter Lähmungen: die *sehnigen* Degenerationen der *Schielmuskeln;* die *narbigen Verbildungen* einzelner Muskelbäuche in Folge von Risswunden, Muskelentzündungen mit oder ohne Eiterung etc.; die *Zerstörungen* des Muskelgefüges durch orbitale *Afterwucherungen* u. s. w.

2. Als Veranlassung *peripherer wahrer Lähmungen* können *Orbitalabscesse, Aftergebilde* in der Augenhöhle, eindringende *Wunden* etc. fungiren, welche einzelne oder mehrere *Nervenäste* beschädigen. Weitaus in der allergrössten Mehrzahl der Fälle jedoch finden derlei Paralysen ihr pathogenetisches Moment in *rheumatischen Affectionen* der *Nervenscheiden,* ja es scheint, als ob das *Rheuma* in der Aetiologie der Augenmuskellähmungen überhaupt die *erste Rolle* spiele. Es sind diese *rheumatischen* Paralysen öfters mit *gleichen* Affectionen der Orbita und ihrer Umgebungen gepaart; sie entwickeln sich meistens sehr rasch nach Einwirkung starker *Temperaturwechsel,* besonders der *Zugluft;* sind gewöhnlich *einseitig* und oft sogar auf *einzelne Zweige* eines Nervenastes, also auch auf *einzelne Muskeln,* beschränkt; können jedoch auch *beiderseitig* auftreten und auf *alle* Muskeln des Bulbus, nebstbei wohl gar auch auf das Verzweigungsgebiet *anderer Gehirn-* und *Rückenmarksnerven* sich erstrecken. In einzelnen seltenen Fällen mögen solche wahre periphere Lähmungen auch durch *syphilitische Affectionen* der Orbita und *Mitleidenschaft* der Nervenscheiden bedingt werden. *Sonst* sind Paralysen, bei welchen *Syphilis* im Spiele ist, in der Regel *centrale.*

3. *Die wahren centralen Lähmungen* sind gar nicht selten *binocular* und dann nicht immer von gleichem Grade und gleicher Ausdehnung in *beiden* Augen, vielmehr oft *jederseits* in *anderen* Muskeln oder Muskelgruppen entwickelt. Sehr häufig gehen Paralysen in den Territorien *anderer Gehirn-*

oder *Rückenmarksnerven* nebenher. *Jedenfalls*, oder doch nur mit seltenen Ausnahmen, sind solche Lähmungen auf das *ganze* Ausstrahlungsgebiet eines *einzelnen* Nervenstammes ausgebreitet. Unter den *nächsten Veranlassungen* dieser centralen Leitungshemmungen sind hervorzuheben:

a) *Compression der einzelnen Nervenstämme*, welche bei längerer Dauer in der Regel zu *fettigem Zerfall*, oft auch zu *Entzündungen* des mechanisch beirrten Stammtheiles, weiterhin zu förmlichem *Untergang* der *nervösen* Elemente und *sehniger Verbildung* des Nerven führt. Der Druck geht bisweilen von *Geschwülsten* aus, welche in der *Varolsbrücke*, in den *Grosshirnschenkeln* oder in deren nächster Umgebung sitzen und an der Oberfläche des Gehirns *hervortreten*. In anderen Fällen schwellen die genannten *Gehirntheile selbst* wegen der Entwickelung von Aftergebilden, apoplectischer Herde etc. in ihrem Gefüge oder in ihrer Umgebung an und *drücken* die unter ihnen weglaufenden Nerven gegen den Knochen; oder machen, dass die mit den Nervenstämmen sich kreuzenden grösseren *Gefässäste* als *solche* den Nervenstamm *einschnüren*, oder dass die *Bindegewebsfäden*, welche die Gefässe und Nerven umspinnen und an die Basis des Gehirnes heften, in Folge ihrer Zerrung und Spannung den Nerven *comprimiren*. Nicht selten ist die Compression auch bedingt durch *Verengerung der Canäle*, welche die Nerven bei ihrem Austritte aus der Schädelhöhle passiren müssen, und dann eine Folge von Anschwellungen der *Knochen*, der *Dura mater* durch Entzündung, Afterwucherungen u. s. w. Endlich sind *Blutextravasate, meningitische* Exsudate, *Afterproducte* an der *Schädelbasis* etc. eine Quelle von *mechanischen* Beirrungen der dort streichenden Nerven; doch kömmt unter solchen Verhältnissen die Leitungsstörung gewöhnlich auf Rechnung einer *entzündlichen* Mitleidenschaft des Nerven selber.

b) *Entzündungen der Nerven.* Es zählen diese zu den *häufigsten* Veranlassungen der centralen Lähmungen. Sie führen in sehr vielen Fällen zum *Schwunde* des Stammes, wenn derselbe nicht gleich von vorne herein durch *Eiterung*, durch *tuberkulose*, *krebsige* etc. Infiltration zu Grunde gerichtet worden ist. Es werden solche Neuritides sehr häufig veranlasst durch eine *präexistente Meningitis*, welche ihrerseits wieder auf Scrophulose, Tuberculose, Rheuma, Gicht, pyämischen Processen, Traumen, Blutstauungen im Bereiche der Schädelbasis, auf *syphilitischen* Affectionen der nachbarlichen Knochen etc. beruhen kann. Eben so oft, wenn nicht *öfter*, ist indessen die Neuritis keineswegs eine secundäre, von den Hirnhäuten überkommende, sondern entwickelt sich *selbstständig* in Folge mannigfaltiger ätiologischer Verhältnisse. Sie *beschränkt* sich dann öfters auf *einzelne Strecken* eines Nerven; eben so oft findet man jedoch auch Nerven ihrer *ganzen Bahnlänge* nach entzündet. In manchen Fällen erkranken sogar *mehrere* dem Ursprunge nach von einander *sehr entlegene* Stämme gleichzeitig oder kurz nach einander; ja mitunter verfallen ausserdem auch noch einzelne *Rückenmarksstränge* oder *Gehirntheile* einem ähnlichen oder völlig identischen Processe und bekunden ihre Affection während des Lebens auch durch entsprechende Lähmungserscheinungen. Es stimmen dann diese centralen Herde *durchaus nicht immer*, ja nicht einmal in der Regel, mit der muthmasslichen Lage der *Ursprünge* der mitleidenden Nervenstämme überein, sondern müssen ebenso wie die entzündlichen Affectionen der einzelnen Nervenstämme als *selbstständige* und *primäre* Localisationen des fraglichen Processes aufgefasst werden.

c) Krankhafte Veränderungen der eigentlichen Centraltheile der betreffenden Nerven, vornehmlich *Geschwülste*, welche in dem *verlängerten Marke*, den *Grosshirnschenkeln* und in deren nächsten Umgebung lagern und die nervösen Faserzüge entweder *zerstören*, oder durch *Druck* functionsuntüchtig machen.

d) Nach einigen Autoren sollen auch einfache *Congestionszustände* des Gehirnes, weiters *Hysterie, Hypochondrie* etc. das Zustandekommen von Augenmuskellähmungen ermöglichen.

Der Verlauf und die Ausgänge wechseln im *concreten* Falle sehr nach der Verschiedenheit des *Grundleidens. Rheumatische* Paralysen pflegen sich *sehr rasch*, oft binnen wenigen Stunden, über Nacht, zu entwickeln; während die *centralen* Lähmungen, besonders die auf *Compression* oder *primärer Entzündung* der *intracraniellen* Stammtheile beruhenden, gewöhnlich nur *sehr allmälig* hervortreten und etwa auch an *Ausdehnung* gewinnen. Dass sehr eclatante *Abweichungen* von dieser Regel nichts seltenes sind, braucht nicht erst erwähnt zu werden, es ergiebt sich von selbst aus den Eigenthümlichkeiten einzelner pathogenetischer Momente. Bemerkenswerth ist jedoch, dass die *Gradsteigerung* der Paralyse oftmals eine mehrfach *unterbrochene* ist, insoferne nämlich die Lähmungserscheinungen eine Zeit lang der *In-* und *Extensität* nach *schwanken*, zunehmen, abnehmen, ganz verschwinden, wieder hervortreten u. s. f. bis endlich der Zustand ein mehr *stabiler* wird. Bisweilen machen sich in dem Verlaufe auch *Krämpfe* geltend, oder *gehen* der Paralyse *voraus*, besonders bei *entzündlicher* Grundlage, wo sie den die Entzündung vorbereitenden *Reizungszustand* zu beurkunden scheinen.

Frische oder doch nicht veraltete Fälle von Augenmuskellähmung, falls sie noch *nicht* mit *strabotischer* Ablenkung combinirt sind, gelangen *häufig zur Heilung*, und dieses zwar sowohl *spontan*, als unter der Beihilfe geeigneter *Behandlung*. Am günstigsten ist in dieser Beziehung die *rheumatische*, also gerade die am *häufigsten* vorkommende ätiologische Form der Paralyse; diese geht sogar in der *Mehrzahl* der Fälle zurück, wenn die Verhältnisse nur einigermassen zuträglich sind. Auch die auf *primärer Entzündung* der *intracraniellen* Stammtheile fussende Paralyse wird *nicht ganz selten* geheilt, indem die *Entzündung* und die durch sie gesetzten *materiellen* Veränderungen *gänzlich getilgt* werden. *Secundäre* Neuritides und *Compressionen* der Nervenstämme lassen im Gegentheil nur *wenig Hoffnung* auf *gänzliche* Beseitigung der dadurch bedingten Paralyse, es wäre denn, dass das Grundleiden innerhalb einer *nicht zu langen* Zeit getilgt werden kann, was besonders bei *syphilitischer* Affection nicht gar selten gelingt. Am schlechtesten gestaltet sich die Prognose, wenn die Erscheinungen auf eine Affection von *Gehirn-* und *Rückenmarkstheilen* hinweisen, da diese *in der Regel unheilbar* sind, häufig sogar eine *weitere Ausbreitung* des Lähmungsbezirkes, wenn nicht noch schlimmere Zufälle, drohen; daher denn auch jederzeit bei der Untersuchung einschlägiger Fälle auf das Gegebensein derartiger Affectionen die *gespannteste* Aufmerksamkeit zu richten ist.

Besteht die Lähmung schon längere Zeit oder ist sie gar *veraltet*, so ist die Aussicht auf *Heilung*, selbst auf eine *Besserung* des Zustandes, schon sehr gering oder *Null*. Einerseits zeigt eine solche Veraltung schon an und für sich auf geringe Neigung des Grundprocesses und seiner Producte, sich rückzubilden. Anderseits ist die *Paralyse selbst* eine sehr ergiebige Quelle *secundärer* Leiden, welche ihrer Natur nach einer wahren Heilung sehr entgegen sind. Dahin gehört, nebst der *Atrophie der Nerven* selber, der *Schwund der gelähmten Muskeln*, deren fettige Rückbildung, Verschmächtigung, Vergilbung, Erschlaffung; die Entwickelung einer *Amblyopia ex anopsia;* vornehmlich aber die *strabotische Ablenkung* des *muskelkranken* Auges nach der Seite des *Antagonisten*, oder des *anderen* Auges nach der Seite des dem Antagonisten *gleichnamigen* Muskels. Es ist diese *strabotische* Ablenkung in der That ein sehr häufiger Ausgang und scheint in der Regel das *weniger functionstüchtige* d. i. das *weniger sehkräftige* Auge zu betreffen. Ihr *nächster* Grund ist die durch die falsche Einstellung der einen optischen Axe bedingte höchst lästige *Diplopie* und der *Schwindel*, welche der Kranke auf jede mögliche Weise zu beseitigen sucht.

Die **Behandlung** muss in erster Linie natürlich immer auf das *Grundleiden* gerichtet werden. Eine *directe* Behandlung der Lähmung findet erst ihre Rechtfertigung, wenn das *pathogenetische* Moment *getilgt* oder doch seines *Einflusses* auf die Leitung in den betreffenden Nervenbahnen *beraubt* worden ist. Erweiset sich *dann* auch *diese* als *unzureichend*, um den gelähmten Muskeln ihre *normale* Functionstüchtigkeit wieder zu geben, so kann in geeigneten Fällen der Versuch gemacht werden, die Leistungsfähigkeit der Muskeln auf *mechanischem* Wege, durch *Verminderung der Widerstände*, relativ zu heben.

1. Die Regeln, nach welchen die höchst mannigfaltigen *Grundleiden* zu behandeln sind, giebt die *specielle Therapie*. Doch möge im Vorbeigehen der *günstigen* Erfolge Erwähnung geschehen, welcher sich eine zweckmässig geleitete *Schmierkur* (S. 22) in Fällen zu rühmen hat, in welchen die *Aufsaugung massiger Exsudate*, und zwar *nicht blos syphilitischer*, die Aufgabe bildet. Bei *rheumatischer* Grundlage werden in *ganz frischen* Fällen nebst strenger Erfüllung der Causalindication *trockene warme Tücher* oder Säckchen mit aromatischen Kräutern, auch *fliegende Vesicantien* empfohlen. Erstere sollen das Auge, die Stirne und Schläfe decken und einige Zeit getragen werden. Letztere sollen, etwa kreuzergross, *täglich* an einer *anderen* Stelle der Stirne oder Schläfe angelegt werden.

Das *Einstreuen* von *Strychnin-* oder *Veratrinpulver*, $\frac{1}{16} - \frac{1}{8}$ Gran mit 1—2 Gran Zucker oder Amylum gemischt, oder das *Aufstreichen* von derlei *Salben* auf die durch das Vesicator der Epidermis beraubten Stellen, ist wohl kaum jemals von irgend einem erheblichen Nutzen. Ebenso dürften *eigentliche Schwitzkuren*, der Gebrauch des *Tartarus emeticus* in kleinen Gaben, des *Jodkali* u. s. w. entbehrlich sein.

2. *Späterhin* kann man bei muthmasslicher *rheumatischer* Basis, sowie dort, wo *nach Tilgung des Grundleidens* die Lähmung *fortbesteht*, den *elektrischen* Strom versuchen. In einzelnen Fällen leistet er vortreffliches, oft genug freilich nichts. Es ist dabei vortheilhaft, die *Acupunctur* anzuwenden, d. i. eine *sehr feine* Nadel mit vergoldeter Spitze durch die *Bindehaut* oder durch die *äussere Lidhaut* unter *bohrender* Bewegung *auf den gelähmten Muskel* einzustechen und sodann zu armiren, während der andere Pol entweder an die Dornfortsätze der ersten Halswirbel gelegt oder in der Hand des Kranken gehalten wird. Die Application hat *täglich einmal*, anfangs durch einige Minuten, später länger und mit verstärktem Strome zu geschehen.

Wo indessen *Gehirn- oder Rückenmarksleiden* vermuthet werden können, wird man, ganz abgesehen von der geringen Aussicht auf Erfolg, dieses Mittel besser *meiden*, da die im Laufe der Behandlung möglicher Weise auftretenden Verschlimmerungen des Grundleidens von den Laien gerne auf die eingeschlagene Therapie bezogen werden.

Die *Hauptsache* bleibt unter solchen Verhältnissen allemal eine entsprechende *Uebung der paretischen Muskeln*. Zu diesem Ende thut man gut, das *gesunde* Auge öfters des Tages durch einige Zeit zu *verbinden* und das *kranke allein* zum Sehen verwenden zu lassen, dabei den Kranken aber auch anzuweisen, Gegenstände zu fixiren, welche in der Bahn des *paretischen* Muskels seitwärts von der Medianebene gelegen sind.

Handelt es sich nur mehr um die Correctur kleiner paretischer Abweichungen, so empfiehlt sich der Gebrauch *prismatischer Plangläser*, da diese bei gehöriger Wahl und Anwendung den *gemeinschaftlichen Sehact* gestatten und die Augen gewöhnen zusammenzuwirken. Sollen sie ihrem Zwecke entsprechen, so muss ihr *brechender Winkel* natürlich so gewählt werden, dass bei richtiger Stellung desselben die Verschmelzung der Doppelbilder eine *kleine* leicht und anhaltend aufbringbare *Anstrengung der paretischen Muskeln* nothwendig macht. *Steigert* sich allmälig das *Arbeitsvermögen* der kranken Muskeln, so muss zu *schwächeren* Gläsern übergegangen werden, bis diese endlich *entbehrlich* werden. Die etwa nothwendigen *Modificationen* des Verfahrens und die dabei einzuhaltenden *Vorsichtsmassregeln* sind bereits in der Therapie des *Schielens* genugsam angedeutet worden.

3. *Ist bereits Contractur des Antagonisten eingetreten* und Aussicht auf Wiederherstellung der Functionstüchtigkeit des gelähmten Muskels vorhanden; oder *widersteht ein geringer Grad von Lähmung* in einem oder dem anderen *geraden* Muskel allen Versuchen, denselben zu beseitigen, trotzdem der *Antagonist* noch *nicht* zu einem *pathologischen* Uebergewichte gekommen ist: so kann man die *Rücklagerung des Antagonisten* versuchen. Es ist auf diese Weise unter Beihilfe einer entsprechenden *Nachbehandlung* (S. 720) schon öfter gelungen, eine *richtige* Einstellung beider optischen Axen *mit gemeinschaftlichem Sehacte* zu erzwingen, oder doch wenigstens eine *leidlich bessere Richtung* des muskelkranken Auges mit *Unterdrückung seines Doppelbildes* herzustellen. Selbstverständlich jedoch kann ein solcher Erfolg nur angehofft werden, wo ein *einzelner Gerader* erkrankt und *nicht völlig* functionsuntüchtig geworden ist.

Um die *Ptosis des oberen Lides*, welche öfters nach Paralysen im Bereiche des Nervus oculomotorius zurückbleibt, öfters aber auch *für sich* und dann bisweilen als ein *selbstständiges Muskelleiden* beobachtet wird, zu beseitigen, wird neuester Zeit folgendes Verfahren empfohlen. Vorerst wird, einige Millimeter vom oberen Lidrande entfernt, ein *Querschnitt* durch die *Haut* des Lides bis auf den Orbicularmuskel gemacht und die äussere Liddecke von dem letzteren bis gegen den Orbitalrand getrennt. Sodann wird eine grössere Anzahl der *Fleischbündel des Ringmuskels* mit mehreren Fäden gefasst und deren Enden mittelst krummer Nadeln in der Gegend der Augenbrauen durch die äussere Haut hindurchgeführt. Hier werden die Fäden nun sorgfältig *fixirt* und etwa 10 Tage liegen gelassen, bis die kleine Partie des Orbicularis *durchgeeitert* ist. Es wird auf diese Weise der Ringmuskel emporgehoben und die *Lidbreite* bedeutend *vermindert*, die Anforderung an den *Aufheber* des oberen Lides also namhaft *verkleinert*.